卫生部"十一五"规划教材
全国高等医药教材建设研究会规划教材
全国高等学校教材
供美容医学类专业用

第2版

美容局部解剖学

主　　编　王向义
副主编　李　祥　高洪泉
编　　者（以姓氏笔画为序）
王向义　（宜春学院美容医学院）
李　祥　（大同大学医学院）
张少白　（宜春学院附属南昌美容医院）
陈永春　（齐齐哈尔医学院）
陈旻静　（郑州大学第一附属医院）
聂云飞　（南昌大学研究生院医学部）
徐　飞　（大连医科大学）
高洪泉　（厦门医学高等专科学校）
程建军　（昆明医学院海源学院）
薛　黔　（遵义医学院）
制　　图　高洪泉

人民卫生出版社

图书在版编目（CIP）数据

美容局部解剖学/王向义主编. —2 版. —北京：人民卫生出版社，2010. 12

ISBN 978 -7 -117 -13723 -2

Ⅰ. ①美… Ⅱ. ①王… Ⅲ. ①局部解剖学 - 医学院校 - 教材 Ⅳ. ①R323

中国版本图书馆 CIP 数据核字(2010)第 214830 号

门户网：www. pmph. com	出版物查询、网上书店
卫人网：www. ipmph. com	护士、医师、药师、中医师、卫生资格考试培训

美容局部解剖学

第 2 版

主　　编：王向义
出版发行：人民卫生出版社（中继线 010 - 59780011）
地　　址：北京市朝阳区潘家园南里 19 号
邮　　编：100021
E - mail：pmph @ pmph. com
购书热线：010 - 59787592　010 - 59787584　010 - 65264830
印　　刷：北京虎彩文化传播有限公司
经　　销：新华书店
开　　本：787 × 1092　1/16　　**印张**：19. 5
字　　数：499 千字
版　　次：2002 年 7 月第 1 版　2024 年 12 月第 2 版第14次印刷
标准书号：ISBN 978 - 7 - 117 - 13723-2/R · 13724
定价（含光盘）：73. 00 元
打击盗版举报电话：010-59787491　E-mail：WQ @ pmph. com
（凡属印装质量问题请与本社市场营销中心联系退换）

全国高等学校教材美容医学专业

第二轮规划教材修订说明

全国高等医药院校医学美容专业卫生部规划教材是我国第一套供美容医学专业本科使用的教材，第一轮教材使用至今已整整8年，为我国美容医学人才的培养发挥了巨大作用。8年来，美容医学事业在中国得到了长足的发展，新理念、新器材、新技术层出不穷，尤其是中国传统医学美容思想、方法与西方美容医学的相互渗透与融合，正逐渐产生出带有东方文化气质的新的美容医学，这给第二轮教材的修订工作提供了巨大的动力和挑战。中华医学会医学美学与美容学分会参与了第一轮教材的编写和出版工作，并一直关心本套教材的使用情况。第二轮教材修订工作依然得到了他们的大力支持，并汇集了全国一大批教学、科研和医疗第一线的医学专家共同参与，在总结第一轮教材编写的不足的前提下，进行了大规模的修订，使本套教材内容分类更加科学系统，知识结构更加合理，临床实践更加实用。经过第二轮的修订过后，本套教材将力求更加成熟、完美和新颖。

本次修订工作由2009年3月开始启动，其修订和编写特点如下：

1. 在全国广泛、深入的调研情况下，总结了第一轮教材编写的经验与不足，对第二轮教材评审委员会进行了改选，使评审委员会充分保持学术权威性的基础上，更加考虑评审委员会的教学指导水平。

2. 经全国高等学校美容医学专业第二届教材评审委员会审议决定，本套教材将上一轮教材书名中的名词“医学美容”更改为“美容医学”。

3. 对上一轮教材编写中美容医学与其他学科（整形外科、皮肤科、中医科、口腔科）交叉、含混不清的部分重新做了界定与说明，对难以界定的内容，编写时也采取有取有舍的态度。

4. 本套教材进一步明确了美容医学课程体系与具体骨干课程。

5. 教材编写依然坚持“三基、五性、三特定”的编写原则。

6. 内容上在坚持学科体系完整性的情况下，更加突出教材内容的实用性，力求文字精炼，压缩篇幅，以适合目前的美容医学专业的教学模式。

7. 在尽可能不增加学生负担的情况下，提高印刷装帧质量，根据学科需要，部分教材改为彩色印刷，以提升教材的质量和可读性。

第2轮教材共12种，分为三个部分美容医学理论基础课程、美容医学临床基础课程、美容医学临床课程，新增一种《美容营养学》。本套教材均为卫生部“十一五”规划教材。

全国高等学校美容医学专业

第二届教材评审委员会

第 2 轮教材目录

医学美学（第 2 版）	主编	韩英红
美容医学造型艺术（第 2 版）	主编	于　江
美容临床心理学（第 2 版）	主编	何　伦
美容化妆品学（第 2 版）	主编	李　利
美容药物学（第 2 版）	主编	王　建
医疗美容技术（第 2 版）	主编	张信江 边二堂
美容局部解剖学（第 2 版）	主编	王向义
美容营养学	主编	林俊华
美容中医学（第 2 版）	主编	刘　宁
美容皮肤科学（第 2 版）	主编	何　黎
美容外科学（第 2 版）	主编	刘林嶓
美容牙科学（第 2 版）	主编	王海林

前　言

在全国高等医药教材建设研究会的领导下,2009 年 3 月由卫生部教材办公室和人民卫生出版社组织,在成都市召开了“全国高等学校美容医学专业卫生部规划教材修订论证会”,由此启动了美容医学专业卫生部规划教材第 2 版的修订工作。2009 年 10 月在大连市召开了“全国高等学校美容医学专业卫生部规划教材第二届评审委员会与主编人会议”,讨论通过了系列教材的编写指导思想与目录结构框架,明确了本套教材的出版时间表。《美容局部解剖学》是本套系列教材之一,于同年 12 月在南昌市召开了编写人会议,集体讨论修订了教材的编写目录、各章节的编写字数,并落实了每位编委的编写任务。

本教材的编写遵循思想性、科学性、先进性、启发性和适应性原则,结合美容医学专业的人才培养目标,重点体现教材内容的基本理论、基本知识和基本技能。本教材供全国美容医学专业教育使用,也是从事美容医疗技术工作人员的学习参考资料。

《美容局部解剖学》是美容医学专业的重要基础学科,本次编写在继承第 1 版教材科学严谨和结合临床特点的基础上,努力融合、渗透国内外美容解剖学和美容外科学的新进展,尽量减少与系统解剖学教材有重复的内容,重点突出与医疗美容临床关系密切的头部、胸部和腹部的美容解剖内容,胸、腹腔脏器未作描述。根据目前教材建设的发展趋势和形态学科的特点,本教材的插图,全部彩色印刷,图像清晰。

本教材内容分为绪论和头部、颈部、胸部、腹部、会阴部、上肢、下肢等 8 章,文字 40 余万,插图 250 余幅。

本教材编委来自全国各地的 9 所高等医学院校,他们为教材的编写花费了大量心血,做了许多工作。特别是教材的插图和配套教学光盘,由厦门医学高等专科学校高洪泉副教授负责制作完成,为此付出了艰辛的劳动。

因编者水平所限,本教材尽管我们倾尽全力,但不妥和疏漏之处仍在所难免。恳请使用本教材的教师和同学提出宝贵意见,使我们的教材更加精益求精。

王向义

2010 年 7 月

目　录

第一章 绪　论

第一节　美容局部解剖学的定义和研究范畴

一、美容局部解剖学的定义及与其他学科的关系

美容局部解剖学是从美容临床运用的角度，按照人体的分部，由浅入深地研究人体各局部结构和器官的形态、位置、层次、比例及毗邻关系，探讨并揭示容貌、形体美及人的生命活力美感规律和标准的科学，是为美容医学的临床实践和研究构筑形态学基础的一门生物医学基础学科，是培养美容医师的一门重要的基础医学必修课程。

美容局部解剖学是人体解剖学发展的一个新兴分支学科，与美容医学的其他学科有着密切的联系。整形外科是外科学领域的分支学科，其早期主要是对烧伤、创伤感染和先天性缺损、肿瘤根治术后被破坏的体表器官及部位进行整形或再造，使其达到正常或近于正常的功能和形态；美容医学是通过手术与非手术的医学手段来直接维护、修复和再塑人体美的一门学科；它们在整形和美容的过程中，常涉及头面部、颈部、胸部、腹部、会阴和四肢等部位。因此，学习并掌握美容局部解剖学的基本知识、基本理论和基本技能对美容医学生有非常重要的意义。

二、美容局部解剖学的研究内容及特点

美容局部解剖学是为美容医学的临床实践奠定形态学的理论基础和医学人体美的应用标准，其研究内容和特点主要是：

1. **美容局部解剖学的研究以医学美学理论为指导**　在研究某局部器官，如眼睑、耳廓、外鼻、口唇、乳房、手指和臀部时，既要注意该器官的形态、位置、色泽和比例，又要考虑该器官在整体上的配布、大小和比例等是否和谐与协调，也就是既要探索局部美的标准，又要揭示整体美的规律，两者同等重要。

2. **研究直接影响人体形态美和容貌美的组织结构**　即研究人体浅表结构和影响形体与容貌的组织和器官。例如：皮肤的色泽、皮纹、厚度、弹性和各层次的结构毗邻，皮下组织的分布特点，头颈部表浅血管、神经，肌肉的位置、层次和配布以及影响形体美貌的骨组织、软组织和美容有关器官的体表投影等。

3. **为修复和再塑容貌和形体的健美提供依据**　美容医学的基本目的是使健康的正常人体更为美丽，同时修复或再造缺损与畸形的体型和容貌。例如，美容外科进行重建和再造时既

要考虑血管和神经的配布、走行和直径，又要精确地预测术后可能获得的形态和功能状况。这些必须依靠解剖学提供可靠的依据，以便手术者在术前有充分的选择，并做到周密细致的安排，从而达到恢复求美就医者的形体美和恢复生理功能的双重目的。

4. 研究范围和内容不断拓宽 美容局部解剖学过去多侧重研究裸露部位的人体美，如头颈部和手的形体美等。近年来，随着人们的医学审美需求的不断增长，追求自身之美的范围逐渐由暴露部位扩大到隐蔽部位，如胸、腹和会阴部位的美容。同时，由于学科的互相渗透，美容局部解剖学研究的内容越来越丰富，已超出了其原有的范围。

5. 研究方法不断更新 近年来，我国美容解剖学的研究发展较为迅速，在研究方式上，随着新仪器及新方法的日益增多，显示出从宏观到微观研究的逐步深入；在研究内容上，具有科学性、先进性和实用性，多学科的综合研究及密切联系临床应用的特点，既充实了国人美容解剖学资料，又提供了临床应用的依据，其作用越来越重要。

第二节 人体层次结构的解剖基础

人体的层次结构由浅入深为皮肤、浅筋膜、深筋膜、骨骼肌、骨、关节以及配布其间的血管、神经和淋巴。对这些组织结构的基本了解，有利于学习各部位的层次结构，掌握其特点规律，可为这门学科今后的学习奠定基础。本章仅介绍与美容临床密切相关的皮肤、浅筋膜与深筋膜。

一 皮肤

皮肤是人体最大的器官，覆盖于人体表面，在口、鼻、肛门、尿道口及阴道口等处，则移行于体内管腔黏膜。皮肤的面积在成人约为 1.5～2.0m^2，新生儿约为 0.21m^2，其重量约占体重的 16%。身体各部位的皮肤厚度差异较大在 0.5～4mm 之间，常与外界接触和易受摩擦以及负重、持重部位的皮肤较厚；感觉敏锐或不易受到摩擦部位的皮肤则较薄。国人男性皮肤的平均厚度为 1.15mm；眼睑、耳廓、乳房和四肢屈侧的皮肤较薄，背部、臀部、手掌和足底的皮肤较厚（眼睑和上臂内侧皮肤厚约 0.5mm；背部、臀部皮肤厚约 2.23mm，手掌皮肤厚约 1～4mm）；四肢外侧皮肤较厚，内侧皮肤较薄（大腿外侧皮肤厚约 1.13mm，内侧厚约 0.95mm）。

皮肤具有一定的移动性和延展性，这给美容外科手术提供了一个极为有利的条件，例如面部的除皱术、瘢痕切除后的修补术、皮瓣移植术等。皮肤的移动性与皮下组织固定的程度密切相关，固定程度大，移动范围就小，反之就大。皮肤的移动或延展过大，则容易引起皮肤的变形。

（一）皮纹与皮肤张力线

皮纹是指由皮肤表面很多自然的细小隆起和凹陷所形成的纹理，隆起的皮纹称为皮嵴，凹陷的皮纹称为皮沟或皱襞。皮嵴部常见许多凹陷的小孔为汗孔，是汗腺导管开口的部位。皮沟将皮肤表面划分为无数三角形和菱形的皮嵴。皮纹主要是由皮肤的弹力纤维束和胶原纤维束在真皮内按一定方向排列牵引而形成，故又称为张力线。除张力线以外，皮纹还有因皮肤自然屈伸或表情肌反复的习惯性收缩所造成的皱襞或皱纹。1878 年，维也纳解剖学家 Krllanger 绘制了第 1 张人体皮肤裂线图，后人称之为 Langer 皮纹（图 1-1）。

Langer 皮纹显示皮肤内部弹力纤维束的走向，有一定的规律性，并与皮肤表面的自然纹理

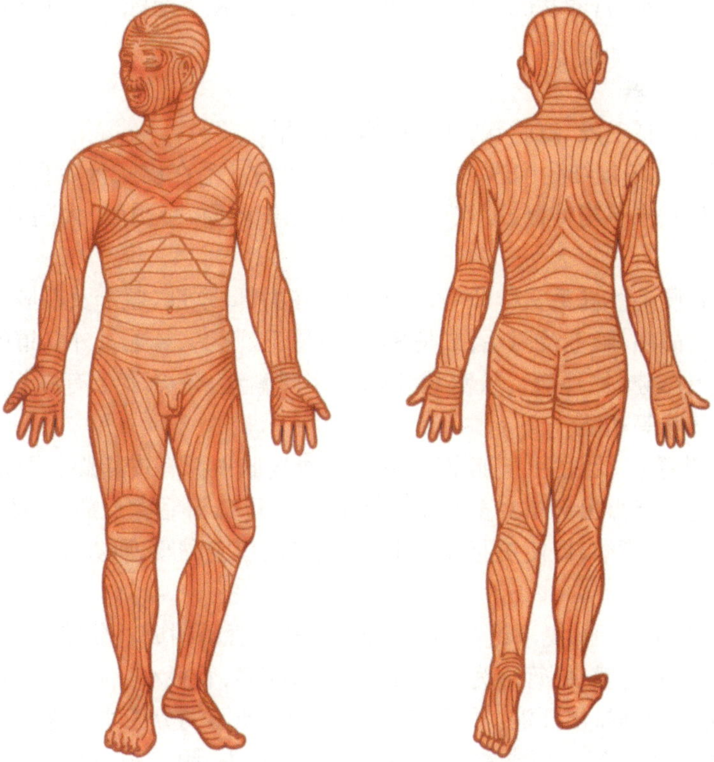

图 1-1 全身皮纹线(Langer 张力线)

相一致。皮纹排列特点为眼部皮纹环绕眼裂;额部皮纹呈横向平行排列;鼻部的皮纹呈纵向平行排列,并从眉间向下延伸;颊部的皮纹由上内斜向下外方;上、下唇的皮纹上下纵向排列。若手术切口顺着皮纹方向进行,则切开后创口裂开小,愈合后瘢痕不明显,反之则瘢痕明显。所以,Langer 皮纹对美容手术的切口取向有重要指导意义。

皮纹随年龄的增长而不断变化,尤其表现在其深度的增加。不同部位的皮纹,其明显程度不一样,以面部、手掌、阴囊、颈部及关节活动处皮肤的皮沟或皱襞最深,在手指、脚趾、手掌、足底、唇部的皮纹分别称为指(趾)纹,掌(足)纹和唇纹。这些皮肤纹理都是由遗传因素决定的,个体之间均有差异,在法医学上有重要意义,对于某些遗传性疾病的诊断亦很有帮助。

(二)皮肤的构造

1. 表皮 位于皮肤的表层,由角化的复层扁平上皮细胞构成。人体各部位的表皮厚薄不一,手掌和足底最厚,为 0.8 ~ 1.5mm,其他部位较薄为 0.07 ~ 0.12mm。表皮细胞分为两大类,一类是角质形成细胞,占表皮细胞的绝大多数,属于外胚层的上皮细胞,此类细胞由深向浅发生和分化形成含有角质蛋白的角质层细胞;另一类是非角质形成细胞,散在于角质形成细胞之间,包括黑素细胞、朗格汉斯细胞和梅克尔细胞。

2. 真皮 主要由结缔组织构成,其中还有神经及神经末梢、血管、淋巴管、肌肉以及皮肤的附属器。

真皮分为两层,上层为较薄的乳头层,下层为较厚的网织层。

3. 皮下组织 皮下组织在真皮的下方,又称浅筋膜。其结缔组织由真皮下部延续而来,但较疏松。疏松结缔组织网眼内充满脂肪细胞。皮下组织深部与筋膜、腱膜或骨膜相连续。

皮下组织的厚度因性别、营养状况及身体部位不同而异。皮下组织中有汗腺、毛囊、血管、淋巴管及神经等。

（三）皮肤的附属器

皮肤的附属器包括毛发、皮脂腺、汗腺和指(趾)甲。

1. 毛 毛由角化表皮细胞构成,主要成分是角蛋白。毛在皮肤分布很广,几乎遍及全身。但掌跖面、指趾屈面、末节指伸侧、唇红区、阴茎头、包皮内面、小阴唇、大阴唇内侧及阴蒂等处均无毛生长。

毛分为毳毛和硬毛。毳毛又称汗毛,主要分布在面部、颈部、躯干及四肢。硬毛分为两种,一是长毛,有头发、胡须、腋毛及阴毛;二是短毛,有眉毛、睫毛、鼻毛及外耳道的耳毛。鼻毛、耳毛可阻止外物进入鼻腔、外耳道。腋窝和外阴部多汗潮湿,该处多毛有减轻湿润和摩擦的作用。毛还有保持气味等功能。

2. 皮脂腺 除手掌、足底和指趾屈侧面外,全身皮肤中都有皮脂腺。面部、躯干中部皮肤的皮脂腺较多称为皮脂溢出部位。多数皮脂腺的导管开口于毛囊上部,腺体位于立毛肌和毛囊的夹角之间,立毛肌收缩,促使皮脂腺排出。在乳晕、口腔黏膜、唇红及小阴唇区的皮脂腺则单独开口于皮肤。

3. 汗腺 位于真皮下和皮下组织内,由分泌部和导管部构成。分泌部上皮为矮柱状或柱状,核圆,管径大,外有基膜;导管部为复层立方上皮,核多,管径小。在腺细胞核基膜间有肌上皮细胞,收缩时可以帮助排出汗液。汗腺按其分泌的性质不同分为小汗腺和顶泌汗腺两种。

(1) 小汗腺:又称外泌汗腺或局泌汗腺,除口唇、乳头、阴茎头、包皮内面及阴蒂等以外,全身皮肤中均有分布,尤其以掌、跖、躯干及四肢等处最多。

(2) 顶泌汗腺:又称大汗腺,主要分布于腋窝、乳头、脐窝、肛门、外阴部等处。外耳门的耵聍腺、眼睑的睫毛腺和乳房的乳腺都和顶泌汗腺是同一来源。在皮下脂肪层中,顶泌汗腺导管腔的直径是小汗腺管径的10倍。顶泌汗腺导管开口于毛囊漏斗部,分泌物无菌、无味。如顶泌汗腺发达,由于细菌的分解而产生气味称腋臭。顶泌汗腺在青春期后分泌活动增强,女性尤为明显。

4. 指(趾)甲 由致密坚厚的角质组成,分为甲板和甲根。甲板质硬,透明或带白色,稍凸起,位于指(趾)末端的伸面,厚0.3~0.65mm,从远端向近端逐渐变薄。因其下甲床有丰富的血管,甲板呈粉红色。覆盖甲板周围的皮肤称甲廓,甲根在甲的最近端。甲板之下的组织为甲基质,是甲的生长区,甲板由甲基质形成。甲的近端有一弧形淡白色区称为甲弧影,是由于此处黏附的上皮较甲床处厚,因此下面的血管红色不易透过。甲的两侧嵌在皮肤所成的甲襞内。甲襞与甲板间形成的空隙称甲沟。指(趾)甲有保护其下皮肤,并帮助手指完成精心动作的作用。趾甲的生长速度约为指甲的1/3~1/2,手指甲的生长速度约为0.1mm/d。指(趾)甲的生长速度可因健康、生活和工作情况而有差异。

（四）皮肤的血管和血管丛

皮肤的血管依其大小、结构的不同有小动脉、微动脉、毛细血管、小静脉、微静脉及血管球之分,分布于真皮及皮下组织内。表皮无血管,由真皮毛细血管渗透来的组织液供表皮进行新陈代谢。

皮肤血管在真皮和皮下组织内形成的血管丛,由深到浅有下列5组(图1-2)。

1. 皮下血管丛 位于皮下组织深部,是皮肤内最大的血管丛,供给皮下组织、真皮及表皮的营养。皮下血管丛发出动脉分支,逐渐形成四个血管丛。四个丛的静脉也汇流于此。

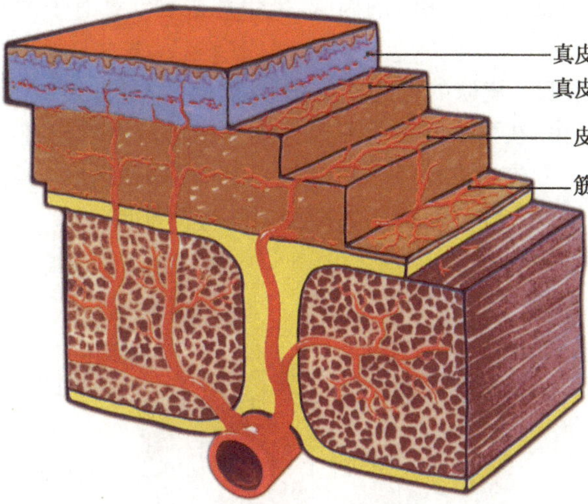

图 1-2　皮肤的血管丛

应用皮瓣修复创口时，需将这一层血管丛切入皮瓣内，以保证皮瓣的血运和成活率，使所植皮瓣有理想的色泽和弹性。

2. **真皮下血管丛**　位于皮下组织浅部，该丛分支供给皮肤内汗腺、汗管、毛乳头和皮脂腺的营养。

3. **真皮中血管丛**　位于真皮深部，主要调节各血管丛之间的血液循环，参与体温调节，供给汗管、毛囊和皮脂腺营养。

4. **乳头下血管丛**　位于乳头层下部，具有贮血功能。此丛血管走向与表皮平行，对皮肤颜色影响很大。

5. **乳头层血管丛**　位于真皮乳头层上部，此丛血管多呈袢状，主要供给乳头及表皮营养。当进行面部、鼻部皮肤磨削或取切中厚皮片时，可见皮肤创面有点状出血，用以衡量手术深度，可保证术后创面不出现瘢痕。

血管球是动静脉之间的特别辅助装置，又称动-静脉吻合。通过血管球的血液，可由动脉端直接到静脉端，不需要通过毛细血管，最后向下垂直汇入较深的血管丛内。血管球在指（趾）末端最多见，位于真皮深层，与循环及体温调节有关。

（五）皮肤的淋巴管

皮肤的淋巴液循环于表皮细胞的间隙和真皮胶原纤维之间。淋巴管始于真皮乳头层的中下部交界处，由此汇入乳头下淋巴管，再向深部汇入皮下组织淋巴管，经淋巴结最后汇入静脉。淋巴管构造与静脉不同，淋巴管的管壁更薄，管腔内无红细胞，中膜内平滑肌排列不规则，外膜较厚。毛细淋巴管与毛细血管的结构相同，管腔不规则呈窦状，但周围没有外被细胞。

在真皮乳头层以下的切口，将阻断原有的淋巴循环，造成局部组织水肿，约需 10 ~ 14 天皮肤水肿才能逐渐消退。最初是水分的弥散而退肿，完全消肿大约需要 2 个月的时间，局部淋巴循环逐渐建立后肿胀才能完全消退。这种水肿在眼部美容手术时尤为突出，眼周围组织多为疏松结缔组织及菲薄的皮肤，容易造成全皮层的切断，导致严重的水肿。因此，术者必须操作精细，切口合理，术后加压包扎，以利于淋巴循环早日恢复。

（六）皮肤的肌肉

皮肤的骨骼肌为面肌。皮肤的平滑肌主要是立毛肌，其一端固定于毛囊的下 1/3，另一端固定于真皮上层，收缩时使毛发竖立。阴囊的肉膜、乳晕和血管壁都有平滑肌。

（七）皮肤的神经

1. 皮肤神经的解剖学来源 皮肤的神经主要来自脑神经和脊神经，含有感觉神经和自主神经。神经入皮肤内为神经束，在真皮网织层深部分支交错形成网状皮神经深丛。由深丛发出的分支，伸入到真皮乳头下方成为皮神经浅丛（图 1-3）。相邻各条纤维交错重叠，各自走行到它们所分布的皮区，因而表现在皮肤表面相邻神经之间重叠分布。

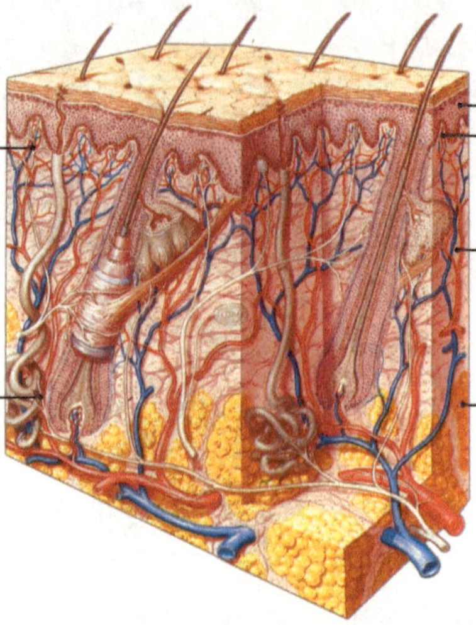

图 1-3 皮肤的浅神经丛

2. 脊神经的节段性分布 胚胎时期，脊神经节段性明显，支配相应的皮节和肌节，躯干的皮节排列成带状。随着肢芽的出现，脊神经各节段在躯干分布区的连续性中断，出现了间隙，使上部前面 C_2 与 T_2 相邻，后面的 C_6 与 T_1 相邻，L_4 和 L_5 不支配躯干皮肤。四肢有脊神经丛分支分布，各神经分布区与肢体长轴一致。各神经来源也是按脊神经节段由近及远，再由远而近，上肢由前外向后内，下肢由前内向后外顺序排列。这些规律，可供感觉皮瓣设计时参考。

3. 皮肤感觉神经末梢的分类

（1）末端变细的游离神经末梢：分布于皮肤浅层及毛囊周围。痛觉由游离神经末梢传导，毛囊周围游离神经末梢与皮肤触觉刺激的感受有关。

（2）末端膨大的游离神经末梢：有与梅克尔细胞接触的触盘、鲁菲尼小体等感受器。

（3）有囊包裹的神经末梢：有触觉小体、环层小体、Krause 小体等。

正常皮肤感知体内外刺激，无论是机械性的、物理性的、化学性的还是生物性的，都在神经终末器内转换成动作电位，然后通过周围神经、脊神经后根神经节（或三叉神经感觉神经节）、脊髓丘脑前束（触与压觉）和脊髓丘脑侧束（痛与温觉），传入大脑皮质中央后回而产生感觉。

皮肤除了感受上述一些单一感觉外，另外还有许多复合感觉，如潮湿、干燥、粗糙、坚硬、柔软等，这是几种不同的感受器或神经末梢的共同感觉，并经大脑皮质分析综合而成。

痒觉是皮肤的一种特殊感觉，常伴有搔抓反应。现在认为痒和痛觉系由同一神经传导，痛的阈下刺激可产生痒觉，而且这种痒觉仅产生于表皮和真皮浅层。痒觉的阈值不仅因不同部位而不一样，而且随人的精神和生理状态变化而异。

（八）皮肤的类型

皮肤依其分泌油脂的多少，可分为 3 类。

1. **中性皮肤** 此类皮肤分泌的油脂适中，符合人体需要。此皮肤组织紧密，厚薄适中，光滑柔软，富于弹性。

2. **干性皮肤** 此类皮肤毛孔部明显，没有油腻感，肤质看上去洁白细腻。但实际皮肤发干、易出皱褶，易起红斑和引起微血管破裂，易脱皮而出现皮屑。保护不当易出现早期衰老现象。具有此种皮肤的人不宜洗澡过频，不宜用碱性大的肥皂洗澡。否则会把皮脂洗掉，使皮肤得不到皮脂的润滑，出现干燥发痒，冬季更易产生皮肤皲裂。此类型皮肤的人适宜选择油性化妆品。

3. **油性皮肤** 此类皮肤皮脂腺分泌旺盛，皮肤的毛孔较粗糙或明显，面部油腻发亮，易黏附灰尘。常因皮脂腺分泌过多皮脂遮挡其出口使细菌繁殖，而易发痤疮。此类皮肤对外界刺激的耐受性较好，不易出现皱纹。宜选择乳剂化妆品。

皮肤的类型除上述 3 种外，还可见混合型皮肤。有此类皮肤的人，往往其额部、鼻部、颏部的油脂较多，而面部侧面、眼周围及颈部的油脂较少。皮肤的皮脂分泌常随季节和年龄的变化而改变。一般春冬季皮脂分泌较少，夏季皮脂分泌较多；年龄越大皮脂分泌越少。

（九）皮肤的生理功能

皮肤主要有保护、调节体温、分泌排泄、吸收、感觉、代谢和参与免疫等功能。皮肤的功能正常对身体的健康很重要，机体的异常情况也可表现在皮肤上。

1. **保护功能** 包括对机械性刺激的保护、对物理性损害的保护、对化学物质的防护和对微生物的防御。

2. **体温调节作用** 皮肤感受外界温度的变化，并通过反射调节其内的血管收缩或舒张，使皮肤表面通过辐射散失的热量减少或增加，以维持体温的恒定。

3. **吸收作用** 皮肤可以选择性吸收某些物质，对皮肤局部或全身产生影响。

4. **代谢作用** 在某些情况下，皮肤（真皮和皮下组织）贮存的大量水分、脂肪、蛋白质、盐类和葡萄糖可转入血液，或由血液转入皮肤。在紫外线的照射下，皮肤可以制造维生素 D，以供人体所需。

5. **分泌和排泄作用** 皮肤通过分泌汗液排出水分、乳酸、尿素和无机盐。皮脂腺可分泌皮脂，对皮肤起良好的屏障作用。

6. **感觉作用** 皮肤中的感觉神经末梢和神经小体，可以感知体外的痛、温、触、压的刺激，并将这种感觉传递给中枢。

二 浅筋膜

浅筋膜又称皮下组织或皮下脂肪，由含脂肪的疏松结缔组织构成，位于皮肤下，可使皮肤产生一定的活动。浅筋膜在人体不同部位除其厚度不同外，还各有其特点：

1. 有些部位的浅筋膜内不含脂肪，如眼睑、耳廓、乳头、阴茎、阴囊部。有些部位脂肪丰厚，并有结缔组织小隔将其分隔，使厚的皮下组织成为既坚韧又有弹性的垫，如手掌、足底。

2. 皮下组织内脂肪的分布有性别差异，如女性的下腹部、臀部和大腿上部的脂肪最为丰富，是第二性征的表现之一。

3. 在腹壁下部（脐平面以下）浅筋膜分为两层，浅层为 Camper 筋膜，含有脂肪，向下与股部浅筋膜相连续。深层为 Scarpa 筋膜，富有弹性纤维，其两侧在腹股沟韧带下方一横指处，附着于大腿阔筋膜，在耻骨联合及耻骨结节间继续向下至阴囊与会阴浅筋膜相连。

Gasperoni 等人于 1989 年将皮下组织命名为浅筋膜系统。认为该系统遍布全身各处，是由脂肪组织和疏松结缔组织两部分组成，疏松结缔组织交织成筋膜样纤维隔，脂肪组织形成或大或小的脂肪球镶嵌在纤维隔内。并认为该系统可分为两层：浅层称网隙层或晕层，位于真皮下，布于全身，是由小的脂肪球紧密镶嵌在表浅筋膜纤维隔内。深层称板状层，位于浅层和深筋膜之间，是由大的脂肪球疏松镶嵌在筋膜纤维隔内，比浅层更加疏松。板状层仅在腹部（特别是腹直肌区中下部）、髂腰部、大转子区、大腿上 1/3 的内侧和臀上部等处较明显，而在前后胸部中线区、乳房下皱襞、臀部的前外侧和后面、髂嵴、腹股沟、臀中下部、大腿前面和中、下段以及小腿后部和踝部等均无板状层。

浅筋膜内的脂肪具有保温和缓冲外力的作用，同时填充人体各处，使人体有圆滑的轮廓。在皮下组织内，有丰富的血管、淋巴管和皮神经。

三 深筋膜

深筋膜又称固有筋膜，是由致密结缔组织构成的膜性组织，位于浅筋膜深面，包被全身，并有纤维束和纤维隔从深筋膜通过浅筋膜而连于真皮，如头皮、手掌和足底。深筋膜在身体不同部位呈现不同特点：

1. 深筋膜包被肌群，并发出筋膜隔伸入肌或肌群之间附于骨与骨膜融合，此隔称为肌间隔。由深筋膜、肌间隔和骨共同组成骨筋膜鞘，鞘内容纳肌群和出入肌群的血管、淋巴管和神经。从深筋膜和肌间隔发出结缔组织纤维伸入肌群和各肌之间，这样分隔开来的肌束和肌便于收缩，可共同完成肌群的活动。由于骨纤维鞘内的肌膜、筋膜相连，血管淋巴管分支也连接成网，这些组织的感染在鞘内扩散，成为积脓的腔隙。

2. 深筋膜在腕及踝关节附近增厚形成支持带，有约束肌腱的位置和转变腱牵引力方向的作用。有些部位深筋膜特别厚，可起约束腱的作用。

3. 深筋膜和肌间隔常为肌肉的附着点，这就补充了肌肉起止于骨面的不足，又使深筋膜经常处于紧张状态。

4. 面部和腹前壁没有深筋膜，只是薄层疏松结缔组织。

5. 在人体有些部位，深筋膜围绕血管和神经形成鞘，如颈动脉鞘、腋鞘和股鞘等。包裹腺体形成筋膜鞘或囊，如甲状腺鞘、腮腺鞘和下颌下腺鞘。

第三节　组织移植的解剖基础

在美容外科中，组织移植是修复各种缺损和畸形的重要手段。组织移植根据遗传学分类按照受体与供体关系主要包括自体组织移植和同种异体移植和异种移植三大类。自体组织移植常用皮肤、真皮、黏膜、脂肪、肌腱、神经、血管、肌肉、软骨和骨骼等作为移植材料，生物相容性好，无排斥反应；同种异体移植主要以软骨、骨骼、筋膜及角膜等作为移植材料，可引起受体免疫排斥反应；异种移植排斥反应强烈，存活时间短，目前多用猪皮移植给人体，治疗大面积皮肤缺损无自体皮源者。

一 皮肤移植

皮肤移植是美容外科最常用的治疗手段，主要用于体表畸形和缺损的修复。

切断皮肤移植物与四周和基底的血管、神经等一切组织的联系，移至受区，称为游离皮肤移植；若仍有部分组织未被切断，并一同移至受区，称为带蒂皮肤移植。将皮肤与皮下组织切断，移至受区，与受区血管吻合，即重建皮瓣的血液供应，称为吻合血管的游离皮瓣移植。游离皮肤移植物一般不包括皮下组织，如保留真皮下血管网及少许皮下组织（脂肪）的皮片，称含真皮下血管网皮片移植。

（一）皮肤移植的分类

1. 按皮片的厚度分类（图 1-4）

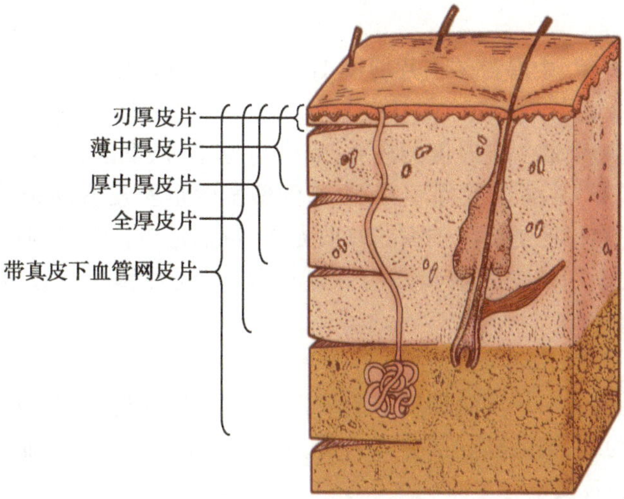

图 1-4 皮片厚度示意图

（1）刃厚皮片：又称表层皮片，厚度为 0.3mm 左右，组织学上包含皮肤的表层及少许真皮乳突层。刃厚植皮的优点：①容易生长，抵抗力较强，在条件较差或有轻度感染的肉芽创面上也可以存活。②供皮区恢复快，取皮后 7～10 天即可完全愈合，无显著瘢痕遗留，必要时可再次或三次供皮。头皮供皮后 5～7 天内愈合，常可重复供皮达 10 余次。刃厚植皮的缺点：①愈合后常有挛缩，有时比原来缩小 40%，甚至出现凹凸不平的皱纹。植皮区愈合后较硬，需较长时间才能软化，皮片挛缩后可使附近的组织移位或变形。②因皮片挛缩常常不能恢复功能，尤其在关节附近，由于皮片薄，经不起压力摩擦而形成溃疡，不易愈合。

（2）中厚皮片：平均厚度为 0.3～0.6mm，根据所含真皮层的厚度，又可分为薄中厚皮片和厚中厚皮片。前者约包含真皮厚度的 1/3；后者可达真皮厚度的 3/4。这种皮片含有较多的弹性组织而具有全厚皮的特点，收缩少、柔软、耐磨等。供皮区仍能自行愈合，所以临床上应用广泛。但供皮区愈合后，发生增生性瘢痕的较多。

（3）全厚皮片：此类皮片包含表皮与真皮全层，不带皮下组织。全厚皮片的实际厚度随年龄、性别及身体不同部位而各异。全厚皮片移植具有质地柔软、耐磨、挛缩性小等优点。但要注意选择血运丰富的受区，加压包扎，固定可靠，否则不易成活。

(4) 含真皮下血管网皮片:除包含表皮全层和全部真皮层外,还保留真皮下血管网及少许皮下脂肪,简称血管网皮片。其愈合后,耐磨性、抗挛缩性均优于其他皮片,但要注意选择血运丰富的受区,妥善包扎固定。在修整皮片时,不要损伤真皮下血管网,可保留一薄层皮下脂肪,隐约可见真皮乳头即可。

2. 按皮片的形状分类

(1) 整张植皮:根据受皮区大小,用取皮刀或鼓式取皮机切取相应面积的整张皮片进行移植。

(2) 筛状植皮:在大张皮片上用尖刀戳出交错相间的小切口,然后将皮片拉开,形如筛状。

(3) 网状植皮:将大张中厚皮片通过特制的滚筒切割装置——轧皮机压轧后,在皮片上切成长度、间距均匀的小孔,将皮片拉开后形成网孔状皮片。

(4) 邮票植皮:将取下的刃厚或中厚皮片剪成如普通邮票大小的皮片,一般为 2cm×2cm。

(5) 微粒植皮:将薄、中厚自体皮片剪成 $1mm^2$ 大微粒移植。

(二) 游离皮肤移植

游离皮肤移植就是切取一定厚度的皮肤,完全与身体(供皮区)分离,移植到另一处(受皮区),重新建立血液循环,并继续保持活力,以达到修复畸形及皮肤缺损的目的。这种植皮方法称皮片移植术。皮片移植是封闭创面的有效方法,特别是对软组织创伤或难以愈合的创面,此为首选方法。对大面积的皮肤缺损或肉芽创面而言,皮片移植往往成为挽救生命的一项措施。

(三) 皮瓣移植

皮瓣是具有带血供的一块皮肤和皮下组织,在形成与转移过程中,有一部分组织与本体相连,此相连的部分称为蒂,被转移的部分称为瓣,故称为皮瓣。皮瓣的血运与营养在早期完全依赖蒂部,故又称带蒂皮瓣。

皮瓣移植是修复创伤组织缺损比较有效的方法,自从 Filatov(1917)开创用带蒂的皮瓣移植术以来,沿用至今,为许多的患者解除了痛苦,改善了功能和外观。近年来,随着显微外科技术的不断发展,皮瓣移植种类不断增多,目前全身可以切取的皮瓣供区已达 40 余处(图 1-5)。

1. 皮瓣的分类 以往的分类主要有两类:①按形态可分为扁平皮瓣与管形皮瓣(即皮管)。②按取材及修复缺损部位远近可分为局部皮瓣(或邻接皮瓣)与远位皮瓣(带蒂皮瓣)。20 世纪 70 年代后,由于皮瓣血液供应和血管分布研究的深入,提出了按皮瓣血液循环类型的分类法,即将皮瓣分为任意型皮瓣(即随意型皮瓣)与轴型皮瓣两大类(图 1-6)。任意皮瓣包括局部皮瓣、邻位皮瓣、远位皮瓣、管形皮瓣和筋膜皮瓣等。在轴型皮瓣中又有直接皮肤动脉、肌皮动脉、动脉干网状血管及肌间隔或肌间隙血管等类型,后 3 种血管供应,在手术时若不将深部的血管干包含在皮瓣内,就不能形成轴型皮瓣,而只能作为任意型皮瓣应用。

2. 皮瓣的解剖结构

(1) 皮瓣的层次:具有皮肤的一般构造,即包括表皮、真皮和皮下组织 3 层。

1) 表皮:由上皮细胞构成,由浅至深可分 5 层:角质层、透明层、颗粒层、棘层和基底层。

2) 真皮:由结缔组织构成,它支持着表皮。真皮又可分为乳头层和网织层。

3) 皮下组织:皮下组织与真皮间无明显界限,其特点是疏松,含有较大的血管、淋巴管和神经等,且可容纳较多的组织液。皮下组织的厚薄,个体差异很大,关键取决于该部位的脂肪

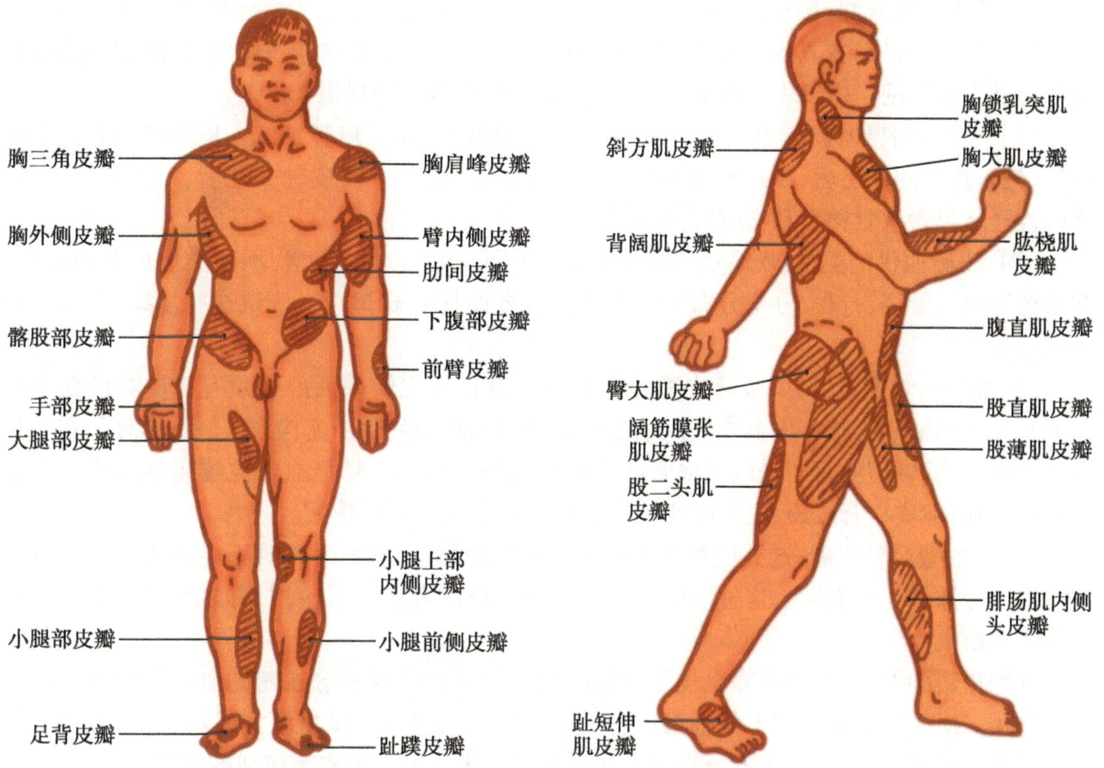

图1-5 全身可利用的皮瓣、肌皮瓣示意图

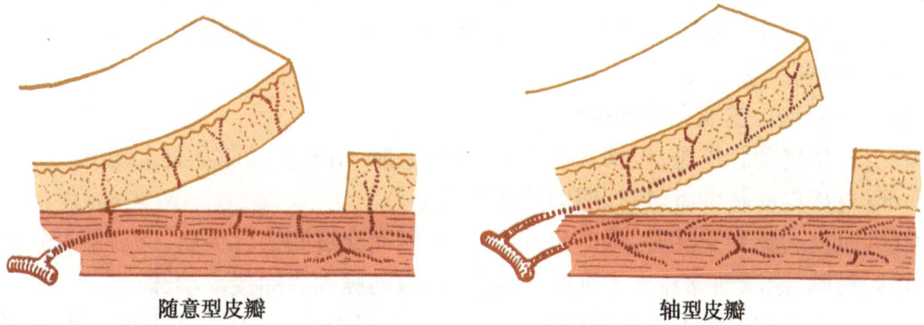

图1-6 随意型和轴型皮瓣

组织含量多少。

（2）皮瓣的血管：皮瓣内的血管构筑与皮瓣的层次有密切的关系。

1）皮下血管和皮下血管网：皮下血管的动脉与静脉的分支、分布基本一致。静脉的管壁薄径粗，吻合丰富。皮下动脉源于深部的动脉或其分支，穿深筋膜浅出，进入皮下组织。皮下动脉有两种主要类型：①干线型：多为直接皮动脉或肌间隙皮动脉穿出深筋膜后的延续，管径粗大，常是轴型血管皮瓣移植设计方案的依据；②分散型：多为肌皮动脉的穿支，以垂直方向穿过深筋膜分布至皮下组织，管径较小，没有一条较长的主干。

2）真皮下血管网：位于真皮与皮下组织交界处，由皮下动脉发出的上行支进入真皮而形成。在取薄皮瓣时，剔除脂肪组织和疏松结缔组织，一般不会破坏真皮下血管网的供血功能。

3）乳头下血管网：位于真皮网织层与乳头层交界处，是一个较为稠密的血管网。

4）乳头血管网：在真皮乳头内，每个乳头有一条乳头动脉，由乳头动脉分出的小支互相吻合成乳头血管网。由于表皮内无血管，其营养由乳头血管网提供。

（3）皮瓣的神经：皮瓣中有丰富的神经纤维和神经末梢。皮神经进入皮下组织后仍清晰可见，进入真皮网织层后，相互缠绕形成网状皮神经深丛；伸入真皮乳头层后，形成神经浅丛。这些神经丛包含感觉神经和交感神经节后纤维。

（4）皮瓣血供的类型：皮瓣血管的来源，是区别皮瓣类型的依据，不同类型皮瓣的血管，在来源、蒂长、管径、行程、分支分布和侧支吻合等方面均有规律性。认识这些规律，有助于对皮瓣的选择。

1）轴型血管皮瓣：轴型血管皮瓣的主要条件就是在皮瓣供区内必须有与皮瓣纵轴平行的轴心动脉和轴心静脉。皮瓣供区以轴心动脉供血和轴心静脉回流构成区域性循环。在游离皮瓣移植时，其轴型血管与受区的血管吻合接通后即可成活。轴型血管皮瓣包括有直接皮血管皮瓣、肌间隙皮血管皮瓣、主干带小分支血管皮瓣及肌皮血管皮瓣。

2）非轴型血管皮瓣：这类皮瓣供区内没有主要的轴心动脉，手术时不能通过显微外科技术去吻合分散细小的血管。这种皮瓣通常以带蒂移位的方式加以应用，称之为任意型皮瓣或随意型皮瓣。

这种皮瓣的血供，主要依靠真皮下血管网和筋膜上血管网吻合稠密的血管网侧支循环的代偿作用。由于皮肤血管网不像轴型血管皮瓣那样有大血管干供血灌注，故其所能转移或移植的皮肤面积较小，过大面积的移植常需通过延迟手术才能扩大皮瓣成活的范围。

传统的带蒂皮瓣移位比较强调皮瓣的长宽比例，而不大注意蒂部的位置和方向。非轴型皮瓣供区内虽然不可能完全包括知名的轴型血管或其主要分支，但应充分利用轴型血管的有关解剖学规律，尽量使皮瓣蒂部靠近知名的血管，利用相对较大血管的纵行方向，使非轴型血管皮瓣设计“轴型化”。

3）全身主要部位皮肤血管的类型

①头皮：直接皮动脉供血，包括颞浅动脉、耳后动脉、滑车上动脉和眶上动脉。

②面部：直接皮动脉供血，包括面动脉和颞浅动脉。

③颈部：肌皮动脉穿支供血，颈前穿过颈阔肌，侧面穿过胸锁乳突肌，颈后穿过斜方肌。但枕动脉、耳后动脉、颞浅动脉耳支为直接皮动脉，颈横动脉则为间接皮动脉。

④躯干部：躯干前后多为肌皮动脉穿支供血，前面呈对称性，从第 1 肋间到耻骨联合上缘之间有胸廓内动脉和腹壁上、下动脉，后面为肋间后动脉与腰动脉来的肌皮动脉。腹壁浅动脉和旋髂浅动脉为直接皮动脉，旋肩胛动脉则为间接皮动脉。

⑤下肢：

腹股沟、会阴及髋关节：直接皮动脉供血，有旋髂浅动脉，阴部外浅、深动脉。

臀股部：臀下动脉降支为直接皮动脉，大腿后侧为肌皮动脉穿支、筋膜皮肤穿支供血，大腿后侧沿缝匠肌前后缘为多源筋膜皮肤穿支。

膝关节：膝关节动脉网为直接皮动脉。膝关节动脉网是由腘动脉的 5 条关节支（膝上内、外侧动脉，膝下内、外侧动脉和膝中动脉），股动脉的膝降动脉，旋股外侧动脉的降支以及胫前返动脉等 8 支相互吻合而成。

小腿与踝关节：多为肌皮动脉穿支，部分为间接皮动脉，包括胫前、后动脉与腓动脉的分支。

足：直接皮动脉供血，其中足跟为跟骨动脉，足趾为趾动脉，足背为足背动脉，足底为跟骨动脉，足底内、外侧则为足底动脉的肌皮动脉穿支供血。

⑥上肢：

肩周部位：直接皮动脉供血，包括肩胛下动脉分支、胸外侧动脉、胸肩峰动脉。

肘关节：动脉干血管网供血，包括肱、桡、尺动脉血管网。

上臂到肘关节：外侧为间接皮动脉、桡侧副动脉供血。内侧为直接皮动脉供血，亦有肌皮动脉穿支穿过肱二头肌、肱三头肌穿支血管参与供血。

前臂到腕部：动脉干血管网供血，包括桡、尺动脉及骨间动脉干血管网。

手部：手背及手指为直接皮动脉供血，手掌则为经大、小鱼际肌皮动脉穿支。

二 真皮移植

真皮为削除皮肤的表皮层余留的部分。真皮移植物具有可以替代某些组织的覆盖或填充等作用，用以填充面部凹陷及鼻部畸形的整复，较脂肪移植可获得更好的临床效果。真皮用做组织加强物与筋膜的不同之处在于筋膜的有效张力仅限于与纤维平行的纵向，其横向易撕裂，真皮在各个方向都可抗一定的张力。

真皮根据所需可折叠移植，但折叠的层次越多，吸收率越高。因此实际移植时折叠层数不宜太多（以不超过3～4层为宜），如厚度不够，可在半年后再次补充移植。

真皮移植后，由于血液供应中断，其早期营养依赖创面渗出的血浆、组织液维持其生物活性。随后，白细胞、淋巴细胞、成纤维细胞以及毛细血管芽逐渐由创面向真皮片伸出，移植后第3～4天，受区的血管与移植物吻合或长入，使移植物保持真皮组织的特性，而不被纤维组织所代替。

真皮移植后，在显微镜下观察，常常见到一些小囊肿，其来源多是毛囊，少数来自皮脂腺，且在移植后两周广泛存在。由于囊内上皮产物潴留，张力不断增大，致使上皮性内膜破坏。随之，异物巨细胞聚集和肉芽形成，最后纤维组织代替了囊肿。因此，真皮移植后临床上很少见囊肿发生。

总之，真皮组织富于弹性，质地致密坚韧，血管床丰富，移植后易于成活，吸收率较低（20%左右），在各个方向抗张力性能强，是临床上用来进行修补和重建的良好移植材料。

三 毛发移植

毛发移植实际是有毛发的皮片或皮瓣移植。主要用于修复头皮局部缺发区、眉毛和睫毛缺损以及上唇胡须缺失。移植方法有两种，即游离毛发移植和带蒂（皮肤蒂或血管蒂）头皮瓣转移。对于瘢痕性秃发，临床采用头皮扩张术扩张头皮后转移皮瓣进行修复也属于毛发带蒂移植。毛发带蒂移植因无血供中断，毛发成活率高，生长茂盛如常。

四 筋膜移植

筋膜组织薄而细密，富于弹性，抗感染能力强，不易吸收。筋膜移植主要使用的是深筋膜。最早应用筋膜移植者是Vernewi（1860），他将筋膜用于颞下颌关节强直的治疗。德国的kischner（1909），使用自体筋膜吊带改善面神经麻痹患者的外观。此后，筋膜作为移植材料被广泛使用。以筋膜片为修补材料，可用于疝修补术以及胸壁、腹壁、横膈、气管壁、食管壁的缺损修补，还可用于上睑下垂、尿道、直肠、子宫脱垂和肛门、膀胱失禁等的治疗。也可用筋膜小片代替主动脉瓣和鼓膜及填充面部小凹陷。

五 肌肉和肌腱移植

（一）肌肉移植

肌肉移植一般指骨骼肌移植，其移植方法包括：游离移植、带蒂移植及吻合血管神经移植。单纯的肌肉游离移植临床较少应用，原因是肌肉长时间失神经和失血供会发生萎缩。临床常用的肌肉带蒂移植也称肌瓣移植术，主要用于重建运动功能，充填空腔或凹陷，修复血运不佳及深部组织外露的创面。也可用背阔肌皮瓣或腹直肌皮瓣带蒂转移再造乳房。临床上比较常用的肌皮瓣有胸大肌皮瓣、胸锁乳突肌皮瓣、背阔肌皮瓣和腹直肌皮瓣等。随着显微技术的发展，吻合血管神经的游离肌肉移植取得很大进展，如应用远节段背阔肌移植治疗晚期面瘫，胸大肌移植治疗前臂屈肌群缺血性挛缩等。但截至目前，这些肌肉移植最终肌力恢复还不能达到非常令人满意的程度，有待今后继续研究。

肌肉的血供分为5型：①单一血管蒂型，仅一组血管入肌，如阔筋膜张肌和腓肠肌；②优势血管蒂型，在肌起点或止点有一个较大血管蒂，如小指展肌、趾短屈肌、斜方肌和比目鱼肌等；③双优势血管蒂型，有两个大血管蒂，如腹直肌、臀大肌等；④节段型血管蒂型，由几个不同来源的血管蒂在不同部位入肌，如缝匠肌、胫骨前肌等；⑤优势血管蒂加节段血管蒂型，如胸大肌和背阔肌（图1-7）。

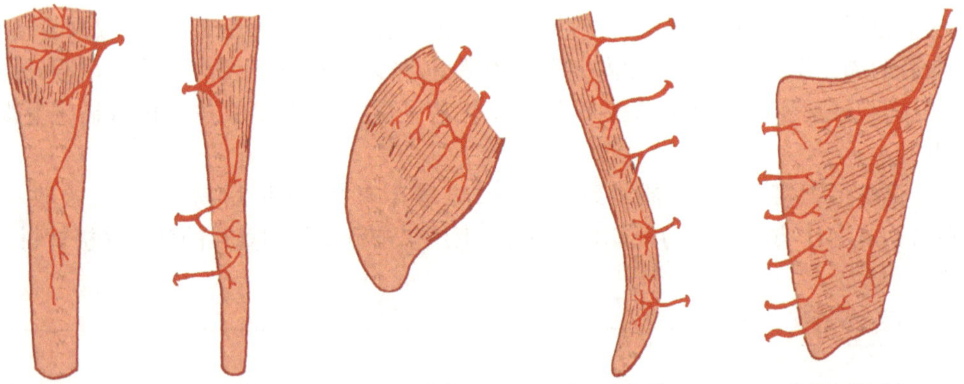

图1-7 肌肉血供类型

血管入肌后分布类型有2种：①轴型，如斜方肌、背阔肌和胸大肌等，可根据需要作整块或部分切取；②随意型，如腓肠肌和胸锁乳突肌等，一般只整块截取。

神经在肌肉的分支方式与其入肌点、肌束长短和排列形式有关。一般支配长肌的神经在肌肉的中点或近中1/3交界处入肌，然后向远端分支。有的肌肉具有两条以上神经支配，但在肌内很少吻合，术中应避免损伤。

选择供肌的原则是：①肌肉无病变，功能正常；②供肌切除后对供区不造成功能障碍或影响不大；③受区要求选择形状、大小及肌力适合的供肌，移植的肌肉最好包括肌纤维的全长，尽量不将肌肉切短来适应受区要求；④位置表浅。

（二）肌腱移植

肌腱移植主要用于手的功能重建，修复肌腱缺损、肌腱失弹性及肌腱严重损伤广泛粘连无法松解，使手恢复正常活动。肌腱移植的要求是：表浅易取，取后无功能障碍，腱组织长而薄，均匀并有足够的强度。临床上肌腱移植常用的有掌长肌腱、跖肌腱及第2、3和4趾长伸肌腱。

六 骨移植

骨移植的种类较多。按移植骨分类有自体骨移植、同种异体骨移植和异种骨移植。按移植骨成熟程度分类有成熟骨移植、未成熟骨移植。根据骨质分类又有骨皮质骨移植及骨松质骨移植。按移植骨保存方法分类，有新骨移植和保存骨移植。按移植方法分为游离骨移植及带蒂骨移植等。

在美容外科中，骨移植是用于塑造轮廓或需要硬支持组织的情况。髂骨和肋骨是临床上经常选用的自体骨供骨部位，因为这两种骨具有一定的弧度，骨密质薄，骨髓质多，松质骨丰富，易于成活，便于凿取或雕凿塑形，尤其适合于某些功能部位缺损的修复。这些骨具有骨的一般特性，坚硬不易变形，吸收少，形态稳定。供骨区一般不引起局部外形的改变及功能影响，但在发育成熟前，选用髂骨作供区时应慎重。

七 软骨移植

软骨是具有一定弹性的坚韧组织，质地柔软，韧性良好，易于雕刻成形，移植后易成活。主要用做充填和支持材料，如修复颏部、眶部凹陷畸形，眼球摘除后眶内充填以及耳廓再造及阴茎再造的支持材料。

软骨被取出离开机体后，会发生扭曲变形，预先难以测定变形的程度，植入体内后变形仍继续进行，甚至导致治疗失败。当经过处理，软骨失去活性后，扭曲变形发生率会明显降低。在临床上，利用软骨变形后的自然形态为实际造型所需，稍加修剪即可应用。软骨移植后的转归问题，目前认识尚未完全一致，其生物学特性尚需深入研究。近年来，临床上异体和异种软骨的移植有了新的进展，有用小牛鼻中隔软骨作为移植材料。软骨膜对软骨有一定保护作用，但对软骨的存活关系不大。

八 黏膜移植

黏膜属上皮组织，有“干性”和“湿性”两种。前者只存在于唇红部位，色红，表面干燥，略有皱纹，表层为角化层，有较高的鳞状上皮细胞交错排列，血管与乳头状组织相连，黏膜及黏膜下无腺体。后者在口腔、鼻腔和阴部均有分布，色粉红，表面光滑，其深面有一层较高的乳头组织交错排列，黏膜及黏膜下有大量黏液腺和浆液腺。

黏膜组织一般具有较好的移动性，缺损后即使不予缝合或移植，通过创面收缩和上皮再生亦可愈合。黏膜越是松弛的部位，自行愈合的面积就越大，速度也越快。黏膜移植有游离移植和带蒂移植两种，主要用于唇红和结膜的修复。

九 脂肪移植

脂肪移植一般采用真皮脂肪块移植和颗粒脂肪注射移植。主要用于修复体表或皮下凹陷性缺损及畸形，如修复半侧颜面萎缩、小乳房及乳房凹陷等畸形以及小范围的凹陷畸形如鼻唇沟凹陷、眉间皱纹等，也用于填充良性肿瘤或囊肿切除后的凹陷区。

脂肪组织的血管较少，柔软，易受损伤，抗感染力差，移植后易被吸收，甚至液化形成脓肿。脂肪组织移植后成活的量与手术操作损伤程度有关，与真皮一起移植，吸收量明显减少。有感染的皮肤组织、隔离肌腱或神经缝合处不宜用游离脂肪移植。

十 神经移植

神经移植主要用于周围神经损伤或缺损的即时修复及晚期修复。周围神经缺损，如不能直接拉拢缝合，则需行游离神经移植予以修复。1885 年，Albert 首先在人体作了同种异体神经移植，但以失败告终。到 20 世纪 40 年代游离自体神经移植才取得较稳定的临床效果。

周围神经损伤后，缝合处张力的大小影响神经的再生。因此，长段神经缺损通常用神经移植法加以桥接，主要使神经在没有张力的状态下进行修复。目前异体神经移植的免疫学排斥反应问题尚未能解决，只能用自体神经作为供体，但随着组织工程学研究的发展，人造组织在神经移植上已有突破。用自体神经桥接缺损处，其作用是架起一座桥梁，让近端再生的神经纤维通过缺损部位，顺利地到达远端神经段。神经移植体只是一个通道，因此，移植神经段本身的神经功能性质与功能恢复无关。临床上设计手术方案时，通常切取影响功能不大的皮神经作为移植体。

按照周围神经的走行与分支规律，作为移植供体的神经，移植到受区时，应当将近端与远端的关系颠倒过来，然后再进行缝接，可以避免长入神经桥接段的再生神经纤维的散失。

十一 复合组织移植

含两种以上组织的移植体进行移植称复合组织移植。包括游离复合组织移植和吻合血管的复合组织移植两大类。前者只能移植体积小的组织块；后者适用于体积较大的组织块。目前在临床应用的复合组织将近 30 种，主要用于下列情况的修复治疗：①鼻翼全层缺损；②眼睑全层缺损；③颅骨头皮缺损；④耳廓缺损；⑤唇缺损；⑥足跟骨与软组织缺损；⑦手部肌腱和皮肤缺损；⑧半侧颜面萎缩；⑨胸腹壁全层缺损；⑩颞下颌关节、掌指关节重建。

复合组织游离移植成功的要点是：①移植组织体积宜小；②术中运用无创技术，减少对组织的损伤；③移植床的血运必须良好，移植的复合组织与植床的接触面尽可能增大；④移植后组织必须加压固定，一般固定 1～2 周。

吻合血管的复合组织移植，自开展显微外科以来，发展很快，断肢再植、肌皮瓣、骨皮瓣移植等都属于复合组织移植。其移植组织的功能比游离移植者为佳，且复合组织移植体积可以较大，术后很少发生吸收，具有广阔的发展前景。

（徐　飞）

第二章　头　部

第一节　头面部解剖分区和美学分析

头面部是人体审美评价最为关注的部位，也是人们从事社会活动的形象标签，有着极为独特的个性化形态容貌特征。脑颅骨和面颅骨构成了头面部的基本框架并限定了五官的基本位置，称为骨骼成相；软组织附着骨骼，补充了骨相而形成基本的头面部轮廓，称为软组织成形；五官的各种组合有着鲜明的个性化特征和性别特征，称为五官定性；皮肤和毛发也是头面部的重要审美要素。骨骼、软组织、五官和皮毛是头面部形态的物质基础，同时面部还积淀着大量的情感、阅历、年龄、思维、文化等丰富的人文信息，这就是形象与气质。因此，掌握人体形态功能的个性化解剖结构与人体形态的审美分析是美容医师必须具备的基本技能。

一　头面部分区

头部以眶上缘、颧弓上缘与外耳道的连线为界，分为前下方的面部和后上方的颅脑部。面部根据其解剖学特点和临床应用的需要，又分为眶区、鼻区、口区、眶下区、颧区、唇区、颊区、颏区、腮腺咬肌区、面侧深区及耳区等（图 2-1）。颅脑部以枕外隆凸、上项线、乳突基部与颞下嵴

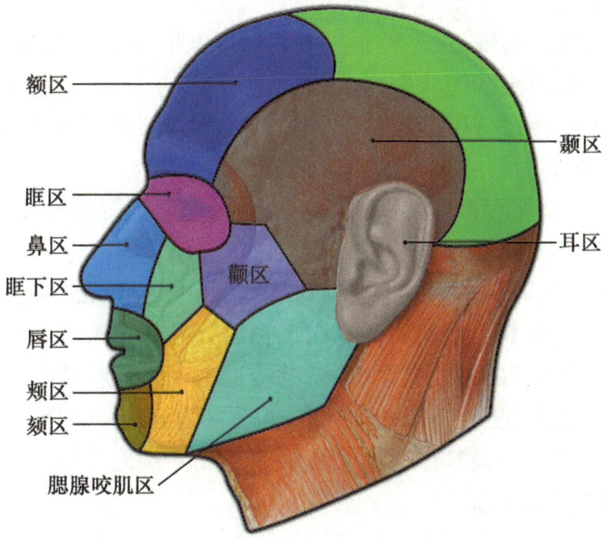

图 2-1　面部分区

的连线分为上方的颅顶部和下方的颅底部。

二 头型和面型的美学分析

（一）头型的分类与美学观察

1. 头型的分类 头型是指人体头部的长、宽、高等形态特征的类型。头型受枕骨的影响最大，额骨、顶骨、颞骨对头型的影响次之。软组织与头发对头型也有一定的影响。头型分类主要有观察法和指数法。

（1）观察法：用肉眼对头顶部的形态进行观察的分类，可分为圆形、椭圆形、卵圆形、楔形、五角形、菱形和盾形。此分类方法较为粗糙，易受主观因素的影响。

（2）指数法：根据头的最大长度和最大宽度两种测量值计算头指数，将头型分为6类（表2-1）。

表2-1 头指数法分类

头 型	头指数	头 型	头指数
特长头型	<70.9	圆头型	81.0～85.4
长头型	71.0～75.9	特圆头型	85.8～90.9
中头型	76.0～80.9	超圆头型	>91.0

注：头指数＝头最大宽度/头最大长度×100

头型与遗传有关，也与婴儿时使用枕头的质地有关。我国北方人在婴儿时枕小米、绿豆或书籍，常使枕骨变得扁平；而南方婴儿睡摇篮，圆头居多。在生活美容中，头型是美发师十分注意的条件，对不同的头型和面型要设计与之相配的发型。

2. 头型的美学观察 头型的形成是人类自然发展的结果，与人的种族、地理环境、生活习惯以及营养状况有关。人类的头型也是不断变化，随着人类的漫长进化，端脑的体积亦不断增大，面颅特别是咀嚼器官的逐步退化、后缩、脑颅的体积会进一步扩大，面颅的体积则会越来越小，这是人类进化的趋势。

人的头部特征是由头型特征、面型特征和五官特征共同组合而成的和谐、对称和比例恰当的统一整体。头型是通过对头的冠状面，矢状面和水平面的三维空间结构，以及其任何两者之间的测量数值所形成的比例去分析，理解头型特征。人们对头型的审美通常主要是通过正面，即头部的冠状面审美，而侧面仅起到辅助表达作用。

有学者通过对处于眼耳平面的活体头部、整颅标本、正面免冠照片、画家所作正面免冠画像的全头高（头顶点至颏下点之间的投影距离）以及头宽进行测量研究。头宽与全头高之比最小为0.5814，最大为0.7368，平均为0.618，标准差为0.028。其中对画家的标准正面头像所测结果，头宽与全头高之比，黄种人为0.614，黑种人为0.615，白种人为0.610，这些都接近黄金分割。这是头型在人体显示美学因子最多的平面美学标准，越接近这一标准就越美。头型还可为面型打下良好的基础。头型美则面型可更接近于美学标准，同时又为五官的合理布局创造了良好的基础。因此，头型在头部的审美中占有极其重要的地位，是头面部审美之关键。

（二）面型的分类与美学观察

1. 面型的分类 面型是指面部轮廓的形态，其上2/3是由顶骨、额骨、颧骨、颞骨以及上颌骨构成的圆弧形结构，其下1/3取决于下颌骨的形态。而上、下颌骨在整个面型中起着重要的作用，它们是决定面型的基础结构。面型的分类主要有：

（1）图形法：用几何图形形容面型，将面型分为10种（图2-2）。

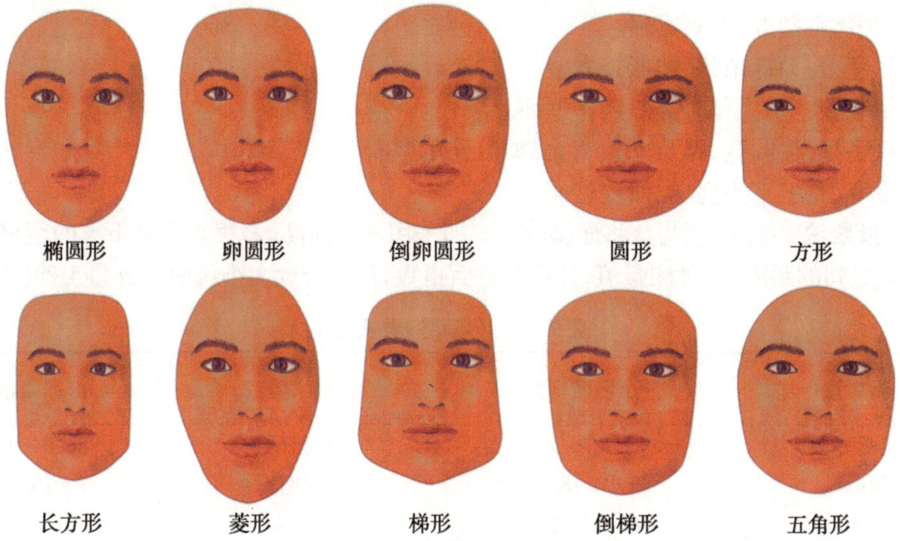

图2-2 面型的图形法分类

1）椭圆形：特征是面呈椭圆，额部比颊部略宽，颏部圆润适中，骨骼结构匀称。总体印象是面型轮廓线自然柔和，给人以文静、温柔、秀气的感觉，是东方女性理想面型。此种面型也最受化妆师的青睐。

2）卵圆形：特征是额部较宽、圆钝，颏部较窄、带圆，颧颊饱满，面型轮廓不明显，比例较协调。此种面型对女性不失美感。

3）倒卵圆形：特征是和卵圆形面相反，额头稍小，下颌圆钝较大。此面型不显秀气灵性，但显文静、老成。

4）圆形：特征是上下颌骨较短，面颊圆而饱满，下颌下缘圆钝，五官较集中。总体印象是长宽比例接近1，轮廓由圆线条组成，给人温顺、柔和的感觉。此种面型年轻人或肥胖者多见。

5）方形：特征是面的长度和宽度相近，前额较宽，下颌角方正，面部短阔。总体印象是面型轮廓线较平直呈四方形，给人以刚强坚毅的感觉。多见男性。

6）长方形：特征是额骨有棱角，上颌骨长，外鼻也长，下颌角方正。总体印象是面的轮廓线长度有余，而宽度不足。多见于身高体壮、膀大腰圆的人。

7）菱形：特征是面颊消瘦，额线范围小，颧骨凸出，尖下颏，上下有收拢趋势，呈枣核形。总体印象是面的轮廓线中央宽，上下窄，有立体线条感。多见于身体瘦弱者。

8）梯形：特征是额部窄，下颌骨宽，颊角窄，两眼距离较近。总体印象是面型轮廓线下宽上窄。显得安静、呆板。

9）倒梯形：特征是额宽，上颌骨窄，颧骨高，尖下颏，双眼距离较远。总体印象是面型轮廓线上宽下尖，显得机敏，但清高、冷淡。

10）五角形：特征是轮廓突出，尤其是下颌骨发育良好，下颌角外展，颏部突出，常见于咬肌发达的男性。

（2）字形法：用汉字字形比喻面型，分为8种。

1）田字型：扁方而短，类似方型面。

2）由字型：上削下方，类似梯型面。

3）国字型：面型方正，类似长方型面。

4）用字型：额方，下颌宽扁。

5）目字型：面部稍狭，类似长方型面。

6）甲字型：上方下削，类似倒梯型面。

7）风字型：额圆宽，腮及下颌宽大，类似五角型面。

8）申字型：上下尖削，类似菱型面。

（3）指数法：用形态面指数将面型分类。即采用形态面高（鼻根点至颏下点的距离）和面宽（左右颧点之间的距离）两种测量值，计算形态面指数，根据指数大小将面型分为5种（表2-2）。

表2-2 形态面指数法分类

面 型	形态面指数	面 型	形态面指数
超阔面型	<78.9	狭面型	88.0～92.9
阔面型	79.0～83.9	超狭面型	>93.0
中面型	84.0～87.9		

注：形态面指数＝形态面高/面宽×100

2. 面型的美学观察 面型的构成主要取决于颅面骨骼的形状和面部肌肉及脂肪的丰满度。构成面型的框架和基础的骨骼是额骨、颧骨、上颌骨、鼻骨和下颌骨。

面型的长短是指面部的高度，即从发缘点至颏下点的距离。面高可分为基本相等的3部分：发缘点-眉间点-鼻下点-颏下点；也可以眼裂、口裂为界，将面部分为上、中、下3部分。面型的宽窄是指面部左右侧之间的距离，也分为上、中、下3部分，上面部的宽度指两侧额骨颞嵴之间的距离；中面部的宽度指左右颧点之间的距离；下面部的宽度指两侧下颌角之间的距离。额骨决定了面部上1/3的基本形态，在面貌描写中的"天庭饱满"、"大奔头"是指额骨形态宽大或饱满前突。颧骨、上颌骨、鼻骨构成面部中1/3的长宽及突度，其中，颧骨的形态决定了面中部的突度，而面中1/3的高度取决于上颌骨的发育。外鼻的形状对面中部侧面的轮廓起着至关重要的作用。下颌骨尤其是下颌角和颏部决定了面部下1/3的形态，下颌骨发育良好，下颌角外展度较大的面型被称为"梯形脸"，反之被称为"菱形脸"。

评价面型不能仅用平面和直线，还应该用几何图形和曲线。构成面型的骨骼围成的4个几何图形有：

A. 前额连接着头顶骨形成方形的体积。

B. 对称的颧骨和部分上颌骨呈偏长方形体积。

C. 上颌骨形成一个竖立的圆锥体。

D. 下颌骨呈马蹄形。

这4个几何形体彼此穿插、衔接，形成面型的立体关系和结构上的均衡，是观察和塑造面型的重要依据。

面部的轮廓特征还可以用4个弓形刻画出来（图2-3）。

第1弓形在眉处环绕着面部，并随着前额突出来，这是眉弓形。

第2弓形从一侧外耳孔到另一侧外耳孔环绕着面部，顺着脸侧的颧突移动，滑入面部正面的颧骨上，这是颧弓形。

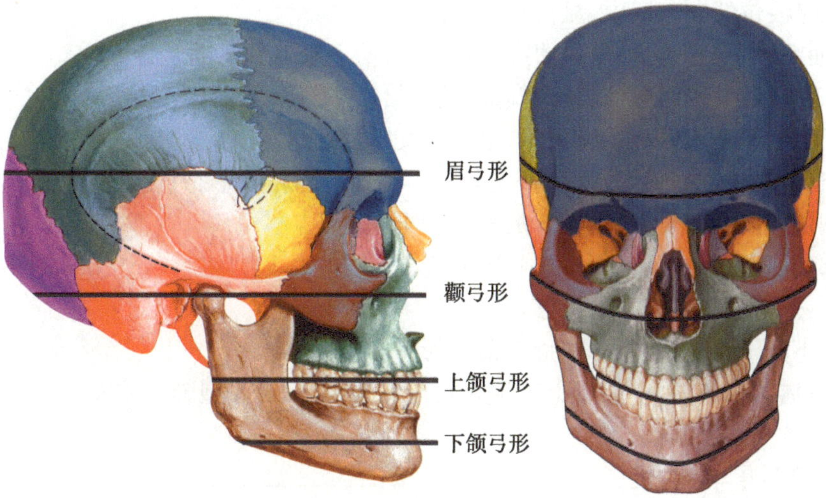

图2-3 头部骨骼的4个弓形

第3弓形是上颌弓形。

第4弓形是下颌弓形。

根据4个弓形的半径(即弓弧线段的长短),从美貌人群中找出规律是:颧弓形>眉弓形>下颌弓形>上颌弓形。如果4个弓形结构紊乱,则视为不美或畸形。因此,个性的特征和面型是建立在弓形间的相互关系和弓形内部变化基础上的。

面部的形态轮廓与额部、颧部、颊部和颏部的形态密切相关。

(1) 额部的形态:根据额部高低和丰满程度,可分为以下3种。

1) 长额:特点是额部垂直距离长,眼睛位置显得偏低,儿童大部分显得额部长,而成人具有此种面型,则给人娃娃脸的可爱之感。

2) 扁平额:特点是前额低平,比较具有男性稳重感。

3) 圆润额:特点是额部丰满、圆润,给人以聪颖、灵气的感觉。

额部倾斜度可分为3种类型:明显倾斜、中等倾斜、直立或微斜。

另外,发际的高低也影响额部的形态,发际高,显得额部宽大;发际低,则额部显小。眉脊位于额部,根据眉脊的明显程度可分为3级:微显,即外凸不明显,仅限于中部;中等,即较明显,且延伸于眶缘大部;甚显,即非常显著,几乎呈屋檐状,延伸于眶的上部。

(2) 颧部的形态:颧部的形态取决于颧骨。颧骨位于面中部的最外侧,其突度对面型影响很大。根据颧骨发育的丰满度,以是否遮住鼻梁和颊面的界限分为3级:

1) 扁平:颧骨扁平,颧骨体突出;侧面观,鼻颊间界限为颧骨所遮。

2) 中等:颧骨体发达适中;侧面观鼻颊间界限大部可见。

3) 微弱:颧骨体不突出,颧骨前面逐渐转为侧面;侧面观鼻颊间界限清晰。

(3) 颊部的形态:颊部主要指眶下鼻旁及颧部以下的范围,即颊肌和颊部脂肪所在部位。

1) 从正面观分为4型:

①椭圆面颊:为标准颊,颊部位置适中,匀称自然,显得灵巧、秀气。

②方形面颊:颊部呈方形,显得质朴,但缺乏秀气。

③高颧面颊:颧骨凸出,使颊部相对显得低凹,面型显得有立体感,但缺乏热情。

④圆形面颊:颊部鼓满,显得甜蜜、活泼。

2) 从侧面观也分为4型:

①匀称面颊:位置突度适中,显得端庄自然。

②单薄面颊:颊部脂肪少,显得清瘦文雅,但会给人衰老软弱的感觉。

③前突面颊:颧骨侧面向前突出,颊部饱满,给人华丽、热烈的感觉。

④敦厚面颊:整个面颊部丰满肥厚,给人敦实厚道的感觉。

(4) 颏部的形态:颏部决定面下部的轮廓。与面部的轮廓形态直接有关的软组织是:

1) 颞凹的脂肪:影响面部上1/3的宽度和丰满度。

2) 颊部的脂肪:决定面部中1/3的丰满度。

3) 咬肌:影响面部下1/3的宽度。

4) 颌及下颏下区的脂肪:影响面下部的形态。

5) 上、下唇的形态及宽度:受上下颌牙及牙列的影响,对面型影响较大。

三 面型的美学标准

什么样的面型为美?一般认为高宽比例协调,轮廓线条柔和,五官分布对称为美的面型。当然,面型也存在着个性特征。

(一) 正面比例

1. “三停五眼” 源于我国古代画论《写真古诀》。“三停”指面型长度,从发缘点到颏下点的距离分为三等份,即从发缘点到眉间点、眉间点到鼻下点、鼻下点到颏下点各为一等份,各称一停,共三停。“五眼”指面型的宽度,双耳间正面投影的宽度为5个眼裂的宽度。除双眼外,内眦间距为一眼裂宽度,两侧外眦角到耳部各一眼裂宽度,共是5个眼裂宽度,称“五眼”(图2-4)。

2. 正面四等分 从面部中线向左、右侧各通过虹膜外侧缘和面部外侧界作垂线,纵向分割成4个相等的部分。

(二) 侧面比例

1. 侧面“三停” 以耳屏中点为圆心,耳屏中点到鼻尖的距离为半径,向前画圆弧。再以耳屏中点分别向发缘点、眉间点、鼻尖点、颏前点作4条直线,将面部侧面划分为3个扇形的三角,即为侧面“三停”(图2-5)。最理想的夹角为:∠α 男性27°~32°,女性25°~30°;∠β 男

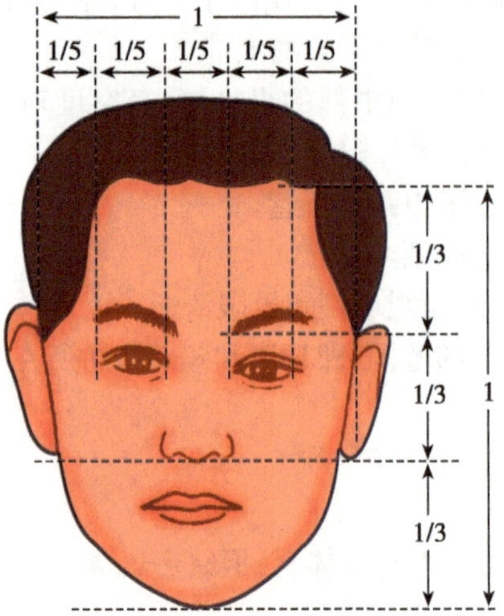

图2-4 面部正面“三停五眼”

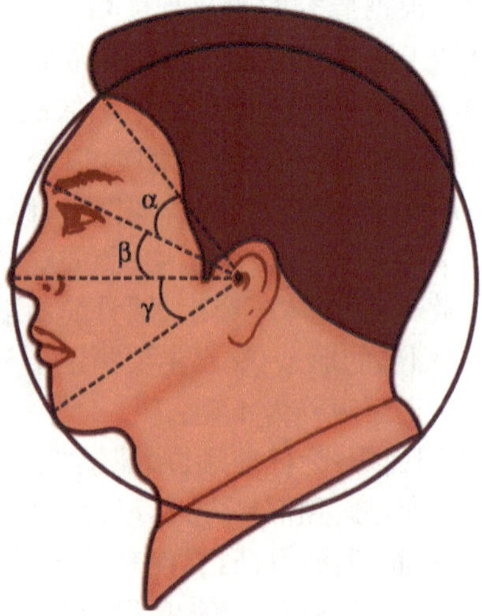

图2-5 面部侧面“三停”

性 22°~25°，女性 23°~27°；∠γ 男性 32°~35°，女性 31°~35°。一般地，∠β 偏小，∠γ 偏大，最大角与最小角之差以不超过 10°为美。此法可以一目了然地观察人的侧貌形态，美貌的人，其发缘点、鼻尖点、颏前点均与圆的轨迹吻合。还可以此法观察颏的前伸后退位置(颏最突点恰好落在圆弧上，称为美容颏)，较精确地判断鼻背线的高低曲直。

2. Frankfort 平面 是由颅骨两侧的外耳门上缘点(Po)和左侧眶下缘点(Or)构成的平面，于 1884 年在德国召开的人类学国际会议上命名。该平面平分以 Po 点为圆心、Po 点连至发缘点和颏下点的圆心角。

第二节 颅　　部

颅部位于头部的后上方，由 8 块脑颅骨借骨连结构成脑颅的支架，由浅入深包括软组织、脑颅骨、颅腔及其内容物。颅腔内容物有脑、脑神经根、脑血管和脑膜。

颅部由颅顶部和颅底部组成。颅顶部又分为位于正中的额顶枕区和两侧的颞区。本节主要阐述与医学美容有关的颅顶部软组织。

一、额顶枕区的软组织

额顶枕区位于头顶部的中线两侧，包括前部的额区、后部的枕区和位于前两者之间的顶区。其前界为眶上缘，后界为枕外隆凸和上项线，两侧是上颞线。此区软组织由浅入深分为 5 层：皮肤、浅筋膜、枕额肌和帽状腱膜、腱膜下疏松结缔组织和颅骨外膜(图 2-6)。

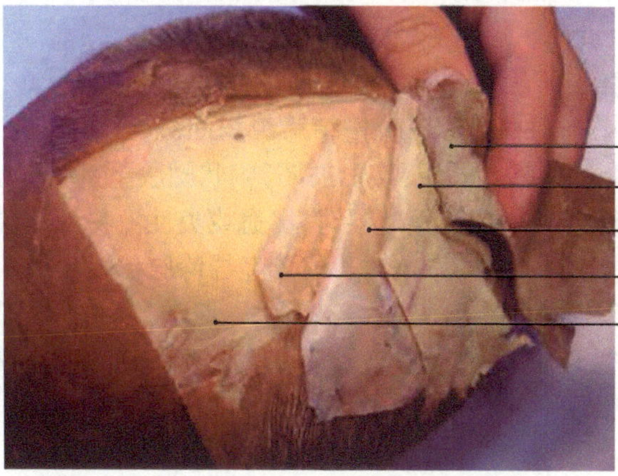

图 2-6　颅顶的层次结构

(一) 皮肤

厚而致密，具有两个显著特点：①含有大量毛囊、皮脂腺和汗腺，腺体分泌旺盛，易有灰尘附着，引起腺管阻塞和细菌感染，进而出现疖肿和皮脂腺囊肿；毛发呈斜行生长，发根斜穿真皮达浅筋膜而插入毛囊，故手术时切口应与发根方向平行，以免伤及毛囊；②富有血管，加之毛囊深达皮下组织，故行头皮移植作断层切取后，创面易于愈合，且可反复切取 6~8 次，因不易伤及毛囊，故头发生长无明显影响，也无明显瘢痕；因血管多，故易出血，但伤口愈合也快。

（二）浅筋膜

是由含有较多脂肪组织的致密坚韧的结缔组织构成，分布于颅顶的血管和神经走行于此层内，然后分支布于各层软组织。此层被许多垂直连于皮肤与帽状腱膜的结缔组织小梁（结缔组织小束）分隔成许多小隔，故有感染时，炎性渗出物不易扩散，致使张力较大而压迫神经末梢引起局部剧痛；其血管与周围的结缔组织纤维粘连，外伤破裂的血管不易收缩，因而出血较多，必须采取加压包扎或缝扎止血，但伤口愈合较快；也因有结缔组织小梁存在，故出血不易扩散。

（三）枕额肌和帽状腱膜

枕额肌是由前部的额腹即额肌和后部的枕腹即枕肌借中间的帽状腱膜连成的菲薄扁肌，肌纤维呈矢状走向，左、右成对。额腹位于冠状缝的前下方，其后上连于帽状腱膜，前下方大部纤维止于眉区皮肤，小部纤维交错连于眼轮匝肌，内侧的一部分纤维与降眉间肌纤维相续；枕腹位于上项线上方，其后下起自上项线的外侧半和乳突上部，前上续于帽状腱膜；帽状腱膜实为枕额肌的中间腱，坚韧而宽扁，纤维亦呈矢状方向，其前、后部分形成额肌和枕肌的肌鞘，其两侧续于颞浅筋膜。枕额肌的枕腹和额腹分别受面神经的耳后支和颞支的支配，枕腹收缩时牵引头皮向后，额腹收缩时引起横向额纹，并有提眉和提上睑的作用。

由于枕额肌和帽状腱膜的纤维均呈前后走向，故在手术时若顺纤维方向作矢状切口，能减少肌纤维或腱纤维的损伤，并减少切口张力。若因故致枕额肌或帽状腱膜呈冠状向横断，肌腹的收缩将使创口裂开较大，故应仔细缝合，以利创口愈合。

由于帽状腱膜借浅筋膜的垂直结缔组织小梁与皮肤紧密相连，三层不易各自分离，故临床上常将三者视为一层称头皮。外表范围为生有头发的区域，正常成人平均为 526cm^2，成人头皮厚度平均为 0.6cm。但在额部皮肤与肌纤维之间结合较疏松，利于美容手术时剥离额肌直达眉弓下缘。

（四）腱膜下疏松结缔组织

是位于枕额肌和帽状腱膜下潜在的薄层疏松结缔组织间隙，又称腱膜下隙。此隙向前达鼻根和眶上缘，向后达上项线，两侧达颧弓。其中央部（帽状腱膜下部）更为疏松，故头皮移动性较大。当头皮损伤深达此隙时或炎症波及此层时，出血或炎性液易沿此层蔓延扩散；此层内有连通头皮静脉与颅内静脉窦的导静脉，感染时炎症可经导静脉传入颅内；头皮撕脱也常发生于此层。因此，临床上将此层视为颅顶部的“危险区”。

由于此层疏松、易于分离，延伸范围亦宽广，其间又无重要血管和神经，故为临床行面部除皱术或颅顶部瘢痕切除术提供了有利条件。

（五）颅骨外膜

为附于颅骨外面的致密结缔组织薄膜，与骨面结合疏松而易于剥离，但在骨缝处则伸入骨缝并与颅内骨膜（即硬脑膜的外层——骨膜层）相连续，故骨膜下血肿常只限于该块骨膜范围内，这与腱膜下血肿广泛蔓延或浅筋膜内血肿不易扩散的特点均不相同。

颅骨外膜还有两个特点：①不具有生骨能力，故缺损时不影响颅骨的生长，也不会导致颅骨的坏死；②骨膜的血管多不伸入颅骨，对颅骨无明显营养作用，剥离后不会导致颅骨的坏死。

由于颅骨外膜的上述特点，为除皱手术提供了又一便利条件，可经骨膜下剥离径路。

二 颞区的软组织

颞区的上界为上颞线，下界为颧弓上缘，前界为颧骨的额突和额骨的颧突，后界为上颞线的后下段和乳突根。此区软组织由浅而深分为6层：皮肤、浅筋膜、耳外肌和帽状腱膜的延续、颞筋膜及颞脂肪垫、颞肌和颅骨外膜(图2-7)。

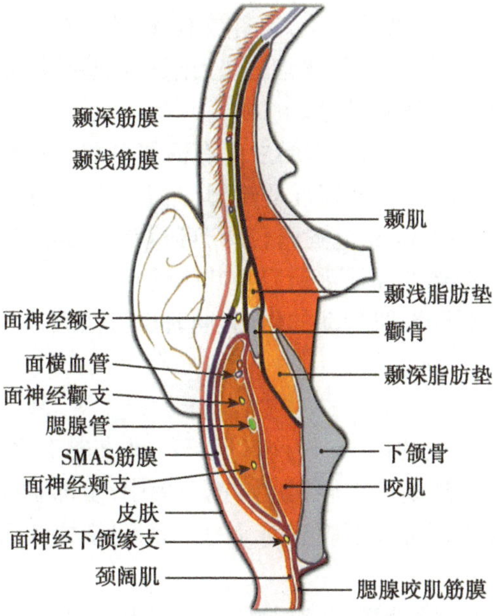

图2-7 颞区结构层次(右冠状断面)

(一) 皮肤

前部较薄，后部较厚而致密，亦有较多皮脂腺和汗腺。皮肤移动性大，手术切口易缝合，瘢痕不明显。

(二) 浅筋膜

较薄，其结构与额顶枕区相似，但脂肪组织较少，前下部较疏松，故皮肤移动性亦较大。

(三) 颞筋膜及颞脂肪垫

按由浅入深的层次为颞浅筋膜和耳外肌、颞中筋膜、颞深筋膜浅层、颞浅脂肪垫、颞深筋膜深层和颞深脂肪垫。

1. 颞浅筋膜和耳外肌 颞浅筋膜由致密结缔组织薄膜构成，为帽状腱膜向颞区的延伸，其中含有肌性成分，故有侧颅顶肌之称，是面部表浅肌肉腱膜系统(SMAS)向上越过颧弓向颞区的延伸，属于SMAS范畴，可称之为颞浅筋膜SMAS。颞浅筋膜向前接眼轮匝肌和额肌，向上续为帽状腱膜，向后连于耳上肌和耳后肌，向后下连于耳前肌。

耳外肌共有3对：位于颧弓上方的耳前肌、耳根上方的耳上肌和耳廓后方的耳后肌。耳前肌起于颞浅筋膜，耳上肌起于帽状腱膜，耳后肌起于乳突，均分别于耳根的前、上和后方止于耳廓软骨。人类的耳外肌对耳廓的运动已无明显作用。

颞浅筋膜的浅面仅在眼-耳之间区内有少量脂肪组织，其余部位均与浅筋膜结合紧密，手术时需作锐性分离方可剥离。分布于颞部的血管主干走行于颞浅筋膜中。

2. 颞中筋膜 由含有较多脂肪的疏松结缔组织构成，故容易分离。其后下方在颧弓浅面至腮腺上缘之间的部分较厚，并在腮腺上缘与腮腺筋膜相续；后上方与腱膜下疏松结缔组织相续；向前上方至眼轮匝肌附近时逐渐变薄，最后移行为眼轮匝肌深面的筋膜。面神经的颞支出腮腺上缘达颞中筋膜中行向前上，神经在此筋膜中的深浅程度是由后下方的较深处渐向前上方浅出，部分纤维至眼轮匝肌外缘才浅出进入眼轮匝肌，部分纤维则至眼轮匝肌深面才浅出进入肌内。面神经颞支的其余纤维(即后位纤维)多在颧弓上方1～1.5cm处浅出颞中筋膜，然后进入耳前肌、耳上肌和额肌。

3. 颞深筋膜浅层 为坚韧而致密的腱膜性结缔组织，起于上颞线，下行距颧弓上缘约3.7cm左右处分为浅、深两层，两层之间由颞浅脂肪垫相隔。

颞深筋膜浅层较深层为薄，沿颞浅脂肪垫的浅面下行，跨越颧弓时与颧弓骨膜结合较紧，需仔细剥离方可分开，继续下行续于咬肌筋膜；向前达眶外侧缘续为骨膜；向后至颞窝后界续为骨膜。

4. 颞浅脂肪垫 位于颞深筋膜浅、深两层之间，上达颧弓上方3.7cm处止于融合线，此融合线可呈直线形、凸向上的弧形或曲线形；下达颧弓上缘；前至颞窝前界；后至耳屏前2.4cm处。浅垫的前部以脂肪组织为主，前下部较厚，在眼轮匝肌外缘处可厚达0.4cm；后部以结缔组织筋膜为主，后上部较薄。浅垫被起于颧弓上缘骨膜形成的筋膜板穿过，筋膜板常为1～2片，将浅垫分隔为数块；筋膜板本身又是构成浅垫后下部的组成部分。

5. 颞深筋膜深层 较浅层厚，沿颞浅脂肪垫深面下行达颧弓，并与颧弓上缘和深面的骨膜融合。向前和向后均与浅层相会融于骨膜。在深层的某些部位，尚有被血管、神经穿过的孔洞，故深层虽为较厚的致密腱性组织，但并非完整的一层，颞深、浅脂肪垫可通过这些孔洞相连续。在剥离颞深筋膜深层时，应注意保护穿过其间的血管和神经。

6. 颞深脂肪垫 位于颞深筋膜深层的深面，其与颞深筋膜深层之间有薄层颞肌。深垫较浅垫薄而小，上界达颧弓上方1.8cm，前界邻近眶外侧缘，后界邻近耳轮脚，向下经颧弓深面的前部与颊脂肪垫相连。在耳前3～4cm、颧弓上0.8～1.0cm范围内较厚，可达0.36cm。深垫内有较丰富的细小动脉网，上部有较多的小静脉。深垫的深面为颞肌及其肌腱。

颞脂肪垫有填充颞窝、将颞深筋膜与颞肌隔开利于颞肌运动的作用，同时也为颞区手术时剥离有关结构提供了方便条件。

（四）颞肌

颞肌呈扇形，起于颞窝内侧壁整个骨面和颞深筋膜的内面，最前部肌纤维垂直向下，最后部肌纤维略呈水平前行，其余大部分肌纤维由前至后逐渐增大倾斜度向前下集中，全部肌纤维形成粗大的扁束穿颧弓深面移行为肌腱，止于下颌骨冠突和下颌支前缘的上部，可上提和后退下颌骨。颞肌受下颌神经的咬肌神经支配。

颞深筋膜和颞肌之结构坚厚强韧，即使全部切除颞骨鳞部，对脑的保护作用亦无大的影响。因此，颞区是颅内手术的重要而方便的入路。

（五）骨外膜

此处骨外膜菲薄，紧贴颞骨不易剥离。

三 颅顶部的血管和神经

额顶枕区的血管和神经均行于浅筋膜内，颞区的血管神经则行于颞浅筋膜内。颅顶部的血管和神经均以颅顶为中心向四周呈放射状排列。据其所在位置，可分为前组、外侧组和后组（图2-8）。

（一）前组

分布于上睑、额顶部达人字缝以前的区域。又可分为内侧组和外侧组（图2-9）。

1. 前内侧组 出入眼眶处距正中线约2cm，为滑车上血管和神经，分布于中线两侧的额顶部。

滑车上动脉是由颈内动脉的分支眼动脉在眶内发出，经眶上、内侧缘穿眶隔出眶，沿正中线两侧上行，分布于额顶部中线附近和上睑内侧部。

滑车上静脉由冠状缝附近的小静脉汇集而成，伴同名动脉下行达内眦，注入内眦静脉。内眦静脉与眼上静脉有吻合支。

滑车上神经是三叉神经→眼神经→额神经的终支之一，自眶内分出后伴眶上动脉出眶，于

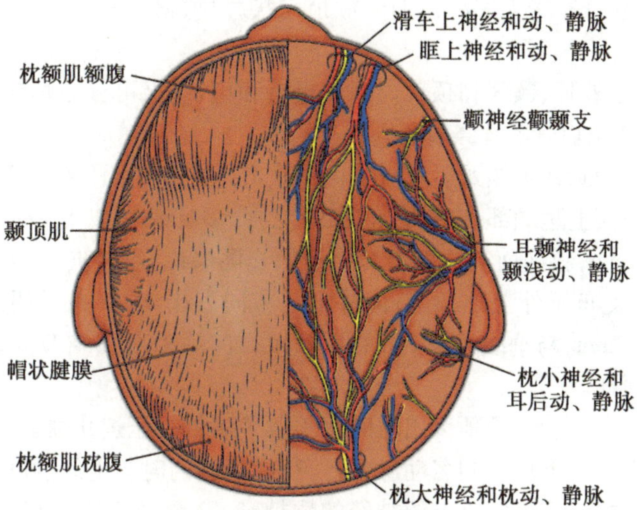

图 2-8 颅顶部的血管和神经

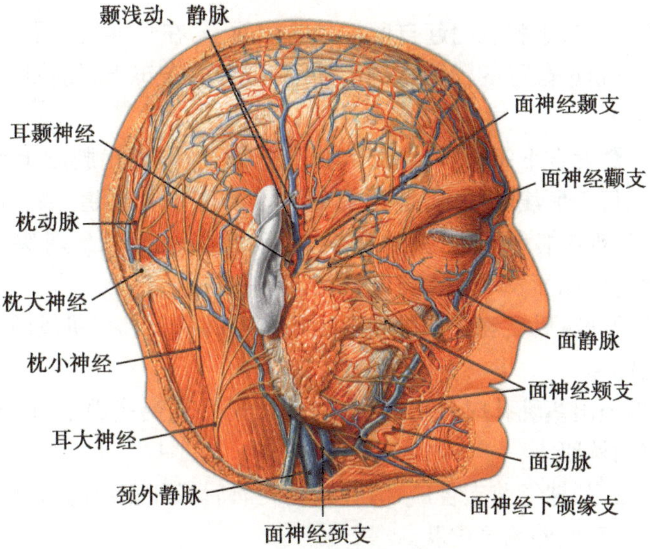

图 2-9 颅面部血管和神经

眶上缘处发支至上睑内 1/3 皮肤和睑结膜,主支在眶上缘稍上方穿过额肌分布于中线两侧的额顶部皮肤。

2. **前外侧组** 经眶上切迹(或眶上孔)出入眼眶,为眶上血管和神经。

眶上动脉亦为眼动脉在眶内的分支,经眶上切迹(或孔)出眶,分支布于上睑和额顶部。

眶上静脉由额结节附近的小静脉汇集而成,斜向内下,与滑车上静脉汇合或单独注入内眦静脉。

由于滑车上静脉和眶上静脉都经内眦静脉与眼上静脉交通,眼上静脉向后汇入颅内海绵窦,故额顶部或上睑的感染灶受挤压时,细菌可随血入海绵窦引起颅内感染。

眶上神经亦由眼神经的分支额神经在眶内分出,向前行于上睑提肌与眶上壁之间,伴同名动脉出眶,发出一小支布于上睑皮肤和睑结膜,主干则分成内侧支和外侧支,内侧支穿经额肌、外侧支穿经帽状腱膜,分布于人字缝以前的额顶皮肤,司感觉。

(二) 外侧组

位于耳周,分布于外耳、颞区和顶部。据其走行和位置,又可分为耳前组和耳后组。

1. 耳前组 有2条血管和3条神经。

颞浅动脉为颈外动脉在下颌颈后方分出的两大终支之一,伴耳颞神经前方上行,穿腮腺筋膜上缘经颧弓后端表面上达颞部,在颞浅筋膜中上行,多在颧弓以上4cm范围内分为额支和顶支。额支粗约1.8mm,斜向前上达额结节附近的浅筋膜内,继转向上至颅顶部,沿途向前下发出2~4条细小分支布于外上眶额部;向外上后方向发出3~5条较粗的分支布于额顶部。顶支稍细,直径约1.7mm,与垂线约呈30°的后倾角行向后上至顶结节附近的浅筋膜内,继分出许多小支布于颞顶部。

颞浅动脉位置恒定、表浅,颞顶区出血时可于颧弓后端行压迫止血。

颞浅静脉的属支与主干均与同名动脉伴行,行经腮腺内时与上颌静脉汇合成下颌后静脉。

颧颞神经在眶内的外侧壁发自上颌神经的颧神经,穿颧骨管达颞窝前部并沿颞肌前缘上行,继斜穿各层颞筋膜,在颧弓前段的上方约2.5cm处穿出颞浅筋膜,分布于颞区前部的皮肤。

面神经颞支多为2支,于腮腺内起自面神经的颞面干,在耳屏前方平均1.7cm处出腮腺上缘,紧贴骨膜表面上行越过颧弓的浅面入颞中筋膜内,继分支布于耳前肌、耳上肌、眼轮匝肌和额肌。

耳颞神经在颞下窝发自下颌神经,向外入腮腺上部上行,继出腮腺上缘,在颞浅动脉的后方越过颧弓根浅面上行于颞浅筋膜中,继分支布于耳廓上部、外耳道、鼓膜前部及颞顶部皮肤。

2. 耳后组 耳后动脉细小,在腮腺深面自颈外动脉后缘发出,经乳突前方上行,分为耳支和枕支,分布于耳廓后外侧面及耳后上方的枕区。

耳后静脉、下颌后静脉后支和枕静脉在下颌角附近的胸锁乳突肌浅面合成颈外静脉,后者下行注入锁骨下静脉。

耳后神经为面神经出茎乳孔时分出的小支,沿耳根后乳突浅面上行,分为耳支和枕支,分布于耳后肌、耳上肌和枕肌。

枕小神经为第2、3颈神经前支合成,沿胸锁乳突肌后缘和止点的后部上升达头部侧面,分布于耳廓后面、乳突部和枕外侧区皮肤。

(三) 后组

位于后正中线两侧。

枕动脉较粗,于颈部起自颈外动脉后缘,沿二腹肌后腹下缘行向后上,在胸锁乳突肌和斜方肌附着点之间至上项线的范围内浅出皮下,先后发出约18条左右分支布于枕部。主干在枕部的体表投影约在枕外隆凸下方2~3cm距正中线3~4cm处,其位置较恒定。

枕静脉起自枕静脉丛,伴同名动脉汇入颈外静脉。

枕大神经较粗大,由第2颈神经支分出,在距枕外隆凸外侧约2.5cm处浅出皮下,分出许多小支布于上项线以上颅顶皮肤。

第3枕神经细小,为第3颈神经后支分出,穿斜方肌,分布于上项线以下枕部和项部皮肤。

由上述可见,分布于颅顶部的神经共9对,耳前5对,耳后4对。无论是耳前还是耳后,都有1对由面神经分出的运动神经分别经耳前和耳后布于表情肌。其余均为感觉神经。耳前的感觉神经均为三叉神经的分支,耳后的感觉神经均为颈神经的分支,两者的分布区域通常是相等的,可以"颅顶-耳-颏线"作为两者的大略分界线,但两者各相邻分支的分布区域之间均有重叠,故手术中若单纯麻醉某一神经常效果不佳。

据 Ray 和 Wolff 研究发现,头皮动脉、帽状腱膜、颞肌和枕肌及其表面的筋膜仅对痛觉敏感,而颅骨及其骨膜和静脉对痛觉均不敏感。

分布于颅顶部的动脉分别来自颈外动脉系和颈内动脉系,各分支之间在皮下均广泛吻合形成丰富的动脉网,故头皮创伤易愈合。

分布于头颅顶部的静脉各支之间亦形成丰富的静脉网,而且通过导静脉与颅内的硬脑膜静脉窦相交通。所谓导静脉,是穿过颅骨沟通颅内、外静脉血管的静脉吻合支,无静脉瓣,血液一般是由颅内流向颅外,但若颅内静脉压低于颅外静脉压时,血液则可由颅外流向颅内。故当颅外有感染病灶时,炎症可蔓延至颅内而引起脑膜炎或静脉窦血栓等。

第三节　面　　部

一　面部皮肤的特点

1. 面部皮肤薄而柔嫩　是全身皮肤最薄的区域,平均厚度为 0.5mm,其中上眼睑皮肤最薄,近乎透明。因此面部皮肤易于伸展移动,有利于伤口愈合,且瘢痕较小,为美容手术提供了便利条件。

2. 面部皮肤色泽　是观察人体健康和精神状况的窗口,面色可随健康或情绪的变化而变化。所以面部的色泽是医师"望诊"的对象,也是容貌美的标志之一,尤其是唇红的皮肤,由于表皮缺少角质层可透出毛细血管网的血红色,更是容貌美的重点。

3. 面部皮肤附属器　富含汗腺、皮脂腺和毛囊,皮脂腺正常分泌在皮肤表面形成一层脂类薄膜,使皮肤润滑而饱满;但腺管也容易阻塞,当细菌繁殖时,易发生痤疮或皮脂腺囊肿;面部生有胡须是成年男性的特征,而女性的唇毛有碍美观。

4. 面部皮肤血运丰富　使得面部组织再生和抗感染能力强,有利于创口愈合且瘢痕较小,这对面部美容手术和治疗极其有利;但是创伤时出血多,需及时止血。

5. 面部皱纹　面部皮肤随着年龄的增长会出现皱纹,而皱纹的方向与表情肌纤维的方向有关。在进行皮肤护理时,按摩方向应与皱纹方向垂直,以利拉展皱纹;如果没有皱纹,则应与表情肌方向垂直。面部手术切口方向应尽可能与皱纹方向一致,使切口瘢痕隐蔽不显,在无皱纹时,切口应与表情肌方向垂直。

二　面部皮肤的朗格裂线和皱纹

面部皮肤有先天即有的朗格皮肤裂线(Langer cleavage lines)和后天出现的皱纹,这些皮纹的解剖基础如下。

(一) 朗格皮肤裂线

朗格皮肤裂线是一种与生俱来、不可见的皮肤内张力线,由真皮内的胶原纤维按抵抗该皮肤区所受最大张力的方向平行排列而成,随年龄增长而加深,各部裂线走向不同(图 2-10)。

面部朗格皮肤裂线的走行有一定的方向。额结节及其以上区域呈横向达颞区,然后斜向后下达头后部;额结节以下至上睑缘之间为呈上凸的弧形,越向下弧度越小,至上睑缘时则与

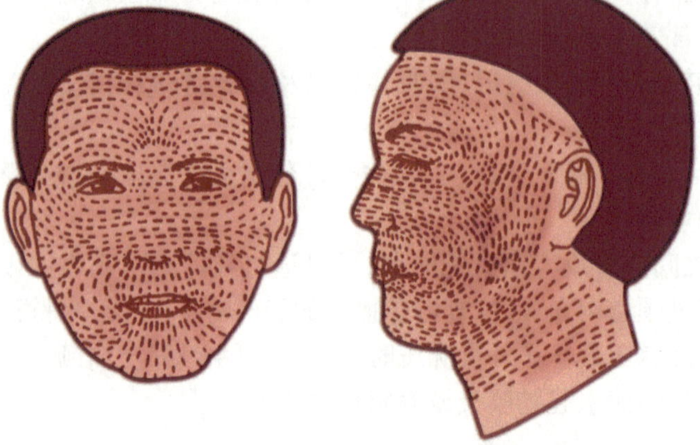

图 2-10　面颈部朗格皮肤裂线

睑缘平行；眉间区以上至额结节水平为纵向走行；眉间区和外鼻为横向走行，并与眶下区的皮肤裂线相移行；眶下区主向亦为横行，在其上部越接近下睑缘就越与睑缘平行，并略斜向外上达颞区，下部略向外下达颊区，越接近鼻唇沟越与此沟平行；口区上唇部为纵行，越邻近鼻唇沟越向上外倾斜，下唇中间部纵行，越向两侧越呈"八"字形散开，并弯向外上与腮腺咬肌区裂线相续，唇两端呈弧形弯向外上与鼻唇沟纹相续；颏部在中线呈垂直走向，两侧则向下外呈扇形分开；耳前区和腮腺咬肌区为稍向前下方的斜行方向，下端前部与颏外侧相续，后部与颈前上部相续；颈前部为横行走向，延续达颈侧部稍转向后上至项部，两侧相交。额、颞、眶交界区和颧、颊、耳前交界区裂线呈三角形走向。

（二）面颈部的皱纹

按照皱纹产生的原因，面颈部皮肤皱纹可以分为 3 类。

1. 体位性皱纹　产生的主要原因是"运动"和"松弛"，凡是运动幅度较大的部位都有宽松的皮肤，以适应肢体完成各种生理运动，这些充裕的皮肤在处于松弛状态时即自然形成宽窄、长短和深浅不等的皱纹。当皮肤被拉紧时，皱纹随即消失，当体位发生改变时，皱纹出现的部位亦发生改变。这种随体位的不同而出现的皮肤皱纹称为体位性皱纹（图 2-11），主要出现

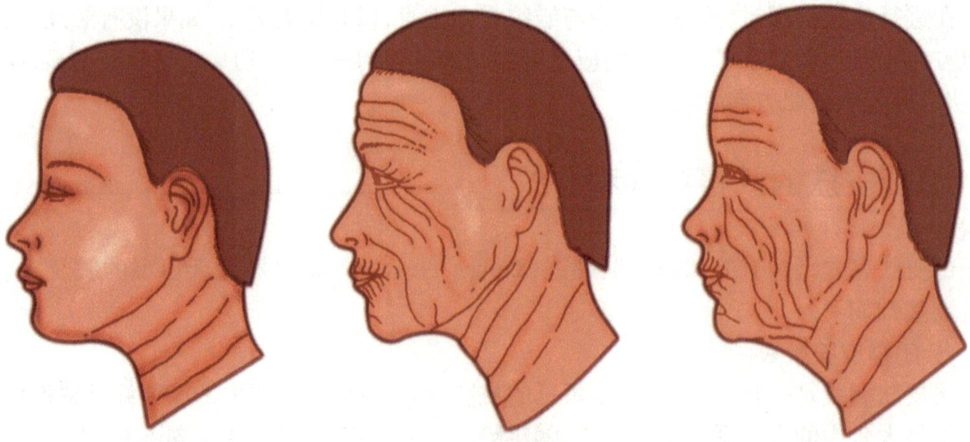

图 2-11　面颈部皮肤皱纹

于颈部。正常人一出生其颈部即有 1 ~ 3 条横向皱纹,属正常生理现象,而非皮肤老化表现。但当人们进入壮年之后,随着年龄的不断增加和全身生理功能的逐渐降低,皮肤弹性亦逐渐减退,致使原来的体位性皱纹逐渐加深和增多,这是皮肤老化的表现,如出现在面颈部,则有碍于美观。

2. 动力性皱纹 是面部表情肌收缩牵拉皮肤的结果(图 2-11)。表情肌起于骨面或筋膜,止于皮肤,收缩时牵拉皮肤,使皮肤呈现出各种不同形态、大小、深浅的皱纹,同时引起眼、耳、鼻、口等器官在形态、位置上相应的改变,从而显露出丰富多彩的表情。由于表情是千变万化的,因此表情肌数量多,结构精细,功能灵巧,各肌或肌群之间运动配合完美,从而使动力性皱纹在形态和程度上也表现出多样性。其特点之一是当表情肌收缩时,肌纤维缩短,牵引皮肤形成与肌纤维长轴相垂直的皮肤皱纹;另一特点是此皱纹一旦形成,即使该部表情肌未收缩,皱纹也不会完全消失。因此,动力性皱纹的出现,为老化的征象。动力性皱纹出现时间的早晚和轻重程度因人而异,与体质、情绪、工作环境和性质、职业等有关,瘦者或体弱者出现较早,胖者或体健者出现较晚,女性较男性出现要早,经常夸张性的面部表情可以加速此皱纹的提早出现或程度的加深。

3. 重力性皱纹 出现的时间较晚,多在 40 岁以后逐渐产生(图 2-11)。其产生机制是因骨骼的萎缩、肌肉的松弛和皮肤弹性的减弱,加之皮下脂肪逐渐减少,在重力作用下皮肤松弛下垂所致。随着年龄的不断增长,上述变化越来越明显,重力性皱纹也会越来越多。因此,正常情况下,重力性皱纹的出现亦是老化的征象之一。但在体弱多病和重症营养不良的情况下,也可出现重力性皱纹,呈现"小老头"、"小老太"的征象,这种情况不应视为老化的表现。

重力性皱纹多发生在骨骼较突出处和肌肉较多处,乃因骨骼和肌肉的萎缩减少了对皮肤的支撑作用,加之皮肤弹性下降,皮肤在重力作用下松弛下垂。

在额部,由于颅顶骨(包括额骨)的萎缩,额肌和帽状腱膜松弛,额部皮肤弹性减弱而下垂所致的重力性皱纹已融于动力性皱纹,使额部皱纹加深。当额肌和皱眉肌萎缩松弛时,眉间皮肤下垂可加重鼻根横纹。

在睑部,由于皮肤薄,皮下组织疏松,当眼轮匝肌和额肌松弛时,上睑皮肤即逐渐下垂形成"肿眼泡",尤以上睑外侧部为甚;在下睑,因眶隔萎缩,眶内脂肪疝出,致皮肤臃肿下垂,形成"眼袋"。"肿眼泡"和"眼袋"为睑部重力性皱纹的典型代表,明显有碍于美观。

在面颊部,因颧骨萎缩和口周辐射状肌松弛,颊脂体缩小,致使颧、颊部皮肤一并下垂。由于口角皮肤较固定,故下垂皮肤在口角外侧明显臃肿,甚至与松弛的下颌皮肤共同形成"重下颏"。

在颈部,皮肤本来就较松弛,随年龄的增长,皮下组织和颈阔肌也逐渐萎缩,加之皮肤弹性下降,皮肤更加松弛下垂。特别在颈前部,常沿颈阔肌内侧缘形成两条纵行的蹼状皮肤皱褶,俗称"火鸡颈"。此皱褶可从下颌下缘下垂至胸锁关节处。

三 面部浅筋膜及皮下支持韧带

(一)面部浅筋膜

由疏松结缔组织构成,内有表情肌、血管、神经及淋巴管,脂肪组织少,故在某些疾病或静脉回流不畅时,眼睑部易出现水肿。浅筋膜内有强韧的呈丝绒状的皮下支持带连于真皮乳头层,加之真皮内有大量弹性纤维和胶原纤维,表情肌纤维连于皮肤,故当外伤或手术切开皮肤时，皮肤创缘易向内卷，需经皮下做潜行分离后再行缝合，以利创口对合严密，以免术后形成内陷瘢痕而有碍美观。在鼻尖、鼻翼、额部及颏区的浅筋膜较少，皮肤与深层组织紧密相连，不易移动，分离皮肤时必须细心采取锐性分离方法。

（二）皮下支持韧带

皮下支持韧带位于皮肤与浅筋膜之间，为呈细条带状的致密结缔组织束，起自面颅骨骨面或筋膜，一部分韧带伸向浅面，穿经 SMAS 和浅筋膜，止于真皮，直接固定和支持皮肤；另一部分韧带伸向浅部止于 SMAS，通过浅筋膜间接牵拉和支持皮肤。在行面部除皱术时，视具体情况，切断某些韧带，可提高手术质量，取得更理想的效果。面部皮下支持韧带共有 6 对（图 2-12）。

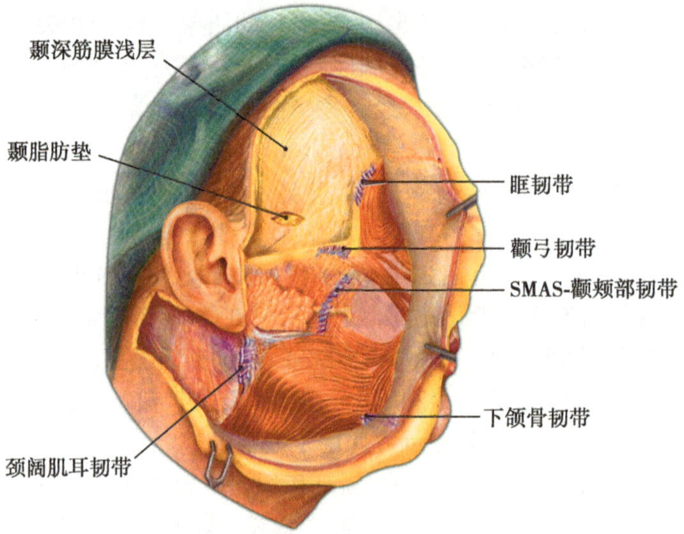

图 2-12　面部皮下支持韧带

1. 颧弓韧带　位于耳屏间切迹游离缘前方 4～4.5cm 处，起于颧弓前端下缘骨膜或颧骨颊面，纤维束斜向前下穿 SMAS 和浅筋膜，呈扇形止于真皮。此韧带长约 1.1cm，宽约 1cm，厚约 0.3cm。面横动脉和面神经的颧支在 SMAS 的深面，浅行于该韧带上、下方或穿经该韧带。因此，紧靠皮肤切断该韧带有利于保护血管和神经。

2. 下颌骨韧带　位于下颌体前 1/3，距下颌体下缘约 0.6cm，下颌角 5～5.5cm 处，呈与下颌体长轴平行的条带状。起于下颌体外侧面骨膜，由 8～15 条呈双排平行排列的结缔组织小束组成，穿过表情肌肌束和脂肪团止于真皮。此韧带长约 0.7cm，宽约 3cm，厚约 0.5cm。

3. 颈阔肌悬韧带　上段位于腮腺与胸锁乳突肌之间，下段位于下颌角及下颌下腺与胸锁乳突肌之间。该韧带起于茎突下颌韧带、茎突舌骨肌和二腹肌后腹，呈左右短和上下宽的扁带状纤维束，横行向外经腮腺与下颌角和下颌下腺三者之间，再经胸锁乳突肌前方行向浅面，下部纤维止于颈阔肌深面，上部纤维止于与颈阔肌相续的 SMAS 腱膜性区。其起止点之间长约 1.5cm，由耳垂点至下颌下腺后上缘宽约 6.5cm，在下颌角平面厚约 0.3cm。面神经颈支紧贴韧带浅面下行一段距离后分布于颈阔肌；颈外静脉下行于韧带后方与胸锁乳突肌之间；耳大神经在韧带后方行向前上，距耳垂 2～3.5cm 范围内斜穿韧带上段后分支入腮腺。在切断该韧带时应注意其前后方的血管和神经。

4. **颈阔肌耳韧带** 是连于颈阔肌后上缘与耳垂后方三角形致密区之间的筋膜性韧带。耳垂后方的皮下组织很少,此处的真皮直接与SMAS和腮腺被膜等结构紧密相连,共同形成一尖向下的三角形“致密区”,续于颈阔肌后上缘的SMAS行向后上融于致密区皮下组织中,故颈阔肌耳韧带实为颈阔肌后上缘与致密区之间的SMAS。在行面颈部除皱术时,需切断此韧带,以便将颊颈部皮肤和颈阔肌向后上方提紧固定,再将切断的韧带固定于乳突骨膜上。

5. **SMAS-颧颊部韧带** 位于咬肌前缘附近。根据其起点的不同,由上而下可分为3组:

(1) 上组纤维少,起于咬肌起始部的咬肌筋膜表面,行向浅面止于SMAS;

(2) 中间组为韧带的大部,起于咬肌筋膜前缘和(或)颊咽筋膜,经颊脂肪垫的上后和下方行向浅面止于SMAS;

(3) 下组亦少,为1~3束纤维,在咬肌前缘下段的前方起于下颌体近上缘骨膜,行向前上方,止于颈阔肌。

该韧带与血管神经的关系甚为密切。面神经颧支和面横动、静脉紧贴韧带上方,行向前上;腮腺导管行于血管下方,相当于鼻翼与口角连线的中点至耳屏间切迹连线的中1/3段深面;面神经颊支向前穿行于中间组的纤维束间达颊脂肪垫浅面,然后分布于上唇和鼻周围的表情肌;下组纤维束上方有面动脉、面静脉斜过,下方有面神经下颌缘支横过。上述血管、神经主干均行于SMAS的深面,在剥离SMAS和切断韧带时,勿伤及这些重要结构。

6. **颈阔肌-皮肤前韧带** 不恒定,起于颈阔肌前上缘,斜向前止于颊部真皮。牵拉此韧带时,可使颊部呈现“酒窝”样改变。在行面部除皱术时需将韧带切断,以免上提颈阔肌时引起“酒窝”。

四 面部脂肪

面部脂肪分为皮下脂肪和深层脂肪。

(一) 皮下脂肪

皮下脂肪分布于皮下与SMAS浅层之间。皮下脂肪的多少在面部分布有较大差异,可分为多脂肪区、少脂肪区和无脂肪区(图2-13)。

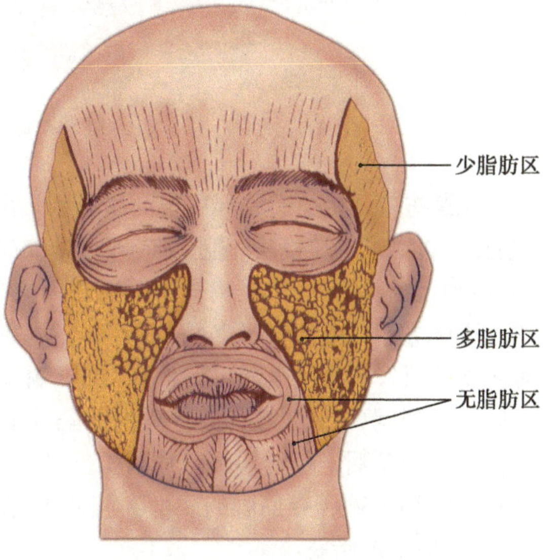

图2-13 面部皮下脂肪的分区

1. **多脂肪区** 鼻唇沟外上平均2cm处,是皮下脂肪最厚的部位,均厚0.8cm。一般在鼻唇沟外上方的皮下脂肪位于由表情肌围成的三角形凹陷内,窝的上界是眼轮匝肌下缘,内侧是上唇的表情肌,外侧是颧大肌。窝底有面动脉、上唇动脉以及面神经颊支等通过。此凹窝的下内方是多脂肪区和无脂肪区的分界线,该界线的表面解剖标志是鼻唇沟。肥胖或消瘦均可形成明显的鼻唇沟,前者是由于“鼻唇隆起”,后者是由于皮肤松垂所致。不同原因引起的鼻唇沟畸形,采用不同的方法矫治。如由鼻唇隆起所致,可采用局部切除、吸脂、除皱术等方法。如果由于消瘦皮肤松垂所致，则可采用除皱术、局部填充等方法。

2. 少脂肪区 颞区缺乏皮下脂肪。在皮肤和颞浅筋膜之间，仅有少量的薄层脂肪分布。因此，如颞区除皱的手术入路选择颞浅筋膜浅面分离，则应注意如下问题：

（1）在发际内时略偏向深层，以保护浅层的毛囊不受损伤；

（2）达发际外时略偏向浅层，以免损伤面神经颞支。

耳垂下及乳突以下区域是第二个少脂肪区。这里是颈阔肌耳韧带所在部位，术中分离时只能采取锐性方法。因此，既要注意不要损伤皮肤，又要避免损伤仅有薄层 SMAS 覆盖的耳大神经、颈外静脉等结构。

3. 无脂肪区 口轮匝肌和眼轮匝肌表面几乎无皮下脂肪分布，真皮和轮匝肌纤维直接连接，因此这两个部位易产生短小细密皱纹。并且在上唇的口轮匝肌和提上唇鼻翼肌的外上缘，一方是真皮和其深面的多量脂肪相对疏松连接，另一方是真皮与肌纤维紧密连接，两者交界线即是前述的鼻唇沟。

（二）深层脂肪

深层脂肪分布于 SMAS 的深面（图 2-14）。主要有：

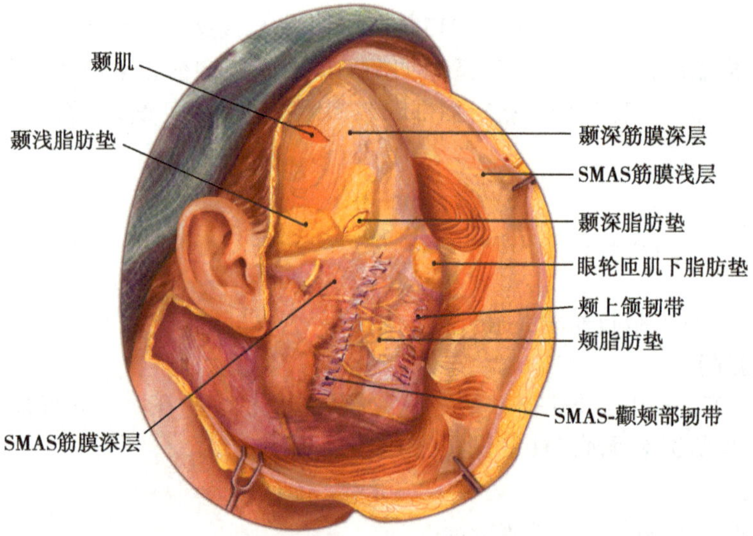

图 2-14 面部深层脂肪垫

1. 颞脂肪垫 是位于颞部皮下与深筋膜之间的脂肪，分为颞浅脂肪垫和颞深脂肪垫。颞脂肪垫支撑着颞窝的丰满度，直接影响头和面的形状。颞脂肪垫将颞深筋膜与颞肌隔开，利于颞肌的运动，也为颞区手术剥离提供了便利（详见颞区的软组织）。

2. 颊脂肪垫 位于颊部皮肤与肌肉之间，使面颊部显得丰满。此垫在婴儿时期较为发达，有协助颊肌发挥吸吮动作、协助颊肌挤压颊部食物，阻止其停滞于颊部的作用。颊脂肪垫也可移植一部分填充修复颜面其他处的凹陷畸形。颊脂肪垫的浅面包有一层菲薄的结缔组织筋膜囊，深面为颊咽筋膜的颊部。颊脂肪垫可分为 1 个体和 4 个突起。

（1）体部：贴附于颊筋膜的浅面和咬肌的深面，其前内侧和上部贴上颌骨骨膜达翼上颌裂。体部呈扁长的脂肪块。

（2）颞突：为 4 个突起中最长的一个，从体的上部向上延伸，经颧弓前部的深面、颞肌的前缘上伸达颧弓上缘平面从而与颞深脂肪垫相连。

(3) 颊突:是由体部伸向前下方的突起,向前达颧大肌深面,向下达笑肌,并从咬肌前缘、颧大肌后缘和笑肌上缘所围成的三角形间隙向外略突向浅面达浅筋膜。按颊突的形态,可分为单叶型和双叶型两种:

1) 单叶型:多呈椭圆状,占 70%,伸向前下方达颧大肌与笑肌之间,其浅面有腮腺导管和面神经颊支通过。

2) 双叶型:占 30%,多分为上小、下大两叶,上叶为长条状,下叶为卵圆形,腮腺导管和面神经颊支则由二叶之间经过,再穿颊肌。

(4) 翼突:是由体部向后方的突起,覆盖于翼内肌表面与翼外肌下部的外面。

(5) 翼腭突:是由体部向前上伸入到翼腭窝内的部分,填充于窝内的血管和神经之间。

3. 眉脂肪垫 呈扁平的长椭圆形,位于额肌止点与眶部眼轮匝肌深面,上眶骨膜表面,眉外侧 2/3 范围及眶上血管神经束的外侧。具有使眉和眼轮匝肌滑动的功能。

4. 眼轮匝肌下脂肪垫 位于眶下缘外侧与颧骨的表面,眼轮匝肌的深面。向下内延伸到上唇提肌止点周围,向下外延伸到颧大肌起点周围,向外与颞浅脂肪垫和颞中筋膜连续,向上与眉脂肪垫相延续。该脂肪垫可使眼轮匝肌下部纤维收缩闭眼滑动。下睑老化过程除有皮肤、肌肉、眶隔松弛下垂、眶内脂肪疝出外,有时伴有眼轮匝肌下脂肪垫松垂和错位。在下睑成形术中除需做常规皮肤、肌肉和眶内脂肪垫处理外,有时需复位或切除眼轮匝肌下脂肪垫。

五 面部表浅肌肉腱膜系统

在面颈部皮下脂肪层的深面,存在一个明确的连续性的解剖结构,它主要是由肌肉、腱膜组织排列构成,即面部表浅肌肉腱膜系统(superficial musculoaponeurotic system,SMAS)。学习和掌握 SMAS 的解剖结构,对于提高除皱术的效果具有十分重要作用。这里将重点介绍。

(一) SMAS 的分区和构成

根据 SMAS 所含肌肉或腱膜的多少,可将 SMAS 分为以下 3 个区(图 2-15)。

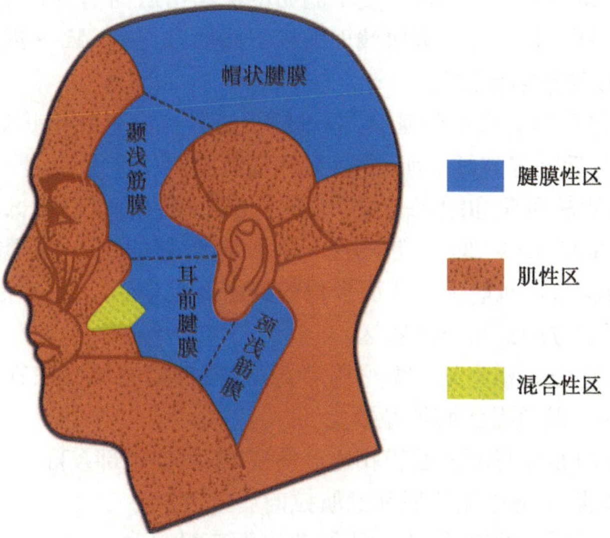

图 2-15 SMAS 的分区

1. 肌性区 包括额肌、眼轮匝肌、颧大、小肌和颈阔肌所占据的范围。

颈阔肌上缘能到达的高度个体差异较大，绝大部分的颈阔肌上缘位于耳下点以下 1.8cm 的水平。耳屏游离缘距颧大肌外缘是 5.0cm。颧肌上段和眼轮匝肌略偏后，颧肌下段略偏前。肌性部分多数较发达，耐牵拉。

2. 腱膜性区 包括胸锁乳突肌区、耳前区和颞区。

（1）胸锁乳突肌浅面的颈浅筋膜与颈阔肌连续，颈浅筋膜多由致密的结缔组织构成，薄且内含不连续的肌束，与深、浅面的界限不清。因此，认为胸锁乳突肌浅面的颈浅筋膜符合 SMAS 的结构特征，称为胸锁乳突肌区 SMAS，手术操作如需游离，要注意保护位于 SMAS 与胸锁乳突肌之间的耳大神经与颈外静脉。

（2）耳前区 SMAS 范围上至颧弓，下至颈阔肌上缘，平均距离为 3.6cm。其前界是颧肌外缘，后界是耳屏的垂线，距离为 5.0cm。耳前区 SMAS 肉眼可见散在横行肌束，薄而致密，与皮下组织和腮腺筋膜无明显分界。术中分离此区的 SMAS 时，其深浅面均需锐性分离。

（3）颞区的颞浅筋膜在颧弓水平，再向上移行为帽状腱膜。颞浅筋膜前下部接眼轮匝肌，前上部接额肌，后部接耳后肌及其腱膜，并通过耳后肌、帽状腱膜与枕肌相连。颞浅筋膜由致密结缔组织构成，其中有连续的肌层，符合 SMAS 的结构特征，称为颞浅筋膜 SMAS。

上述各腱膜性区的 SMAS 致密坚韧、耐牵拉。

3. 混合性区 40% 的人存在混合性区，位于颧肌下半附近的颊脂肪垫浅面，通常包括颧大肌 1/2 外缘在内的带状范围。其结构特点是薄的纤维膜连结着纵行、横行肌束，膜的浅、深面有大量的脂肪。

纵行肌束是颧大、小肌下半薄弱且分散的肌束，与口轮匝肌交织。另一纵行肌束是笑肌，与颧大肌后缘之间有一定距离并以薄膜和脂肪连接。横行肌束为颈阔肌，前缘薄弱且分束，编入口轮匝肌。浅面的脂肪为鼻唇沟外上方的丰富皮下脂肪，即鼻唇隆起的外下部分；深面的脂肪是颊脂肪垫，面神经颊支通过其间。

混合性区因肌束与肌束间易分离，薄弱的纤维膜不耐牵拉。因此，也称此区为“SMAS 薄弱区”。这种情况下很容易发生分离平面错误而误入颊脂肪垫，损伤面神经颊支。颊脂肪垫区表面的皮下脂肪明显厚于其他部位。皮下脂肪的深面由后向前分别是 SMAS 和颧肌，SMAS 与颧肌缘相接，两者是在同一平面，颧肌浅面的皮下脂肪未见有 SMAS 或其他筋膜结构。

（二）SMAS 的延伸范围和毗邻

SMAS 向上越过颧弓与颞浅筋膜延续，通过颞浅筋膜再向上和帽状腱膜连续；向前上与眼轮匝肌和额肌相续；向后上方与耳上肌、耳后肌和帽状腱膜相连续；向下移行为颈阔肌。颧、颊区的 SMAS 向前连接眼轮匝肌和颧肌外缘；耳垂下方颈阔肌后缘以后 SMAS 移行为胸锁乳突肌浅面的颈浅筋膜；耳前 SMAS 向后变薄融入耳-面移行处的皮下、耳廓和外耳道的软骨膜。腮腺表面的 SMAS 与腮腺咬肌筋膜和浅面少量的致密组织紧密结合，形成一纵行致密带，向下后绕耳垂连于耳垂下后方的三角形致密区。

1. SMAS 在腮腺上方一横指处与颧弓附着甚紧，面神经的颞支在其下面经过。在颧弓前 2/3 不宜将 SMAS 掀起，以免损伤面神经颞支。

2. SMAS 在发际的颞部与颞浅筋膜相连。需要时，可在颞部发际内做切口，通过切口将颧弓上方的 SMAS 掀起，以便将眼轮匝肌和额肌拉向后上方。

3. SMAS 在咬肌表面开始变薄，在颊脂肪垫表面变得很薄，最后在鼻唇沟的皮下又变厚形成为纤维索条状结构。其有两点意义：

（1）面神经颊支在咬肌表面经过，掀起 SMAS 时，如果超越腮腺前缘，易损伤这些面神经纤维。

（2）SMAS 的范围止于鼻唇沟，因而不能依靠 SMAS 的牵拉作用来消除口轮匝肌所形成的唇部竖纹。

4. SMAS 在下颌角处较薄，并且没有颈阔肌纤维。因此，在下颌角最好不掀起 SMAS，以免损伤此处的面神经下颌缘支。

5. SMAS 在耳前，特别是在耳屏的前方借粗厚的纤维附着在耳部。掀起 SMAS 时需先将此处的纤维束离断，然后才能找出分离 SMAS 的正确平面。

6. SMAS 在耳廓后、乳突表面和胸锁乳突肌表面与相应部位的骨膜和肌膜附着甚紧，分离操作常有困难。手术时需要锐性分离，但进行锐性分离时还要注意不损伤由胸锁乳突肌后缘发出的耳大神经和颈外静脉。

7. 为了消除颈侧部的严重皱纹，可在分离 SMAS 以后，在平第一颈横纹处，从颈阔肌的后缘将此肌的纤维横行剪断大部分，然后将上份断端拉向后上方并缝合固定在胸锁乳突肌在乳突的附着处。

8. 为了消除颈前部垂直的粗大皱纹（火鸡颈畸形），可在分离 SMAS 以后，在颏下约 4cm 处，从颈阔肌的前缘，将此肌的纤维横行剪断一大部分，然后将两侧的上份断端在中线交叉缝合。

（三）SMAS 与浅、深面组织结构的关系

1. 与浅面组织的关系 SMAS 浅面是皮下脂肪层，其厚度不均。

2. 与深面组织、结构的关系 除颊脂肪垫外，SMAS 深面的脂肪量很少，不能构成一个连续的脂肪层。面部各区 SMAS 深面的情况叙述如下：

（1）腮腺区：腮腺筋膜浅面几乎没有脂肪，SMAS 和腮腺筋膜连结紧密，耳屏前的腮腺筋膜与 SMAS 连接更为紧密。腮腺筋膜是纤维性的薄膜，很少能单独被完整剥离，往往与 SMAS 愈着而一起从腮腺实质上分离下来。

（2）咬肌区：咬肌筋膜浅面有薄层脂肪，中段脂肪量较少。咬肌区的 SMAS 容易被分离，术中可见隔着半透明的咬肌筋膜深面的面神经颧支和颊支。

（3）颊脂肪垫区：颊脂肪垫位于咬肌前方，颊咽筋膜的浅面，掩盖咬肌前缘甚至前 1/3。此区的 SMAS 有两种情况：①耳前腱膜性部分在此区上半浅面与颧肌外缘相接；②此区下半浅面即是 SMAS 的混合性区。这两种情况带来的问题是颊脂肪垫区相对薄弱不耐牵拉，都易使分离平面误入颊脂肪垫，故损伤面神经分支和面血管分支的机会增加，故应按阶梯状除皱技术在此区后部转向浅层的皮下层中分离。

（4）颧弓区：SMAS 与颧弓浅面愈着较疏松，与颧弓骨膜间存在着颞中筋膜及颞深筋膜浅层。

（5）颞区：颞浅筋膜 SMAS 深面的组织结构以颞浅动脉额支为界，上方是帽状腱膜下疏松结缔组织，下方是颞中筋膜及其中的面神经颞支。颞浅筋膜 SMAS 容易被钝性分离。颞浅筋膜与颞中筋膜只是结构上的不同，颞浅筋膜是致密结缔组织，颞中筋膜是疏松结缔组织，两者之间无明显的分界。

（6）胸锁乳突肌区：胸锁乳突肌区 SMAS 与胸锁乳突肌纤维鞘紧密愈着，需锐性分离。耳大神经行于两者之间。

（7）下颌区：颈阔肌 SMAS 深面除各种韧带外，与深面组织结构连接疏松，尤其是下颌缘下方。仅颈阔肌深面和下颌体骨膜之间有一紧密的愈着点，位于下颌角点前4.0cm处，在SMAS-颧颊部韧带最下束的下方。面神经下颌缘支及其分支通过该附着点之间走向前方。

（四）SMAS分部及安全剥离范围

SMAS根据面部不同部位分为：

1. **额枕部** 包括额枕区帽状腱膜、额枕肌。
2. **颞部** 包括颞浅筋膜及覆盖额肌的筋膜及肌肉组织。
3. **颧弓部和颊部** 包括腮腺区浅层筋膜及其颊区移行部及颊部肌肉。
4. **颈部** 即颈阔肌层。

额部除皱多在SMAS层下剥离，面部除皱术同时在皮下层和SMAS层进行剥离，悬吊SMAS层可增加除皱效果，增进颊区、鼻唇沟上提的可靠性与持久性，有助消除“羊腮”。但由于位于颊区的SMAS层与面神经关系密切，其悬吊技术需在熟练掌握其解剖关系后方可进行。

SMAS的安全分离范围依据面神经及耳颞神经的浅出位置而制订。由于面神经仅在腮腺区段深行，出腮腺即甚为表浅，易造成损伤。因此，形成的SMAS瓣安全范围即为腮腺范围，过腮腺前缘后的咬肌和颊区为危险区，无腮腺或肌肉覆盖的颧弓区及下颌角区为最危险区。除皱术中下面部形成的SMAS瓣与额部形成阶梯状，做平行颧弓下缘1.0～1.5cm横切口，向前达腮腺前缘。自耳屏前1.0～1.5cm做纵切口，平行耳廓向前下至下颌缘上2cm。必要时危险区只能钝性分离，颧弓区则应避免分离，额区形成的SMAS瓣其前下方以不超过眉梢上2.0cm为安全。

（五）SMAS的临床意义

1. 可以较大张力向上、向后牵拉组织瓣而不致发生组织坏死。
2. 提紧SMAS-颈阔肌层能在颌与颞下形成一个平滑的吊带，矫正重颏及颊部的畸形，减少该部位切除和吸脂的必要性。
3. 继上提平滑的SMAS-颈阔肌瓣后，再向后推进颊部的皮肤可获得双向提紧，恢复颊、颌、颈区的轮廓。
4. 自然而无牵拉的外貌形象。
5. 效果持久，并发症少。

总之，SMAS-颈阔肌除皱术较皮下分离除皱术的手术疗效好，神经损伤少，而且效果更长久。这一新发现使面部除皱术式产生了质的飞跃，提高了除皱术的效果。

六 面部表情肌

面部表情肌属于皮肌，一般起于骨骼，止于皮肤。肌纤维附着于皮肤，表面无深筋膜（颊肌除外）覆盖，当其收缩时，拉紧面部皮肤，产生各种表情。表情肌主要集中于面部的额、眼、鼻、口周和耳部。按表情肌的位置，可分为6群：颅顶肌、外耳肌、眼周围肌、鼻肌、口周围肌和颈阔肌（图2-16）。

（一）颅顶肌

位于颅顶部皮下，与颅部的皮肤和皮下组织共同组成头皮。颅顶肌由左、右枕额肌和颞顶肌构成。在此仅述与表情关系密切的额肌。

额肌左右对称，宽阔而菲薄，无骨性附着。后方与帽状腱膜连续，前方止于眉部皮肤，部分纤维与眼轮匝肌交织，在中线发出一小束纤维至鼻背，其深面的筋膜止于眶缘的上部，故筋膜

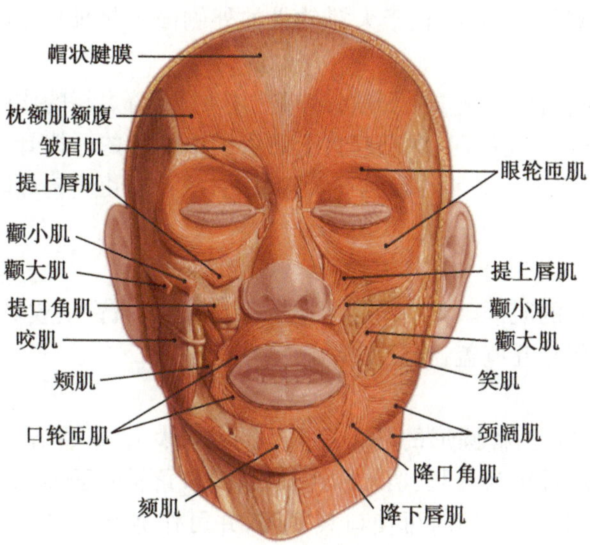

图 2-16 面部的表情肌

深面的液体不能蔓延至上眼睑。此肌两侧共同作用时,向前牵拉帽状腱膜,使头皮向前,并使额部皮肤产生横纹;上提眉部及略使眼睑上提,是眼轮匝肌的拮抗肌。额肌受面神经颞支支配。

(二)外耳肌

外耳肌在人类属于退化肌,位于耳廓周围,包括:

1. 耳上肌 又称耳提肌,最大,呈三角形,肌腹阔而薄,起自帽状腱膜,止于耳廓软骨,作用为上提耳廓。

2. 耳前肌 较其他肌小,常阙如,起自帽状腱膜,止于耳廓软骨的前部,作用为牵引耳廓向前。

3. 耳后肌 位于耳后,起自乳突外面,止于耳部软骨的后面,作用为牵引耳廓向后。

(三)眼周围肌

1. 眼轮匝肌 围绕眼裂周围椭圆形扁肌,分眶部、睑部和泪囊部,受面神经的颞支和颧支支配。

(1)眶部:为三部中最大的部分,为眼轮匝肌最外围的部分。作用为使眶部周围皮肤产生皱纹,使眉下降,上提颧部皮肤,使睑用力闭合。

(2)睑部:位于眼睑皮下,肌束很薄。作用为眨眼,并能舒张额部皮肤。

(3)泪囊部:位于睑部的深面。作用为使眼睑紧贴于眼球上,防止外来异物侵入,同时使泪囊扩大,囊内产生负压,以促进泪液的流通。

2. 皱眉肌 位于眼轮匝肌眶部及额肌的深面,两侧眉弓之间,起自额骨鼻部,肌纤维斜向上外,终于眉部皮肤。此肌收缩时牵眉向内下,使鼻根部皮肤产生纵沟,出现皱眉的表情。皱眉肌受面神经颞支支配。

3. 降眉肌 又称鼻根肌,为额肌的延续部分。起自鼻骨下部的鼻背筋膜和鼻背板的上部,于中线两侧向上,其肌纤维与额肌内侧部的肌纤维相连续,止于眉间部皮肤,收缩时牵拉眉间皮肤向下,使鼻根部皮肤产生横纹;亦可上提鼻背板,从而缩短外鼻的长度并开大鼻孔。

(四)鼻肌

1. 鼻肌横部 发育较好,位于鼻翼上方,在提上唇肌深面,此肌收缩时,使鼻孔缩小,同时也牵动鼻前庭缩小,故又称鼻孔收缩肌或压鼻孔肌(图 2-17)。

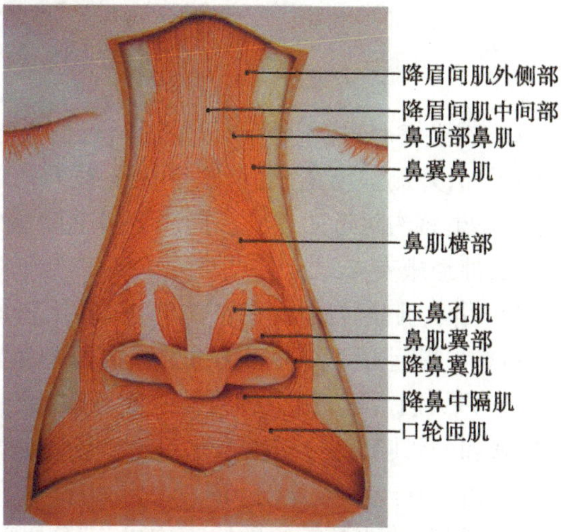

图 2-17 鼻部肌肉

2. 鼻肌翼部 又称鼻孔开大肌,较弱小，居横部的下方，起自上颌骨，经鼻翼外侧行向内上，止于大翼软骨的外侧面。此肌收缩时，牵引鼻翼向下外方扇动，尚能使鼻孔扩大。

3. 降鼻翼肌 起于尖牙上方的上颌骨，行向上止于大翼软骨外侧脚边缘，有降鼻翼的作用。

4. 降鼻中隔肌 分深浅两部，浅部起自口轮匝肌；深部起自上颌骨的中切牙的牙槽骨，止于鼻中隔软骨的下面。作用为牵引鼻中隔下降。此肌在鹰钩鼻者较发达，故在矫正鹰钩鼻时，应将此肌适当部分切除。

（五）口周围肌

口周围肌在结构上高度分化，形成复杂的肌群。其中口轮匝肌为环行，其余肌皆呈放射状排列。按层次可分为浅、中、深三层，三层肌相互掩盖，相互交错。

1. 浅层

（1）口轮匝肌：位于口裂周围的口唇内，为椭圆形的环行扁肌，上至外鼻，下至颏结节的上方。口轮匝肌除了环行肌外，尚有部分肌纤维为颊肌、切牙肌、颧肌及降口角肌的延续，所有至口周围的肌皆交错编织于该肌内（图 2-18）。收缩时可使口裂紧闭，并可作努嘴、吹口哨等动作，若与颊肌共同收缩，可作吸吮动作。此肌受面神经的颊支和下颌缘支支配。一侧面神经瘫痪时，则可能出现口涎外溢及吸吮、吹口哨等动作受影响等症状。

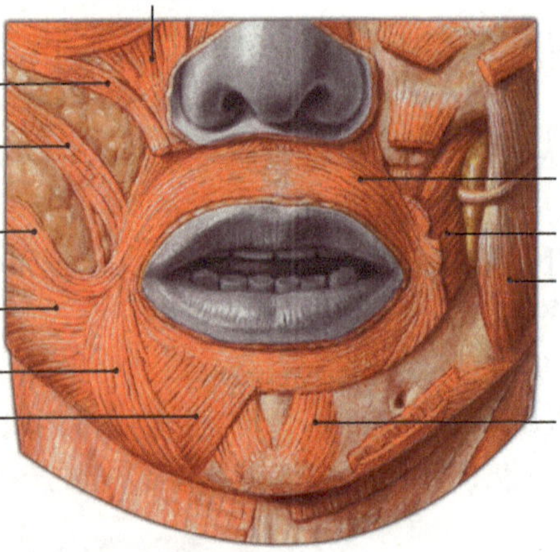

图 2-18 口周肌肉

（2）提上唇肌：位于眶下部的皮下，近似长方形的扁肌。起点分二部：内侧部起自上颌骨额突的下部；外侧部较宽，起自眶下缘至眶下孔之间的部分。二部分肌纤维向下集中止于上唇、鼻翼及鼻唇沟附近的皮肤。此肌上提上唇，牵引鼻翼向上，使鼻孔开大，同时加深鼻唇沟。该肌由面神经颊支支配。

（3）颧小肌：起自颧骨的颧颌缝，肌纤维行向内下方至上唇。此肌提起上唇以暴露上颌牙齿，还参与提起并加深鼻唇沟。该肌由面神经颧支支配。

（4）颧大肌：位于颧小肌的外下侧，起自颧骨接近颧颞缝处，肌束斜向内下方，终止于口角的皮肤和颊黏膜，部分肌纤维移行于口轮匝肌。此肌牵拉口角向上外方活动，使面部呈现笑容。该肌由面神经颧支支配。

（5）笑肌：由少数横行的肌束构成，部分肌束起自腮腺咬肌筋膜，部分肌束起自鼻唇沟附近的皮肤，还有部分肌束和颈阔肌后部肌束相连。肌束向内集中止于口角皮肤，并和降口角肌结合。此肌牵引口角向外侧活动，显示微笑面容。该肌由面神经颊支支配。

（6）降口角肌：位于口角下部的皮下，为三角形的扁肌，起自下颌骨的下缘（自颏结节至第一磨牙之间的部分），肌纤维斜向上内方，遮盖颏孔，逐渐集中于口角，部分肌纤维终于口角皮肤，部分肌纤维至上唇移行于口轮匝肌。此肌收缩时，使口角下垂，产生悲伤、不满及愤怒的表情。该肌受面神经下颌缘支支配。

2. 中层

（1）提口角肌：位于提上唇肌及颧大肌的深面，肌纤维斜向下外方，集中于口角，部分肌纤维移行于口轮匝肌。此肌收缩时，上提口角。该肌受面神经颊支支配。

（2）降下唇肌：或称下唇方肌，位于下唇下方两侧皮下，为菱形的扁肌，外侧部分被降口角肌遮盖，起自下颌体前面的斜线（即颏孔至颏结节之间的斜线），肌纤维斜向内上方，与口轮匝肌相互交错，止于下唇的皮肤及黏膜。此肌收缩时，使下唇下降，产生惊讶、愤怒的表情。该肌受面神经颊支支配。

3. 深层

（1）颏肌：或称颏提肌，位于降下唇肌的深面，该肌收缩时，上提颏部皮肤，使下唇前送。该肌受面神经的下颌缘支支配。

（2）颊肌：位于颊部的深部，为一长方形的扁肌，内面为口腔黏膜。起自下颌骨颊肌嵴、上颌骨的牙槽突的后外面及翼突下颌缝（颊咽缝），向前至口角。此肌与口轮匝肌共同作用，能作吹喇叭、吹口哨动作，故该肌又名吹奏肌，参与咀嚼运动。当该肌瘫痪时，食物便堆积于口腔前庭内。在表情动作中可使口裂向两侧张大。该肌受面神经颊支支配。

（六）颈阔肌

主要位于颈部皮下，宽而菲薄。颈阔肌前部纤维向上，逐渐靠近正中线，至颏联合下方，左右相互交错，并止于下颌骨体的下缘，中部纤维越过下颌骨下缘后，经面动、静脉浅面，走向口角，与笑肌、三角肌、降下唇肌相融合；后部纤维则移行于腮腺咬肌筋膜。颈阔肌收缩除使颈部皮肤出现斜行皱纹外，还可牵拉口角和下唇向下，并协助降下颌。此肌受面神经颈支支配。面神经颈支麻痹，可引起下颌缘支的假性麻痹，从而影响患者的张口和微笑。

七 面部皱纹与表情肌的关系

面部动力性皱纹与面部表情肌有着密切的关系，即皱纹的方向和表情肌纤维的方向呈垂直或者切割状。

1. 额纹　表情肌收缩所致，俗称抬头纹，位于眉和眉间的上方至邻近前额发际处，呈横向排列，恰与额肌纤维走行方向垂直。沟纹一般为3～6条，可分为正中组和外侧组，前者在眉间上方，后者在眉的上方，正中组与外侧组之间可稍有连续或有分叉，外侧组的产生乃因额肌直接收缩所致，正中组的产生则系两侧额纹共同牵拉正中皮肤的结果。正常时，左、右额纹对称。额纹出现较早，少数人可于20多岁即开始展现。随着年龄的增长，皮肤逐渐老化，弹性下降，额纹也随之加深。

2. 眉间纹　于两眉之间，多为2～3条，主要为垂直走向，但下部纹常向两侧略呈八字形展开，亦与眉间肌纤维方向垂直。

3. 鼻根纹　是位于鼻根部的横纹，常为1～2条。位于左、右内眦连线上方，此纹为纵行的降眉肌收缩所致。

4. 眼睑纹　分布于上、下睑皮肤，为眼轮匝肌收缩所致。上睑纹细密明显，中间部呈垂直向，内侧部稍向内上方辐射，外侧部亦逐渐向外上方散开。下睑纹稍粗浅，呈垂直状或稍斜向外下，如有眼袋时皱纹不明显。鱼尾纹呈粗细不等的条纹状，沿外眦部作放射状排列，闭眼时因眼轮匝肌收缩致纹理更为明显。随着年龄的增长，皮肤弹性降低而松弛，鱼尾纹会逐渐加深并向两侧稍延伸。

5. 鼻唇沟纹 位于鼻唇沟外侧缘，即位于颊脂垫与口轮匝肌相交处的皮肤皱襞，多为一条，但有时在主纹的内侧或外侧可有一与主纹相平行的次纹，次纹常较短浅。任何人在微笑时均可出现此纹，但年轻人在不笑时可消失。中年起则逐渐显露，不笑时也可存在，笑时则更明显。鼻唇沟纹若下延至下颌体下缘，则应视为明显老化的现象。鼻唇沟纹是上唇外上侧呈放射状排列的表情肌收缩所致，在年老者，也有与因皮肤松弛所致的重力性皱纹相混。

6. 颊纹 位于颊部，鼻唇沟纹的外侧，为一条或数条，并略与鼻唇沟纹平行。较明显的颊纹常上延过颧部，并可与下睑外侧纹和下部鱼尾纹相连续。其产生原理同鼻唇沟纹，但出现较晚。瘦人的颊纹更为明显。

7. 唇纹 上、下唇的皮肤皱纹，在唇中部呈垂直状，两侧的纹理渐向外上（上唇）或外下（下唇）倾斜，在口角处则呈放射状排列，为口轮匝肌所致。唇部因缺乏皮下组织，皮肤与口轮匝肌紧连，口轮匝肌又较宽，故皱纹呈现出密而细的特点，红唇处较明显；拱嘴时皮肤部可有2~3条粗纹，上唇纹较明显。

8. 颏纹 于颏部，横行走向，多不明显，为颏肌收缩所致。

9. 耳前纹 于耳轮脚与颧弓根之间及其上方，呈纵行走向，一般为1~2条，老年人和瘦者明显。此纹为耳前肌收缩所致。

10. 颈部纹 形条纹，为颈阔肌所致。

八 面部的血管与淋巴

（一）动脉

供应面部的动脉主要是来自于颈外动脉的面动脉、上颌动脉及颞浅动脉。

1. 面动脉 在平舌骨大角稍上方从颈外动脉分出以后，走向内上，在二腹肌后腹与茎突舌骨肌的深面，下颌角的内侧，横过上述二肌的上部而下降，经下颌下腺的上面或被夹在下颌下腺内而前行，在咬肌止端的前方绕过下颌骨下缘，沿咬肌前缘附近迂曲上行接近口角，进而经鼻翼的外侧缘到达内眦。在此行程中，面动脉相继走在颈阔肌、笑肌、颧肌、提上唇肌及眼轮匝肌的深面，颊肌与提口角肌的浅面。面动脉在面部的主要分支（图2-19）：

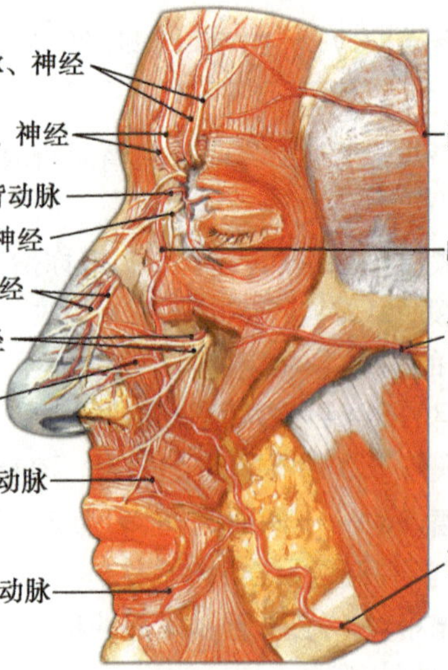

图2-19 面部的动脉与神经

（1）下唇动脉：面动脉行至口角处，分出下唇动脉迂曲进入口轮匝肌深部，至正中线与对侧同名动脉相吻合。

此外，与上颌动脉的下牙槽动脉的分支吻合。下唇动脉有时有两支。

（2）上唇动脉：较下唇动脉粗大，且屈曲。自面动脉分出后，行于口轮匝肌的深层于对侧同名动脉吻合，中途向上唇发出数小支，并向鼻及上唇的肌肉发出分支。其中的鼻中隔支为出血的来源之一。上唇动脉与眶下动脉、面横动脉及颊动脉的分支相吻合。

（3）鼻外侧动脉：面动脉经过鼻翼外侧时分出此支，至鼻翼和鼻背，并分出小支进鼻腔外侧部分，在鼻背外侧处与眼动脉的鼻背动脉吻合。

（4）内眦动脉：为面动脉的终末支，该支沿鼻侧缘上行至内眦角与眼动脉的分支鼻背动脉吻合。

2. 颞浅动脉　是颈外动脉两终末支之一，自腮腺上端深面穿腮筋膜，横过颧弓后部浅面，于浅筋膜内沿耳屏前上升。在颧弓以上5cm处分成额、顶两终支（图2-9）。

3. 上颌动脉　主要分支有（图2-20）。

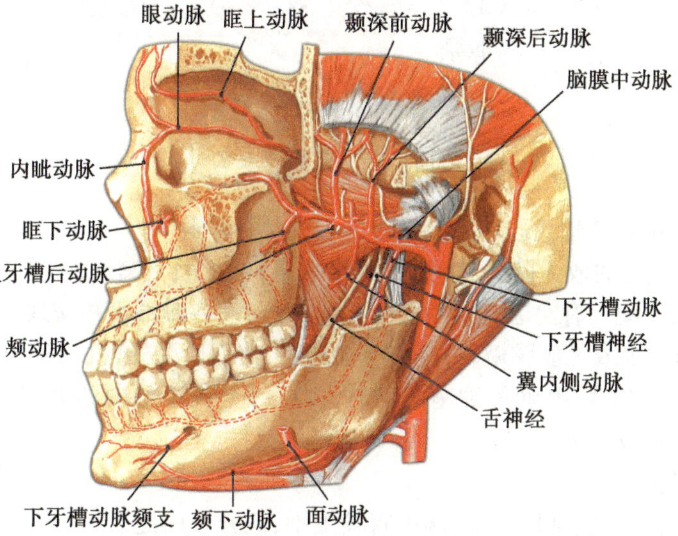

图2-20　上颌动脉的分支

（1）颊动脉或颊肌动脉：伴同名神经由深部至颊，供应颊肌、颊脂肪垫、口腔黏膜、上牙龈及其附近的面肌。

（2）眶下动脉：上颌动脉的终末分支之一，伴同名神经从眶下孔穿出，在提上唇肌的深面分支至眶下区域。

（3）颏动脉：为上颌动脉的下牙槽动脉终末支，伴同名神经出颏孔，分支至颏部。

4. 面部的其他动脉　鼻背动脉为眼动脉的一个较大分支，该动脉穿过眶隔至内眦，然后下降到鼻背。

综上可见，面动脉的分支与其他到达面部的动脉皆有吻合，同时两侧的同名支横过中线互相吻合，唇的动脉尤其如此。这些血管的丰富吻合，在同一侧的颈外动脉或颈总动脉结扎时，则可形成重要的侧支循环。

（二）静脉

面部的静脉主要回流入颈内静脉（图2-21）。面部静脉的特点是：

1. 有的静脉与动脉伴行而不同名，或者同名却不伴行，例如与颈内静脉伴行的动脉先是

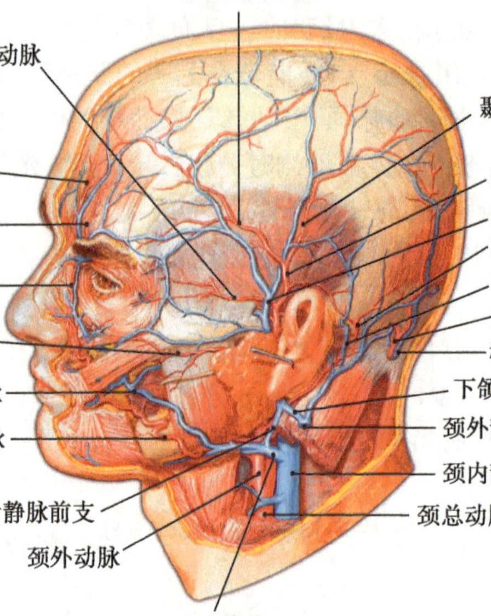

图 2-21 面部的血管

颈总动脉，后才是颈内动脉。颈外静脉没有同名的伴行动脉。

2. 面部的静脉有的成为静脉丛，例如翼静脉丛，位于颞下窝内，上颌动脉的周围，在颞肌与翼内肌、翼外肌之间。有交通支与面静脉相通，并与颅内海绵窦相交通。

3. 面部的静脉少或无静脉瓣，且走行于肌肉中，当血管受压时，血液可逆流。当面部特别是在“危险三角”内，发生疖、痈等细菌感染时，有可能逆流至颅内的海绵窦，导致颅内海绵窦血栓性静脉炎，而危及生命。

（三）淋巴引流

面部的淋巴管及淋巴结较丰富，淋巴管较细小，但分布广泛。淋巴结一般分为 4 组：

1. 面淋巴结 不太恒定，一般位于面部表情肌的浅面，沿面动、静脉分布，依所在部位不同，可分为以下 4 组：

（1）眶下淋巴结：位于眶下孔附近。

（2）颊淋巴结：位于颊肌表面，在面动、静脉之间，在腮腺管开口处下方 1.0cm 处，多为 1～2 个，出现率为 15.5%。

（3）颧淋巴结：极少见，位于眼外眦部的下方。

（4）颌上淋巴结：位于咬肌前缘之前，下颌骨下缘处，面动脉附近的皮下组织内。

面淋巴结收集眼睑内侧、眶内侧、鼻、上唇、颊部与颧部内侧的淋巴，此外还收纳口腔黏膜、上、下颌牙齿、牙龈等处的淋巴，其输出管主要入颌下淋巴结。

2. 腮腺淋巴结 约有 20 个淋巴结。根据淋巴结与腮腺的位置关系，可分为 2 组（图 2-22）：

（1）腮腺浅淋巴结：位于腮腺浅面，分为耳前淋巴结和耳下淋巴结。耳前淋巴结位于耳屏前方，腮腺咬肌筋膜浅面或者在此筋膜与腮腺组织间，沿颞浅动脉后方或外侧排列。耳下淋巴结位于腮腺下端表面及胸锁乳突肌前缘处。腮腺浅淋巴结收纳额区、颞区、耳廓、外耳道、上、下眼睑外侧部及鼻根部。其输出管入腮腺深淋巴结和颈深上淋巴结。

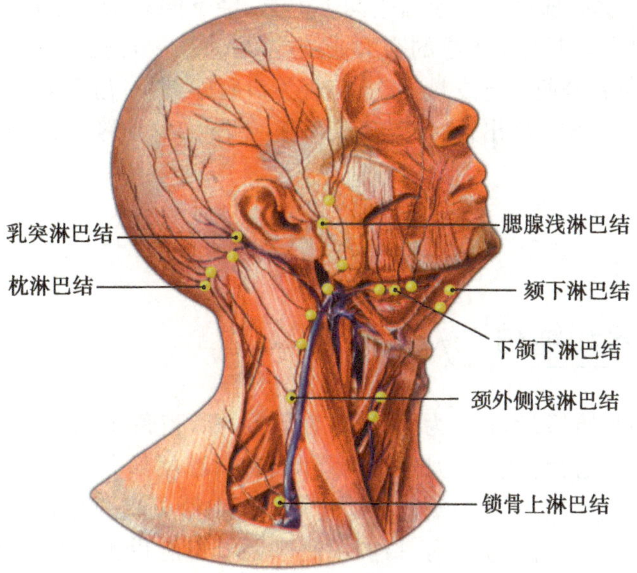

图 2-22 头颈部的淋巴管和淋巴结

(2) 腮腺深淋巴结：位于腮腺组织内，分布在下颌后静脉和面神经的周围，有时可深达腮腺与咽侧壁之间。腮腺深淋巴结约 5～10 个，收纳腮腺浅淋巴结的淋巴、腮腺及腮腺浅面的皮肤、眼睑外侧部、结膜、外耳道、咽鼓管、鼓室黏膜、颊深部、软腭及鼻腔后部的淋巴。腮腺深淋巴结的输出管沿胸锁乳突肌前、后缘下行分别注入颈深上淋巴结。

九 面神经颅外分支

面神经为混合性神经，其大部分为运动性的，起始于脑桥，主要支配面部表情肌的活动；小部分是独立的细干，位于面神经的外侧，含有内脏感觉纤维和内脏运动纤维。内脏感觉纤维分布于舌前 2/3 的味蕾，传导味觉。内脏运动纤维为副交感纤维，有控制泪腺、舌下腺、下颌下腺以及腭部和鼻腔黏膜腺的分泌功能。

面神经可分为颅内、面神经管内和颅外三个部分。其颅外面神经由茎乳孔穿出，向前进入面部的腮腺。在腮腺内互相交织，成为腮腺丛。腮腺丛分出五个分支，即颞支、颧支、颊支、下颌缘支和颈支，呈放射状，穿出腮腺的上、前和下缘，分布至面部的表情肌和颈阔肌（图 2-9）。

1. 颞支 自腮腺的上缘穿出，向上经过颧弓的后 1/3 与中 1/3 的交界处进入颞区。在颞区它向上分布至耳上肌和耳前肌，向前分布至额肌和眼轮匝肌的大部分。颞支经过颧弓的骨面时，其表面没有肌肉覆盖，直接位于皮下，故手术时容易被损伤。颞支受损伤，则额部皱纹消失，不能抬眉，不能闭眼。

2. 颧支 自腮腺前缘的上部穿出，经过颧弓内侧缘的表面进入外眦部。分布至眼轮匝肌的下部、颧肌和鼻孔内肌。此支经过颧弓的部分，也没有肌肉覆盖，手术时，亦较容易被损伤。损伤后下睑外翻、不能闭眼和口角歪向健侧。

3. 颊支 最粗大，自腮腺前缘的中部穿出，有上、下两支，以水平方向走向于腮腺导管的上方和下方，分布于眶下和口周。此支被损伤后，鼻唇沟消失，口唇不能开启，口角歪向健侧，不能"鼓腮"。

4. **下颌缘支** 自腮腺前缘下部穿出斜向下前方，经下颌角处的颈阔肌深面，沿下颌骨下缘前行。它在咬肌前缘与下颌骨下缘的交叉处，越过面动脉转向上前方，经笑肌和降口角肌的深面，分布至降下唇肌和颏肌。此支被损伤，表现为口唇外翻、口角歪斜、不能闭口等情况。

5. **颈支** 自腮腺的下部穿出，向下至距下颌角一横指处在颈阔肌与深筋膜浅面之间走行，分布至颈阔肌。

第四节 口　　腔

一 口腔的境界和结构

口腔是消化管的起始部，其上壁为腭，下壁为肌性的口腔底，前方和外侧以唇和颊为界，后界为咽峡。口腔又被牙槽突和牙分为口腔前庭和固有口腔两部分。口腔前庭是位于唇、颊与牙槽突和牙之间的间隙，在上颌第二磨牙牙冠所对的颊黏膜处有腮腺导管的开口；固有口腔是位于牙弓的内侧，含有舌。当牙咬合时，口腔前庭和固有口腔借磨牙后间隙相通。因此，对牙关紧闭的患者，可由此通道摄取饮食。

二 口唇

（一）唇与容貌美

唇部位于面部的下 1/3。其上界为鼻底线，下界达颏唇沟，两侧以唇面沟为界与颊部相邻。以“口裂”为界，将唇部分为上唇和下唇，口裂的两端为口角。上、下唇又可分为白唇和红唇，白唇即唇部的皮肤部分；红唇为上、下唇的游离缘，是皮肤与黏膜相切的移行部。

口唇是面部器官中活动最大的软组织结构。由于它与面部表情肌密切相连，使口唇不仅具有说话、进食、呼吸和辅助吞咽等功能，而且具有高度特异的表情功能。口唇在容貌美中的优势首先是色彩美，由于红唇皮肤极薄，没有角质层和色素，所以能透出血管中血液的颜色，加之该处血运丰富，表现为唇色红润、敏感而醒目。娇艳柔美的朱唇尤其是女性风采的特征之一。由于口唇是人的感情流露的焦点，因此，有人称它为“面容魅力点”和“爱情之门”。

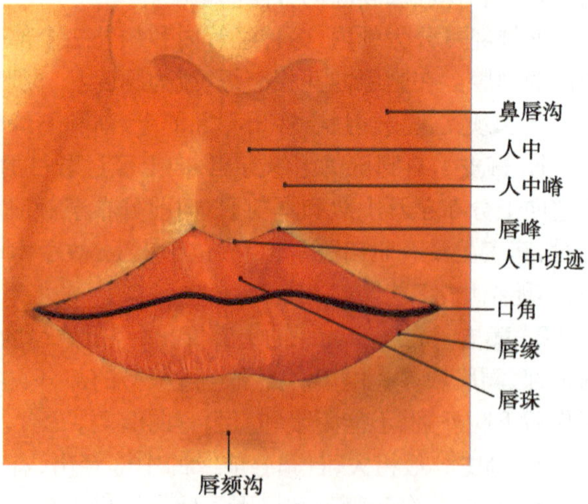

图 2-23　唇的表面标志

（二）唇的形态结构

1. 唇的表面标志

（1）上唇的表面标志：人类上唇的形态变化大，标志明显，对唇形美影响大。上唇的表面有人中、唇缘弓、唇珠 3 个重要结构（图 2-23）。

1）人中和人中嵴：上唇皮肤部表面正中为人中，这是人类特有的结构。人中部中央纵行的凹陷为人中凹。人中凹上接鼻小柱，下续唇谷，高度为 13～18mm。两侧隆起的边缘为人中嵴，也称人中柱，是唇峰的最高点。

2）唇缘弓：也称唇红线，是口唇皮肤部和唇红部交界处呈现出的弓形曲线。上唇唇缘弓的曲线起伏弧度变化大，形成了上唇的唇峰（唇弓峰）和唇谷（唇弓凹）。唇谷位于唇缘弓的中央最低凹处。此谷上续人中凹，下与唇珠相毗邻。唇谷中央凹处形似钝角形，称为中央角，国人一般为150°～160°。中央角两边呈弧形曲线，向两侧外上方走行续于唇峰内侧边。唇峰是唇谷两侧的两个凸起部，位于唇缘弓与人中的交界处，构成唇缘弓的最高部。唇峰中央最高凸起部也形似钝角形，称左右外侧角，国人一般为210°～240°。两侧唇蜂的两边向外续于口角，内侧为唇谷两边，两侧唇峰的最高点比唇谷最低点高出3～5mm。

3）唇珠：为唇谷中央下前方有一结节状突起，在婴幼儿最为明显。唇珠两侧的红唇欠丰满，而成唇珠旁沟。此沟衬托唇珠，使之更为突出而增添唇形的美感魅力。

（2）下唇的表面标志：下唇形态变化较小，形态结构也较上唇简单。

下唇唇缘弓微隆起呈弧形，红唇部较上唇稍厚，突度比上唇稍小，高度比上唇略低，与上唇对应协调。下唇与颏部之间形成的沟为唇颏沟，此沟存在与否，过浅或过深对容貌美有直接影响。

2. 唇部的层次解剖 唇部的软组织由浅入深分为皮肤、浅筋膜、肌层、黏膜下层和黏膜层5层。

（1）皮肤：白唇的皮肤较厚，与浅筋膜和表情肌紧密结合，不易移动，很难分离。皮肤富于毛囊、皮脂腺和汗腺，是疖、痈的好发部位；成年男子上下唇皮肤上生有胡须；红唇的皮肤表皮菲薄，无角化现象，不含色素，真皮乳头层血管互相交织，排列密集，构成稠密的血管网，可透过薄的表皮见到含有丰富毛细血管网的乳头，故红唇呈血红色。唇红上皮内不含皮脂腺、汗腺和毛囊，神经末梢极为丰富，感觉敏锐。

（2）浅筋膜：较薄，为排列较紧密的疏松结缔组织，纤维交织成网，其间有分布于口唇的血管走行，当有急性感染或过敏时，口唇的水肿甚为显著。浅筋膜将皮肤与肌层紧密连在一起，表情肌纤维穿过浅筋膜止于皮肤，使皮肤不易移动。

（3）肌层：主要为口轮匝肌，由几层不同方向的口周肌束参与组成；口轮匝肌与其附近的面部表情肌一起对开、闭口，对各种面部表情、吐纳、发音等生理功能具有重要作用。口周的皱纹与口轮匝肌的方向垂直呈放射状。

（4）黏膜下层：位于肌层深面，内含上、下唇动脉及黏液腺。黏膜下层由排列较致密的弹力纤维网和布于网眼内的许多小的黏液腺即唇腺构成，黏液腺受损易发生黏液囊肿。

（5）黏膜层：为覆盖于口唇内表面的薄层上皮，属复层扁平上皮，没有角化层，表面光滑，深面与黏膜下层结合紧密，故不能单独移动。黏膜表面有唇腺的开口，排出的唾液可润滑唇黏膜。在上、下唇正中各有一条垂直的韧带分别称上唇系带和下唇系带。

3. 唇部的血管、神经及淋巴回流

（1）动脉：主要来自于面动脉的分支上、下唇动脉及眼动脉和眶下动脉的分支。上唇动脉较为粗大迂曲，沿途向上发出鼻中隔支和鼻翼支，分布于鼻中隔的前下部和鼻翼。上、下唇动脉在靠近唇缘处形成冠状动脉环，距黏膜近而离皮肤较远。以手指夹摸口唇时，可于黏膜面感其搏动；在行唇部手术时，可用唇夹或拇、示两指夹住口唇暂时止血。

（2）静脉：主要经面静脉回流，与眼静脉有广泛吻合，当面静脉回流受阻时，则可逆流入海绵窦，故上唇在面部“危险三角”界内。

（3）神经：上唇的感觉神经主要由眶下神经的分支支配；下唇的感觉神经主要由下牙槽

神经的分支颏神经支配；口唇部肌肉运动由面神经支配。

（4）淋巴管：上唇的淋巴管可注入下颌下淋巴结、耳前淋巴结或颈深上淋巴结；下唇淋巴管可注入颏下淋巴结或对侧的淋巴结。

根据临床观察，上、下唇都有左右横行的血管，除了一条动脉和一条静脉外，当切断口唇时，还发现2～4个小血管的出血点，其位置在红唇和白唇交界处的肌肉中，但主要偏重于红唇部分。这些小血管对唇部转移皮瓣的血运极为重要。当上唇转向下唇或下唇转向上唇作桥形组织瓣时，组织瓣蒂很窄，但因包括这些小血管在内，坏死的危险性极少。换言之，在做这种组织瓣时，蒂部必须包括红唇和很少一部分白唇。在手术时切开红唇，特别容易出血，也是由于损伤了这些小血管的缘故。

（三）唇的美学特征

唇的形态因种族、性别、年龄等因素而有不同的特征，通常多以红唇的形态、厚度和口裂宽度等来衡量红唇的美学特征。

1. 红唇的正面形态 当上、下唇轻轻闭拢，正面观察唇形轮廓时分为方型唇、扁平型唇和圆型唇（图2-24）。

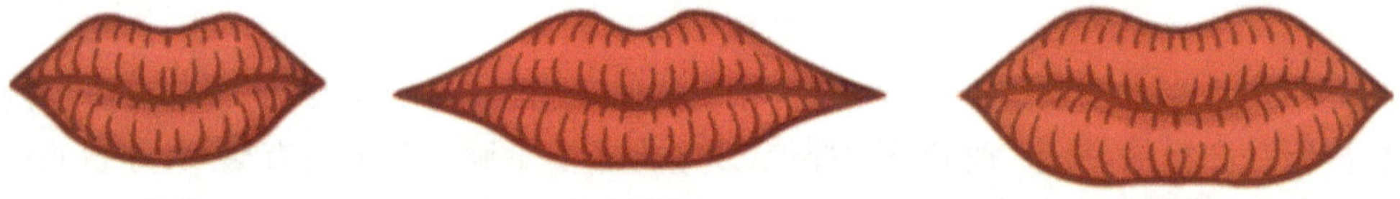

图2-24 红唇的正面形态

2. 唇的侧面形态 主要取决于上、下颌骨及牙齿的发育及形态，所谓“唇齿相依”互相影响。

（1）上唇侧面观：指上唇皮肤侧面观察的形态。据其前突程度，可分为以下类型（图2-25）：①凸唇型：上唇皮肤部明显前突。其中凸唇凹型占45.5%；凸唇直形占24.8%；凸唇凸形占9.5%。②正唇型：上唇皮肤部大体呈笔直形态，占19.2%。③缩唇型：上唇皮肤部后缩，占1.0%。

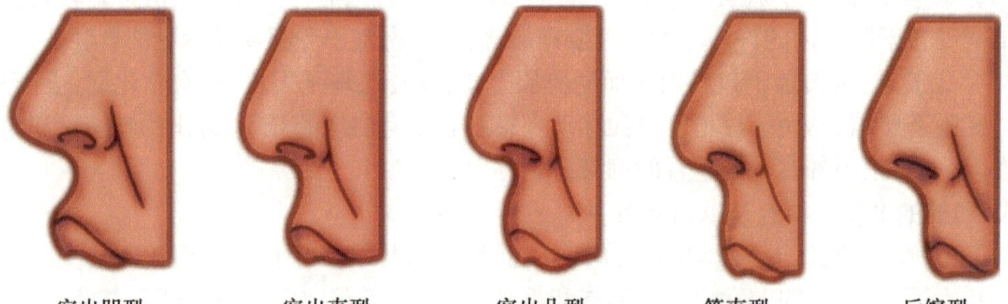

图2-25 上唇侧面观

（2）下唇侧面观：分三种类型（图2-26）。①凹型：占59.0%。②直型：占29.0%。③凸型：占12.0%。

唇的侧面形态不完全取决于面部骨骼的结构和牙齿的生长状态，还有明显的种族差异。

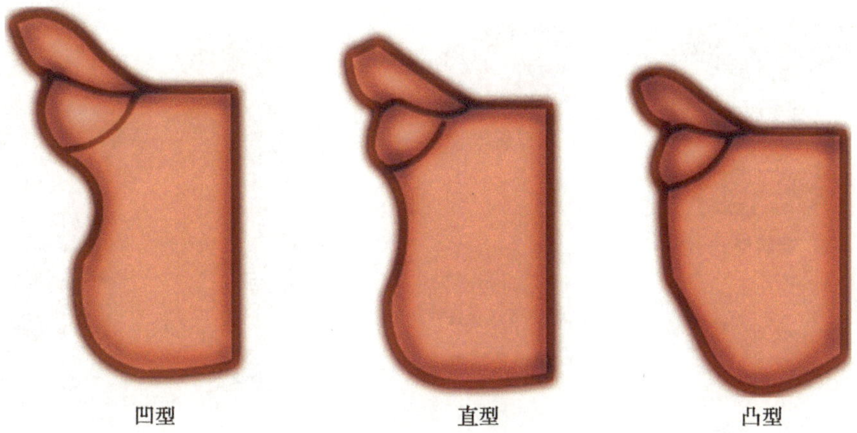

图 2-26 下唇侧面观

白种人多为正唇型或缩唇型，黑种人多为凸唇型，黄种人多为正唇型。某些黄种人唇凸很明显，但却无突颌和切牙前突征象。凸唇的比例随年龄增长而减少。

3. 红唇的厚度 指口唇轻闭时，上、下红唇中央部的厚度，可分为 4 型（图 2-27）：

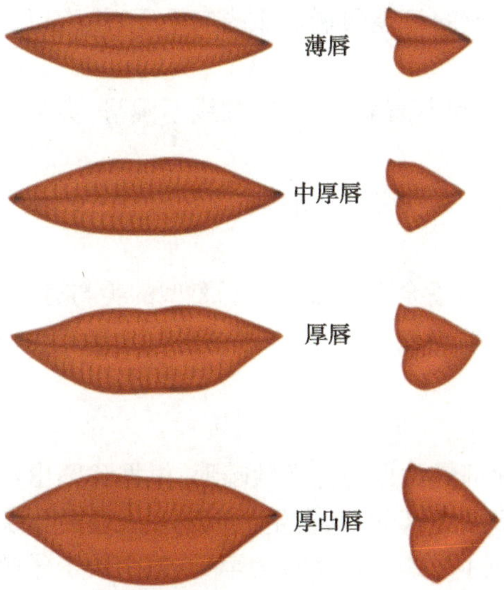

图 2-27 红唇厚度的分型

（1）薄唇：厚度在 14mm 以下。

（2）中厚唇：厚度在 15～18mm 之间。

（3）厚唇：厚度在 19～22mm 之间。

（4）厚凸唇：厚度在 22mm 以上。

国人上唇厚度平均为 5～8mm，下唇厚度为 10～13mm。下唇一般比上唇厚，男性比女性厚约 2～3mm。黑种人厚唇多，白种人薄唇多，而黄种人居中。另外有一种称为“重唇”的唇形，表现为唇红部与口唇黏膜部相接处形成一横沟，当张口时在唇红部后面似还有一口唇，故称重唇，闭口时则不明显。常见于上唇，出现于磨牙萌出后。原因是口轮匝肌深层直接与唇红上皮相连，而紧邻唇红的口腔黏膜又发育过度而松垂，故出现了重唇。手术切除多余黏膜即可得到满意的效果。

4. 口裂宽度 指上下唇轻闭时，两侧口角间距离，可分 3 型：

（1）窄小型：宽度在 30～35mm 之间。

（2）中等型：宽度在 36～45mm 之间。

（3）宽大型：宽度在 46～55mm 之间。

理想的口裂宽度，大约相当于两眼平视时两瞳孔的中央线之间距离。

5. 唇的分型 唇的形态可依据其高度、厚度、前突度、口裂宽度等分为下列类型（图 2-28）：

（1）理想唇型：口唇轮廓线清晰，下唇略厚于上唇，大小与鼻型、眼型、面型相适宜，唇结节明显，口角微翘，整个唇有立体感。

（2）厚唇型：口轮匝肌与疏松结缔组织发达，使上下唇肥厚，如超过一定的厚度，唇型即

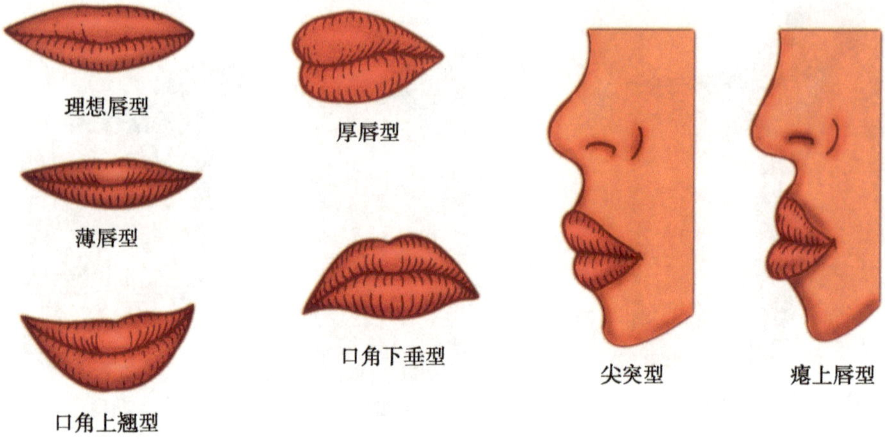

图2-28 唇的分型

有外翻倾向,厚度在19~22mm以上。

(3) 薄唇型:唇红部单薄,厚度在14mm以下。

(4) 口角上翘型:由上、下唇的两端会合而形成的口角向上翘,可以产生微笑的感觉。

(5) 口角下垂型:突出特征是由上、下唇会合形成的口裂两端呈弧线向下垂,给人以愁哭不愉快的感觉。

(6) 尖突型:薄而尖突的口唇,特征是唇峰高,唇珠小而前突,唇轮廓线不圆滑,尖突的口唇往往伴有狭小的鼻子而影响整个面型。

(7) 瘪上唇型:当牙齿反颌时就会形成上唇后退,下唇突出的形态,这种口唇一般都是上唇薄下唇厚。

一个大小厚薄都很理想的所谓标准唇型,并不一定适合于所有的人。唇型的美与丑,不能脱离每个人的具体特征,只有与面型相配,与五官协调,与性格气质相符的唇型,才能产生动人的美感和魅力。

(四) 先天性唇裂的分类和唇裂的解剖学

1. 先天性唇裂的分类 先天性唇裂是口腔颌面部最常见的先天性畸形,根据我国出生缺陷监测中心1989年的资料,我国唇裂的发生率为18.2/10 000,其发生率列于先天性畸形疾病的第三位。先天性唇裂分为单侧唇裂、双侧唇裂和正中唇裂。后者极为罕见,系由缺少牙槽突的前正中部所致。

(1) 单侧唇裂:最常见,左侧多于右侧,男性多于女性。分为完全和不完全两种(图2-29)。

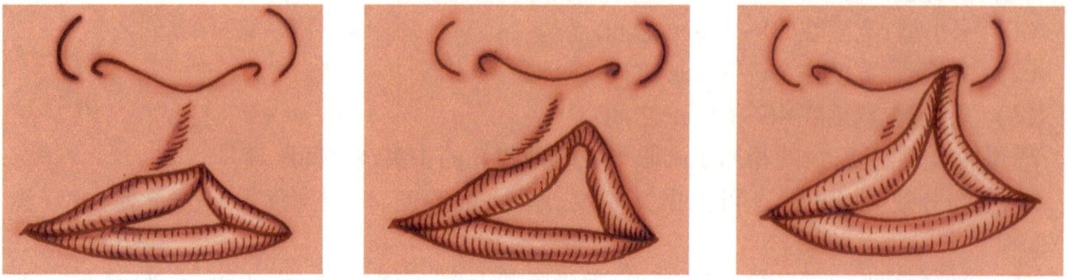

图2-29 单侧唇裂分类

在单侧完全性唇裂中外观畸形很明显，裂隙从红唇直达鼻孔底部。两侧唇组织向裂隙上方及两侧移位，门牙及牙槽嵴常向外突出，此种类型常伴有牙槽嵴裂，严重者还有单侧全腭裂或部分腭裂。鼻部畸形也较严重，侧鼻软骨因中隔弯曲而在健侧形成一隆凸，鼻翼软骨可完全变位，软骨的两内脚分开，鼻翼内、外两脚间距离增宽，角度增大，外脚向下外牵导致鼻翼扁平并向外塌陷，鼻尖、鼻小柱斜向裂侧。健侧唇弓长度仅占正常的3/4，人中肌肉发育较差，但人中及人中嵴隐约可见。裂隙外侧的上唇皮肤多陷入，珠缘隐蔽，但肌肉发育良好。单侧不完全唇裂的裂隙不达于鼻孔底，轻者仅为唇红裂。但在未裂开的白唇，上唇皮肤间仍可见一浅沟，该处皮肤无毛囊及汗腺，色泽也异常，多数轮匝肌也未连合。

（2）双侧唇裂：较少，可分双侧完全性唇裂、双侧不完全性唇裂和混合型唇裂（图2-30）。双侧完全性唇裂，两侧鼻翼的位置都很平塌，鼻小柱短或缺失，鼻中隔前端的前唇及前颌部向上前方翘起。前唇的皮肤及唇红虽然都存在，但常较短小，内部缺乏肌肉组织，仅为未分化结缔组织所代替，此型常伴有完全性腭裂。双侧不完全性唇裂，由于裂隙未达鼻孔底，故畸形较轻。如为混合型，则一侧为完全性唇裂，另一侧为不完全性唇裂。

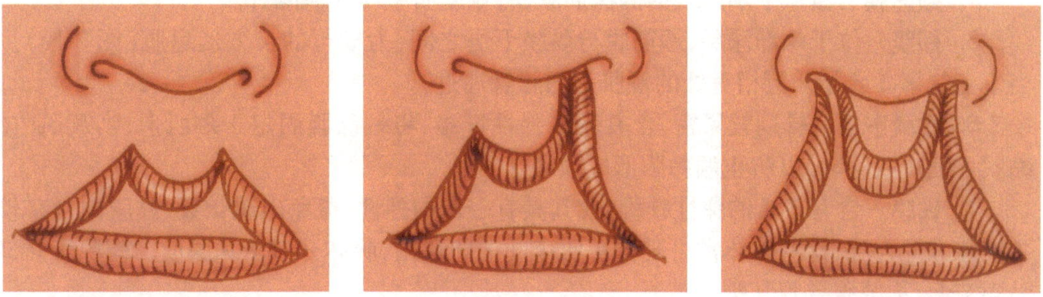

双侧不完全性唇裂　　双侧混合型唇裂　　双侧完全性唇裂

图2-30　双侧唇裂分类

2. 唇裂的解剖学　1965年Fara等报道了不完全唇裂的口轮匝肌解剖，1968年又报道了3例单侧不完全唇裂和4例单侧完全唇裂的口轮匝肌及其血液供给的观察。解剖标本显示肌束沿裂的边缘向上行到达鼻翼与鼻小柱之连线上；位于唇裂人中侧的肌束常发育不全，不像位于唇裂外侧的肌束伸达唇裂的边缘，因而提出肌束缺乏跨越中线能力的说法。在单侧不完全唇裂的肌束，通常不跨过唇裂，除非连接处达唇高的1/3部分。这些发现说明对唇裂作端端吻合几乎是不可能的。Pennisi（1969年）等对不完全唇裂的人中皮肤与正常唇的显微切片作比较研究，他们提出正常的肌纤维是有秩序的、横行的，而唇裂的肌纤维垂直向上行至鼻，与唇裂的边缘平行。

HOBOCe/TOB和ⅡaBPeHTbeB（1969年）研究了3具先天性单侧上唇裂的新生儿尸体口区的表情肌。发现位于唇裂外侧的诸肌分化较低，即彼此紧密粘连并具有共同的肌纤维，浅层肌较长而宽，深层肌较短而窄，沿口裂排列或对口裂成钝角排列。口轮匝肌由于深层的主要肌束改变了方向而出现分层。其中最强大者为位于唇裂外侧的上肌束，它附着于鼻翼的基部，在唇裂的人中侧者位于鼻基底区内。它们使位于唇裂外侧的鼻翼基部发生移位，使鼻隔基部移向唇裂人中侧。此点在恢复口轮匝肌完整性时是必须要考虑的。由于口轮匝肌的分层，此肌的功能丧失，导致口区表情肌不协调的收缩。

关于唇裂的血管供应，Fara解剖3具单侧不完全裂和4具单侧完全裂尸体时，发现动脉网沿唇裂的边缘向上行（与肌束平行），并且位于唇裂外侧的血管较为粗大。Slaughter（1960 年）等解剖了唇裂的血管，显示其与正常血管的差异。虽然在单侧上唇裂正常血管弓已中断，但两侧都有充分的血液供给，故外科手术时不致坏死，并能得到充分的愈合。

三 颊部

（一）境界

上界为颧骨与颧弓下缘；下界为下颌骨下缘；前界至鼻唇沟；后界达咬肌前缘。

（二）层次结构

主要由皮肤、浅筋膜、颊脂肪垫、颊筋膜、颊肌、黏膜下层和黏膜构成。

1. **皮肤** 与唇部皮肤相同，有较粗大的弹性纤维。因此，具有明显的弹性和延展性。

2. **浅筋膜** 较为疏松，皮下脂肪较丰富，内有面神经和三叉神经的上颌神经、下颌神经的分支，上颌动脉的分支和面静脉。

3. **颊脂肪垫** （见面部脂肪）。

4. **颊筋膜** 覆盖于颊肌表面的深筋膜，将颊脂肪垫与颊肌隔开。

5. **颊肌** 位于颊部深层，颊筋膜与黏膜下层之间，为横行的长方形扁肌（图 2-16）。在相当于上颌第 2 磨牙牙冠相对处的颊肌有腮腺管通过。

6. **黏膜下层** 排列较紧密，含有较多弹性纤维，将颊黏膜固定于颊肌上，当颊肌收缩时，黏膜可随颊肌移动，以防止颊黏膜形成皱褶。

7. **黏膜** 含有丰富的弹性纤维，使其具有一定的弹性，避免出现皱襞，黏膜内含有较多的黏液腺和混合腺，这些腺体常可延伸至肌束间的间隙内，腺体开口于黏膜面。腮腺管开口处的黏膜突起，称腮腺导管乳头。

（三）颊部的血管、淋巴管和神经

颊部的血液供应和淋巴管均较丰富。颊部的血液供应主要来自上颌动脉的分支颊动脉（图 2-19）。颊动脉自上颌动脉分出后，伴颊神经，在下颌支与颞肌下部的深面向前行，至颞肌下部前缘穿出，在腮腺管穿入颊肌处的上方，分支至颊肌。颊动脉可与面动脉的分支吻合。上颌静脉收集同名动脉分布区的血液，汇入下颌后静脉。颊淋巴结出现率为 15.5%，多为 1～2 个，位于颊肌表面面动脉和面静脉之间，其输出管至下颌下淋巴结。

颊部的感觉神经来自三叉神经的上、下颌神经的分支，而运动神经则由面神经的颊支支配（图 2-9）。

四 牙齿

（一）牙齿与容貌美

健康洁白、漂亮整齐的牙齿可以使人的容貌大为增色，牙齿的美容意义在于其形态美、色泽美及由此产生的对容貌美的增色和烘托效果。牙齿的审美有以下几个方面：

1. **牙齿的完整** 牙列对维护面部外形起主要作用，如果前牙缺失，特别是上前牙缺失，面部外形就会受到影响。如果牙列缺损较多，周围软组织凹陷，使上、下颌间距变低，面下部随之变短，唇颊部也因失去硬组织的支持而向内凹陷，面部皱褶增多，使面容显得苍老。

2. **牙齿的排列** 排列整齐的牙齿，不仅具有良好的咬合关系和咀嚼功能，而且使人发音准确、语言清晰。整齐的牙列维持了良好的牙弓形态和面颊唇部的对称和丰满。先天性缺牙或过小牙畸形,可造成牙列稀疏;而额外牙或牙齿过大,则可造成牙齿排列拥挤。牙列拥挤又可导致错颌畸形的发生,形成诸如“虎牙”、“开唇露齿”、“地包天”等面容,破坏了颜面部正常的比例关系及和谐对称的美学规则。此外,牙列拥挤还可以引起龋齿、牙周病、颞下颌关节功能紊乱病等多种疾病,给容貌带来缺憾。

3. 牙齿的形态 从美学角度讲,牙齿的形态可以表现出一个人的个性。牙齿的形态与面形协调,两者相得益彰。如果一个高大威猛的壮汉,却有一口细小的“糯米牙”,或者一位窈窕淑女满口“大板牙”,一定会使人感到滑稽可笑。另外,牙体组织的缺损如牙折、前牙切缘V形缺损、切角缺损、牙齿过度磨损等破坏了牙齿形态的完整性,同样也影响容貌美。

4. 牙齿的颜色 自古以来,人们常用“明眸皓齿”、“牙似白玉”等来赞美牙齿。晶莹洁白、富有光泽的牙齿配以健康红润、充满活力的红唇,给人以自然的美感,使容貌更加完美,具有烘云托月的作用,故有“朱唇皓齿”之说。如果漂亮的容貌配上满口黄牙或黑牙,就更令人遗憾了。

(二) 牙齿的形态结构

1. 牙齿的形态 牙齿的结构从外部观察,牙体由牙冠、牙根和牙颈组成。

(1) 牙冠:由牙釉质覆盖的牙体部分叫牙冠,临床上将牙齿暴露在口腔内的部分称为牙冠。牙冠是牙齿发挥咀嚼功能的主要部分。

(2) 牙根:由牙骨质覆盖的牙体部分叫牙根,临床上将嵌入牙槽内的牙体部分称为牙根。牙根是支持、固定牙齿的部分。

(3) 牙颈:牙冠与牙根交界处,即牙釉质与牙骨质的交界处,呈一弧形曲线称为牙颈。若牙釉质和牙骨质结合得不紧密,致使深面的牙本质暴露而发生牙本质过敏。

2. 牙齿的结构 从剖面观察,可见牙齿由3种硬组织和1种软组织组成。

(1) 牙釉质:是构成牙冠表层的、半透明的白色硬组织,有一定的光泽度,是人体内钙化程度最高的(无机物占97%)最硬的组织,耐磨。牙釉质在牙尖部厚,在牙颈部薄。

(2) 牙骨质:包绕在牙根表面,淡黄色的硬组织。钙化程度低于骨组织(无机物占45%~50%),具有再生、修复、支持功能。

(3) 牙本质:是构成牙体的主质,位于牙釉质和牙骨质的深面,淡黄色,硬度与钙化度(无机物占60%~70%)与骨组织相似,具有营养、再生、防卫和感觉功能。

(4) 牙髓:在牙体内的空腔叫牙腔,又称为髓腔,内有牙髓。髓腔在牙冠内扩大成室叫髓室,髓室有6个壁。髓室向牙尖部位突出成角状叫髓角。底部进入根管处叫根管口。位于牙根内管状空腔叫根管,圆根多为单管,扁根多为双管。根管末端的开口叫根尖孔。

髓腔内充满疏松结缔组织,内含血管、神经和淋巴,呈淡红色,称为牙髓。牙髓具有防卫、再生、营养和感觉功能。牙髓神经对痛觉、冷热觉敏感,但定位功能差。

五 腭

腭构成口腔的顶部,向后延伸至咽峡,向两侧和向前呈弧形弯向牙槽突。腭分硬腭和软腭两部分。

(一) 硬腭

硬腭由骨腭构成支架,表面覆以黏膜,除腭中缝无黏膜下层外,其余部分均覆以黏膜及黏膜下层(图 2-31)。黏膜下层在硬腭前后部位不相同,前部含有少量脂肪,无腺体;后部的两侧含有大量的黏液腺。口腔黏膜、黏膜下组织与骨腭口腔面骨膜结合紧密不易分离,此 3 层结构总称为硬腭黏骨膜瓣。其两侧软厚,中央较薄,质地坚韧。在中切牙后方,黏膜有一圆形或犁形的平滑隆起,即切牙乳头,它覆盖着切牙孔所在处的浅窝。从切牙乳头向后有一窄而锐利的低嵴,即腭缝,沿正中线向后延伸于硬腭全长。从切牙乳头和腭缝的最前份放射出的不规则嵴,称为腭横襞,横过腭缝的前份并向外侧延伸。在硬腭后外侧,即腭缝与牙龈之间的区域,腭黏膜紧密连于骨膜,故不能移动。

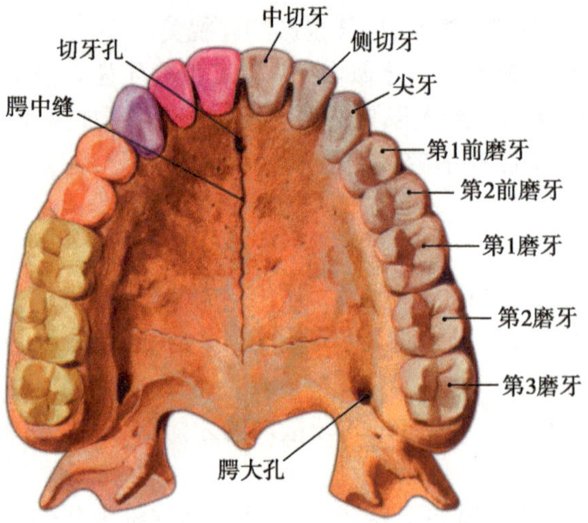

图 2-31　硬腭

硬腭黏骨膜瓣易于从骨面分离,血运充足,便于形成组织瓣,对腭裂手术甚为有利。硬腭黏骨膜瓣不易移动,能耐受摩擦和咀嚼压力,其在腭中线者甚薄而两侧在近牙槽骨部分却显著增厚,这是由于其中含有黏液腺及神经、血管之故。因此,腭部浸润麻醉多在两侧近牙槽骨的黏骨膜瓣部位注射;腭裂手术分离整层硬腭黏骨膜瓣也应从两侧向中线骨面上分离才比较方便,同时黏骨膜瓣的切口应尽量向外靠近牙槽骨的内面,方不致损伤腭部的主要神经和血管。

(二) 软腭

是硬腭向后延续的部分,为一含有肌肉的黏膜皱襞。软腭前部较厚,后部较薄,其后缘游离,斜向后下,称腭帆。其中央伸向下方的指状突起,称腭垂。软腭后部向两侧形成前后两条皱襞。前方为腭舌弓,后方为腭咽弓。

软腭主要由黏膜、黏膜下层、腭腱膜及腭肌等组成。此处黏膜与硬腭黏膜相延续。黏膜下层中含有较多的黏液腺。黏膜下层在腭垂、腭舌弓及腭咽弓处特别疏松,炎症时易出现水肿。在黏膜下层的深面为腭腱膜及腭肌。腭腱膜位于软腭前 1/3,构成软腭的支架,向前附于硬腭的后缘,实质上它主要由腭帆张肌的腱膜组成,软腭的主要肌都止于腭腱膜上。腭腱膜近硬腭部分颇坚厚,向后则变薄弱,这是软腭前部之所以呈水平状的缘故。腭肌位于软腭的后 2/3,肌肉细小,主要包括 5 对(图 2-32)。

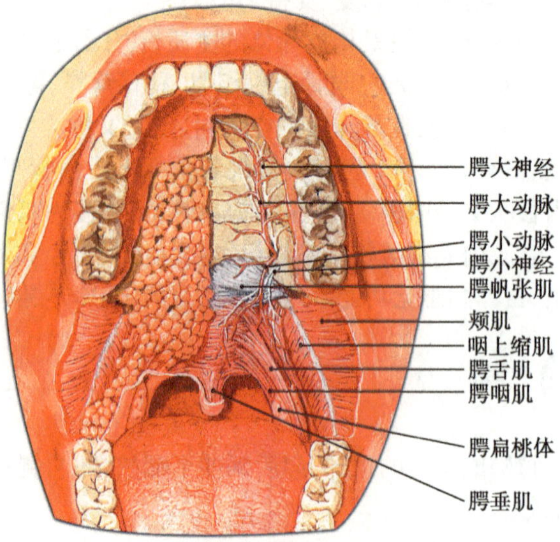

图 2-32　软腭诸肌

1. 腭帆张肌　呈三角形,位于翼内肌内侧,起自咽鼓管软骨部前壁及翼内板根部,沿翼内板外侧垂直下行,成直角绕过翼钩,再朝水平方向扩展成一宽扁三角形的腱膜与对侧相愈合，参与腭腱膜构成。其作用为紧张腭帆及开大咽鼓管。

2. 腭帆提肌 呈圆柱状，位于腭帆张肌后内侧，与咽鼓管方向平行，起自颞骨岩部下面，颈动脉管外口前方及咽鼓管的软骨部，行向前内下方，在软骨内呈扇形分开，止端分为三部分，前份参与形成腭腱膜；中份为该肌主要部分，横越中线，与对侧提肌相延续，共同形成提肌吊带；后份与腭垂肌相融合。其作用为使软腭上提及咽侧壁向内侧运动，因而是参与腭咽闭合的主要肌肉。

3. 腭舌肌 在腭舌弓内，起自舌侧缘，止于腭腱膜下面。其作用为下降腭帆，紧缩咽门。

4. 腭咽肌 在腭咽弓内，起自咽后壁甲状软骨板后缘，斜向前上，入软腭分前后两束包围着腭帆提肌。较大的前束行于腭帆提肌与腭帆张肌之间，止于硬腭后缘和腭腱膜，并有部分纤维与对侧肌相延续；后束纤维止于腭腱膜的后面。其作用为上提咽喉，向前牵引腭咽弓，并使两侧腭咽弓接近。

5. 腭垂肌 起于硬腭后缘中部的腭腱膜，向后行止于腭垂的黏膜。作用为上提腭垂。

腭裂者软腭肌肉的起始正常，但附着点异常。其中腭帆提肌不仅两侧中断，肌纤维数量减少，而且附着点前移，有的附着于短缩的硬腭后缘，有的则与腭咽肌、腭垂肌的肌纤维聚集成束，伸入至鼻后棘的后半部和硬腭裂侧的内缘。鉴于腭帆提肌在腭咽闭合中的重要作用，因而腭裂手术中恢复腭帆提肌的位置及其两侧的完整性极为重要。

（三）腭部的血管、淋巴回流和神经

1. 硬腭的血管 动脉主要来自上颌动脉发出的腭降动脉的分支腭大动脉（图2-32），它从腭大孔穿出，并弯向前方与位于其外侧的腭大神经伴行，此动脉穿入切牙孔，经切牙管分布至鼻底的前份和鼻中隔的前下份。硬腭的静脉回流，向后汇入翼丛。硬腭的淋巴引流至咽后和颈外侧深淋巴结。硬腭的神经支配主要为腭大神经（上颌神经分支），它经腭大孔穿出后向前行于骨腭与牙槽突之间的沟内，沿途发支至前上颌-上颌缝后方的硬腭，前上颌-上颌缝前方的狭窄区域，系由鼻腭神经支配，它经切牙孔进入口腔，分布于此区。

2. 软腭的血管 动脉来自于上颌动脉的腭小动脉、面动脉的腭升支及咽升动脉的腭支。静脉回流主要汇入咽丛和翼丛，一支特大的腭外侧静脉，离开软腭向下前行至扁桃体窝，然后穿咽上缩肌汇入面静脉或咽静脉。软腭的淋巴引流汇入咽后淋巴结和颈外侧上深淋巴结。软腭的感觉神经来自于上颌神经的腭小神经，含有分布至软腭的味觉（特殊内脏）纤维和一般内脏感觉纤维。软腭还接受舌咽神经支配，即借此神经的扁桃支分布至软腭，还可能借其他的途径分布至软腭，例如借鼓室丛、岩小神经与岩大神经相连续。

（四）先天性腭裂的分类

腭裂是由于发生过程中原腭与继发腭之间以及继发腭两侧半的腭突未联合或部分联合造成的畸形，它可与唇裂同时出现。根据目前常用的方法分为4类。

1. 软腭裂 裂隙局限在软腭部，有时仅出现在腭垂，使其呈鱼尾状。

2. 部分腭裂 裂腭由软腭向前伸向硬腭，但多不超越切牙孔。

3. 单侧全腭裂 裂隙由软腭，经过整个硬腭，达切牙孔处即偏向一侧，故牙槽也有裂隙，此型常伴有单侧唇裂。

4. 双侧腭裂 裂隙达切牙孔时，分向两侧，使切牙骨孤悬于牙槽裂隙中。多伴有双侧唇裂。

六 舌（略）

七 颏

（一）颏与容貌美

颏俗称下巴，位于面部下方，上部与唇毗邻，下部为颜面的最下端，左右与颊部相延续。颏是构成颏、唇、鼻关系的基础，与唇、鼻一起决定着面部侧貌的突度及轮廓。颏的高度、突度及大小，对面下1/3的高度及宽度乃至整个面型，都有重要的影响。在一定程度上，颏部的外形轮廓可以反映出人的性格和气质。因此，颏部被誉为容貌的黄金部位。

容貌美的重要特点之一是颜面部各结构间的协调、均衡和统一，即无论从正面还是侧面，颜面各结构间的高度、长度及突度的比例关系都应和谐一致，这才具典型意义的美。张震康等采用三维测量分析方法，研究了中国美貌人群颜面结构的相互关系，发现面上部及面中部颜面结构具有相对的稳定性和一致性，但面下1/3则有较大的个体差异，反映了面下1/3突出地体现了个体特征，是颜面整体结构中最富于变化、最具特征的部位。

唇、颏结构是面下1/3的重要结构。在关于颅面结构协调和统一的研究中，鼻、唇、颏关系被美学家、艺术家及医学家所关注，认为一个形态大小正常的鼻子和微微突出上翘的颏是漂亮面庞的重要标志。著名的审美平面即是以鼻颏连线为标志。

传统的国人审美意识中，更看重眼睛而忽视了鼻、唇、颏关系的协调。固然眼睛的大小、有神与否是容貌美中非常重要的一部分，但鼻、唇、颏关系的不协调将破坏颜面整体结构的协调和统一，给人以不美的感觉。现实生活中，孤立地看眼、鼻、唇似乎可以找出某些缺点，但关系的协调仍给人以美感。

颏是现代人类面容的特征，西方人把颏的形态与突度同个体特征相联系，将一个后缩发育不足的颏看作是胆怯、优柔寡断性格的象征；而一个发育良好、微微上翘的颏看作是勇敢、刚毅、果断性格的象征。

（二）颏的形态结构

1. 颏的美学观察 颏的美学观察主要包括以下内容：颏高度、颏突度、颏唇沟深度及鼻、唇、颏三者的关系等。

（1）颏高度：测量方法是正面观，在鼻根部和鼻小柱根部做两条水平线，将面分成上、中、下三等分，在面下1/3经口裂再划分三等分，上唇（包括唇白、唇红）占1/3，下唇到颏缘占2/3。许多学者认为，协调的颜面结构应该是面上、面中、面下的高度相等，而面下部的上唇高与下唇颏高的比例关系为1∶2（女性可略小于1∶2），也就是说面下部的上唇、下唇（包括唇红向下至颏唇沟软组织最低点）及颏部仍为三等分。

（2）颏突度：测量方法是侧面观，先在耳屏上和眶下缘间做一水平线，再自软组织鼻根点引出一条垂直线，向下延伸至颏部，另外从眶下缘的前方也引出一条同样的垂线。据此可将颏突度分为3种类型：

1）正常：颏部在两条垂线之间。

2）前突：颏部超过鼻根垂线。

3）后缩：颏部后缩超过眶下线。

理想的颏突度应是颏前点贴于鼻根点垂线(图 2-33)。

也有学者将颏突度分为 5 级,即 1 级:微向后缩;2 级:垂直;3 级:微向前突;4 级:明显前突;5 级:极向前突。

不同种族颏的突度有明显差别,具有鲜明的种族特征。侧面观,白种人的面中部较多平直,颏部也比较前突或垂直;黄种人颏部多为垂直或轻度后缩;黑种人的颏突度不足,多为后缩型,由于黑种人的上颌多较前突,所以颏部后缩更加明显。

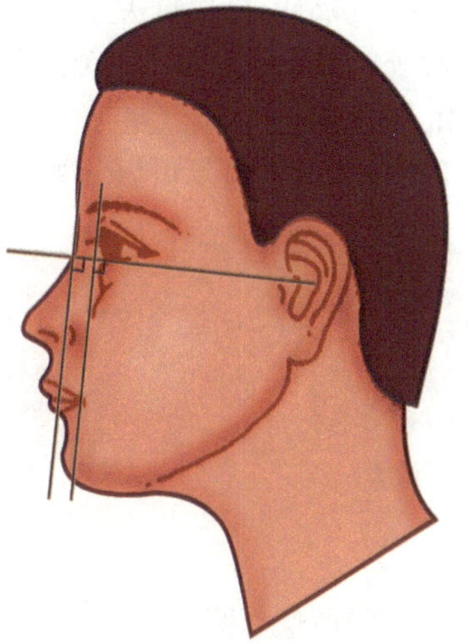

图 2-33 理想的颏突度

(3) 颏唇沟深度:是指侧面观下唇皮肤与颏部皮肤相交处软组织最低点至颏前点的水平距离。据张震康报告,中国美貌人群颏唇沟较深,颏的位置男女分别向前 13mm 和 17mm,这样才可显示出一个和谐的但微微突起、轮廓清晰的颏部。男性的颏突度大于女性,颏唇沟也较女性深,因而男性表现出更为明显的轮廓。

(4) 鼻、唇、颏三者的关系:评价鼻、唇、颏的关系是否协调匀称,常用的有 3 种方法(图 2-34)。

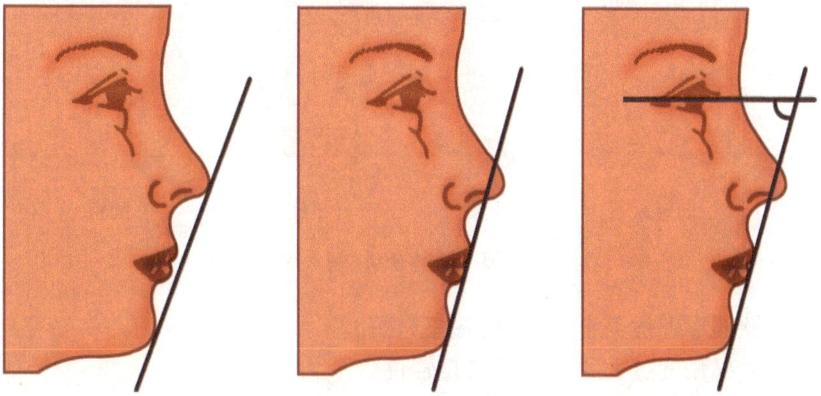

图 2-34 容貌审美侧面评价方法

1) 瑞氏(Ricketts)审美平面:从鼻尖点至软组织颏前点联想的审美平面,也称 E 线。其要求上唇据此线比下唇据此线略远一点,一般认为上唇约距 4.0mm,下唇约距 2.0mm。但西方人上、下唇后退于该平面较远,东方人较近。面型良好的白种人上、下唇均位于平面后方,上唇更靠后些;黄种人上、下唇恰与平面相切;黑种人上、下唇向前突出于此平面。

2) 斯氏(Steiner)审美平面:鼻尖至人中呈 S 形曲线,该曲线的中点与软组织颏前点的联想平面。许多学者认为,美的容貌应是上、下唇突出点与该平面接触,若超前或后缩过多,则视为异常或不美。

3) 莫氏(Merrifield)的 Z 角:方法是从软组织颏前点到最突出的唇做一连线,此线与眶耳平面(外耳道上缘与眶下缘连线构成的假想平面)形成一个夹角称为 Z 角,在和谐的面部此角为 80.5°。鼻、唇、颏协调关系在国人容貌上的表现为双唇均位于瑞氏、斯氏审美平面之后；上唇相对于审美平面靠前，下唇相对靠后。

2. 颏的分型

(1) 从正面观，颏可以分为以下 5 种类型(图 2-35)。

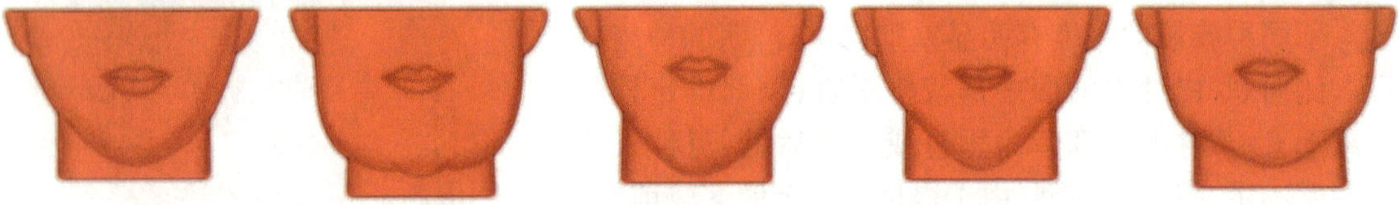

图2-35 颏的分型(正面观)

1) 圆颏：颏部圆钝，给人的印象是快活、明朗、有孩子气。

2) 鼓颏：颏部丰满鼓胀，有高贵、宽容之感，但显得迟钝呆滞。

3) 长颏：颏部过长，冷静、稳重、大方，但显老气，有迟钝感。

4) 尖颏：颏部尖细，显得敏感、活跃，但不够稳重。

5) 方颏：颏部两侧突出，给人以活泼、坚强但较固执的感觉。

(2) 从侧面观，颏可分为以下 6 种类型(图 2-36)。

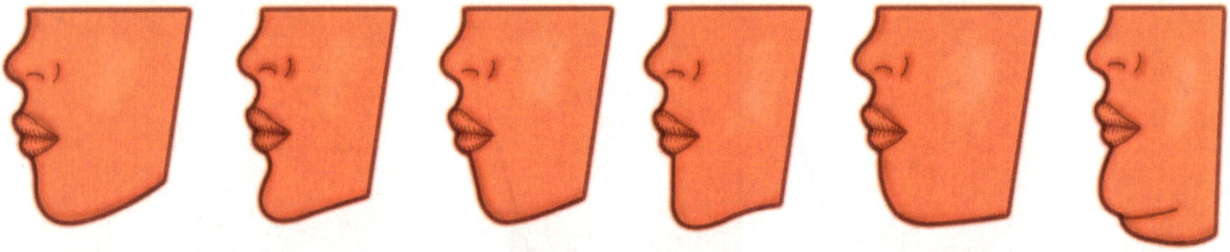

图2-36 颏的分型(侧面观)

1) 标准型：颏部形态优美自然，显得端庄秀丽。

2) 凹颏型：颏部弧度过大，艳丽，但略显轻佻。

3) 小颏型：颏部细小，显得稚气。

4) 平颏型：颏部弧度过小，给人以沉着、冷静之感，但显冷漠，缺乏女性美。

5) 圆颏型：颏部膨胀，虽有稳重大方之感，但稍微显迟钝。

6) 重颏型：呈双重颏型，虽丰满圆润，但有迟钝、呆板的感觉。

理想的颏部形态应是颏前点位于 Ricketts 平面上，上唇高与下唇颏高度比为 1∶2(女性可稍小)，颏唇沟较深，颏轮廓清晰，微微上翘，鼻、唇、颏关系协调，鼻根点与颏前点的连线垂直于眶耳平面。

第五节 鼻

鼻分外鼻、鼻腔和鼻旁窦，外鼻的形态与面容有重要的关系。

一 外鼻的解剖术语和美学分析

对外鼻进行精确的外科手术,就必须有准确而细致的解剖术语和美学分析。然而中外对鼻的解剖术语描述不尽一致,甚至有些鼻整形医师还自创或定义了一些术语。因此,特提出以下外鼻的解剖术语。

鼻的美学分析是从鼻的不同观测角度,进行点、线、面、角度、比例等方面的分析,即深入分析鼻与面部各结构的关系和鼻自身各结构的关系,可从定性和定量两方面着手。鼻的外部形态是由外鼻的内部结构所决定。

(一) 解剖术语

1. **方位术语** 头侧或称上部;尾侧或称下部;背侧或称后部;腹侧或称前部。

2. **鼻部亚单位** 由鼻背、鼻侧壁、鼻尖、鼻翼、鼻小柱、软三角区组成(图 2-37)。国人软三角区常不明显,而眉间区明显,连接鼻背与额,使鼻根点不易区分。鼻修复时最理想的是完整地重建这些美学亚单位。

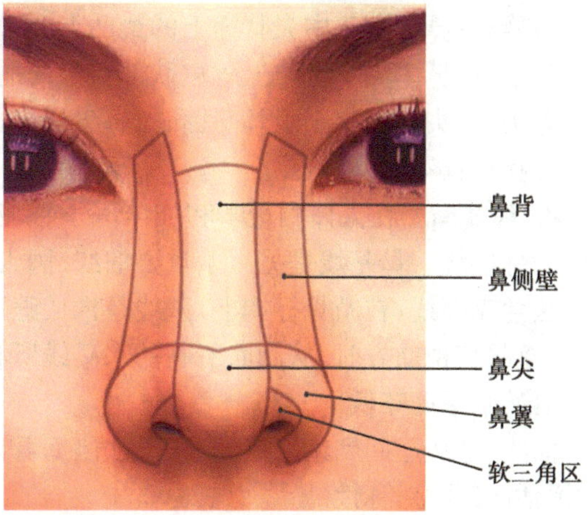

图 2-37 鼻部亚单位

3. **主要构成部分** 可人为划分为:骨性鼻锥、软骨性鼻锥、鼻小叶、软组织区。软骨性鼻锥由鼻中隔软骨和两侧鼻软骨组成,鼻小叶由两鼻翼软骨组成。

4. **表面解剖** 可从正面,(左右)侧面,(左右)斜面,底面进行观测。观察越深入需要定义的名词就越多,定义的名词关注的小节也就更细致(图 2-38)。

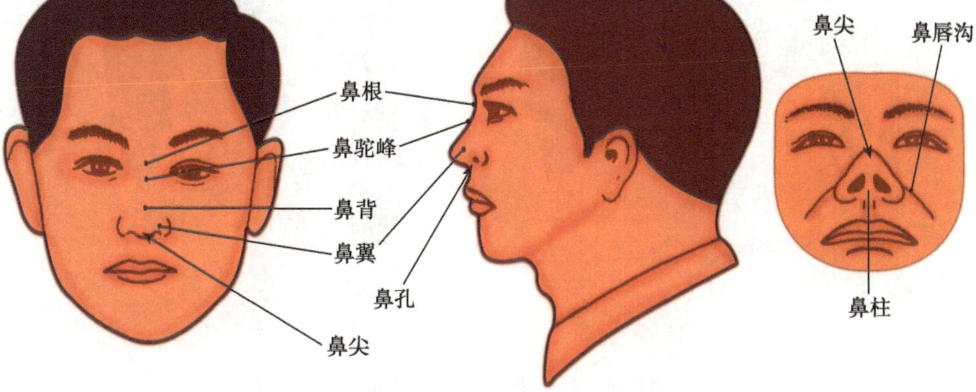

图 2-38 鼻部表面解剖

(二) 美学分析

什么样的鼻型好看,具有美感?主要看鼻型与整个面型是否相称与协调,而且还要看是否符合本民族的特点和审美标准。一般地说,圆脸型的鼻子不宜太高;而长脸者的鼻型高而长些较协调好看；方脸者的鼻型相应宽粗些，才更匹配。欧美人以高鼻梁为美，而中国人颜面多纤巧，额骨鼻突一般低平。因此，鼻梁以小巧细窄为美，男性鼻梁以近似直线为好，女性则以轻微的凹线型，鼻端微翘、曲线柔和为美。

对鼻的美学分析应基于面部形态比例整体上的和谐均衡，符合美学分析的一般方法：点、线、面、角度；比例；对称；凹凸度和各参数或指数的数字化、信息化。对鼻部美学分析应建立在对面部软组织轮廓和硬组织轮廓整体分析把握的基础之上。

1. **点** 在鼻部分析中常用到人体测量学上的点，一些点位于骨表面（骨性标志），另一些点位于皮肤表面（临床标志）。

鼻根点：位于鼻的上部，为额鼻缝和正中矢状面的交点。

鼻峰点：鼻梁在正中矢状面上的最凸点（侧面观察）。

鼻下点：鼻中隔下缘与上唇皮肤部所组成的角的顶点。

鼻尖点：头部固定于眼耳平面时，鼻尖最向前突出的一点。

鼻翼点：鼻翼最外侧点。

2. **线或面** 在人体测量学和临床医学领域，法兰克福水平线和面线是两条重要的线，是定位的标准线。鼻基线是另一条重要的线，国人审美也常用鼻尖-颏线来做审美参考。

法兰克福线：在颅骨标本上，该线是指从眶下缘到骨性外耳道口上缘的连线。当头部自然放松，双眼直视前方时，从侧面所画的水平线所在的面称为面部自然水平面，法兰克福线常比面部自然水平面略低。

面线：是从眉间到颏前点的连线，从侧面看该线用于测量鼻面角。从正面看此线常为正中线，评估面部的对称性。

审美平面：从侧面国人常认为鼻尖、唇凸和颏凸连成一直线的面称为审美平面。

3. **角度** 有鼻额角、鼻唇角、鼻面角、鼻尖角（图 2-39）。

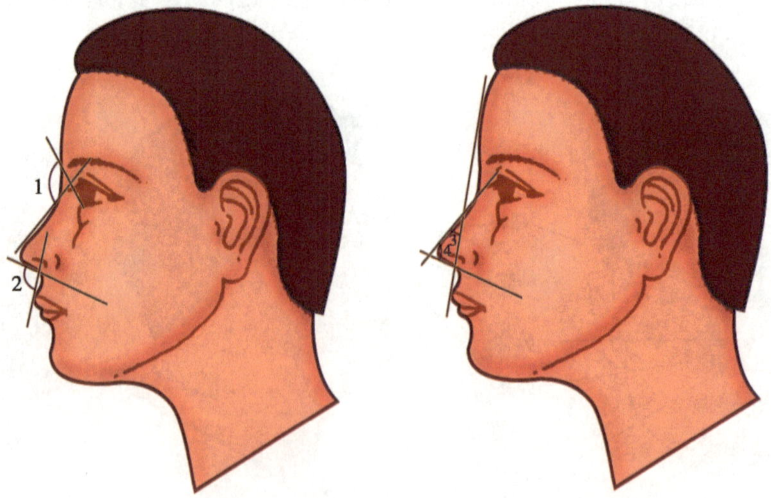

1—鼻额角 2—鼻唇角 3—鼻面角 4—鼻尖角

图 2-39 鼻部角度

鼻额角：鼻背与前额至鼻根间斜面交角。正常值为 130°～140°。

鼻唇角：鼻小柱前端至鼻底与鼻底至上唇红间夹角。正常值为 80°～95°。

鼻面角：鼻根垂线与鼻背线的夹角。正常值为 29°～33°。

鼻尖角：鼻梁线与鼻柱中线之间的夹角。多为 70°～85°。

鼻额角和鼻唇角在鼻部审美中占有极其重要的地位。

4. 线距

鼻高：即鼻根点至鼻下点之间的直线距离。

鼻长：即鼻根点至鼻尖点之间的直线距离。

鼻宽：即左右侧鼻翼点之间的直线距离。国人男性鼻宽平均为(37.90 ±0.11)mm；女性鼻宽平均为(34.84 ±0.13)mm。国外常称鼻小叶宽。

鼻深：即鼻下点至鼻尖点之间的直线距离。

5. 指数 鼻指数(或鼻高宽指数)＝(鼻宽/鼻高)×100，国人一般为 55～84。值越小，鼻越窄。据此指数可将鼻型分为七类(表 2-3)。

表 2-3 鼻指数对鼻的分型

指数级	型别	指数级	型别
≤39.9	特狭鼻型	85.5～99.9	阔鼻型
40.0～54.9	超狭鼻型	100.0～114.9	超阔鼻型
55.0～69.9	狭鼻型	≥115.0	特阔鼻型
70.0～84.9	中鼻型		

鼻宽深指数＝(鼻深/鼻宽)×100，值越小，鼻越扁平。

6. 比例与对称 鼻与面部的比例：横三竖五也即指三停五眼。

对称可看成为比例的一种特例，从眉间点到颏下点画一条直线，其应将鼻根、鼻背、鼻尖、鼻小柱、鼻翼、鼻孔、人中、唇弓二等分，对于咬颌正常的人，中线经过两切牙之间。

骨性鼻基底宽度应为正常鼻翼基底宽度的 75%～80%；鼻翼基底宽度应约等于内眦间距。

由鼻翼-颊连接处向鼻尖画线表述的凸度与鼻的长度比值大约为 0.67∶1。

鼻底大约为等边三角，鼻尖与小柱应为 1∶2 的比例。

7. 外鼻的类型 外鼻的形态包括鼻根、鼻背、鼻尖、鼻翼、鼻孔等部的形态，对各部的形态分类如下。

(1) 鼻根的类型：鼻根的形态可根据凹陷度和厚度分类。

1) 鼻根点的凹陷度可分为 5 级。

0 级：无凹陷，额、鼻骨之间几乎呈一直线或有微弧；

Ⅰ级：略有凹陷；

Ⅱ级：明显凹陷，额、鼻骨之间有明显转折；

Ⅲ级：额、鼻骨之间有明显转折，额骨显著前凸，鼻根点深陷；

Ⅳ级：鼻根点极深，额、鼻二骨之间几乎成直角转折，此型为猿人特有。

国人的鼻根点的凹陷度以Ⅰ、Ⅱ级为多。

2) 鼻根的厚度：是鼻根表面至内眦角连线的垂直距离，可分为 3 级。

Ⅰ级：小于 7mm，多见于短头型。

Ⅱ级：为 7～11mm，多见于中头型。

Ⅲ级：大于 11mm，多见于长头型。

国人平均男性为8.5mm，女性为6.3mm。

(2) 鼻背的类型：分为凹型、直型和凸型3种，各型中又可分为不同的形态。

1) 凹型鼻背：骨部和软骨部可组合为凹凹型，直凹型或凹直型，其中以直凹型为常见。凹型鼻背中又可分为5种类型：

①鼻梁短，鼻根低平，鼻尖向上，鼻基部朝向前上方；

②鼻梁短，鼻根高度中等，鼻尖向上，鼻基部略向前上方；

③鼻梁短，鼻根高度中等，鼻尖向前，鼻基部呈水平位；

④鼻梁中等长，鼻根高度中等，鼻尖向前，鼻基部朝向前上方；

⑤鼻梁中等长，鼻根高，鼻尖向前，鼻基部呈水平位。

2) 直型鼻背：骨部和软骨部组合为直直型。直型鼻背也可分为5种类型：

①鼻梁短，鼻根低平，鼻尖向上，鼻基部朝向前上方。

②鼻梁中等长，鼻根高，鼻尖向上，鼻基部朝向前上方。

③鼻梁中等长，鼻根高度中等，鼻尖向前，鼻基部略向前上方。

④鼻梁长，鼻根甚高，鼻尖向前，鼻基部呈水平位。

⑤鼻梁中等长，鼻根高度中等，鼻尖向下，鼻基部朝向前下方。

3) 凸型鼻背：骨部和软骨部可组合为凸直型、凸凸型和直凸型，其中以凸直型为常见，直凸型罕见。凸型鼻背也可分为5种类型：

①鼻梁短，鼻根低平，鼻尖向上，鼻基部朝向前上方。

②鼻梁中等长，鼻根高度中等，鼻尖向前，鼻基部略向前上方。

③鼻梁长，鼻根高度中等，鼻尖向下，鼻基部朝向前下方。

④鼻梁长，鼻根高度中等，鼻尖向下，鼻基部略向前下方。

⑤鼻梁长，鼻根高度中等，鼻尖向前。鼻基部呈水平位、凹陷和鼻尖呈钩状。

(3) 鼻尖的类型：根据鼻尖的形态和大小，可分为3种类型(图2-40)。

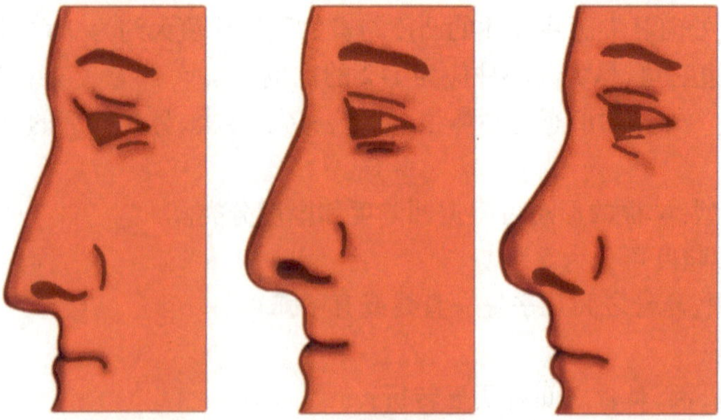

图2-40 鼻尖的类型

①尖小型：鼻尖小而尖；

②中间型：鼻尖的大小适中，圆尖适度；

③钝圆形：鼻尖肥大钝圆。

根据鼻尖朝向还可分为上翘型、向前型及下垂型。

(4) 鼻翼的类型：根据鼻翼向前外突出的程度和形状，可分为3型。

1) 扁平型：鼻翼外表不显突出，与鼻外侧面几乎为同一平面，不显鼻翼沟。国人此型少，男性约为3%，女性约为5%。

2) 微凸型：鼻翼外表微隆起，鼻翼沟宽浅。国人多数为此型，男性约占70%，女性约占80%。

3) 半球形：鼻翼外表隆起明显呈半球形，鼻翼沟清晰呈半环状，国人男性约占30%，女性约占17%。

(5) 鼻孔的类型：按鼻孔的形态和方位，可分为如下6种类型。

1) 纵椭圆型：鼻孔最大径呈前后走向，见于长头型和凸鼻背者。

2) 三角型：鼻孔最大径呈斜向前内的竖“八”字走向。

3) 斜椭圆型：鼻孔最大径呈斜向前内的横“八”字走向。

4) 圆型：多呈近似圆形，纯圆形者少见。

5) 斜卵圆型：卵圆的细端朝向内前方。

6) 横椭圆型：鼻孔最大径较横椭圆型者更长，并且几乎呈横向走行。

国人的鼻背较低，鼻孔一般为圆型。

(6) 鼻型：对形态不理想的鼻型通常有如下的描述。

1) 以物品描述(图2-41)

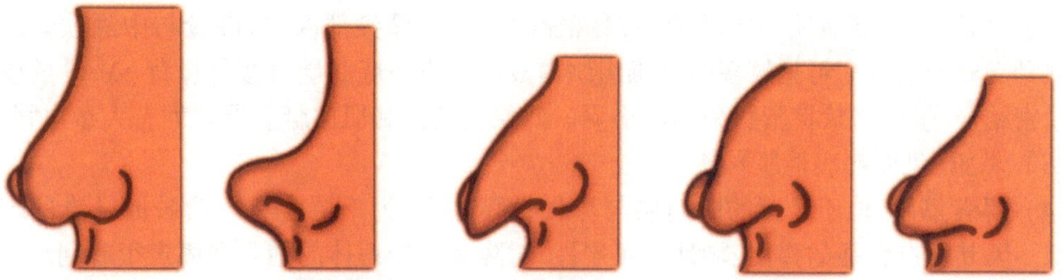

图2-41 外鼻的特殊类型

①蒜头鼻：鼻尖和鼻翼部明显圆大，而鼻背又较窄平，全鼻状如一瓣蒜头。

②鞍鼻：鼻背明显塌陷并短缩，致使鼻基部和鼻尖明显上翘，鼻唇角大于110°，全鼻状如马鞍，常伴有面部中1/3发育不良而呈现“蝶形脸”畸形。

③鹰钩鼻：鼻背较长，鼻背上部常较窄而隆起，鼻基部呈下倾型，鼻尖呈尖小型并弯向前下方，全鼻状如老鹰的嘴。多见于犹太人，故又称犹太鼻。

④驼峰鼻：鼻背于上、中部明显隆起，以鼻驼峰处最为明显，犹如驼峰，鼻背过长，故常伴有鼻尖下垂，多因鼻软骨发育过盛所致，可有遗传性。

⑤狮鼻：鼻背凹陷，上部瘦小，下部较粗大，状如雄狮。

2) 根据外鼻某部特征描述

①塌鼻：外鼻低平，鼻孔呈横椭圆形。

②朝天鼻：鼻背短，鼻基部上翘且鼻孔平视可见。

③长鼻：外鼻过长。

④短鼻：外鼻过短，鼻背塌陷。

⑤歪鼻:鼻某部或全部偏离中线位置,常见为鼻背歪曲。

8. 理想外鼻应具备的条件

(1) 位置标准:从纵向上看,鼻恰位于面部的中 1/3;从横向上看,两侧鼻基底宽度与鼻高之比约为 0.618;两鼻翼点间宽与内眦间宽度相等;在标准姿势时,两瞳孔与鼻下点围成等边三角或以两瞳孔连线的中点为圆心,圆心至外眦的长度为半径画圆,其圆经过鼻翼及鼻柱点。

(2) 形态正常:鼻背挺直(女性略呈弧形);鼻尖圆阔水平(女性微翘);鼻翼呈半球形;鼻孔呈斜卵圆形;额鼻角和鼻唇角等角度在正常范围;鼻梁线位于正中,鼻两侧对称。

二 外鼻

(一) 外鼻的软组织结构

1. 层次结构 外鼻的软组织层次从浅入深依次为皮肤、浅筋膜、鼻肌、鼻背筋膜和骨膜。临床上通常在皮下组织层与深层脂肪组织间进行分离,将鼻分为皮肤层、血管肌肉筋膜层和软骨-骨支架结构。把浅表脂肪和纤维肌肉筋膜称为鼻 SMAS 层。鼻背软组织以鼻根及鼻尖较厚,鼻背处的骨与软骨交界区最薄。鼻根软组织易滑动,鼻头鼻翼处不易滑动。

(1) 皮肤:鼻尖、鼻翼和鼻根部的真皮层较厚,而鼻背部真皮层相对薄些,同时在真皮层内可见大量的毛细血管形成血管网,稠密程度依次排序为:鼻尖网 > 鼻翼网 > 鼻根网 > 鼻背网。

(2) 浅筋膜:分布有明显的区域性,鼻根部相对厚,鼻尖部次之,鼻骨与中隔软骨以及鼻外侧软骨交界处最薄。可见较多的纤维组织由真皮经皮下脂肪层直接与鼻背 SMAS 筋膜粘连形成紧密结合,呈网格状将脂肪分割成小隔。此层面及其和肌肉腱膜层之间有大量血管网。

(3) 鼻肌(见面部表情肌)。

(4) 鼻背筋膜:位于鼻背的肌肉层与鼻骨骨膜之间,为一层含有大量胶原纤维的疏松结缔组织。因其具有较强的弹性、韧性和延展性,对隆鼻术中假体的植入和固定很有利。这与颅顶部的软组织层次相类似,即鼻背筋膜相当于帽状腱膜下疏松结缔组织,故在分离时较容易。在外鼻的软骨部是否存在此层结构,有人认为此层一直延续到鼻尖,但已变薄并与软骨膜结合紧密。

(5) 骨膜和软骨膜:鼻背筋膜的深面是鼻骨骨膜,骨膜菲薄并与鼻骨结合紧密而不易分离。在鼻骨间缝和额鼻缝处有起自骨膜的纤维垂直进入 T 形骨缝中。在软骨部的软骨外面贴附一层软骨膜。

2. 软组织区 分为中隔旁软组织区、外侧软组织区、鼻翼软组织区、软三角区(图 2-42)。中隔旁软组织区位于中隔软骨、外侧软骨和鼻翼软骨之间。外侧软组织区位于外侧软骨、梨状孔及鼻翼软骨的外末端之间,其内由相对致密的结缔组织及 2 ~ 3 块籽状软骨组

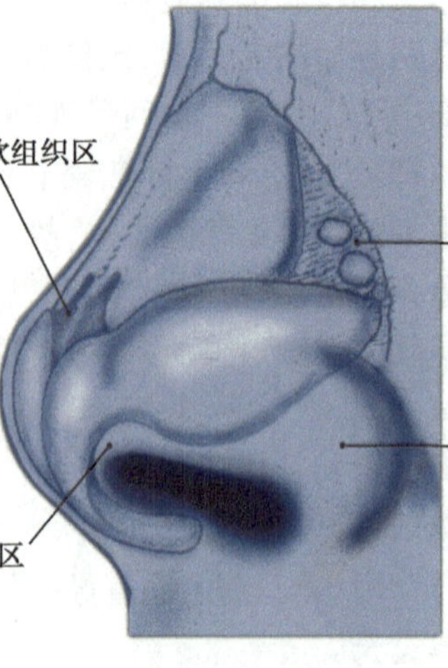

图 2-42 软组织区

成，允许外侧软骨与鼻翼在呼吸时内外扇动。鼻翼软组织区位于鼻翼软骨的外侧脚下方，是鼻翼的主要部分。软三角区位于鼻翼软骨外侧脚下缘的近中线处。

（二）外鼻的支架

外鼻的支架由骨性鼻锥、软骨性鼻锥和鼻翼（鼻小叶）软骨及籽骨构成。

1. 骨性鼻锥 额骨、鼻骨和上颌骨为直接支持外鼻的骨骼（图 2-43），筛骨垂直板和犁骨则为外鼻的间接支持骨骼。

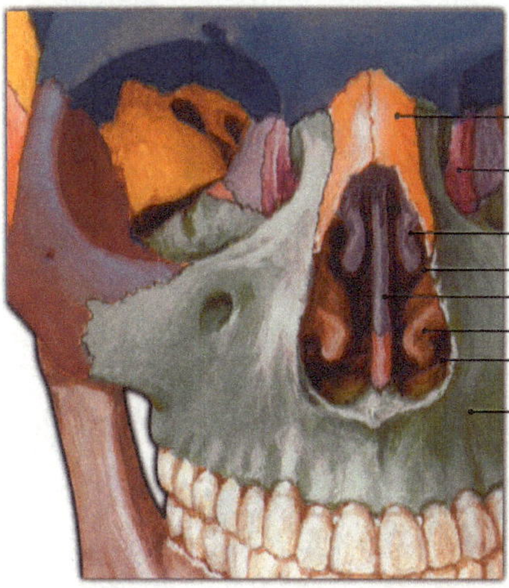

图 2-43 骨性鼻锥

（1）鼻骨：鼻骨为上宽下窄、上厚下薄的成对长方形（占 96%）扁骨，其余可呈上端尖细的三角形骨。鼻骨构成鼻腔的前上壁。

鼻骨上端平均宽男性为 5.23mm，女性为 5.18mm；上端平均厚男性为 4.5mm，女性为 4.2mm。因此，上缘肥厚，并呈锯齿状与额骨鼻部相接形成鼻额缝，此缝位于内眦平面上方，眉间点下方，用拇指切之可扪及一横沟，是确定鼻根点的标志。

鼻骨上、中 1/3 交界处较缩细，平均宽男性为 4.1mm，女性为 4.13mm；此处平均厚度，男性为 2.34mm，女性为 2.39mm。

鼻骨下部呈扇形向外下方展开，下端最宽最薄，平均男性宽为 8.73mm，厚为 0.95mm；女性宽为 8.14mm，厚为 0.83mm。因此，鼻骨的下 1/3 最易发生骨折。由于骨质菲薄，在行鼻的美容手术时操作应轻柔，以防人为骨折的发生。鼻骨下缘并非呈横向走行，而是略斜向外下方，两侧鼻骨下缘合成一较横平呈人字形的切迹状，有隔背软骨的鼻背板附着，为鼻驼峰所在处，相当于外鼻鼻背的上、中 1/3 交点位置，以手扪之，可有一明显的硬棘。棘的上方，鼻背不能移动，是属外鼻的骨性部；棘的下方，鼻背可左、右明显移动，是隔背软骨的鼻背板构成的软骨性支架。

鼻骨内侧缘平均男性长 24.5mm，女性长 23.72mm，两侧相互结合形成鼻骨间缝，并向后下方形成增厚的纵行骨嵴，构成鼻中隔的前部，由上而下与额棘、筛骨垂直板和鼻中隔软骨相接。

鼻骨外侧缘平均男性长 26.51mm，女性长 26.43mm。该缘形成斜面，上半斜面朝向后外侧，与上颌骨额突的前面紧密结合；下半斜面朝向外侧，与上颌骨额突的后面紧密结合。鼻骨前面在纵向上略显凹陷，横向上微向前凸，中部靠内侧有一鼻骨孔，有小静脉通过；后面可见纵行的筛骨沟，有筛前神经的分支通过。

左、右鼻骨多不对称，或左右愈合成一块骨；或有一侧或双侧发育不良或完全阙如，则由增大的上颌骨额突代偿。

根据鼻骨的形态大小，可将鼻骨分为 4 种类型：①普通型：为最常见的类型；②长型：内外侧缘均可超过 29mm，最长可达 35.6mm；③窄型：鼻骨全长均较瘦细，最窄之处可仅为 2mm，故易骨折；④短宽型：其下部可宽达 12mm，中部最窄之处也可达 6mm 宽，这种骨不易骨折。

（2）额骨鼻部和上颌骨：额骨鼻部系额鳞中部向下的突起，其前部最向下的刺状突起称额棘，棘的两侧与鼻骨相接的边缘经鼻骨上缘的后方与鼻骨密切嵌合。额骨鼻部的后方，左、右眶部之间是筛骨切迹，与筛骨垂直板相嵌接。在筛骨切迹外侧缘的下面有一些凹陷称筛小凹，为筛窦的上壁。

上颌骨为成对的不规则骨，分为1体和4个突起。

上颌体呈底向鼻腔而尖向外侧的近似圆锥形，体内为上颌窦。基底的前缘锐薄呈弧形凸向外侧称鼻切迹，构成梨状孔的外侧界和下界；两侧切迹的内侧端相接处形成向上前方的突起，称鼻前棘，棘的尖端接鼻中隔软骨，后部接犁骨的前端。

上颌骨额突是由上颌体伸向内上方的坚韧而细长的骨板，上缘接额骨鼻部，前缘接鼻骨，后缘接泪骨。

(3) 筛骨垂直板和犁骨：筛骨垂直板和犁骨共同组成鼻中隔的骨性部分。垂直板构成鼻中隔的后上1/3，其上部与筛骨筛板相续，前上方与鼻骨和额骨结合，后方与蝶骨嵴结合，后下方与犁骨呈锐角相交，前下方与鼻隔板相接。犁骨构成鼻中隔的后下1/3，前上方与筛骨垂直板和蝶骨体相结合，后缘游离，下方与上颌骨鼻嵴和腭骨相连，前上缘呈沟状容纳鼻隔板的后下缘，前下少部与犁鼻软骨相接(图2-44)。

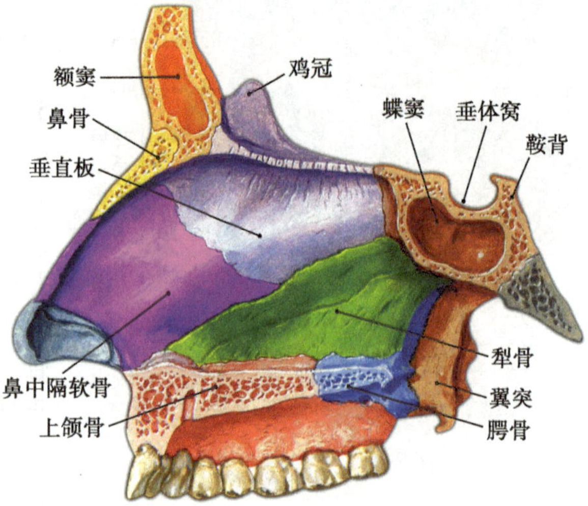

图2-44 鼻中隔

2. 软骨性鼻锥 包括隔背软骨的鼻背板和鼻隔板、大翼软骨等(图2-45)。

(1) 鼻背板：又称鼻外侧软骨，为成对的三角形软骨，上面附着于鼻骨和上颌骨额突，中间与鼻隔板相连。鼻背板的下1/3部分与鼻隔板分离，两者之间由结缔组织相连。因而能够内外活动，控制流入鼻腔的空气流量，称之为内鼻孔鼻瓣。

鼻背板的下份较厚，沿自身卷曲成一袖口状，这一特征被Festut和Jacob(1929年)所发

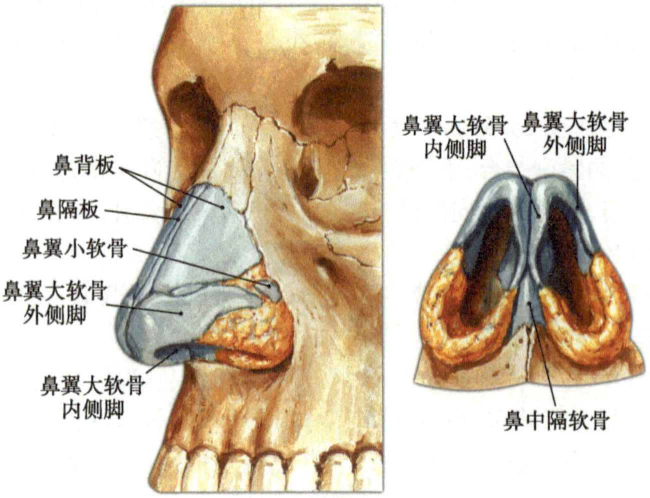

图2-45 软骨性鼻锥

现。他们亦描述了在鼻背板和与鼻背板相重叠的大翼软骨之间有小的籽骨存在，这些籽骨起着转轴的作用，便于位于鼻背板之上的大翼软骨之运动。鼻软骨随鼻部肌肉而运动，这在鼻的生理学中起着重要作用。鼻瓣的开闭受重叠在鼻背板之上的大翼软骨外侧脚上部分压力的影响。保持鼻下部的运动是这些肌肉的基本功能。

（2）鼻中隔和鼻隔板：鼻中隔是位于中线并把鼻腔分为两个侧室的结构。鼻中隔支架由骨和软骨构成。骨性部分由筛骨垂直板、犁骨、上颌骨鼻嵴和腭骨鼻嵴构成。鼻隔板（又称鼻中隔软骨）向后延伸与筛骨垂直板相接，向下后方与犁骨相连（图 2-44）。

鼻中隔软骨是一块四方形的软骨板，突出于梨状孔缘的前方，构成鼻中隔下部的绝大部分。鼻中隔软骨的下份紧附于犁骨及前上颌骨翼上，其软骨膜与犁骨骨膜相连。鼻中隔软骨下部分活动度较大，较有韧性。鼻中隔软骨的软骨膜向外延伸与前上颌骨翼间沟和鼻嵴平滑面的骨膜相连，这就如同一个联合被膜囊，使鼻中隔软骨在其中作侧向移动成为可能。该部分鼻中隔的顺应性增加了鼻中隔软骨的韧性。鼻中隔软骨的下部边缘及鼻小柱两侧皮肤黏膜瓣组成膜性中隔。

鼻背板与鼻骨的连接形式是鼻背板在鼻骨下方延伸 8～10mm，其软骨膜与鼻骨骨膜通过致密结缔组织与上颌骨鼻嵴连接，使骨和软骨之间紧密连接。这种解剖结构在鼻中隔整形术和鼻骨骨折的临床工作中有重要意义。因为在外侧 X 线指示鼻中隔的固定和易弯曲部分之间的鼻骨凿骨术中，鼻背板能随着鼻骨外侧壁移动。分界线鼻中隔软骨的背侧缘在鼻骨区域其宽度和形状发生了变化，分叉呈 Y 形，在 Y 的两翼间形成一条中隔上沟。在一些个体，这条沟可看见和可触摸到，但大多数通常为软骨膜、结缔组织、鼻肌的腱膜及皮下组织所覆盖，从表面不能分辨。中隔上沟在它和鼻骨联合处宽而向中隔角处逐渐变窄。鼻峰是鼻背隆起的部分，由鼻骨、鼻中隔软骨的增宽部分及鼻背板组成。鼻峰呈纺锤形，其上面及中隔角上方狭窄，近鼻背板和鼻骨结合处宽，其骨性和软骨性成分变化由一条狭窄裂隙分开，该裂隙向中隔角方向渐渐变宽，在该区域的纤维蜂窝组织允许鼻背板向内外移动。由于鼻部肌肉的收缩使鼻背板下部活动，调节进鼻腔的气流并构成鼻瓣。在鼻整形术中必须保护鼻瓣的完整性。

3. 大翼（小叶）软骨 大翼软骨是形成鼻尖软骨支架的成对结构（图 2-45）。每块软骨包括内侧脚和外侧脚两部分，它们在鼻尖的最高点相连，形成鼻翼软骨穹隆部。内侧脚向下弯曲形成鼻小柱的软骨支架，内侧脚在向下延伸中，下端分叉，最大分叉位于鼻小柱的基底部，两内侧脚与鼻小柱的皮肤紧密相连。

大翼软骨的大小、形状及方向，特别是外侧脚变化不一，内侧脚呈现各种曲线和形状（Natvig，1971 年）。Zelnick 和 Gingrass（1979 年）在一组尸体解剖研究中观察了外侧脚形状有 5 种变异：①完全平坦和凸起；②前凸后凹；③前凹后凸；④前后凹陷，中部凸起；⑤完全凹陷（少见）。外侧脚的高度和宽度变化不一，平均宽度为 22mm，平均高度为 11mm，亦有性别差异。注意大翼软骨内侧脚的下部向下弯曲及张开和种族差异。不超过大翼内侧脚一半的大翼软骨外侧脚的外侧部分，由辅助软骨和籽骨与梨状孔缘相连。大翼软骨由疏松结缔组织连于鼻背板之上，这便于它们在鼻背板上方作向上的运动。软骨性外鼻位于梨状孔的前方和下部。梨状孔是鼻锥体结构的基础。鼻凹（孔）有一梨形骨性结构开口，开口上界为鼻骨的下缘，外侧界为上颌骨的额突，额突薄而尖锐的边缘向下延伸，并向中线弯曲，在前鼻嵴处相互融合。

4. 鼻的辅助软骨 是指由连续性的软骨膜连接外侧脚与梨状孔缘的较大的籽骨，被用来描述鼻背板和大翼软骨间的细小软骨，也可指鼻翼上外侧部的小软骨。尽管形状、大小多变，但辅助软骨在大翼软骨和梨状孔缘间建立起了连接的桥梁。因此，大翼软骨及其辅助软骨在鼻锥状体基部构成了3/4圈的软骨环。

（三）区域结构描述

1. **鼻根** 鼻根点是鼻额角的最深点，鼻根区是以鼻根点为中心，向下至外眦水平，向上至眉心的一个区域。鼻根区的骨性结构实际是一个由眉弓和额骨鼻突骨质融合成的坚固三角，这些骨性结构构成了鼻额角的轮廓。鼻额角的正常结构反映了发育过程中骨质吸收和沉积等变化。鼻根区软组织较厚，包括皮肤、皮下脂肪和肌肉。鼻额角将鼻根点和鼻根区这两个概念有机地联系起来，通常鼻额角是影响鼻部侧面观的主要审美因素，鼻根点的位置是另一个同等重要的审美因素。鼻根点是鼻额角的顶点，也是鼻面角的顶点，鼻额角评估的额鼻关系，鼻面角基于鼻根点用于评估鼻的轮廓。鼻根点的高度也就是其突出度，可以通过测量垂直切线到印堂或者角膜之间的距离获得。这两个参数决定了鼻的起始部位，进而决定了鼻面角的大小和鼻的长度。确定鼻根点的位置通常是鼻整形美容手术的第一步。

2. **鼻背** 是指由鼻根点到鼻尖点的一段穹隆区域。男性鼻背较直，女性鼻背略凹，鼻背的宽度应以鼻基底的宽度相适应，向上与鼻根眉弓和眉心衔接，向下与鼻头适应。鼻背穹隆实际由鼻背的骨性穹隆和软骨性穹隆构成。骨软骨穹隆的解剖结构反映了其胚胎发育过程。最初，鼻由一个鼻基板构成，基板内的软骨渐渐形成一个完整的软骨构成的鼻外形，接着中胚层向内生长，将连续的软骨层分隔成特定的鼻软骨，并向头侧钙化。鼻软骨穹隆外覆盖着鼻骨，两者在中线和外侧重叠，重叠区称为鼻礁石，也称K区，对支持鼻梁起重要作用。由于软骨膜和骨膜融合，所以重叠区也较难完整把软骨与鼻骨分离。儿童期，鼻的高度取决于鼻骨，到了青春期，沿着鼻轮廓和上颌骨额突出现的骨质吸收和骨质沉积使鼻部发生了非常大的变化，鼻根区骨质吸收而在鼻缝点处骨质沉积。若仅在鼻根区发生骨质沉积，则导致典型的希腊鼻。鼻中隔的发育对鼻背中下部影响较大，事实上软骨穹隆是鼻中隔软骨与鼻外侧软骨的一个无缝结构，软骨鼻背起始部横切面为宽的T字形，在鼻缝点逐渐变为Y字形，接近中隔角处逐渐缩窄为I字形。鼻背部被覆软组织的厚度变异很大，鼻根区最厚，鼻缝点处最薄。鼻根区由于有发自骨软骨穹隆前额中部的肌肉而最厚；鼻缝点皮下脂肪很少，此处鼻横肌移行为腱膜而最薄。鼻尖上区由于覆盖皮下脂肪常掩盖了下陷的软骨鼻背。这些软组织构成了鼻背的SMAS系统。从手术角度看，血管最少和创伤最小的平面就是软骨膜上方的鼻背筋膜下间隙。

3. **鼻尖** 是外鼻最突出的点或区域，由两侧大翼软骨的穹隆、鼻背侧的软组织和表面皮肤构成。大翼软骨是鼻尖的主要支撑结构，鼻尖的形态依赖于软骨的大小、力量和弧度，而大翼软骨的形态与位置又取决于与相邻解剖结构的纤维连接和支撑。外侧脚通过辅助软骨和纤维与梨状孔连接，与鼻背板由纤维连接，固定在鼻中隔前角有鼻尖悬韧带；内侧脚支撑包括鼻中隔尾侧端的弹性组织附着及其底部与切牙骨部位之间的软组织。鼻尖的结构力学常被比作单一的或成对的三脚架，两内侧脚组成三脚架的下腿，两外侧脚及其辅助软骨分别构成两个上腿。鼻尖有多种畸形、异常及变异，如唇裂鼻发育不全、分叉鼻等。宽鼻尖指两穹隆分离较远；圆形鼻尖指鼻尖宽大；方形鼻尖指穹隆呈角状；球形鼻尖指穹隆呈圆形；双鼻尖为双峰状，两峰间的距离大，中间有一条纵行的沟，延续至鼻小柱；鼻尖不对称多由于两侧穹隆的大小和位置不同导致鼻尖的不对称。鼻尖不对称可单独存在，也可与双鼻尖同时存在，也可能是鼻小叶不对称畸形的一部分。鼻尖过低、过高、上翘或悬垂均需根据三脚架原理调整支撑力量。

4. **鼻底** 不是一个孤立的解剖实体，而是鼻底组织和影响鼻底组织的邻近鼻尖结构、外部结构的组合体。从解剖和审美两方面考虑，鼻底可分为八个部分（图2-46）：①鼻小柱底；②中央小柱；③小叶下三角；④软三角；⑤外侧壁；⑥翼底；⑦鼻堤；⑧前鼻孔。鼻小柱底包括软

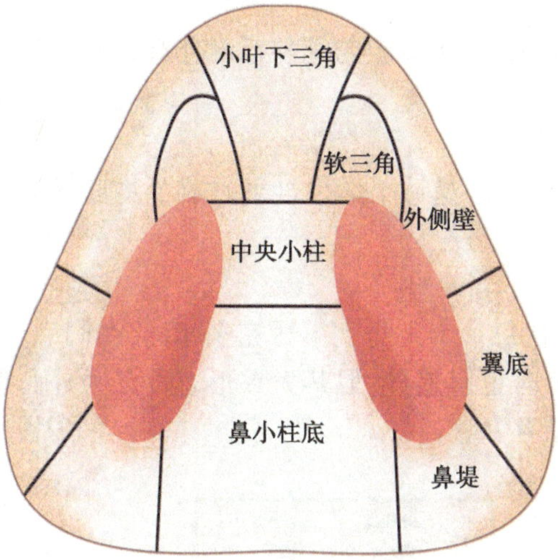

图2-46 鼻底的分部

组织和大翼软骨内侧脚足板，软组织中的肌肉包括中间的降鼻中隔肌和两侧的鼻外侧肌。鼻小柱底的横径与足板间距和其间软组织量有关。从侧面看，中隔尾与鼻前棘是决定鼻小柱-上唇角的关键因素。中央小柱由两个内侧脚并置构成。虽然小叶下三角和软三角不是鼻底的组成部分，但它是鼻锥基部的顶点。它们由大翼软骨中脚的形状决定，中脚小叶段的长度决定三角的高度，其分叉程度决定三角的宽度。软三角反映了鼻顶切迹的宽度，包括外表面和前庭面的蹼状皮肤结构，无软骨成分。外侧壁反映外侧脚对翼缘的支撑和两者之间的距离，其向后离开翼缘的外侧软骨形成翼缘裂点，标记小叶和翼底的连接部分。翼底包括皮下组织和肌肉，它起鼻的外部隔板作用，受面鼻部肌肉的支配，活动性较强。鼻堤的前庭面和外表面皮肤变化非常大，翼底可以突然中止形成一个扁平的鼻堤，也可以连续形成环状边缘。前鼻孔只是一个孔隙，它的形状由周边组织决定。从正面看，翼底的宽度由翼褶和梨状孔的关系决定，翼底水平的差异更多反映了上颌骨的不对称性，而不是软组织畸形。

（四）外鼻的血管、淋巴管和神经

1. 动脉　主要来自眼动脉、面动脉和上颌动脉的分支（见图2-19）。

（1）鼻背动脉：是眼动脉的终末支之一，在滑车与睑内侧韧带之间穿过眶隔、眼轮匝肌达鼻背，分布于鼻背，此动脉与内眦动脉吻合，作鼻切口时，此处较易出血。

（2）筛前动脉：由眼动脉在眶内分出，入鼻腔后分出鼻前外侧支，沿鼻骨背面下行，从鼻骨与鼻背板交界处穿出达鼻尖。

（3）鼻外侧支：面动脉经过鼻外侧时发出，常于鼻翼沟上下缘走行，分布于鼻翼和鼻背。

（4）上唇动脉：面动脉发出，在人中的外侧向上进入鼻柱，在鼻尖处成为终支，与对侧终支或鼻外侧支相吻合，营养鼻小柱与鼻头。

（5）眶下动脉：出眶下孔，发支分布于鼻外侧。

2. 静脉　与动脉伴行，向上经内眦静脉、眼静脉回流入海绵窦；向外可经面深静脉入静脉丛；向下可经面静脉回流入颈内静脉。由于静脉缺乏静脉瓣，故外鼻生疖肿时，切勿挤压，以免炎症蔓延到海绵窦，引起海绵窦栓塞。

3. 淋巴管　外鼻的淋巴回流分两部分。外鼻上部有数条淋巴管，向外侧经上、下睑注入腮腺淋巴结；外鼻中、下部的淋巴管，主要沿面静脉下行，注入下颌下淋巴结。

4. 神经　包括支配鼻肌的面神经分支和分布于皮肤黏膜的三叉神经分支（见图2-19）。

（1）面神经颊支：面神经入腮腺形成腮腺丛后自丛发出上、下颊支，分别经腮腺管的上、下方前行布于所有鼻肌等。

（2）滑车上神经：为三叉神经的眼神经发出的额神经在眶内的分支，经滑车的上方穿眶隔和眼轮匝肌，分布于鼻根部皮肤。

（3）滑车下神经：为眼神经发出的鼻睫神经在眶内的分支，沿上斜肌和内直肌之间前行，经滑车下方出眶，分布于鼻根部皮肤。

（4）筛前神经：由鼻睫神经分出后向上入颅前窝，后入鼻腔与筛前动脉伴行，分布于鼻背下部、鼻尖和鼻翼的皮肤。

（五）鼻唇沟的解剖

鼻唇沟是将面颊部与鼻、唇及下颌分开的解剖标志，是一个继发性的过剩的皮肤皱褶，同时也是面部老化的重要标志之一。

1. 鼻唇沟的分类

（1）鼻唇沟的形态分类：鼻唇沟的形态，虽然在每一个人身上不尽完全相同，在同一个人的不同时期也有差异，或同一时期的不同表情状态时也有差异，但其大致形态可分为外凸型、直线型、内凸型和 S 型 4 种类型（图 2-47）。

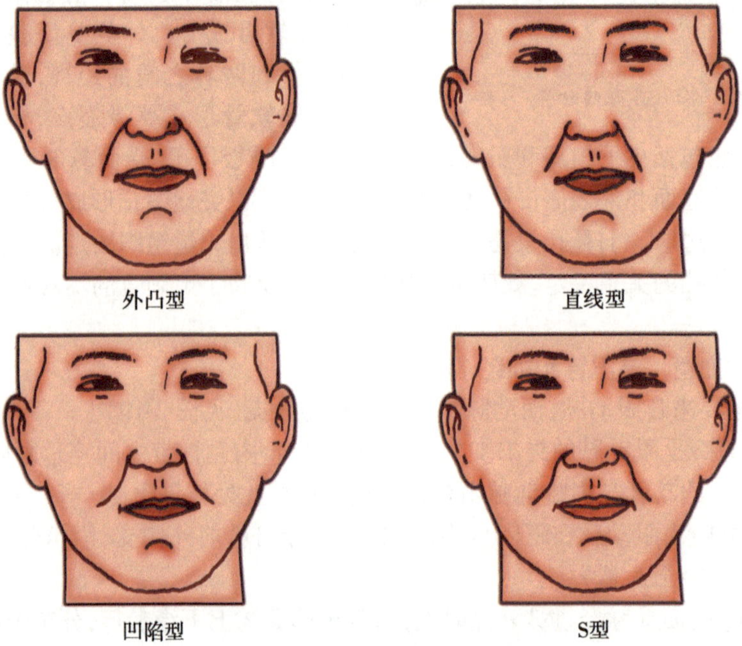

图 2-47 鼻唇沟的形态分类

1）外突型：鼻唇沟自鼻翼两侧即明显的向外侧展开，然后向下弯向口角的外下方而终，全长呈凸向外侧的弧形，在口角的外上方弯曲度最大。

2）直线型：鼻唇沟自鼻翼外侧至口角外侧呈对称的直线状。

3）内凸型：鼻唇沟起始段紧贴鼻翼外侧下降，达上唇时则向外侧展开，终于口角两侧，全长微向内下凸起，颧颊部明显隆起下突。

4）S 型：鼻唇沟的上段为外凸型，下段为内凸型。

（2）鼻唇沟的分区

1）依据鼻唇沟各段在面部的位置不同分为 4 区（图 2-48）：Ⅰ区：为鼻外侧区，位于鼻区与眶下区之间；Ⅱ区：即上唇外侧区，位于上唇与颊区之间；Ⅲ区：为下唇外侧区，位于下唇与颊区之间；Ⅳ区：即颏外侧区，位于颏部的外侧，但一般人不明显。

2）依据鼻唇沟与深部肌肉的相对应关系分为 3 区：①上唇提肌区，约占鼻唇沟的上 1/3，该区为上唇提肌群的止点，包括提上唇肌、提上唇鼻翼肌、颧小肌和颧大肌，其中以提上唇肌和

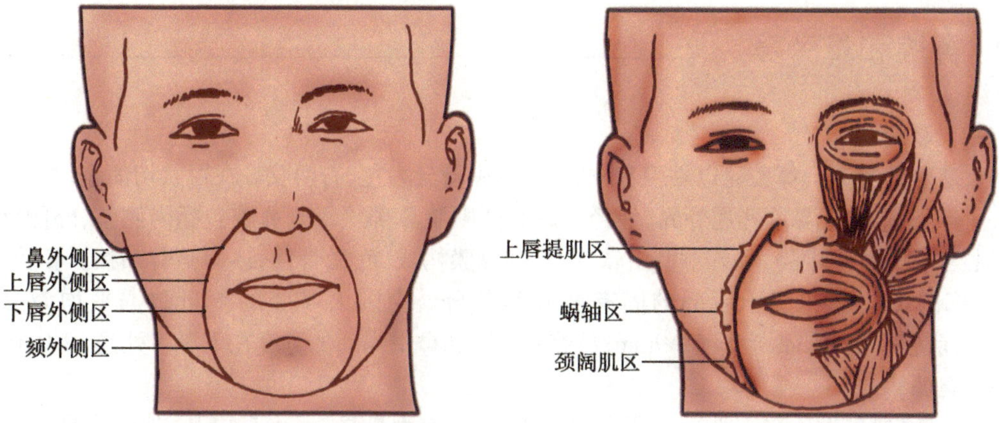

图2-48 鼻唇沟的分区

颧大肌最为重要；②蜗轴区：位于口角的外侧，为鼻唇沟的中段，为口周肌群在口角外侧汇聚所致，扪之呈结节状团块，谓之蜗轴；③颈阔肌区：位于下唇外下方，为鼻唇沟的下段，系颈阔肌中部纤维与口轮匝肌、降下唇肌和降口角肌相融合之处。

2. 鼻唇沟的解剖及形成

（1）鼻唇沟的组织解剖学形态及与SMAS的关系：Mitz和Peyronie于1976年提出，SMAS由腮腺区向前延伸包绕笑肌和口轮匝肌。在鼻唇沟区域SMAS被来自于真皮内的大量脂肪分成浅深沟层。几个深的肌肉自SMAS斜行走向真皮内，在鼻唇沟内追踪这些肌肉走行是困难的。鼻唇沟是由一些特殊的肌肉束嵌入而形成的。鼻唇沟与SMAS是连续的一层，是SMAS末端的特殊层。1985年Pensler等人得出相同的结论，并认为上唇也存在着SMAS系统，其位于浅筋膜内。近年来，不少学者对此提出异议。1989年Rubins经显微镜观察鼻唇沟是由下列3种成分组成的：①致密的纤维组织；②上唇提肌纤维；③起于鼻唇沟的条状肌束；同时还观察到起源于鼻唇沟深筋膜的几个肌束向下走行并与向下走行到唇部的主要的上唇提肌在途中相连接。Rubin等人的研究否认鼻唇沟区存在SMAS系统，认为鼻唇沟是一个致密的纤维组织区域。上唇提肌的末梢纤维被嵌入其内，并且部分纤维起始于该区域的上唇提肌肌纤维。1992年Barton的研究表明，解剖上SMAS向前延续至颧大肌平面上，在此处SMAS与包绕该肌肉的筋膜无法区别；在上中面颊部平面，沿颧小肌穿过翼基底到红唇上部，组织学切片表明，SMAS与皮下脂肪没有区别，仅能看到一层薄的包绕类似肌肉的筋膜。Barton的研究结果也支持鼻唇沟区域无SMAS的观点，指出：①SMAS-颈阔肌呈连续的一层覆盖腮腺的颊区，向前附着于颧肌和笑肌，并且向下与颈阔肌相连续；②沿SMAS-颈阔肌和颧肌深面存在一个自然的解剖平面；③在上唇无明显的筋膜，皮肤与口轮匝肌之间由一层薄的口轮匝肌筋膜将其分开，上唇没有SMAS系统（除非将口轮匝肌视为SMAS系统）。

（2）鼻唇沟的形成：鼻唇沟的形态在长度、深度上个体差异很大，许多致笑的因素同样也影响着鼻唇沟的形态。Rubin指出，除面部皮肤、肌肉的老化、松弛、下垂参与构成鼻唇沟外，微笑产生的机制才是形成鼻唇沟的关键所在。鼻唇沟在人的一生中是进行性变化的，面瘫患者其鼻唇沟的消失就是最好的佐证。Zufferey提出鼻唇沟是上唇肌肉活动的产物，即使上唇最轻微的活动，也是多个肌肉联合活动的结果。Passa的研究结果表明，提鼻翼肌是影响中等度的鼻唇沟的主要肌肉，提上唇肌被认为影响鼻唇沟的中段，这两个肌肉的运动与面部鼻唇沟的持久性有密切关系。

三 鼻腔和鼻旁窦

（一）鼻腔

1. 鼻腔的界限 鼻腔衬以黏膜和皮肤，由鼻中隔分为左、右两腔。在冠状切面上，每腔呈三角形，上窄下宽，前经鼻前孔通外界，后经鼻后孔通咽腔鼻部。每侧鼻腔包括内侧壁、外侧壁、下壁和顶。内侧壁（鼻中隔）和外侧壁由软骨、骨和黏膜构成，底为骨性，顶为筛骨筛板。鼻腔可分为前下部的鼻前庭和位于后部的固有鼻腔两部分。中国人鼻腔的测量数据平均为：高径47.8mm，前后径63.9mm，底长54.9mm；鼻腔外侧壁和鼻中隔间的宽度在下鼻甲处是18.0mm。

2. 鼻的构造

（1）鼻前庭：为鼻腔前段一小部分，较为宽阔。前为鼻缘，后为鼻内孔，外侧为鼻翼，内侧为鼻柱。在鼻前庭后上方有一弧形隆起部称为鼻阈，由鼻外侧软骨下端形成，为鼻前庭与固有鼻腔的分界标志。鼻内孔由鼻阈（外侧）、鼻中隔、外下方的鼻腔底所围成，常小于鼻前孔，对鼻的呼吸功能有重要影响。鼻前庭覆以黏膜，其结构与皮肤及固有鼻腔呼吸部黏膜相移行，可分为前方的有毛区和后上方的无毛区。有毛区生长有粗大的鼻毛，可过滤空气和阻挡异物；固有膜含有毛囊、大的皮脂腺和汗腺，汗腺导管开口于毛囊。无毛区固有膜内无皮脂腺。鼻前庭是疖肿的好发部位，发生疖肿时疼痛较重。

（2）固有鼻腔：临床简称鼻腔（狭义鼻腔），前至鼻内孔，后借鼻后孔与咽腔鼻部相通，是鼻腔的主要部分，由骨和软骨覆以黏膜而成，其形态大致与骨性鼻腔相同。

固有鼻腔的顶壁较狭窄，由鼻骨、额骨、筛骨筛板、蝶骨等构成，借薄弱的筛骨筛板与颅前窝相邻，嗅神经通过筛板的筛孔。由于外伤发生筛板骨折时，常因损伤嗅神经引起嗅觉障碍。也因颅底骨折伤及脑膜及鼻腔顶部黏膜，引起出血和脑脊液溢出，即产生脑脊液鼻漏。鼻腔内侧壁是鼻中隔。鼻腔外侧壁结构复杂。鼻腔底即硬腭，前3/4由上颌骨腭突、后1/4由腭骨水平部构成，在底的前方近鼻中隔处，左右各有一切牙管开口，腭大动脉（终支）、静脉及腭前神经等由此通过。

固有鼻腔分为呼吸部和嗅部，两部的黏膜结构不同。

3. 鼻中隔

（1）鼻中隔的形态构造：鼻中隔构成两侧鼻腔的内侧壁，分为骨部、软骨部及皮部。

1）鼻中隔骨部或骨性鼻中隔：位于鼻中隔后部，主要由筛骨垂直板和犁骨构成。筛骨垂直板构成鼻中隔的上1/3，上方与筛板相续，前、上方与额骨及鼻骨结合，后方与蝶骨嵴结合，后下方与犁骨，前下方与鼻中隔软骨相连。犁骨位于鼻中隔的后下方，上方与蝶骨体及筛骨垂直板结合，下方与上颌骨鼻嵴及腭骨相接，前缘呈沟状接纳鼻中隔软骨。

2）鼻中隔软骨部：主要由鼻中隔软骨及鼻翼大软骨内侧脚构成，位于鼻中隔前部。鼻中隔软骨前方与鼻外侧软骨连续，后方伸出一薄的突起，嵌在筛骨与犁骨之间，但并非直接与骨形成关节，故可运动。后上方的薄缘，嵌入垂直板下缘的沟内，其下缘也嵌入犁骨和鼻嵴的沟内，在软骨膜与骨膜之间有一些交错的结缔组织纤维，少量纤维绕软骨或骨缘向上至对侧软骨膜或骨膜。因此，掀起黏膜、骨膜以暴露鼻中隔时，必须在软骨缘处切开软骨膜和骨膜。在软骨与骨之间有疏松结缔组织，其中还有脂肪，故鼻中隔有运动性，在鼻骨受压时，鼻中隔不致发生骨折。虽可大幅度移位，但不致脱位。

据资料统计，中国人鼻中隔面积平均24.8cm^2，前后径为74.5mm，高径为48.4mm，上缘长

46.6mm，下缘长为48.6mm，前缘长为58.7mm，后缘长25.8mm。鼻中隔居正中线者较少，往往偏向一侧，尤以偏向右侧者为多，占28%，左弯者占26%，呈S状弯曲者占4%，垂直中隔者占42%。鼻中隔轻度弯曲属正常状态，显著弯曲者属病理情况，严重时可出现鼻出血、鼻塞及头痛。

（2）鼻中隔的血管和神经

1）动脉：眼动脉的筛前、后动脉分布于鼻中隔后上部；蝶腭动脉从上颌动脉发出后，经蝶腭孔入鼻腔，发出鼻中隔后支，分布于鼻中隔后下部，腭降动脉发出的腭大动脉经切牙管由口腔至鼻腔下部；面动脉的上唇动脉的鼻中隔支分布于鼻前庭和鼻中隔膜部。上述各动脉的分支在黏膜内和黏膜下形成血管网和血管丛（图2-49），在鼻中隔前部黏膜的浅部形成丰富吻合，为鼻出血的好发部位，临床上称为Kiesselbach区或Little区。

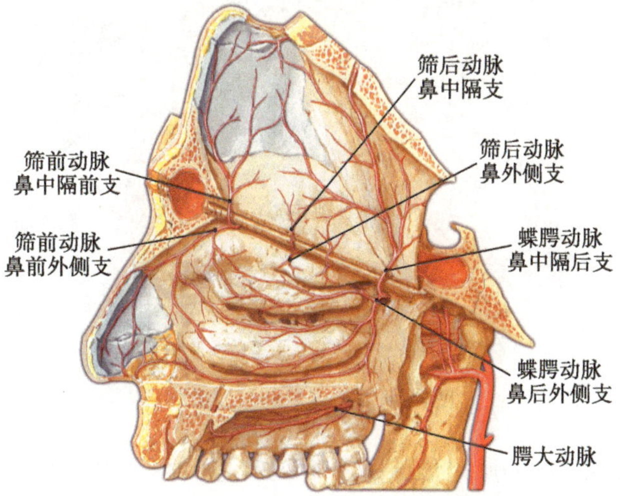

图2-49 鼻中隔的动脉

2）静脉：大致与动脉伴行，分别经内眦静脉、筛静脉、蝶腭静脉、面静脉汇入颈内和颈外静脉。

3）神经：①筛前神经的鼻内支：筛前神经自眼神经的鼻睫神经分出后，向前内侧走行，经上斜肌与内直肌及筛前血管共同穿眶颅管入颅前窝，然后沿筛骨筛板和硬脑膜之间前进，至鸡冠附近穿筛板中的一小裂孔，下降入鼻腔，分为2支即鼻外支和鼻内支，其中鼻内支又分为鼻外侧支和鼻内侧支，后者向前下方走行，分布于鼻中隔前上部。②鼻后上内侧支：来自翼腭神经节的鼻后支，有2～3支，向内穿经蝶腭孔，横过鼻腔顶，达鼻中隔的后部，并分布于此。该组中最大一支为鼻腭神经，沿犁骨下面的小沟，向前下方行，经骨膜与黏膜之间，达切牙管，途中发支，分布于鼻中隔的黏膜。鼻中隔上部由嗅神经支配（图2-50）。

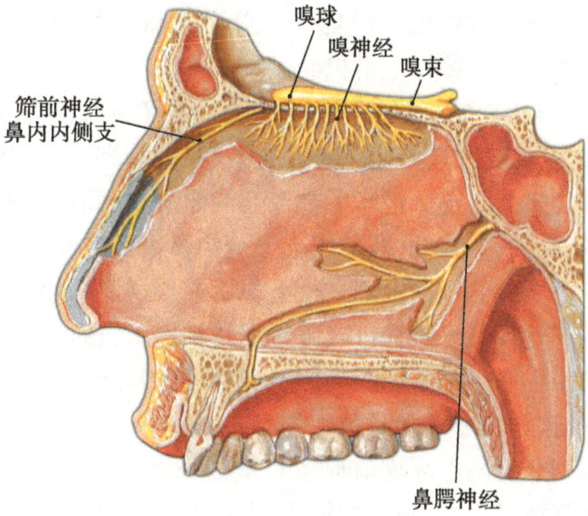

图2-50 鼻中隔的神经

4. **鼻腔外侧壁**

(1) 形态和结构:鼻腔外侧壁由鼻骨、上颌骨、泪骨、筛骨迷路、腭骨垂直板和蝶骨翼突等组成。其构造复杂,一般有3~4个鼻甲。它们下缘游离,其骨性突向外上方卷起,分别称为下、中、上和最上鼻甲,相应的鼻甲下方有3~4个鼻道,分别为下鼻道、中鼻道、上鼻道和最上鼻道。

(2) 鼻腔外侧壁的血管、淋巴和神经

1) 动脉:分布于鼻腔外侧壁的动脉有筛前动脉、筛后动脉、蝶腭动脉、腭降动脉(图2-51)。

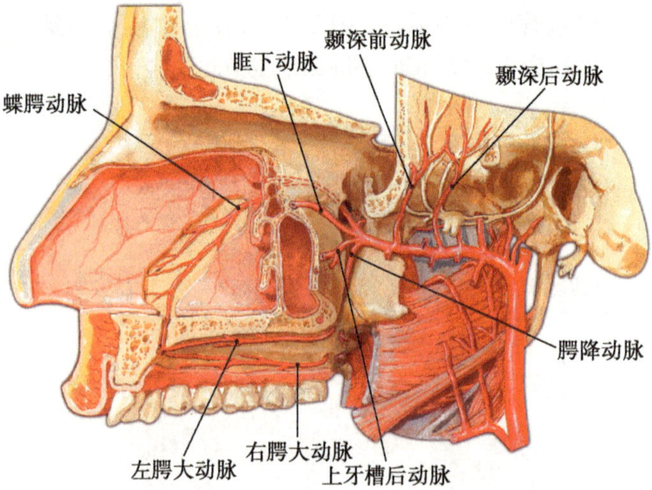

图2-51 鼻腔外侧壁的动脉

2) 静脉:鼻腔外侧壁的静脉以静脉弓起始,在下鼻甲和下鼻道处发育良好,而后各静脉支大致与同名动脉伴行。

3) 鼻腔的淋巴引流:鼻腔黏膜下的淋巴管甚为丰富,构成淋巴管丛。嗅部和呼吸部的淋巴回流方向不同,而且有一定的独立性。嗅部的淋巴管网较丰富而稠密,其淋巴引流向上可经嗅神经周围淋巴间隙入硬膜下和蛛网膜下隙,向后借2条或2条以上的淋巴管与咽淋巴管相交通,入咽后淋巴结。呼吸部的淋巴管网较稀疏,其前部的淋巴管与鼻前庭的淋巴管吻合,然后与面部的淋巴管相交通,入下颌下淋巴结,其后部和上部的淋巴管入咽后淋巴结,中部和下部淋巴管入颈深上淋巴结。

4) 神经:可分为感觉、嗅觉及自主神经3部分。其中感觉神经来自三叉神经第一支(眼神经)和第二支(上颌神经)(图2-52)。即:①鼻睫神经:发自眼神经,分为滑车下神经及筛前神经2个终支。滑车下神经至内眦皮肤;筛前神经通过筛前孔进入鼻腔,除鼻外支分布于鼻前庭、鼻尖、鼻背外,其鼻内支又分为鼻内侧支和鼻外侧支。前者分布于鼻中隔前上部,后者分布于鼻腔外侧壁前上部,中、下鼻甲前段、筛窦及额窦。②蝶腭神经:通常为两支,来自上颌神经,其感觉神经纤维穿过或绕过翼腭神经节,通过蝶腭孔入鼻腔即分为4支:a. 鼻后上外侧支:分布于中鼻甲以上鼻腔外侧壁后部的黏膜及后筛窦。b. 鼻后上内侧支:在鼻中隔自后上向前下斜行,分布于鼻顶及鼻中隔。c. 鼻腭神经:为鼻后上内侧支的末支,在黏膜与骨膜之间下行,至切牙管与上牙槽前神经的鼻支吻合,而后出切牙孔,分布于切牙后方的硬腭。d. 腭神经:从蝶腭神经分出,经翼腭管、腭大孔至口腔顶,在翼腭管内走行中发出鼻后下神经入鼻腔,分布于中鼻道、下鼻甲及下鼻道,其终支经腭大孔至口腔顶,并与鼻腭神经吻合。

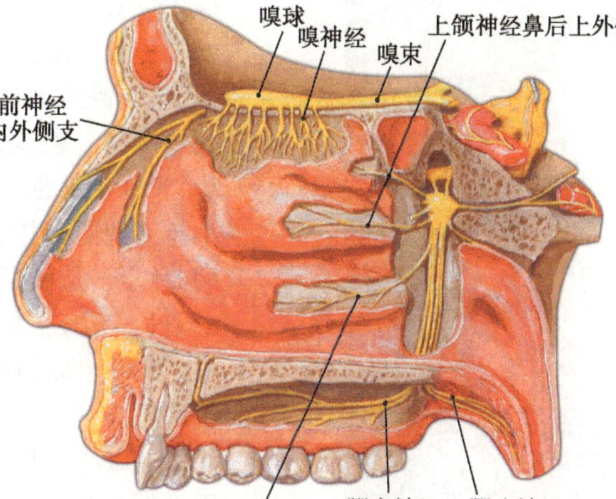

图 2-52　鼻腔外侧壁的神经

（二）鼻旁窦

鼻旁窦是位于鼻腔周围的一些含气空腔，分别为额窦、筛窦、蝶窦及上颌窦。除蝶窦外，皆在胚胎第3、4个月时，由鼻腔黏膜外突发育形成，生后逐渐扩大。上颌窦和筛窦出生时很小，未被空气充盈。发育缓慢，X线造影时应特别注意。出生时额窦是一个很小的憩室，以后各部逐渐发育。出生时蝶窦几乎不存在，它位于鼻腔后上部，在3岁时才侵入蝶骨体内。

鼻旁窦内衬以假复层柱状纤毛上皮，纤毛摆动，呈螺旋状流向，使鼻窦内分泌物导向窦口，由于鼻窦内负压的影响，有助于纤毛的排出。

第六节　眼

眼部分为眼睑、泪器、眼眶和眶内结构，美容的重点是眼睑。眉区的解剖也放入此节。

一　眼部表面解剖和美学分析

（一）眼部的表面解剖

眼睑分为上睑和下睑，上下睑之间为睑裂，上下眼睑内侧结合处为内眦，外侧结合处为外眦（图2-53）。内眦角略圆钝，外眦角略锐。内眦部的睑裂与眼球之间称泪湖，泪湖中粉红色隆起部位为泪阜，其下结膜形成半月襞。泪湖入口相对应的上下睑各有一个泪点，分别与泪小管相连。若睑内侧皮肤覆盖内眦而遮蔽泪阜则称作内眦赘皮。根据其方位和走向可分为3类（图2-54），①上睑型：其襞缘与上睑缘连续，并遮盖部分下睑

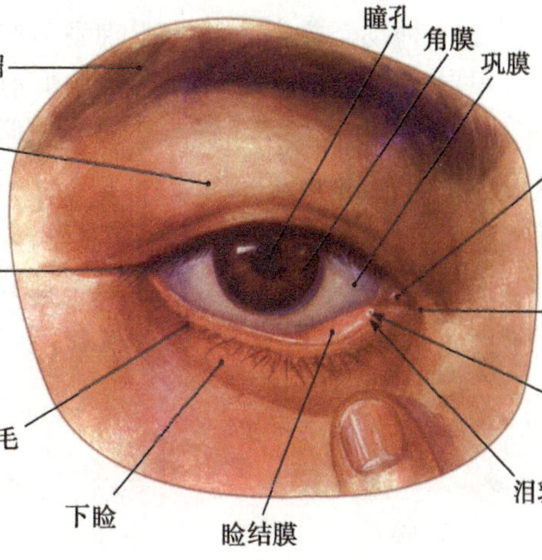

图 2-53　眼部的表面解剖

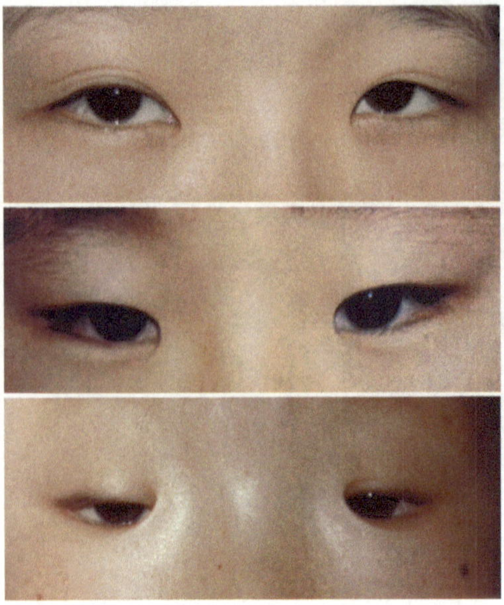

图2-54 内眦襞类型

缘；②内眦型：其襞缘呈典型的新月状，长轴呈纵行走向，凹面朝外，同等遮盖部分上、下睑缘和睑裂内眦部；③下睑型：其襞缘与下睑缘连续，并遮盖部分上睑缘，又称倒向性内眦赘皮。内眦襞可缩小鼻侧视野范围，且使内眦角失去原有的曲线美，从而影响容貌美。不过，随年龄增长，部分人的内眦襞可减轻甚至消失，如10岁以后仍未明显减轻可考虑手术矫正。

上眼睑以眉为界与额部皮肤分开，眉弓下缘凹陷的部位称额睑沟，俗称上眼窝，上睑睁眼时形成的重睑沟俗称双眼皮。下睑的下界延伸为面颊皮肤，下眶缘上的凹陷称下睑凹陷，俗称下眼窝，内侧与泪槽沟延续，外侧也可与颧颊沟延续。下睑凹陷上部若有脂肪膨出或皮肤松垂而形成袋状突起则称为眼袋。距下睑缘1～5mm处有的有一棱状突起称为眼台，横卧在下睫毛的边缘，长约4～7mm，笑起来才明显，让眼神变得可爱。

睑缘为上下睑的游离缘，原位注视时，儿童上睑缘位于角膜上缘，成人较之略低1～2mm；下睑缘位于6点位角膜缘。上眼睑轻微弯曲，最高点位于瞳孔鼻侧，下眼睑的最低点在瞳孔稍颞侧。上下睑缘厚约2mm，有前后两唇，前唇钝圆，后唇成直角，紧贴眼球，有利于泪液在眼球表面正常流动进入泪道。前后两缘之间有一浅灰色线称为灰线，此线将眼睑分为一个由皮肤眼轮匝肌构成的前层和由睑板结膜构成的后层。正常睫毛从上下睑的前层长出，为2～3排粗硬短毛，上睑约100～150根，长约8～10mm，向正前方注视时角度约110°～130°。下睑睫毛约50～70根，长约6～8mm，正前方注视时角度约为100°～120°。

（二）眼的美学分析

眼睛美有两层含义：一是眼部形态结构之美；二是"眼神"所表达传递的情感信息之美。"眼神美"是一种动态之美。正常眼神者应是眼球转动灵活，眨眼适度，视物清晰，眼球光彩清莹、明亮，眼白部分无支翳，瞳孔黑亮，炯炯有神，可随光线、情绪变化而变化，具有传神之感。只有"形"与"神"和谐统一才能真正表现出眼睛美的全部内涵。

从美容手术的角度分析眼部，多根据形式美法则考虑：对称、三停五眼比例、是否重睑、重睑的宽窄和形态、是否内眦赘皮、脂肪堆积或眼袋或眼窝凹陷、眼周松垂老化皱纹等。

1. 上睑形态根据有无皱襞及皱襞特征分为4类（图2-55）。

（1）单睑：俗称单眼皮，没有上睑襞，东方人约占40%～60%。

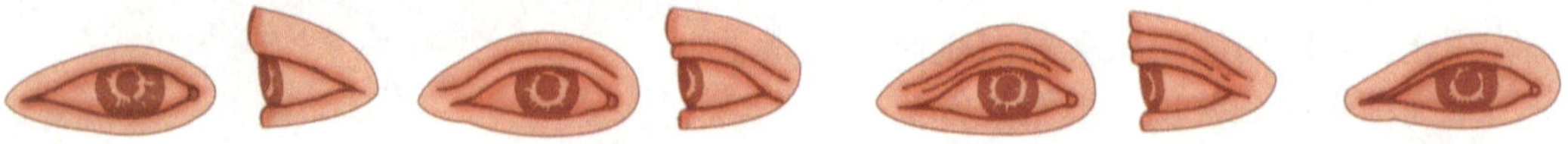

图2-55 上睑类型（根据有无皱襞）

（2）重睑：俗称双眼皮，有一条上睑沟和一条上睑襞。

（3）多重睑：有两条或两条以上的上睑襞。

（4）隐重睑：上睑沟靠近睑缘并与睑缘平行，重睑不明显。

2. 重睑常根据上睑沟的走向和内睑形态分为4类（图2-56）。

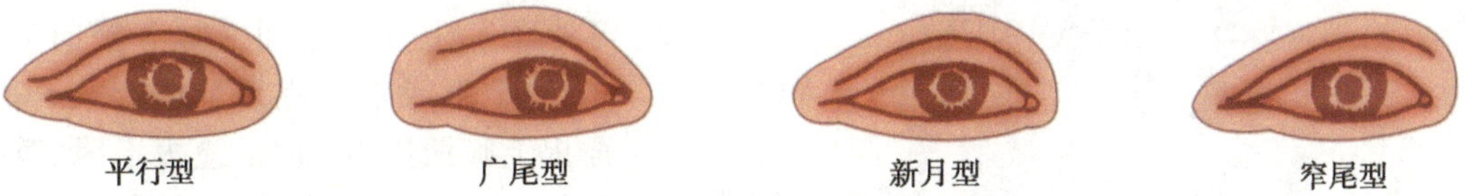

图2-56 上睑类型（根据内睑形态）

（1）平行型：上睑沟与睑缘平行，内睑较宽且宽度基本一致。

（2）广尾型：内睑呈内窄外宽的形状。

（3）新月型：上睑沟两端离睑缘较近，而中间离睑缘较远，内睑呈新月状。

（4）窄尾型：与广尾型相反，内睑呈内宽外窄的形状。

3. 单睑根据皮肤松弛程度及皮下脂肪多少分为3类。

（1）正力型：眼睑皮肤弹性好，无松弛，皮下脂肪适度，多见于年轻人。

（2）超力型：俗称肿眼泡，眼睑皮下脂肪较多，使眼睑皮肤显得饱满，甚至呈肿胀样，常见于肥胖者。

（3）无力型：眼睑皮肤松弛甚至下垂，皮下脂肪少或阙如，常见于体瘦的中、老年人。

4. 睑裂位置的分型 根据睑裂轴与水平面的关系，可将睑裂的位置分为3型。

（1）上翘型：睑裂轴颞侧端高于鼻侧端，俗称吊眼，占13.23%。

（2）水平型：睑裂轴呈水平位，占82.06%。

（3）下倾型：睑裂轴颞侧端低于鼻侧端，俗称熊猫眼，占4.71%。

二 眼睑

（一）眼睑的层次结构

眼睑由前向后分为5层：皮肤、皮下组织层、肌层（眼轮匝肌、提上睑肌和Müller肌）、纤维层（睑板和眶隔）、睑结膜（图2-57）。

1. 皮肤 除了阴茎包皮和未成年人阴唇的皮肤外，眼睑皮肤是全身皮肤中最薄的。从眼睑皮肤迅速移行到较厚的上方眉毛处皮肤及下方颧骨区皮肤，没有过渡。在眶前和眶隔前皮肤中，皮下脂肪稀少，睑板前皮肤皮下脂肪阙如，睑板前皮肤由于提上睑肌腱膜的附着与其下的睑板紧密粘连，它具有柔韧性且仅含有相当少的脂肪组织。临床上，水肿聚集在疏松的眶前和眶隔前皮肤下，与睑板前皮肤间形成一明显的边界。随着每一次瞬目，它可以进行无数次的收缩和舒张，这样的运动使得眼窝旁的皮肤形成一些自然动态的局部解剖标志。

2. 皮下组织 由疏松结缔组织构成，不含或含有少量的脂肪，这也是眼睑易于水肿的原因。

3. 肌层 分为眼轮匝肌和眼睑缩肌。

（1）眼轮匝肌：眼轮匝肌是一薄层横椭圆形、围绕睑裂向心分布的肌肉纤维，覆盖眼睑和眶周区域（图2-16）。

（2）眼睑缩肌：每一个眼睑都有2条张开睑裂的缩肌。上睑有动眼神经支配的提上睑肌

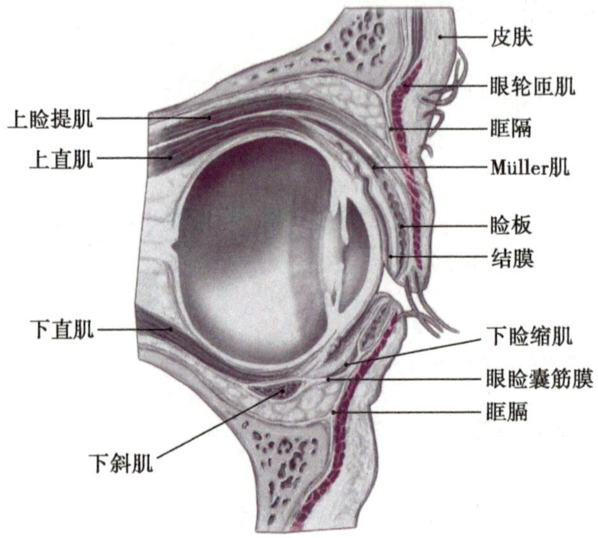

图 2-57 眼睑的层次结构

和交感神经支配的 Müller 肌。下睑有睑筋膜囊和交感神经支配的下睑板肌。

1）上睑缩肌：上睑主要的缩肌是提上睑肌，由横纹肌构成（图 2-69）。提上睑肌起自眶尖肌肉总腱环之上方，于眶顶和上直肌之间沿眶上壁向前行走，于上眶缘水平逐渐呈扇形散开，形成提上睑肌腱膜，附于睑板上缘，其扩张部延伸到睑板中 1/3 或下 1/3 交界处。肌肉全长约 50 ~ 55mm，腱膜长 20 ~ 22mm。于上眶缘处，于眼球水平，提上睑肌扇形分散成腱膜，肌肉表面的筋膜增厚形成灰白色的"Whitnall 韧带"，即节制韧带，其对提上睑肌收缩有一定的限制作用，距上睑板约 10 ~ 15mm，宽约 5mm。节制韧带内侧，止于滑车及其后的眶骨外侧，穿过泪腺止于外侧眶缘。

提上睑肌腱膜中央止于睑板上缘，两侧内角向鼻侧扩展的部分止于后泪嵴，与内眦韧带相连续。外角为颞侧扩展的部分，止于眶上侧缘的颧骨前缝，将眶部泪腺分成深浅两部分。

提上睑肌运动由动眼神经上支支配，此神经于距其起点 10mm 处进入提上睑肌下表面。提上睑肌正常运动幅度为 14 ~ 15mm。

Müller 肌起始于提上睑肌下表面的平滑肌，位于节制韧带水平下方，附着于睑板上缘。长约 12mm，宽约 15mm，上方 Müller 肌与结膜松散附着，但在近睑板处附着紧密。Müller 肌由交感神经支配。临床上，增加交感神经刺激，如在 Graves 病中所见，是引起甲状腺性眼睑退缩的一个因素。Müller 肌的运动幅度为 2mm 左右。

2）下睑缩肌：下直肌于眼球后方发出的纤维性伸展部称为下直肌的睑囊头，它包绕下斜肌，外面部分称为睑筋膜囊，相应的内面含有平滑肌的部分称为下睑板肌（图 2-57）。这两层在下斜肌前混合形成一致密的纤维结构，称为眼球的 Lockwood 韧带。睑筋膜囊的外层纤维与下眶隔内纤维在下睑板下 4 ~ 5mm 处混合，共同形成一单层结构前行附着在下睑板下缘。

发育不完善的下睑板肌由无数不连续平滑肌束所构成，这些平滑肌束由于邻近下睑板而全部纤维化。下睑板肌与睑筋膜囊的粘连较下睑板肌与结膜的粘连更紧密。因此，睑筋膜囊和下睑板肌被归为一类命名为下睑缩肌。下睑缩肌在下睑手术中作为一个解剖单元进行处理。

下睑板肌由交感神经支配。Horner 综合征中，张力缺乏的肌肉可以允许下睑最大抬起 1mm。在甲状腺相关眼病中，下睑可以由于交感神经紧张性增加而退缩。

4. 纤维层 分为睑板和眶隔。

（1）睑板：由对眼睑提供支撑的增厚致密纤维结缔组织、丰富的弹力纤维和大量睑板腺组成，上下睑各一块，是眼睑的支架，其保持眼睑的形状和坚韧度。睑板两端与内、外眦韧带相连，固定于眶缘骨膜上（图 2-58）。

上睑板较宽大，中央部男性高 7 ~ 9mm，女性高 6 ~ 8mm，水平宽约 29mm，厚约 1mm，睑板向内外侧逐渐变细。近睑缘的边缘平坦，远离睑缘的边缘弯曲，其弧度恰好与眼球表面弧度相

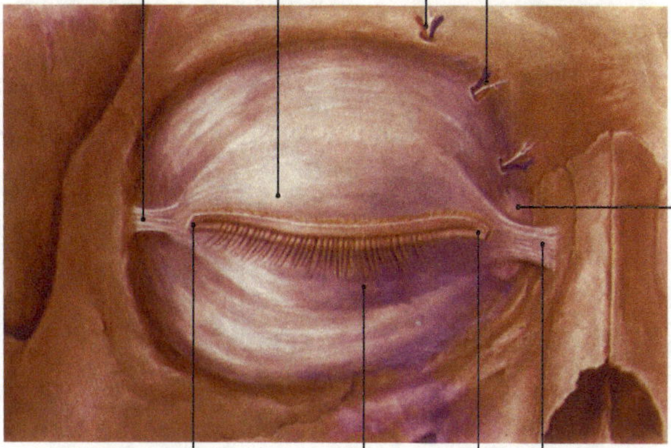

图 2-58　睑板

适应。上睑板中有 30～40 条垂直走向的 Meibomian 腺，分泌泪膜的外脂层。Meibomian 腺的开口刚好位于黏膜皮肤连接处前方的睑缘处。

下睑板高 3～5mm，水平长 25～30mm。分别向内外侧逐渐变细。下睑板中有 20～30 条垂直走向的 Meibomian 腺。这些 Meibomian 腺的开口位于下睑黏膜皮肤连接处的前方。

睑板跨过连接眼球的眶前开口，闭眼时下睑较上睑覆盖眼球表面的区域略小。

（2）眶隔

1）上睑眶隔：是薄而富于弹性的纤维结缔组织多层结构，在眶缘与眶骨骨膜相连续，部分与提上睑肌腱膜融合，外侧与外眦韧带和眼轮匝肌部分纤维融合，内侧覆盖泪前嵴。

上睑眶隔和提上睑肌腱膜在上睑板上缘上方 2～5mm 处汇合。在外侧眶缘弓处最厚，在下睑内侧最薄。在内侧眶隔纤维分开，后眶隔层被附着在泪后嵴的睑板前区轮匝肌向后牵拉，前眶隔纤维跨过泪囊窝，与泪囊筋膜粘连，到达泪前嵴。临床上，此区域眶隔脆弱可引起内上眼睑突出，在老年人中可以见到，是由于内侧脂肪垫通过脆弱的眶隔疝出所致。

2）下睑眶隔：较薄，从下眶缘发出，由骨膜和眶骨膜缩合而成。内侧被睑板前区轮匝肌（Horner 肌）向后牵拉，附着在泪后嵴。外侧被轮匝肌的附着点向深部牵拉。

临床上，上下眼睑眶隔形成一眶隔前结构和眼眶结构之间的解剖屏障，眶隔前部的感染较眶隔后的感染预后要好。

（3）眶隔脂肪：眼眶及眼附属器内的脂肪是眼球运动的保护性缓冲垫（图 2-59）。

1）上睑脂肪垫：有 2 个脂肪垫，由滑车分隔开较大的中央脂肪垫和较小的内侧脂肪垫。内侧脂肪垫较中央脂肪垫含有更多的纤维略呈白色，中央脂肪垫由于含有较少的纤维组织略呈黄色。内侧脂肪垫由于眼睑血管弓匍行穿过脂肪垫，因而含有较多的血管，在眼睑美容术中切除内侧脂肪垫时要特别注意止血。

2）下睑脂肪垫：有 3 个脂肪垫，即颞侧脂肪垫 1 个、内侧脂肪垫 2 个。

下斜肌分隔内组和中组眶隔脂肪，外侧脂肪垫覆盖眶缘并进入 Eisler 隐窝，被称为“最容易被忽视的脂肪”。下睑脂肪垫与深部的眼眶外周脂肪直接相连，临床上，在下睑手术中过多牵拉可以传至眶深部，导致术中术后的眼眶出血。经结膜入路下睑成形手术中，内侧脂肪垫不

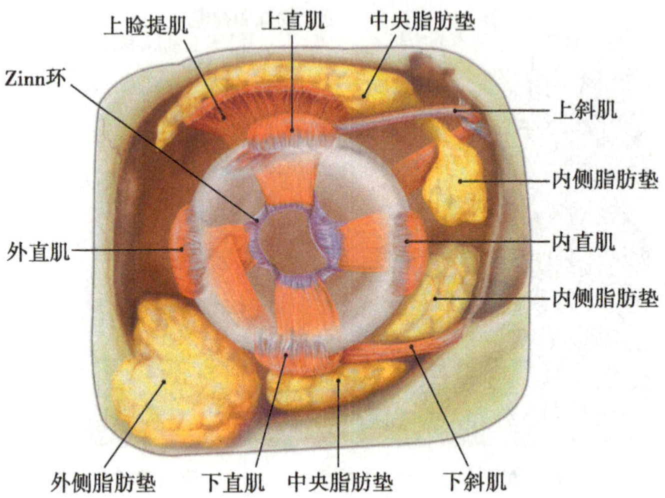

图2-59 眶隔脂肪

易脱垂，牵拉时应注意避开刚好起源于骨性鼻泪管外侧的下斜肌。

5. 睑结膜 分为3部分。

(1) 睑缘部：为皮肤与结膜的移行部分，起自睑缘后缘，睑缘后缘向后3mm处为睑板下沟，此沟内易存留异物。

(2) 睑板部：薄而透明，与其下的睑板紧密连接。

(3) 眶部：位于睑板上缘与穹隆结膜之间，下面为Müller肌。

（二）眼睑的悬吊系统

整体上眼睑的悬吊系统由四种悬吊结构组成，对眼睑和眼球提供支持作用和力学功能。这四种结构命名为：①whitnall韧带；②Lockwood韧带；③内眦韧带；④外眦韧带(图2-60)。

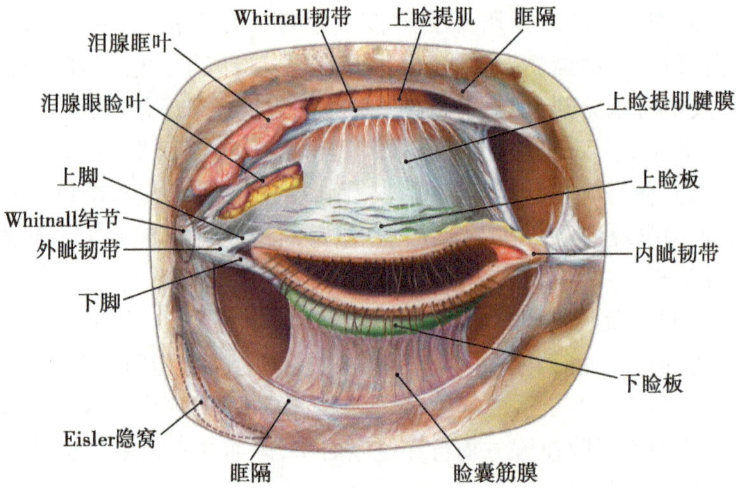

图2-60 眼睑悬吊系统

1. whitnall韧带 即节制韧带(也叫上横韧带)，有两个功能：①上睑主要的悬韧带；②提上睑肌复合体的节制韧带，也对上结膜穹隆提供悬吊作用。Whitnall韧带是滑车结构，横跨眼眶的筋膜增厚，或者说是韧带的条索状延伸，向内与滑车相连接，向外与泪腺体和筋膜相连将泪腺分为睑叶和眶叶，使提上睑肌的牵引方向从由前到后转变成由上到下，止于 Whitnall 结节。Whitnall 韧带的悬吊功能和支点作用由眼球的弧度协助完成，眼球的弧度也对提上睑肌提供支点和支撑作用。whitnall 韧带从内侧的滑车眶骨膜延伸到外侧的颧骨前缝。在这里，它亦与 Whitnall 结节附着，该附着薄弱，Whitnall 韧带最显著的外侧粘连点在颧骨前缝。在睑板上缘上 15～20mm 可发现 whitnall 韧带，在此处提上睑肌形成腱膜，为一白色、光滑、有光泽的结构。临床上，这是上睑下垂手术中的重要结构。

Whitnall 结节位于眶缘内颧额缝下方的骨性隆起，在颅骨上测量它位于泪腺窝下方 6mm，眶内 2mm，也是眶隔、眦韧带、Lockwood 韧带、Whitnall 韧带、眼轮匝肌的深头、外直肌的限制韧带共同组成外侧支持韧带的共同交汇点，也是上睑提肌腱膜的外侧角止点。这一区域对于重新安排外眦韧带的操作很重要，众多解剖结构都止于此。例如在行外眦韧带固定术时，上睑提肌的外侧角可能会被固定在内，这导致上睑的外部受牵拉和闭眼时的迟滞，造成上睑眨眼功能的伤失和最高点的外移。

2. Lockwood 韧带 下睑的 Lockwood 韧带较上睑的 Whitnall 韧带发育不完全。它像是眼球的吊床，而且还是下结膜穹隆的固定点。由增厚的 Tenon 囊、肌肉隔、节制韧带、发自下直肌鞘的纤维和下睑缩肌所构成（图 2-61）。内外侧分别与内外眦韧带相连。

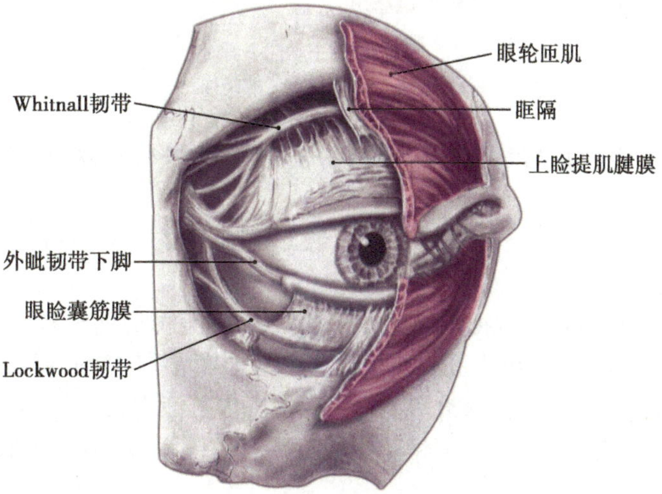

图 2-61 Lockwood 韧带

3. 内眦韧带 又称为内眦腱，支撑眼睑和协助泪泵功能。内眦韧带有前支和后支两个组成部分。前支为宽的纤维结构，附着眼睑与上颌骨前突和泪前嵴上，抬高睑板前轮匝肌浅端。内眦韧带后支附着在泪后嵴和泪囊筋膜上。后支较前支薄弱，但与睑板前轮匝肌和眶隔前轮匝肌深头一起矢量力向后牵拉眼睑内侧部分，对维持眼睑与眼球良好内侧相对位置是必需的，外伤等导致内眦韧带撕脱可使内眦部移位、变形。

4. 外眦韧带 经常被称为外眦腱，由一从上睑板延伸来的上脚和一从下睑板延伸来的下脚组成，与睑板相延续。外眦韧带的上下脚在睑板外侧缘融合加入外侧系带，为多个解剖结构的浓缩，附着在 Whitnall 眶外侧结节，这个结节位于外眦水平外侧眶缘后 2～4mm，颧骨前缝下 10～12mm。外侧系带由来自提上睑肌腱膜外角的纤维、Lockwood 韧带、外直肌节制韧带、泪腺悬韧带和一些睑板前轮匝肌深层纤维所构成。在外侧系带和位于更前方的眶隔之间有时会发现一小的脂肪垫,即为 Eisler 囊袋。临床上,在外眦切开、松解手术中为解除眶压和降低眶内压,必须将外眦韧带的下脚和上脚从睑板上分离开。

(三)眼睑的血管、淋巴和神经

1. 动脉系统 眼睑主要由颈内动脉和颈外动脉吻合的血管供应(图 2-62)。

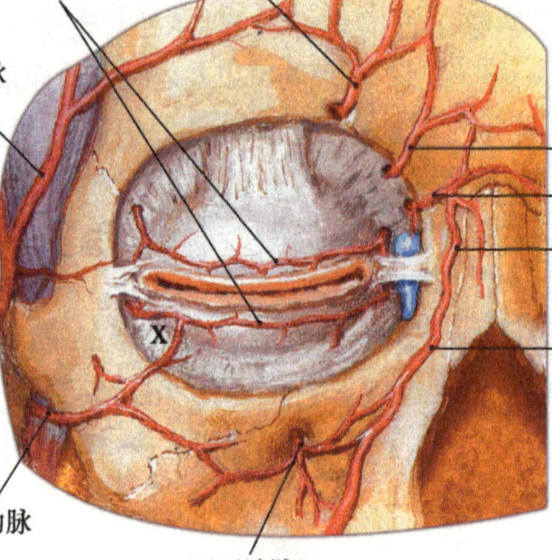

图 2-62 眼睑的动脉

(1) 颈内动脉:眼动脉是颈内动脉的一条分支,在眶尖部位于视神经外侧,发出 4 条分支穿过眶隔供应上睑。

1) 泪腺动脉:是颞侧的分支,沿外直肌上缘与泪腺神经一起前行,终末于睑外侧动脉。供应泪腺,结膜和上睑外侧面。

2) 眶上动脉:是眼动脉跨越视神经上方时发出的,在眶内向前走行在提上睑肌和眶顶骨膜之间。伴随着眶上神经穿过眶上孔供应上睑、头发、前额、提上睑肌、眶骨膜和额骨板障。

3) 滑车上动脉(额动脉):伴随滑车上神经供应眶内上面皮肤、前额和头皮。

4) 鼻背动脉:在眶内继续向背侧和鼻侧前行穿过眶隔,供应鼻梁皮肤和泪囊,终末于睑内侧动脉。

睑内、外侧动脉在上睑内形成两个动脉弓-睑缘动脉弓和周围动脉弓。睑缘动脉弓位于距睑缘 2~3mm 的睑板前面,周围动脉平行于睑板上缘上方,在提上睑肌后方和 Müller 肌的前方。下睑周围动脉弓有时阙如。

(2) 颈外动脉:发出 3 个分支供应眼睑。

1) 面动脉:通过下颌上行至内眦部形成内眦动脉,与眼动脉的鼻背支吻合,供应内眦、泪囊与附近的下睑。

2) 颞浅动脉:是颈外动脉的终末支,位于颞浅筋膜内,分出 3 支供应眼睑:①额支:向上越过颞部供应额肌和眼轮匝肌,与泪腺动脉和眶上动脉吻合;②颧眶支:沿颧突上缘走行,供应上睑和前眶区;③面横支:在颧突下方走行,供应颧骨区域和下睑外侧。

3) 眶下动脉:出眶下孔后分布于下睑、泪囊。

2. 静脉系统 分为深、浅两个系统,深层静脉系统由眼上静脉和眼下静脉构成,位于睑板之后,眶部回流于海绵窦;面深部回流入海绵窦和面深部静脉内,最后汇入内眦静脉。内眦静脉距内眦角 8mm 处，由额静脉和眶上静脉汇合而成，从面部下行成为面静脉，过下颌，汇合下颌后静脉的前支，形成面总静脉，最后注入颈内静脉。浅层静脉系统由内眦静脉、面静脉和颞浅静脉构成（图 2-63）。

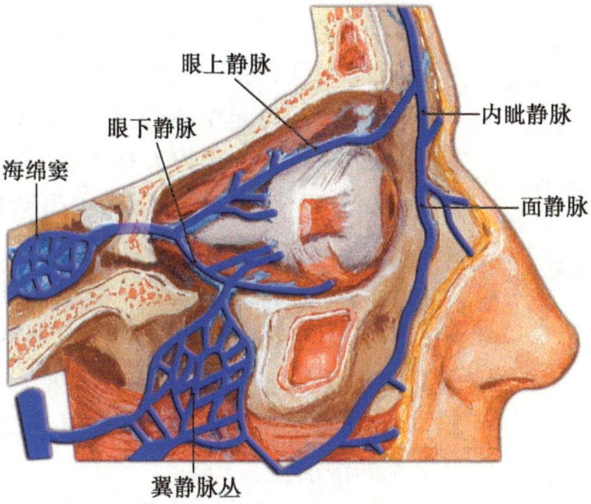

图 2-63 眼睑的静脉

3. 眼睑的淋巴系统 分为深、浅两个系统。上睑大部分、下睑外 1/3 和外眦部淋巴回流耳前和腮腺深部淋巴结，最后汇入颈内静脉附近的颈深淋巴结。上睑的内侧、内眦、下睑内 2/3 和结膜的淋巴经内眦静脉和面静脉引流入下颌下淋巴结，最终汇入颈内静脉。

4. 眼睑的神经 分为运动神经（面神经和动眼神经）和感觉神经（三叉神经的第 1 支和第 2 支）及交感神经。

（1）面神经：分支较深，其颧支位于眶外上方，沿眶上缘走行，支配部分眶轮匝肌、皱眉肌和额肌。颧支沿颧突下缘走行，支配眼轮匝肌下部（图 2-9）。

（2）动眼神经：从大脑脚内侧中脑底发出，经眶上裂入眶前分成上下两支，上支在总腱环前走行 15mm，支配上直肌，于上直肌内侧走行，继续支配提上睑肌。其下支在视神经下方走行，向内直肌和下直肌发出分支。

（3）三叉神经：有 3 个分支：①眼神经；②上颌神经；③下颌神经。眼神经又分出泪腺神经、眶上神经、滑车上下神经，上颌神经分出眶下神经、颧面神经和颧颞神经。上睑主要由眶上神经支配，下睑主要由眶下神经支配。神经的主支走行于眼轮匝肌和睑板间，向前分支达皮肤，向后分支至结膜与睑板（图 2-17）。

（4）交感神经：为颈上交感神经的分支，分布于血管及 Müller 肌、皮肤的各种腺体。

三 泪器

泪器在形态与功能上可分为两部分，即分泌部和导管部，前者包括泪腺和结膜内的副泪腺，后者包括泪点、泪小管、泪囊和鼻泪管（图 2-64）。

（一）泪腺

泪腺是分泌泪液的主要部分，其大小相当于杏核，长约 20mm，宽约 12mm，可分为上、下两部分，两部之间隔以提上睑肌筋膜，但并不完全分开，可通过提上睑肌扩展部的后缘互相延续。上部位于眼眶上外方的泪腺窝内，并通过结缔组织连于眼眶骨膜上，此部又称眶部，其下面因受眼球压迫而凹陷，故略呈半月形，向前其前缘可直达眶隔，外直肌位于外侧，提上睑肌则位于其内侧。下部较小，仅相当于上部的 1/3，居于上睑板上缘，此部又称睑部，紧靠结膜穹。在翻开上睑时，在上穹外侧部的上方，经结膜可见泪腺排泄管，约 10～20 条，开口于结膜囊内，其位置相当于结膜上穹外侧部，距睑板上缘 4～5mm 处。泪腺眶部的排泄管穿经泪腺睑部，故在手术切除泪腺睑部时，在功能上相当于切除全部泪腺。在靠近上穹处，有时存在数个甚至可达 20 个左右的小的副泪腺，其排泄管也开口于结膜囊内。

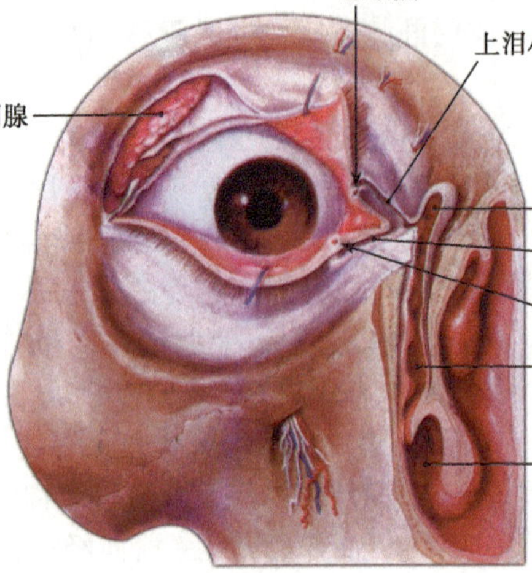

图2-64　泪器

（二）泪道

泪道是导流泪液的管道系统，由泪点、泪小管、泪囊和鼻泪管组成（图2-64）。

1. 泪点　是位于上、下眼睑泪乳头顶端上的小孔，分别距离眼内眦6.0mm和6.5mm。泪点是泪道的起始部，朝后，面向眼球。泪点直径约为0.2～0.3mm，上泪点位于下泪点内侧，故在闭睑时，上、下泪点不相接触。正常情况下，上、下泪点与眼球保持接触，并浸于泪湖之中，泪液即可经此不断回流。泪点的位置对保证泪液正常引流具有重要意义。泪点变位、异常、外翻、闭锁及其局部关系的微小改变和泪点本身的微细病变，均可导致临床上常见的溢泪症。

2. 泪小管　起自泪点，垂直向上和向下走行，离开其各自睑缘约2mm，然后水平向内并稍呈汇聚方向走行约8mm，穿过泪筋膜汇入泪囊顶端下方约2.5mm处的一个小的泪囊外侧憩室。根据泪小管走行方向，可将泪小管分为垂直部和水平部，垂直部较短而水平部较长，两者略呈直角相交，相交处稍膨大，称作壶腹。上、下泪小管水平部均向内眦方向倾斜，即上泪小管向下内方，下泪小管向上内方。上、下泪小管可单独或先合成一短干开口于泪囊，以后者情况居多。上泪小管一般较下泪小管为短。泪小管直径为0.5mm，覆以复层鳞状上皮并环绕弹性纤维和眼轮匝肌纤维。泪小管垂直部围绕眼轮匝肌纤维，具有括约肌作用。泪小管水平部亦存在此肌的纤维，并呈螺旋状围绕泪小管，收缩时可牵拉泪点向内，使其浸于泪湖中。

将眼睑向外侧牵拉，可将泪小管垂直部和水平部拉直，以便于插入探针。

3. 泪囊　是位于泪囊窝内的膜性囊，长约10mm，左右径3～4mm。泪囊顶端闭合成一盲端，位置约在内眦上方3～4mm处，下端与鼻泪管相移行，两者之间并无明显界线。泪囊被筋膜所围绕，由于骨膜浅层行经泪嵴之间故包绕其外侧，前方借一小静脉丛与此筋膜分开。它在下降过程中稍向后外方倾斜，再经过一个轻度的狭窄之后，向下并稍向内侧延续为鼻泪管。其内侧与筛窦前群相毗邻，前方被内眦和睑内侧韧带的外侧所横过，囊顶刚好露出于后者。

在泪囊部，距内眦约8mm的睑内侧韧带的前方，有内眦动、静脉通过，手术时需注意切口不应过于偏向内侧。另外，泪囊手术时，手术切口到达泪囊的层次关系是，皮肤、眼轮匝肌筋膜浅层、睑内侧韧带、眼轮匝肌纤维及位于此肌深面的泪筋膜，切开此筋膜即可到达泪囊。

4. 鼻泪管　长约15mm是续于泪囊下方的膜性管道，管径约为4mm，位于骨性鼻泪管内。鼻泪管与泪囊连接处较为狭窄。依据鼻泪管的行程可将其分为两部分，骨内部是位于骨性管腔内的部分，长约11mm；鼻内部是骨内管腔以下的部分，长约4mm。鼻泪管的行程略向背侧倾斜，其体表投影相当于内眦至上颌第一磨牙的连线。

鼻泪管下口形状可为圆形、卵圆形，其常见位置一般在下鼻道外上方，多数位于鼻孔外侧缘的后方3cm，鼻底上方1.6cm处。鼻泪管存在许多横行黏膜皱襞，尤其在鼻泪管下端处，甚至可部分阻塞其管腔。

鼻泪管的内侧与中鼻道有关，外侧在上颌窦前部形成一嵴，这即为在上颌窦内发生肿瘤时产生流泪症状的原因。鼻泪管下口的周围，常有鼻黏膜静脉丛围绕，而在伤风感冒时，由于鼻黏膜充血肿胀，造成对鼻泪管的压迫，使泪液不能通畅排入鼻腔。因此，感冒时也有流泪。

（三）泪腺及泪道的血管、淋巴管和神经

1. 血管 泪腺的动脉来自眼动脉的泪腺动脉；泪腺的静脉则回流至眼上静脉。泪囊由睑内侧上动脉、内眦动脉和眶下动脉营养；鼻泪管上部由睑内侧下动脉、内眦动脉和眶下动脉营养，鼻泪管下部则由蝶腭动脉的鼻支营养。泪道的静脉则回流至内眦静脉及眶下静脉。

2. 淋巴管 泪腺的淋巴管与结膜及眼睑的淋巴管相连，注入耳前淋巴结。泪囊的淋巴管随面静脉达下颌下淋巴结；鼻泪管的淋巴管亦注入下颌下淋巴结，向后还可经咽后淋巴管至颈外侧深淋巴结。

3. 神经 泪腺的神经支配可分为感觉神经和运动神经。前者为三叉神经眼神经的分支分布，后者则为内脏运动神经，即管理泪腺分泌的副交感神经——面神经的分支分布。泪道的神经支配来自滑车下神经和上牙槽前神经。前者支配泪囊和鼻泪管上部，后者支配鼻泪管下部。

四 眶的结构

骨性眶腔呈四棱锥形，具有四个壁和一个开放的底，此即眶口（图 2-65）。左右内侧壁呈平行位，外侧壁呈大约 90°角的倾斜位，下壁几乎呈水平位，并缓缓向后下倾斜达其尖部。眶腔前部因肥厚并轻度凸出的眶缘而缩小，其最大径在此缘后方 1cm 处，此处恰好与眼球赤道相适应。眶口略呈方形，由上颌骨、额骨和颧骨构成。

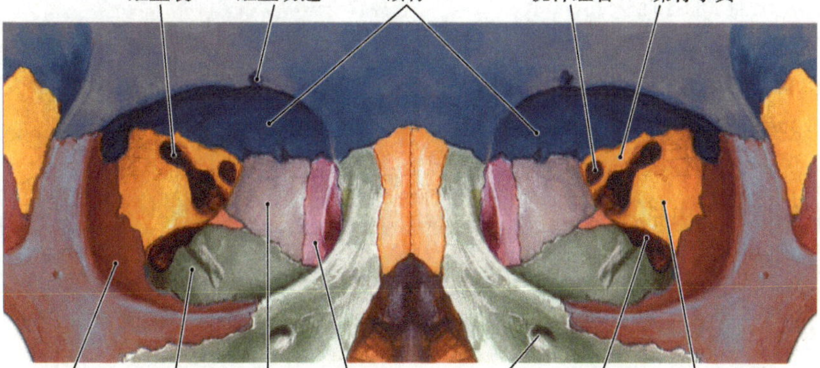

图 2-65 眼眶前面观

两眶的眶轴（自蝶骨小翼根骨片前缘至眶高中点的连线，成人长约 47～48mm）相交于后方，前方分开，交角之大小有个体差异且随年龄而变化，儿童较小，成人较大，约达 45°（图 2-66）。故小儿内斜视可随年龄的增长而减轻或消失。一侧眶腔外侧壁与内侧壁的夹角亦约为 45°角。

（一）眶壁

眶壁由 7 块骨参与构成，即额骨、蝶骨、颧骨、上颌骨、腭骨、泪骨和筛骨。

1. 上壁 主要由额骨眶部构成，仅被视神经管所贯穿，眶尖三角除外。上壁极薄，尤其是由额叶脑回压迹所形成的凹窝部位。在内侧部，额窦或筛窦有时可伸入上、下骨膜之间，在前外侧部，有泪腺窝，前内侧部则有一个小的容纳上斜肌滑车的凹陷，眶上切迹呈切迹状或管状，大约在眶上缘中、内1/3交界处穿过眶上缘，眶上神经即经此走行。眶上壁骨质较薄，老年人常有部分骨质吸收，使眶骨膜直接与颅前窝的硬脑膜接触，因而通过上睑的穿刺伤或顿挫伤，容易在此造成骨折。

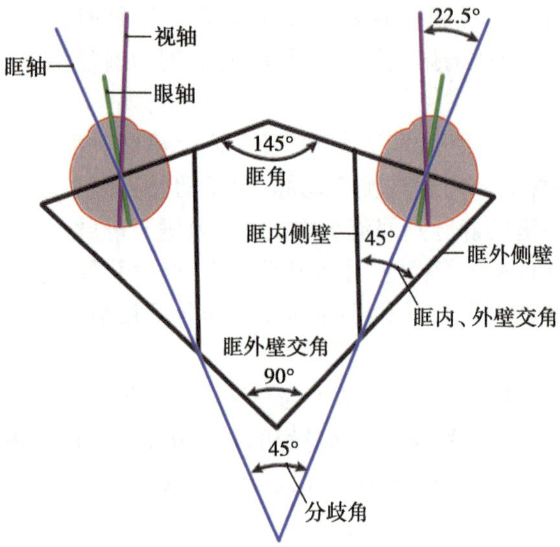

图2-66 眼眶的方位

2. 内侧壁 后部主要为筛骨眶板（厚度仅0.2～0.4mm），前部由泪骨构成；额骨占据上部，上颌骨占据下部，蝶骨体则构成眶尖部（图2-67）。内侧壁前部有呈纵卵圆形的泪囊窝，向下通鼻泪管，后者开口于下鼻道。泪囊窝的深部有筛骨的筛窦（位于上部）和鼻腔的中鼻道（位于下部）。因此，在鼻泪管阻塞时，可以开凿泪囊窝下部建立额外通道以通入鼻腔。

3. 下壁 稍向下外倾斜，由颧骨、腭骨和上颌骨构成。颧骨构成前外侧角，腭骨构成尖部，上颌骨构成其余部分（图2-68）。眶下壁较其他各壁短，而且并未完全到达眶尖部。下壁厚0.5～1.0mm，分隔眶与上颌窦。眶下缘比较坚厚，而且眶下缘和眶上缘均较内、外缘突出，共同起保护眼球的作用。

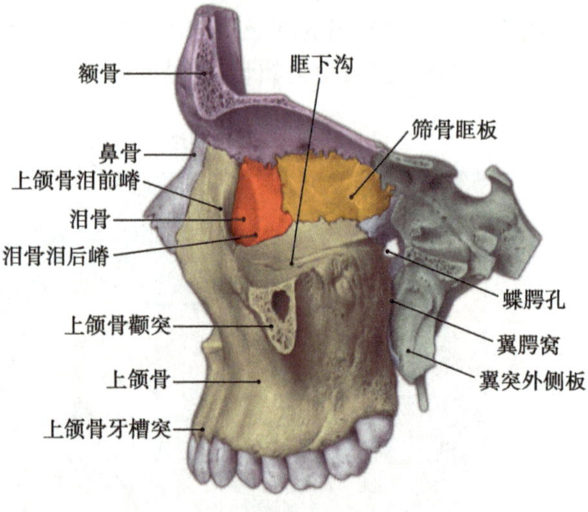

图2-67 眶内侧壁（矢状切面）

4. 外侧壁 主要由前方的颧骨和后方的蝶骨大翼构成，后者分别借眶上裂和眶下裂与上壁和下壁分开。在眶缘稍内方有一个小突起（约在额颧缝上方11mm），称眶外侧结节，是睑外侧韧带与外直肌固定韧带、提睑肌腱膜和眼球悬韧带的附着处。此壁有颧眶孔，通过颧神经，此神经分成颧面神经和颧颞神经，分别经颧面孔和颧颞孔穿至颧骨的外侧面。

（二）眶内的裂和管

1. 眶上裂 位于蝶骨大、小翼之间，而大翼和小翼又分别参与构成眶的外侧壁和上壁，眶上裂的前端由额骨参与围成。外直肌棘突入裂内，将其分出一个较宽的后下内端，位于视神经管下方，而外侧端则比较狭窄，实际上被硬膜所封闭。

2. 眶下裂 位于上颌骨和蝶骨大翼之间，两者参与构成眶下壁和外侧壁，其前端被颧骨所封闭。眶下裂起自眶上裂内侧端的稍下方，它连通眶腔与颞下窝和翼腭窝。与眶上裂的外侧端一样，在活体上大部分被硬膜所封闭。

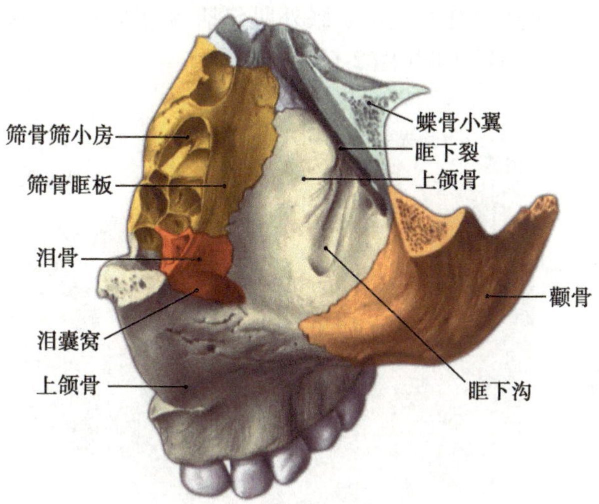

图 2-68 （左）眶下壁（水平切面）

3. 视神经管 位于蝶骨小翼两根之间，向前、外并稍向下行，且与正中矢状平面约呈 36°角。在其前行过程中逐渐变宽且在垂直方向上呈椭圆形；管的内侧与蝶窦紧密相邻。

视神经的被膜（硬膜、蛛网膜和软膜）贴附于视神经管的顶壁上，位于视神经下外侧的眼动脉也被包在硬膜鞘内。

（三）眶骨膜和眶筋膜

1. 眶骨膜 是松弛地衬于眶壁内面的漏斗形膜，贴附于骨缝及其孔裂上。包容除颧神经和眶下神经、血管之外眶内一切结构。它向后在视神经管和眶上裂处与颅内硬膜延续，向前与面部骨膜相连续。在眶缘处其增厚形成一个供眶隔附着的嵴，而内侧则分开并包绕泪囊。

2. 眶筋膜 包括眶骨膜（已述）、眶隔（已述）、眼球筋膜和眼肌鞘膜及延伸部分。

（1）眼球筋膜：即眼球鞘，又称 Tenon 膜或囊。为一薄层纤维膜，前方起于角膜缘，在缘后 1～2mm 处与巩膜形成环状融合，向后则离开巩膜并与眼球之间形成一腔，称作巩膜外隙。支配眼球的各神经在进入眼球之前，均通过此腔，因此在局部麻醉时，可将麻醉药物直接注入腔内。

此膜再向后即围绕视神经而分散于球后的脂肪体中；向前借疏松结缔组织联系于球结膜，手术需暴露眼球或眼肌时，须先将此膜和结膜剪开。此膜在眼球后部视神经周围被睫状血管和睫状神经所贯穿，在赤道附近被涡静脉所贯穿，再向前则被眼外肌所贯穿，眼外肌的鞘膜在贯穿处与此膜相融合。

（2）眼肌鞘膜：直肌鞘膜与肌束连续，并分别发出系带以固定眼球。其中外直肌的系带附于颧骨的眶结节，内直肌的系带则附于泪骨。此二肌的鞘膜系带发育健全，比较强大，可限制眼球过度向内外侧运动，称作内、外侧限制韧带。上直肌的鞘膜系带另有一小束与提上睑肌连接，所以此二肌可协同作用，如眼球上转时上睑也随之上提。下直肌的鞘膜系带起自该肌下方，下斜肌上方，向下达下睑结膜并插入睑板与眼轮匝肌之间，其作用类似提上睑肌对上睑的作用。上斜肌的鞘膜系带向上附于滑车，下斜肌鞘膜系带则附于眶下壁外侧。

（四）眶脂体

充满于眶内各结构之间的间隙中，可分为中央部与周围部。中央部存在于总腱环与肌鞘膜之间，由结合较疏松的脂肪小叶构成。由于结构疏松，药物易于注入，但病理性渗出或出血，也易于侵入此部。周围部则存在于总腱环、肌鞘膜与眶骨膜之间，由结合较致密的脂肪小叶构成，具有较强的抵抗力。

眶脂体有保护及衬垫眶内各种结构的作用，从而使这些结构能充分发挥其生理功能。

（五）眼肌

位于眶腔内，亦称眶内肌或眼球肌。可分为眼内肌与眼外肌两类。眼内肌位于眼球内，包括瞳孔括约肌、瞳孔开大肌和睫状肌等，均受内脏运动神经支配。眼外肌包括运动眼球的4块直肌和2块斜肌，还包括提上睑肌，均受躯体运动神经支配（图2-69）。

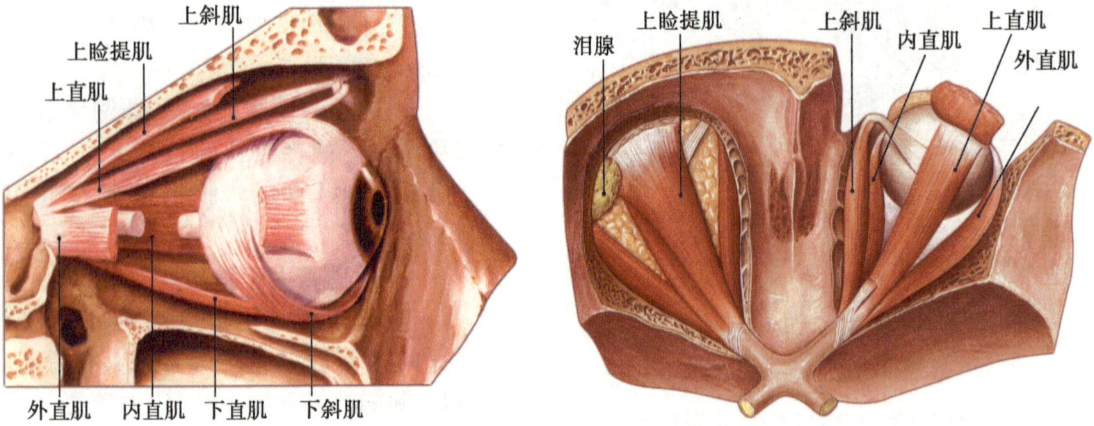

图2-69 眼外肌

1. **提上睑肌** 起自视神经管前上方骨膜壁，在上直肌上方前行。前端成为腱膜，止于上眼睑。其抵止部可分三部分：通过眼轮匝肌，并以分散纤维止于上眼睑的皮下；变成宽阔的腱膜而附着于睑板前面的下部，腱膜的两端分别附着睑内、外侧韧带上；通过眼肌鞘膜到达结膜上穹。

此肌受动眼神经上支支配，作用是提上睑，开大眼裂。此肌麻痹可致上睑下垂。

2. **上直肌** 位于提上睑肌下方，眼球上方，起自视神经管周围的总腱环（为一结缔组织环，围绕在视神经管周围），前行与眼轴约呈23°角，止于角膜缘后方约7.7mm处赤道之前的巩膜上。此肌受动眼神经支配，作用是使瞳孔转向内上方。

3. **内直肌** 起自总腱环内侧偏下方，止于鼻侧角膜缘后方5.5mm处赤道之前的巩膜上，上方有上斜肌跨过，是直肌中最大和力量最强者。受动眼神经支配，作用是使瞳孔转向内侧。另外，从内直肌筋膜鞘至泪阜有一条系带，作斜视矫正手术切断内直肌腱时，如仍然保留此系带，可由于其牵拉作用而致泪阜后陷，因此手术时，应在剥离结膜的同时剪断此系带。

4. **下直肌** 起自总腱环的下缘，沿眶下壁前行并向下和向外伸展，止于角膜缘后下方6.5mm处赤道以前的巩膜。其下方有下斜肌腱与之交叉。受动眼神经支配，作用是使瞳孔转向内下方。

5. **外直肌** 一部分起自总腱环外缘，另一部分起自眶上裂外侧缘的骨突，沿眶外侧壁前行，并与内直肌走行方向平行，止于颞侧角膜缘后方6.9mm处赤道以前的巩膜。受展神经支配，作用是使瞳孔转向外侧。

6. **上斜肌** 起自总腱环的内上部及视神经管上缘的眶骨膜，沿上直肌与内直肌之间前行直达眶上缘附近，以细腱通过附于眶上壁滑车凹的纤维滑车，然后转向后外，在上直肌下方止于眼球赤道稍后偏外侧的巩膜上。受滑车神经支配，作用是使瞳孔转向下外方。

7. **下斜肌** 起自眶下壁的内侧份近前缘处，止于眼球下面中纬线之后方巩膜。该肌可使瞳孔转向外上方，由动眼神经支配。

（六）眼眶的血管、淋巴管和神经

1. **眼眶的动脉** 有3个来源，即颈内动脉的眼动脉、上颌动脉的眶下动脉及脑膜中动脉的眶支。

（1）眼动脉：在颈内动脉从海绵窦穿出，并行经前床突内侧时发出，随即行于视神经稍下方。眼动脉几乎立即穿过视神经孔进入眼眶，并由此沿视神经向前延伸，越过其上方而至其外侧，进而至第Ⅲ和第Ⅳ对脑神经的稍内侧。随后再一次经上直肌下方越过视神经而到达眶内侧壁并与鼻睫状神经伴行，两者前行于上斜肌与内直肌之间直至内眦，并在此分为额支和鼻背支两条终支。约有15%的眼动脉行经视神经下方。眼动脉在其走行过程中发出视网膜中央动脉、睫后动脉、泪腺动脉、肌支、眶上动脉、筛前和筛后动脉、滑车上动脉（额动脉）、鼻背动脉、脑膜前动脉、睑内侧动脉等许多分支（图2-70）。

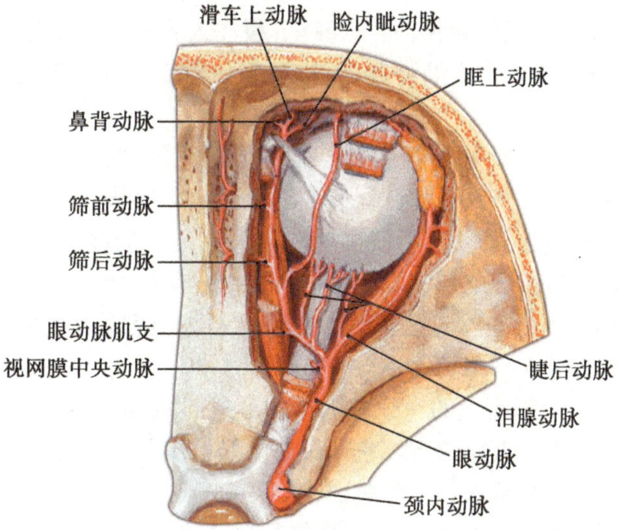

图2-70　眼动脉的分支

1）视网膜中央动脉：细而长，在视神经孔附近发自眼动脉，经视神经下方前行，在眼球后约10～15mm处自视神经下方稍偏鼻侧折向上方进入视神经，再在轴心处折向前行，达视神经乳头面上，然后分布于整个视网膜。视网膜中央动脉是全身唯一能直接观察到的动脉，且能间接显示出脑血管的情况，对某些疾病作出早期诊断。

2）睫后动脉：在视神经下方发出自眼动脉，前行至眼球后面，分成8～14支，围绕视神经，穿过巩膜进入眼球。其中大部分分支分布于脉络膜，称作睫后短动脉。有两支走行于巩膜与脉络膜之间，称作睫后长动脉，向前直达虹膜与睫状体交接处，与睫前动脉吻合，形成虹膜大环，分布至虹膜与睫状体。

3）泪腺动脉：在眼动脉行至视神经附近或行经视神经管内时由该动脉发出，位于视神经外侧，且与泪腺神经一起沿眶外侧壁外直肌上方前行至泪腺，除发细支营养该部外且继续前行，并分为上、下睑外侧动脉，最后与相应的睑内侧动脉在睑内形成动脉弓。

4）肌支：分为上、下两支，上支供应上直肌、上斜肌及提上睑肌；下支供应内直肌、外直肌及下斜肌。

5）眶上动脉：在眼动脉行经视神经上方时由该动脉发出，行经提上睑肌及上直肌内侧，继而在提上睑肌上方沿眶上壁前行，最后与眶上神经一起经眶上切迹或眶上孔出眶而分布于头皮。

6）筛前、后动脉：经筛骨管离眶而至颅前窝、筛窦及鼻腔。

7）滑车上动脉：是眼动脉的终支之一，与滑车上神经伴行，分布于额部。

8）鼻背动脉：是眼动脉的另一终支，供应泪囊等结构。

9）脑膜前动脉：是筛前动脉的一个分支，经眶上裂至颅腔。

10）睑内侧动脉：有上、下两支，在眼轮匝肌与睑板之间与泪腺动脉的睑外侧动脉吻合，形成睑动脉弓而分布于上、下睑。

（2）眶下动脉：由上颌动脉发出，经眶下裂、眶下管与眶下孔，分布于眶下缘附近的软组织，并与附近动脉形成吻合。

（3）眶支：发自脑膜中动脉，与眼动脉和泪腺动脉等形成吻合。

2. 眼眶的静脉 与同名动脉伴行，具有三个流向。向后经眼上、下静脉回流至海绵窦；向前经眼静脉和内眦静脉回流至面静脉；向下经眶下裂注入翼丛。与动脉一样，眼眶的静脉是非常弯曲的，无瓣膜，在眶内存在丰富的吻合，还与面部和鼻部的静脉以及海绵窦和翼丛有吻合（图2-63）。

（1）内眦静脉：是与眶上动脉伴行的额静脉向下的延续，起自眶上缘处。此静脉在距内眦8mm处横过睑内侧韧带的鼻侧缘。在眶下方则延续为面静脉，并斜行越过下颌与下颌后静脉的前支汇合，注入颈内静脉。睑上、下浅静脉和鼻浅支注入内眦静脉，而眶上静脉则沿眶上缘横行于眼轮匝肌深面，与位于此部的眼上静脉和内眦静脉吻合。

（2）眼上静脉：起自内眦静脉与眶上静脉的连接处，行经睑内侧韧带，与眼动脉伴行，横过视神经，经眶上裂内侧进入海绵窦。

（3）眼下静脉：以位于眶底上的一个静脉丛的形式起始，沿下直肌后行，在进入眶上裂之前与眼上静脉汇合，或分别汇入海绵窦。它通过眶下裂与翼丛汇合，还与所有其他邻近的静脉交通，并接受来自脉络膜的两条涡状下静脉。

（4）视网膜中央静脉：通过与视网膜动脉伴行的4条斜行支回流视网膜的静脉血，在视神经内走行约5～10mm，穿出后（在视网膜中央动脉的前方）行经视神经下方，注入眼上静脉或直接注入海绵窦。

（5）睫状前静脉：较伴行动脉细小，通过各自的肌静脉回流静脉血。睫状体的静脉血大部分由涡状静脉回流。

（6）筛前、后静脉、泪腺静脉：也都比较细小，而且较相应的动脉更加散乱。

3. 眼眶的淋巴管 眶内无淋巴管与淋巴结。有些学者认为眼球筋膜腔即具有淋巴腔性质，眶脂体的叶间腔也是一种淋巴腔，但这些腔与真正的淋巴腔不同，它们不具有内皮。由眼球所回流的淋巴，沿血管周围腔走行，注入颈淋巴干，可能是伴随静脉经过眶下裂至下颌下淋巴结，由此至颈深上淋巴结。

4. 眼眶内的神经 包括司视觉的视神经；支配眼外肌运动的动眼神经、滑车神经和展神经（图2-71）；司眼眶内全部组织感觉的眼神经；并有分布至眼

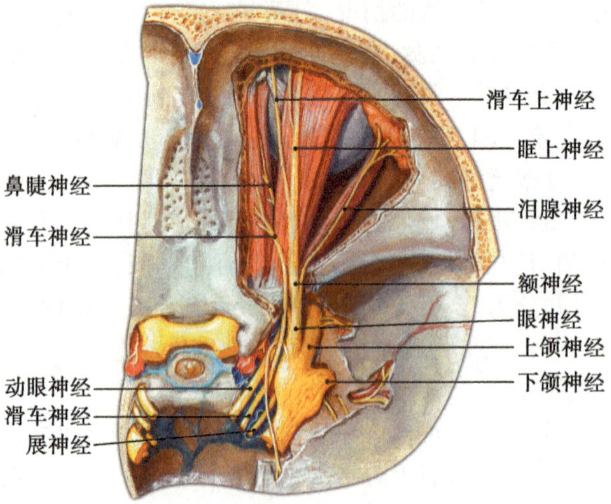

图2-71 眼眶的解剖（上面观）

球、泪腺、眶内平滑肌及眶内血管的交感神经和分布于瞳孔括约肌、睫状肌及泪腺的副交感神经。

五 眉

（一）眉与容貌美

眉是位于额和上睑之间的横向呈弓形分布的一束毛发，不但能分流由额部流下的汗水和雨水，防止其进入眼内，而且对衬托人的容貌美起着十分重要的作用。同时，还参与表情活动。

眉在颜面五官中起着重要的协调作用。眉是眼睛的框架，两者关系好似画框与画面的关系，好的画需要相宜的框架来衬托才会熠熠生辉。同样，粗细适中浓淡相宜、线条优美的双眉对于顾盼生辉的双眸来说，就像绿叶置于牡丹，衬托得双眸更加明媚迷人，使整个面部轮廓显得清晰而和谐，使容貌增添风采。相反，参差不齐的眉毛则使美丽的双眸光辉顿减。因此，双眉的存在对于人的容貌美起着烘托的作用。

（二）眉的形态结构

1. 眉的形态 眉毛是由硬而较粗的短毛排列而成，其密度为 50～130 根/cm^2，呈自限性生长。自内向外可分为头、体、峰和尾 4 部分。眉头多呈尖向内下方的三角形：尖部眉毛细而疏，多伸向内上方；中部稍浓密，朝向上方；近眉体部的眉毛则较浓密，朝向外上方。眉体的眉毛粗而硬，黑而长，排列较密。可分为上、中、下 3 行，均向外生长但毛梢较集中而呈横嵴状隆起，使眉富有立体美感。眉峰位于眉的中、外 1/3 交界处的黄金分割点，为眉的最高点，眉毛也最浓密、粗黑，为眉的形态增添了美感。眉梢多呈细长状伸向外下方，眉毛细而软，色最淡，至尾端逐渐稀疏，可分上、下部，上部眉毛伸向外下，下部眉毛朝向外或外上。眉毛的形态与年龄、性别、种族、遗传、健康状况和饮食习惯有关。儿童眉毛短稀而色淡，青壮年者密粗而黑长，老年人则又可变为稀软而色淡或变白。男性眉毛较女性粗长浓黑。了解眉毛的形态对于眉毛再造或立体文眉具有重要的指导意义。

2. 眉的分类 眉的分类方法很多。常以眉的形态、位置、疏密等作为分类依据。

（1）根据眉的形态分类：常见的有新月眉（呈新月状）、大刀眉（犹如古代战刀）、剑眉（形如宝剑）、柳叶眉（如垂柳之叶）、一字眉（又称水平眉）、八字眉（两侧眉呈八字形）等（图 2-72）。

眉的形态可衬托一个人的气质和性格，如新月眉给人以柔美、秀丽之感，被人称为美人眉；柳叶眉则给人以活泼、开朗、大方之感等。

（2）根据眉的位置分类

1）根据眉头位置分类：

①标准型：眉头位于内眦垂线上，两眉之间为一眼裂长度。

②靠内型：向心状眉，左、右眉头靠近正中线，眉毛常较浓密，给人以严肃、英武之感。

③靠外型：离心状眉，左、右眉头相距较远，眉头在内眦垂线的外侧。这种眉给人以安详、温和、悠然自得之感，但如离得太远，则给人以愚钝之感。

2）根据眉峰位置分类：

①标准型：眉峰位于外 1/3 处。

②靠内型：眉峰位于中 1/2 处。

③靠外型：眉峰位于外 1/4 处。

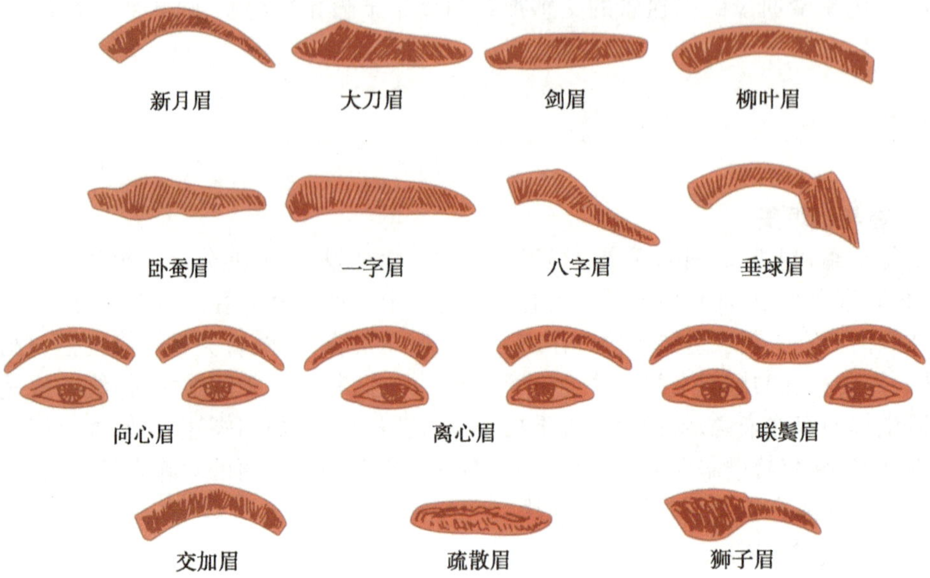

图2-72 眉的分类

3）根据眉梢位置分类：

①水平型：给人以稳健、文静之感。

②上升型：给人以活泼、生动之感。

③下降型：给人以亲切、慈祥之感。

（3）根据眉的疏密分类可分为3种：

1）稀少型：眉毛不能完全盖住皮肤。

2）中等型：眉毛几乎完全盖住皮肤，但眉间无毛。

3）浓眉型：眉毛完全盖住皮肤，眉间有毛，甚至连成一片。

3. 眉的美学标准 眼睛有"心灵窗户"的美誉，但一双靓丽的眼睛离不开眉毛。从"眉开眼笑"、"眉目传情"等可以看出，两者相互配合、相互协调，体现了动态美。

一副理想的眉应与年龄、性别、面型、体型乃至职业、性格等相适应，表现为其眉的形态、疏密、粗细、长短应各具特色，应具备下列基本条件：

（1）眉的位置：眉头位于鼻翼与内眦连线的延长线上；眉峰位于鼻翼与平视时瞳孔外侧缘连线的延长线上（眉的中、外1/3交界处），为眉的最高点；眉梢位于鼻翼与外眦连线的延长线上，并略比眉头高2～3mm（图2-73）。

（2）眉的形态：呈微弧向上的隆起，男性多为剑眉或一字眉，女性多为新月眉或柳叶眉。

（3）眉的一般状况：男性宜浓密，女性宜稍淡疏，眉色清晰有光泽，完整无缺失，左右对称、协调。

4. 眉区软组织结构 包括皮肤、浅筋膜、帽状腱膜前后鞘、肌层、眉脂肪垫和骨膜。

（1）皮肤：生有眉毛，较眼睑皮肤为厚，眉体部皮肤更甚。该处皮肤移动性大，以上下移动为主，这对眉参与面部表情很有意义。另外皮肤中含有丰富的皮脂腺。

（2）浅筋膜：为含有少量脂肪成分的疏松结缔组织，向下与眼睑浅筋膜相延续。

（3）肌层：起于帽状腱膜的额肌自上而下垂直走行，在眉区与眼轮匝肌眶部肌纤维相互

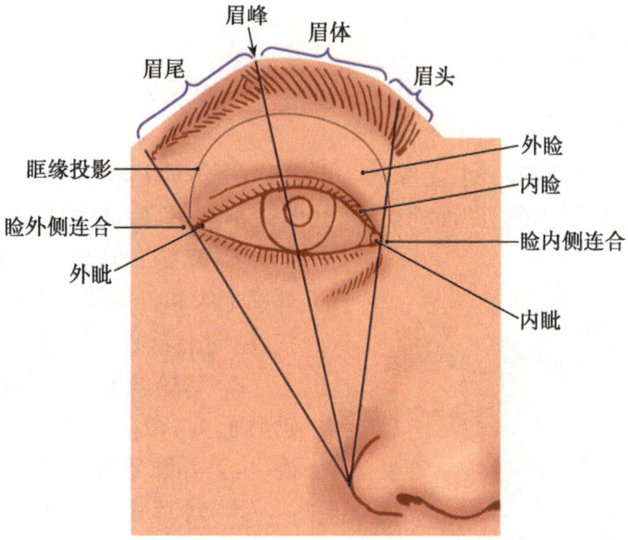

图2-73 眉的位置

交织，并发现少量额肌纤维止于眉区皮肤。皱眉肌起自额骨鼻部，斜向外上，跨眶上血管和神经浅面止于眉区内侧半皮肤。降眉肌位于皱眉肌始段的内侧，起于鼻根，上行止于眉头部及相邻皱眉间皮肤。

（4）帽状腱膜前、后鞘：由帽状腱膜形成，包裹额肌及眼轮匝肌。前鞘通过纤维结缔组织小梁与眉区皮肤牢固相连，而与上睑皮肤连接疏松。后鞘以眉脂肪垫与眶骨膜粘连，尤其在内侧粘连牢固。后鞘往下延伸进入眼睑即为眼轮匝肌筋膜。

（5）眉脂肪垫（见面部脂肪）。

第七节　耳

本节主要介绍与容貌美密切相关的外耳耳廓的美容解剖。

一　耳与容貌美

耳位于头颅两侧，左右各一，虽然缺乏表情和动感，却是头面部不可缺少的器官，对容貌的影响至关重要，其位置和形态的完美可以使面部容貌更趋和谐、完美。

除眼和鼻之外，耳也是人们较多关注的器官。除了具有位置觉、收集声波、听力感知等生理功能外，外耳还有美化容貌的重要功能。大家常说的五官端正，就包括外耳的端正。人们用佩戴耳饰、装饰性眼镜等方法来衬托外耳及容貌美，并用耳廓来衬托各式短款发型。有关耳廓的美学认识，随时间和地区在不断的变化。在早期文化的艺术品中，耳廓形态常被歪曲或者风俗化。如佛的画像总是大耳，东方民族认为大耳是幸福和富贵的象征，西方民族却忌讳大耳。耳轮结节为多数中国人具有，却很少有人注意它的存在。

二 耳的形态结构

(一)耳廓的表面标志

耳廓对称地排列于头部的两侧,上缘约与眉等高,下缘(耳垂附着点下界)约与鼻底平齐。耳廓形似贝壳,凸面朝向后内侧,凹面朝前外侧(图 2-74)。耳廓的主要表面标志如下:

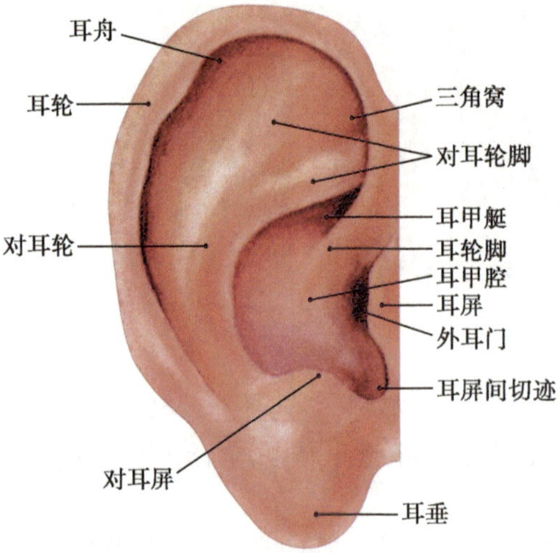

图 2-74 耳廓的外形

1. **耳轮** 耳廓上、外侧的游离缘,构成耳廓上缘和外侧缘。耳轮从外后向前呈卷曲状,越向上卷曲越明显。

2. **耳轮结节** 又称达尔文结节,位于耳轮后上方,微隆起不明显,是动物耳尖的遗迹,也是耳廓分型的重要依据。

3. **对耳轮** 位于耳轮的前方并与之平行的弧形隆起。对耳轮上部分为对耳轮上脚(后脚)和对耳轮下脚(前脚)。

4. **耳舟** 对耳轮与耳轮之间狭长的凹陷。

5. **耳甲** 对耳轮的前方凹陷处,由耳屏、对耳轮下脚、对耳轮和对耳屏所围成,几乎占耳廓大部分。

6. **对耳屏** 对耳轮下端的结节状隆起。

7. **耳垂** 位于耳廓的下端,约占耳廓全高的 1/4,柔软、无软骨,是佩戴耳饰的部位。

8. **耳屏** 外耳门前外侧纵行的软骨隆起。在耳屏前方约 1cm 处可触及颞浅动脉搏动。

9. **外耳门** 耳廓前部的凹陷处,向内与中耳相通。

10. **耳轮脚** 耳廓上端经外耳门上方伸入耳甲上部的隆起。

11. **三角窝** 对耳轮上、下脚之间的三角形凹陷。

12. **上、下耳根** 耳廓上缘与头皮附着处称上耳根,下缘即耳垂与面部附着处称下耳根。

(二)耳廓形态及外展度

耳廓呈"3"字形,耳长通常为 62 ~ 65mm。在 55mm 以下为小耳,65mm 以上为大耳。耳宽一般男性为 31 ~ 34mm,女性为 29 ~ 33mm。耳垂高平均 16mm 左右。耳廓上缘最高点与眉间点、鼻根点连线中点平面一致,下缘最低点与鼻小柱基底平面一致。

耳廓并非紧贴头颅,其最大横轴与头颅颞面间的夹角称耳廓外展度。根据耳廓外展度可将耳廓分为微展型、小展型、适中型、大展型、超大展型 5 型。国人以 60° ~ 79°适中型居多,而且男性外展程度较女性大。

(三)耳廓类型

耳廓由软骨部和耳垂两部分组成。软骨部为主体的较大部分,耳垂为下方较小的下垂部分。软骨部和耳垂的形态均存在着个体差异,分类如下:

1. **软骨部的类型** 根据耳廓的形态及其达尔文结节的形态分为 6 类(图 2-75)。

(1)猕猴型:耳廓弯曲度较小,前外侧缘的耳轮不显,耳舟亦浅阔;没有达尔文结节,该处耳廓边缘呈锐薄的外展状。

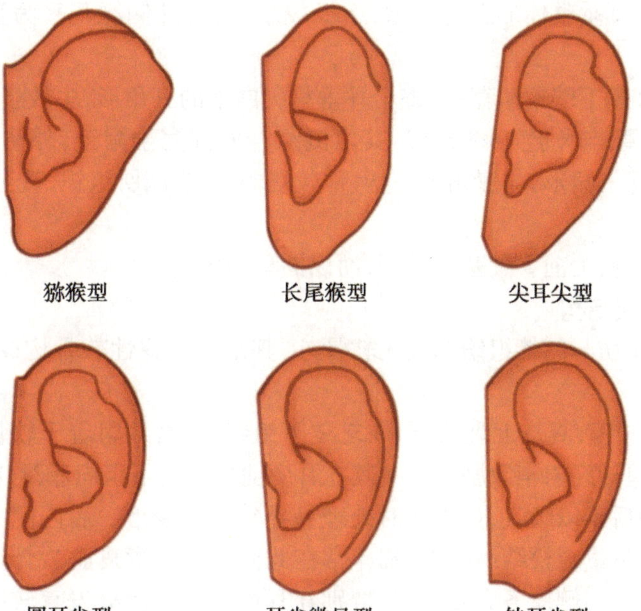

图 2-75 耳廓软骨部类型

(2) 长尾猴型：耳轮较猕猴型明显而长，由耳轮脚延伸达耳轮结节处。但耳轮结节不明显，耳廓外侧边缘缺乏耳轮。

(3) 尖耳尖型：也称达尔文结节型，最显著的特点是耳轮结节明显而尖突，耳轮脚完善。

(4) 圆耳尖型：耳轮结节大而圆。

(5) 耳尖微显型：耳轮结节细小，耳轮清晰。

(6) 缺耳尖型：无耳轮结节，耳轮完善。

国人耳廓基本为圆耳尖型和耳尖微显型，长尾猴型和尖耳尖型极少，没有猕猴型。

2. 耳垂的类型 耳垂的形态往往因种族、民族及个体差别而异。根据耳垂附着于面部的多少和耳垂边缘下垂的多少等不同形态，通常将耳垂分为圆型、方型和三角型 3 种基本类型。近年来，学者们又从这 3 种基本类型衍生为以下 6 种基本类型（图 2-76）：

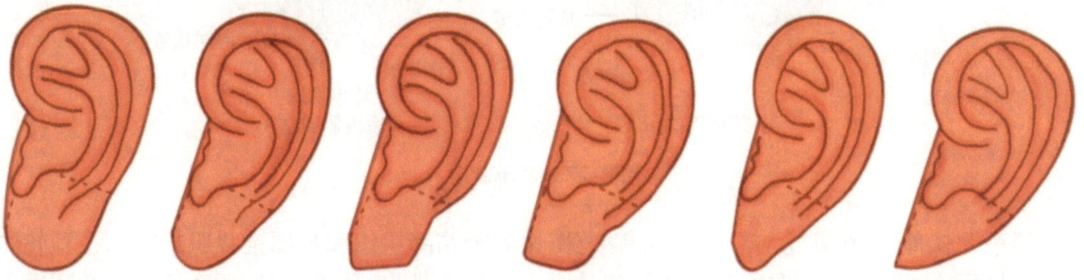

图 2-76 耳垂的类型

(1) 圆型：耳垂下端呈圆弧下垂状，形似标准圆的一部分，常较肥厚。

(2) 卵圆型：为圆型耳垂的一种特殊类型，耳垂下端下垂，形如卵圆小头。

(3) 方型：耳垂下端比较整齐，下缘较水平，下缘与内侧缘和外侧缘的夹角为直角。

（4）附连方型：耳垂整体形态为方型，下缘较水平，与外侧缘几乎为直角，但内侧缘完全附连于面部。

（5）三角型：耳垂下端锐角存在，整个耳垂呈尖向下的三角形，多较瘦薄。

（6）附连三角型：与附连方型相似，其内侧缘与面部完全附连，外侧缘与面部呈明显钝角。但整个耳垂仍呈三角形，与三角型一样，常较瘦弱，较少脂肪组织，甚至只以一个皮肤皱襞存在。

国人耳垂形态主要为前3种基本类型，而以圆型为多。

（四）耳廓的层次结构

耳廓除耳垂为脂肪与结缔组织构成无软骨外，其余均由弹性软骨构成支架，外被韧带、肌纤维和皮肤。

1. 耳廓皮肤 较薄，真皮无乳头层，缺乏皮下组织，紧密地附着于软骨。因此，在耳部炎症时不易扩散而压迫神经末梢致剧痛。尤其在耳廓前外侧皮下组织菲薄，粘连更为紧密，不易分离，外伤发生血肿后难以吸收，如不及时处理易导致耳廓变形。后内侧的皮肤则稍疏松，皮肤较厚，与软骨间有少量疏松结缔组织，临床常在此处作为耳廓皮肤软骨复合移植组织供区。皮肤上有细毛，在耳部两侧皮下有皮脂腺，特别在耳甲和三角窝处发育较好。汗腺数量较少，散在分布。

2. 耳廓软骨 为不规则的单块弹性软骨（图2-77），向内续为外耳道软骨，两者交界处为耳界切迹。其形状大致与耳廓外形相似，由软骨细胞、基质、大量弹性纤维构成；弹性纤维不规则网状存在，软骨细胞散在分布其中。耳廓软骨最大特点是富有弹性和柔韧性。

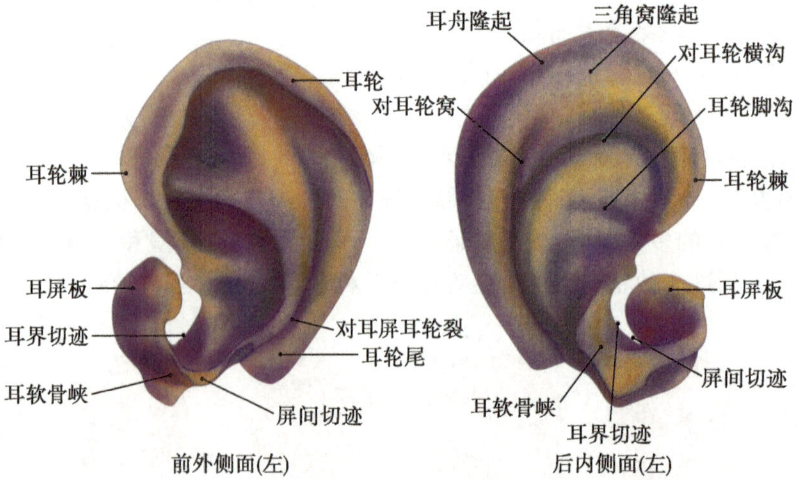

图2-77 耳廓软骨

耳垂无软骨，另在耳轮与耳屏之间有裂隙，由致密结缔组织和耳廓锥状肌封闭。在耳轮脚前上端与耳轮相续处有一向前下的小锥状软骨突称耳轮棘，为耳轮大肌、耳廓锥状肌及耳廓前韧带附着处。耳轮下端发出一向前下小舌状突起，称耳轮尾，是对耳屏肌附着处。耳甲隆起二部之间的浅凹沟，称耳轮脚沟，它与耳轮脚的位置一致。耳甲隆起与三角窝隆起之间，有一横沟，称对耳轮横沟，它相当于前外侧面的对耳轮下脚。耳界切迹与屏间切迹之间的窄区，称为耳软骨峡。耳软骨峡向前内侧卷起伸向上方即耳屏位置的软骨称耳屏板，为长方形扁板状，有耳屏肌附着，与耳软骨峡相连，此板原属外耳道软骨的一部分。

3. 耳廓韧带 分两类，一是非固有韧带，连接耳廓与颞骨；另一是固有韧带，连接软骨本身的内部韧带。

（1）非固有韧带是固定耳廓软骨的重要结构，主要作用是将耳廓软骨固定于颞骨上，有3条。

1）耳廓前韧带：自耳屏软骨板、耳轮棘到颞骨颧突的根部，向前固定耳廓。

2）耳廓上韧带：自耳轮棘到骨性外耳道上缘，向内上悬吊耳廓。

3）耳廓后韧带：自耳廓后面的耳甲隆起到颞骨乳突外侧面，向后上固定耳廓。

（2）固有韧带：位于耳廓软骨裂隙之间并连接裂隙两侧软骨，有2条。

1）耳屏耳轮韧带：自耳屏到耳轮，为一韧性纤维束，在前方补充外耳道，且形成外耳道与耳甲的分界。

2）对耳轮耳轮尾韧带：自对耳轮到耳轮尾。

4. 耳廓的肌肉 分两类，一是起于颅骨或头皮止于耳廓软骨的耳廓外肌；另一是起止于耳廓软骨本身的耳廓内肌。耳肌均受面神经支配，属退化肌肉，收缩力很小甚至没有。主要作用是与韧带一起维持耳廓正常位置、形态。如缺乏耳后肌致招风耳，缺乏耳上肌致垂耳。

（1）耳廓外肌：有3块，耳前肌、耳上肌和耳后肌。

（2）耳廓内肌：共6块，耳轮大肌、耳轮小肌、耳屏肌、对耳屏肌、耳廓横肌和耳廓斜肌。耳廓内肌很不发达，因此，人的外耳几乎不能运动。

（五）耳廓的血管、神经和淋巴回流

1. 动脉 来自颈外动脉的分支，有耳后动脉和颞浅动脉，从耳廓根部向耳廓周缘发支分布（图2-78）。

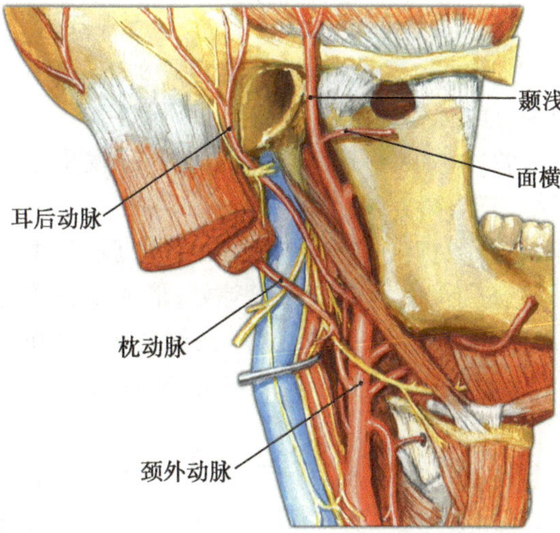

图2-78 耳廓的动脉

耳后动脉由颈外动脉在耳垂下方向后上分出，沿耳廓根部上行，沿途分数条耳后支，分布于耳廓后内侧面；另发出数条穿支，分别穿过耳轮、三角窝、耳甲艇等处的软骨至耳廓前外侧面，分布于耳廓前外侧面后部。此外还恒定发出一条耳前支，在耳垂上方，经耳廓软骨下缘，分布于耳廓前外侧面耳轮、耳舟、对耳轮下部等处。耳后动脉滋养耳廓后内侧面和前外侧面的后部，而前外侧面的前部，则由颈外动脉终支颞浅动脉发出的数条耳前支滋养。颞浅动脉在腮腺内、耳屏下端分出后经耳屏前方、颧弓后端浅面上行，经耳前分上、中、下3组耳前支。此外，分布到耳廓后内侧面的，还有枕动脉的分支。动脉主干均经耳根前后贴软骨膜向耳廓边缘走行，其分支位于耳廓深部，沿软骨膜发出。相邻的小动脉之间，都有相互吻合。在耳甲、三角窝等处，血管分布比较丰富。

2. 静脉 由耳廓周缘向耳廓根部汇集。前外侧面的静脉较细小，位于动脉浅面，在三角窝等处，形成静脉网，最后汇集成数条耳前静脉，注入颞浅静脉。耳轮、对耳轮、耳舟和耳垂的

静脉支汇成耳后静脉的耳前支，于对耳轮下端，绕过耳廓软骨下缘至耳廓后内侧面，注入耳后静脉。耳廓后内侧面的静脉，汇成3～5条耳后支，从耳廓周缘走向耳根，注入耳后静脉。耳后静脉是伴随同名动脉的两条较细静脉，有时可经乳突导血管与横窦相通。在耳部皮肤内有许多动静脉吻合。

3. 神经 除使耳廓肌活动的运动神经外，还有耳廓的感觉神经及交感神经。

（1）耳廓的运动神经：耳廓外肌的耳前肌、耳上肌由面神经的颞支支配；耳后肌由面神经的耳后支支配。耳廓内肌中的大耳轮肌、小耳轮肌、耳屏肌、对耳屏肌由面神经颞支支配；耳廓横肌、耳廓斜肌由面神经的耳后支支配。

（2）耳廓的感觉神经：来源较多，有来自脊神经的颈丛和脑神经的三叉神经、面神经、迷走神经的分支：

1）枕小神经：发自颈丛，于胸锁乳突肌后缘中点浅出后沿肌后缘向上，至耳廓上部发耳前支、耳后支和穿支，分布于耳廓上1/3皮肤。耳前支经后内侧面绕耳轮上部，穿支则自后内侧面穿过耳轮软骨，2支都至前外侧面，分布于耳轮、耳舟的上部、对耳轮上脚和三角窝的一部分，耳后支分布于耳廓后内侧面上的皮肤。

2）耳大神经：发自颈丛，为较大分支，从胸锁乳突肌后缘中点浅出，转折上行于肌的表面，于耳垂下缘高度发出耳前支和耳后支。耳前支穿过位于对耳屏与耳轮下端之间的耳垂上部，到前外侧面沿耳舟上行，分布于耳垂、耳轮、对耳轮、耳舟下2/3、对耳屏以及耳甲艇、耳甲腔外侧部和三角窝尖部。耳后支分布于耳廓后内侧面的下2/3部。

3）耳颞神经：为三叉神经第3支下颌神经的分支，与颞浅动脉伴行，发出耳前支分布于耳屏、耳轮脚以及耳垂、耳甲艇和三角窝的内侧部分。

4）迷走神经耳支：发自颈静脉神经节，为该节中假单极神经元的周围突，经颈静脉窝外侧壁，然后进入面神经管中，并入面神经干，但出茎乳孔后，离开面神经干，沿耳廓根部，贴乳突骨面上行，发出一些小支，分布于耳廓后内侧面、对耳轮沟等处，并发穿支至耳廓前外侧面，分布到邻近耳轮脚起始处的耳甲艇及围绕外耳门附近的耳甲腔。

5）面神经耳支：由面神经出茎乳孔后发出，沿耳廓根部于后内侧面上行，除发出运动支外，亦发出前穿支至耳廓前外侧面耳甲腔、耳甲艇、三角窝等处。

耳廓的感觉神经极为丰富，迷走神经、面神经、耳颞神经、耳大神经等在耳甲艇、耳甲腔和三角窝等处形成稠密的网，神经纤维在表皮、真皮、皮下、毛囊及软骨膜等处，形成多种感觉末梢，游离神经末梢、毛囊游离神经末梢、梭形神经末梢（类似鲁菲尼小体，在软骨膜内）和环层小体（在皮下）。分布于耳廓皮肤的各个脑、脊神经间的吻合，也非常丰富，在耳廓根部的周缘，几乎连成一环。

（3）耳廓的交感神经：来自颈动脉交感丛，该神经丛沿着动脉分布，粗细不等的纤维缠绕管壁，纤维的密度随动脉管径减小而减少。大的静脉管壁，只有稀疏的纤维分布，而以动静脉吻合支上纤维密度为最大，在血管之间，也有纵横交错的粗细纤维互相连接。

耳甲艇、耳甲腔和三角窝等处，是胸腹腔内脏各器官疾患时，出现敏感点之处，也是神经丛和血管丰富的地方，耳针疗效可能与针刺耳廓敏感点通过神经系统的调节作用有关。

4. 淋巴管 耳中央部和外耳道后面的淋巴管，集合汇入乳突尖部淋巴结，很少汇入耳后淋巴结。肿胀增大的耳后淋巴结，常是由于小面积的头皮感染所致，但有时会误认为乳突疾患所致。耳廓前外侧面的淋巴管注入位于耳屏皮下的耳前淋巴结，少数到腮腺淋巴结，最后汇入颈深淋巴结。

三 耳廓的临床分型

耳廓的临床分型包括正常型和其他各种异常型。

（一）正常型

耳廓的位置、大小和形态与常见多数情况相符。

（二）异常型

1. 招风耳 为常见的先天性耳廓畸形，具有遗传倾向。主要表现为耳甲后壁与耳舟内侧壁之间的夹角（正常为90°左右）显著增大，当超过150°时对耳轮和对耳轮上脚扁平，对耳轮窝和三角窝亦变浅而不明显；若两者之间的夹角接近或等于180°时，对耳轮和对耳轮脚、对耳轮窝和三角窝均消失而处于同一平面，耳甲较深，耳甲后壁较厚，耳廓上部即呈扁平片状，后内侧面与颅侧面构成90°角，故招风耳又称扁平耳或外耳横突畸形。

招风耳是因胚胎时期耳甲软骨过度发育、对耳轮形成不全，同时缺乏耳后肌所致，或仅具三者之一。左右侧的畸形程度常有差异，可同时见于亲代中的其他人亦可有轻重不同的招风耳畸形。

2. 贝壳耳 是一种较招风耳更为严重的先天性耳廓畸形。主要的临床形态特点是缺乏正常发育的耳轮，大多伴有招风耳的对耳轮及其上脚的发育不良。因而，耳轮、耳舟、对耳轮及其上、下脚和三角窝均不存在，耳廓呈一片平整扁薄的贝壳状，完全失去正常耳廓凸凹迂曲的立体形态结构。

3. 杯状耳 是耳廓上1/3发育不良的先天性畸形，主要表现为耳廓上部耳轮和耳舟倾向前下方，对耳轮及其上脚发育不全，凸隆不明显，耳舟相对变得较短宽，耳廓上部的高度降低。

根据畸形程度的不同，可分为三种类型：Ⅰ型，为轻型，仅上部耳轮较宽并向前下方呈锐角弯曲；Ⅱ型，为重型，耳轮缘已向前下倾抵耳甲艇，对耳轮及其上脚发育不良或未发育；Ⅲ型，为最重型，整个耳廓缩小卷曲呈管状；耳舟和对耳轮均消失，并伴有耳廓软骨的缺损，其耳屏和外耳道的位置也较正常为低。杯状耳的发生，是因胚胎时期，耳廓周缘的长度发育不够，限制了耳廓的正常发育。

4. 隐耳 表现为耳廓上1/3先天性发育不良，部分耳廓软骨被埋于颞部皮下，故颅耳角上移并变浅甚至消失，隔着颞部皮肤可扪及被埋入皮下的耳廓软骨，若软骨发育尚好，隔着皮肤提起软骨时常可显现出较正常的耳廓外形，但松手后又回复原状，故又称埋没耳或袋状耳。耳廓上部缺乏皮肤，也可有上部软骨发育不良，或耳轮上部呈锐角向前卷曲，使舟状窝和对耳轮也变形。

根据成因，常将隐耳分为斜肌型和横肌型两类。

（1）斜肌型：因耳廓斜肌发达，使对耳轮下脚弯曲前突，上脚位置降低，耳廓上部贴近颞面而埋入皮下。此型又称下脚型，发生率较低。

（2）横肌型：因耳廓横肌发达并上移，达耳廓上部而附着于对耳轮窝两侧，致使对耳轮及其上脚过度弯曲并贴近颞部而埋入皮下。此型又称上脚型，其发生率较下脚型高。

5. 猿耳 又称猩猩耳，主要表现是在耳廓上部边缘的某一部位，耳轮发育不全，致使该处耳廓边缘呈现角状突起，对耳轮上脚亦发育不明显，故又称尖耳，为先天发育异常所致。

6. 菜花耳 乃因耳廓受外伤，特别是挫伤和压伤后，出血导致感染和组织机化、挛缩等所致。这是由于耳廓皮肤菲薄，缺乏或仅有极少皮下组织，皮肤与软骨膜密切相连，出血时不易扩散，也不易自行吸收；皮下血管少而表浅，血流缓慢，故耳廓抗感染能力差，且一旦感染，容易引起软骨坏死。最后结缔组织增生、挛缩。其表现是耳廓明显增厚，表面粗糙并形成大小不等、形态各异的小结节状或串球状突起，突起之间为深浅不等的褶沟，形如菜花。

7. **大耳畸形** 指耳廓过分发育较正常者为大，即耳廓高度大于70mm。

8. **小耳畸形** 指耳廓发育较正常者为小，即耳廓高度小于55mm。

9. **无耳** 指耳廓完全没有发育，局部没有任何痕迹，极为罕见。

10. **副耳** 俗称小耳朵，为位于耳屏前方的赘生组织。

11. **耳垂畸形** 多为先天性，包括耳垂过大、裂开、粘连或全部阙如等。

12. **耳廓缺损** 可由创伤、烧伤、肿瘤切除后等原因造成。

（王向义 聂云飞）

第八节 头面部的常用皮瓣

一 额部皮瓣

（一）解剖及血供

额部皮瓣一般包括皮肤、皮下组织及额肌3层，其下方为肌下疏松结缔组织及骨膜。皮瓣所包括的3层连接紧密，神经和血管均位于皮下组织内，血管下方紧贴一层较致密的纤维组织，在前方是帽状腱膜延伸的部分，在侧方是颞浅筋膜，再向下有一层疏松结缔组织，比较容易剥离，故在形成皮瓣时，宜在此筋膜层下分离。

额部皮瓣的血液供应主要包括两个系统：一是颞浅动脉额支，其次是眶上动脉与滑车上动脉。这两组血管之间有丰富的吻合支呈网状分布，故以任何一支作血管蒂均可供养整个皮瓣并确保其成活（图2-79）。

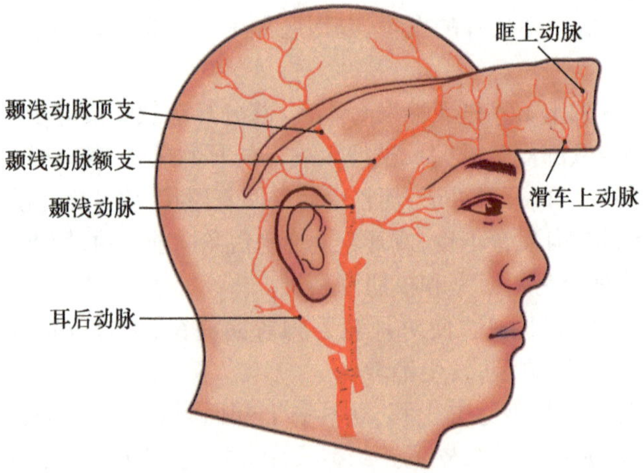

图2-79 额部皮瓣的血管

额部皮瓣的静脉回流一般均为同名静脉，但颞浅静脉额支与动脉伴行的仅有50%，且较为分散，故在手术时需特别注意。

额部皮瓣的神经支配有面神经颞支、滑车上神经及眶上神经。

（二）应用

额部皮瓣主要用于全鼻、鼻下段及半鼻再造，因其色泽、质地、硬度均较匹配，故再造鼻既有感觉，外形又佳。还可用于修复颊部缺损包括洞穿性缺损的修复，如颊部全层缺损者，可将全额皮瓣远端返折成两层（创面对创面），内层修复黏膜层，外层修复颊部皮肤，返折部形成口角。上、下唇再造部分病例不能用邻近组织修复的广泛缺损，可采用双蒂不带毛发或带毛发的额部皮瓣修复，带毛发的主要用于男性患者，不带毛发的主要用于女性患者；蒂瓣可形成管状，精细的设计可使内层和外层缝合线成为红唇与白唇的交界线。还可用于修复舌、口底及咽部的缺损。

二 额部正中皮瓣

（一）解剖及血供

前额部包括额肌及其上皮肤，有多源性血管供应，形成皮瓣时主要以颞浅动脉额支为蒂，以耳屏前颞浅动脉主干搏动的部位为轴心。有同名静脉伴行。

额部正中皮瓣以眶上神经支配为主，滑车上神经次之。眶上神经为三叉神经（为混合神经）第一支（眼神经）的额神经。

（二）应用

额部正中皮瓣可用于全鼻、鼻下段及半鼻再造，以及修复因外伤、肿瘤等因素导致的上唇部分或完全缺损者。

三 耳后皮瓣

（一）解剖及血供

耳后皮瓣的主要血供为耳后动脉。耳后动脉是起于颈外动脉较细小的一个分支，起点在下颌角平面上方两横指处，紧贴乳突前沿耳根部上行，在乳突与耳廓软骨之间分为耳支与枕支。耳支发出后经耳后肌深面沿乳耳夹角沟继续上行，沿途发出数条小的横支分布于耳廓背面和耳后区，其终末支与颞浅动脉的顶支终末支相吻合。枕支经胸锁乳突肌止端的表面上行，分布于耳廓后上方的头皮，其分支与颞浅动脉和枕动脉的分支均有吻合（图 2-80）。

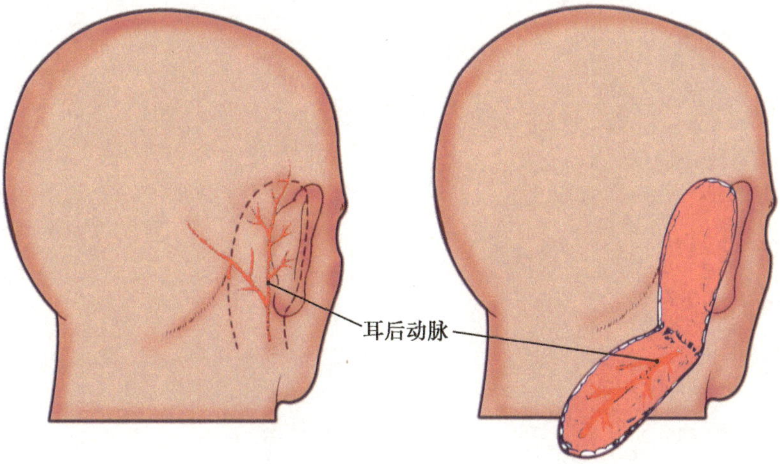

图 2-80　耳后皮瓣的血管

耳后静脉汇集耳后动脉分布范围的静脉血，与颞浅静脉顶支及枕静脉的属支交通，经耳廓后方下降，注入颈外静脉。

（二）应用

以耳后动、静脉为蒂的耳后皮瓣，可修复耳屏前区缺损、颧弓以下近中侧区的面颊部缺损，以及耳廓下半部缺损，包括烧伤后增生或萎缩性瘢痕、黑痣及血管瘤等切除后创面的修复。

四 头皮皮瓣

（一）解剖及血供

头皮皮瓣是利用颞浅动脉或枕动脉为蒂或轴心的皮瓣。头皮帽状腱膜表面有丰富的血管分布，从前至后至少可形成4～5对轴型皮瓣供区。

颞顶部皮瓣的血液供应来源，为颞浅动、静脉及其分支。颞浅动脉为直接皮肤动脉，行程中有耳颞神经伴行，可以制成感觉皮瓣。颞浅动脉分布虽有很多类型，但由于头皮血管之间的交通甚多，故不管怎样设计，皮瓣一般都不会发生血供障碍。其伴行静脉为颞浅静脉。

枕部皮瓣的血液供应主要为枕动脉及其分支。

（二）应用

颞顶部皮瓣多用于修复额顶部或鬓角瘢痕性秃发或肿瘤切除后的缺损，另外亦可用于眉再造及男性上唇缺损的修复，带蒂移植或吻合血管游离移植均可。

枕部皮瓣主要用于修复额顶部瘢痕性秃发或肿瘤切除后的缺损。

（陈旻静）

第三章 颈 部

第一节 概 述

颈部位于头与胸和上肢之间。脊柱颈段是颈部的支持性结构，其前面正中有消化管和呼吸道的颈部；两侧有纵行排列的大血管和神经；颈根部有胸膜顶、肺尖以及连接上肢的血管和神经干等。甲状腺和甲状旁腺亦是颈部的重要器官。颈肌依其位置分为颈浅肌和颈外侧肌、颈前肌和颈深肌三群。肌多为纵行排列，不仅能使头、颈灵活运动，而且参与呼吸、发音、吞咽等生理活动。颈部筋膜包绕各层颈肌，以及血管、神经和脏器，并形成筋膜鞘和筋膜间隙，诸结构之间由疏松结缔组织充填。颈部淋巴结较多，主要沿浅静脉和深部血管神经束排列，癌肿转移时常受累。

颈部形态因性别和年龄而不同，女性和小儿颈部皮下脂肪较多，轮廓较圆；体型瘦长和体型肥胖的人，其颈部也多细长和粗短。颈部活动范围较广泛，可作前、后、左、右方向的活动。颈部的长度和各器官的位置，因颈的活动而有所改变。头后仰时，颈前部变长，颈段气管与皮肤接近；头旋转时，喉、气管和血管移向旋转侧，而食管移向对侧，这在进行颈部各器官手术时有重要意义。

一 境界和分区

（一）境界

颈部上方以下颌骨下缘、下颌角、乳突尖、上项线和枕外隆凸的连线与头部为界；下方以胸骨颈静脉切迹、胸锁关节、锁骨上缘和肩峰至第 7 颈椎棘突的连线，分别作为与胸部及上肢的界线（图 3-1）。

（二）分区

颈部分为固有颈部和项区。

1. 固有颈部 即通常所指的颈部，是两侧斜方肌前缘之间与脊柱颈部前方的区域。固有颈部又以胸锁乳突肌前、后缘为界，分为颈前区、胸锁乳突肌区和颈外侧区。

（1）颈前区：上界为下颌骨下缘，内侧界为颈前正中线，外侧界为胸锁乳突肌前缘，又称为颈前三角。该区以舌骨为界分为舌骨上区和舌骨下区；前者包括颏下三角和左、右下颌下三角，后者分为颈动脉三角和肌三角（图 3-1）。

（2）胸锁乳突肌区：指该肌所在并覆盖的区域。

（3）颈外侧区：又称颈后三角，位于胸锁乳突肌后缘、斜方肌前缘和锁骨中 1/3 上缘之

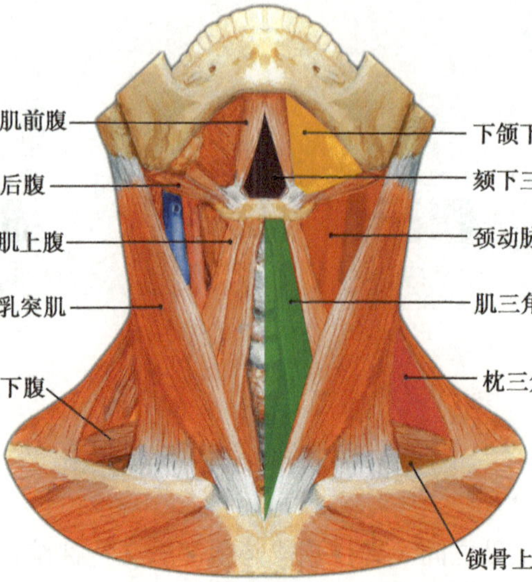

图 3-1 颈部的分区

间。肩胛舌骨肌下腹将其分为枕三角和锁骨上三角两部分(图 3-1)。

2. 项区 位于两侧斜方肌之间与脊柱颈部后方的区域,又称颈后区。

(三) 颈部各三角的境界

1. 颈前区的三角

(1) 舌骨上区:

1) 下颌下三角:下颌下三角位于下颌骨下缘与二腹肌前、后腹之间,又名二腹肌三角。

2) 颏下三角:颏下三角由左、右二腹肌前腹与舌骨体构成。

(2) 舌骨下区:

1) 颈动脉三角:颈动脉三角界于胸锁乳突肌上份前缘、肩胛舌骨肌上腹和二腹肌后腹之间。

2) 肌三角:又称肩胛舌骨肌气管三角。由颈前正中线、肩胛舌骨肌上腹和胸锁乳突肌下份的前缘围成。

2. 颈外侧区的三角

(1) 枕三角:又称肩胛舌骨肌斜方肌三角,由胸锁乳突肌后缘、斜方肌前缘和肩胛舌骨肌下腹上缘构成。

(2) 锁骨上三角:又称肩胛舌骨肌锁骨三角,位于胸锁乳突肌后缘,肩胛舌骨肌下腹与锁骨中 1/3 上缘之间,体表呈明显凹陷,故又称锁骨上大窝。

二 颈部的表面解剖

(一) 体表标志

1. 舌骨 位于甲状软骨上方。双目平视时,舌骨体位于颏隆凸下缘,其后方平对第 3 颈椎,适对第 3、4 颈椎间盘平面;舌骨体两侧可扪到舌骨大角,后者是寻找舌动脉的标志(图 3-2)。

2. 甲状软骨 位于舌骨下方,上缘平对第 4 颈椎上缘,即颈总动脉分为颈内、外动脉处;

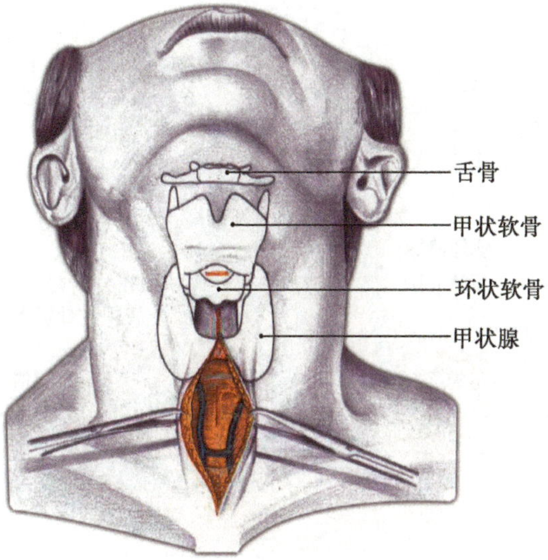

图 3-2 颈部的体表标志

其前正中线上的突起称为喉结，在成年男子尤为明显，女性和小儿不明显。

3. 环状软骨 位于甲状软骨下方，环状软骨弓平对第 6 颈椎横突，是咽与食管、喉与气管的分界标志，也是计数气管环和触诊甲状腺的标志。

4. 颈动脉结节 即第 6 颈椎横突前结节，有颈总动脉行经其前方。在胸锁乳突肌前缘中点平环状软骨弓处，以拇指向后加压至此结节可阻断颈总动脉血流。

5. 颈段气管 位于颈正中线处，在环状软骨弓下缘至胸骨颈静脉切迹之间可触及。

6. 胸锁乳突肌 是颈部分区的重要标志。其后缘中点有颈丛皮支穿过，为颈部皮肤浸润麻醉的阻滞点。起端两头之间称为锁骨上小窝，在此窝的下缘、胸锁关节后方，左侧有颈总动脉，右侧有头臂干的分支。

7. 锁骨上大窝 为紧邻锁骨中 1/3 上方的凹陷，在窝中可触及第一肋骨。在此窝的锁骨上缘处，可触到锁骨下动脉的搏动，于动脉外上方，有臂丛自内上向外下经过此窝的上外侧部。锁骨上臂丛阻滞麻醉，通常在锁骨中点上方 1～1.5cm 处进针。

8. 胸骨上窝 位于胸骨颈静脉切迹上方的凹陷，是触诊气管的部位。临床做颈部检查时，常以胸骨上窝为标志，确定气管的位置变化。

（二）颈部主要血管、神经和胸膜顶的体表投影

1. 颈总动脉及颈外动脉 下颌角与乳突尖连线的中点至胸锁关节（右侧）或锁骨上小窝（左侧）的连线，即颈总动脉及颈外动脉的体表投影，甲状软骨上缘水平是两动脉的分界标志。

2. 锁骨下动脉 相当于右侧自胸锁关节、左侧自锁骨上小窝向外。上至锁骨上缘中点所画的弧线，其最高点距锁骨上缘约 1cm。

3. 颈外静脉 为下颌角至锁骨中点的连线。该静脉是小儿静脉穿刺的常用部位。

4. 副神经 自下颌角与乳突尖连线的中点，经胸锁乳突肌后缘上、中 1/3 交点至斜方肌前缘中、下 1/3 交点的连线上。

5. 臂丛 相当于胸锁乳突肌后缘中、下 1/3 交点至锁骨中、外 1/3 交点稍内侧的连线。

6. 胸膜顶 相当于胸锁关节至锁骨内、中 1/3 交点处凸向上方的弧形线，该线最高点在锁骨上方 2～3cm 处。若伤及此处有引起气胸之危险。

第二节 颈部浅层结构

颈部的浅层结构包括颈部的皮肤、浅筋膜及分布走行于浅筋膜内的颈阔肌、皮神经、血管及淋巴结等（图 3-3、3-4）。

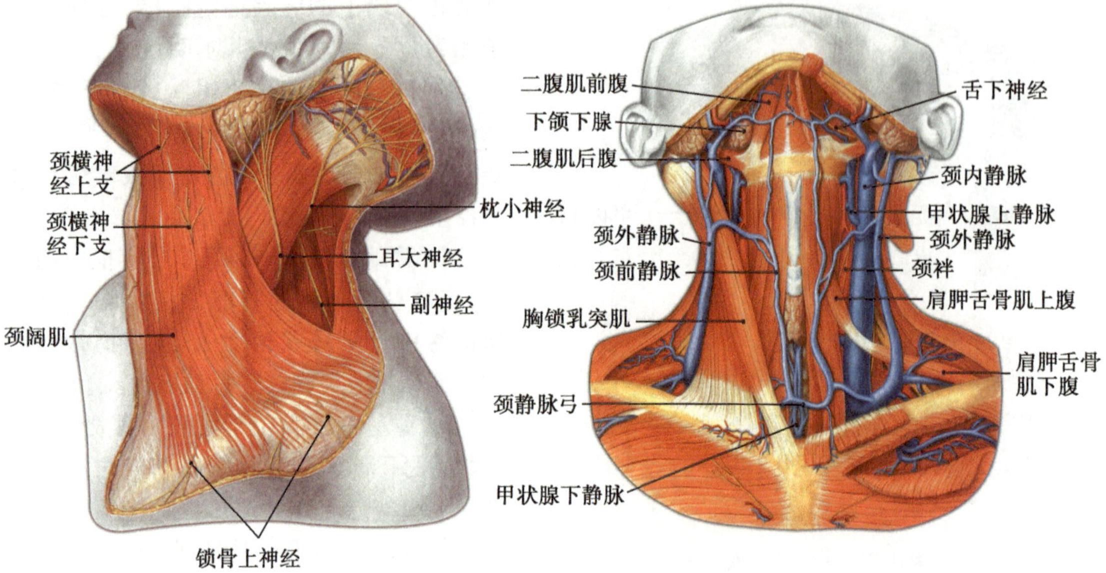

图 3-3 颈前区的结构（浅层）

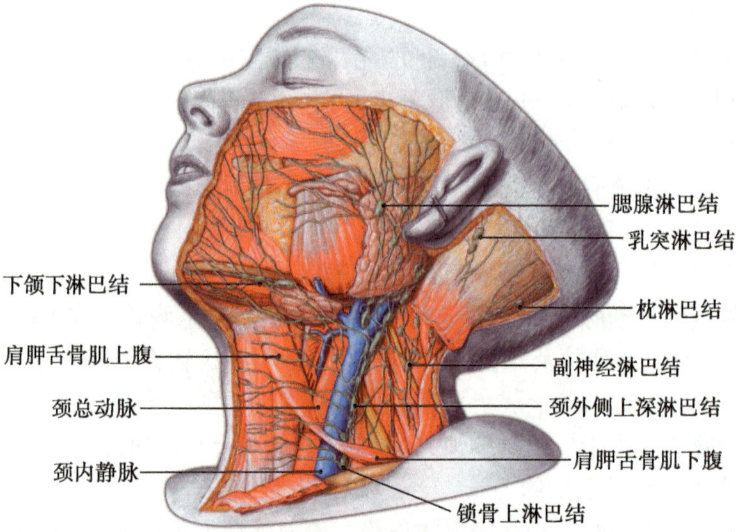

图 3-4 颈部浅静脉、淋巴结

一 皮肤

颈前外侧部皮肤细薄、活动性较大，色泽接近面部，美容整形外科常取此处皮肤修复面容。颈前外侧部的皮纹呈横行，因此颈部手术多用横行切口。颈后部皮肤甚厚，活动性较小。

二 浅筋膜

颈浅筋膜即皮下组织，是一层含有脂肪的疏松结缔组织，颈前外侧部较为疏松，而颈后部则坚实。在颈前外侧部浅筋膜内有一皮肌称颈阔肌。该肌深面的浅筋膜内有颈外静脉、颈外侧浅淋巴结、颈丛的皮支和面神经的颈支等。故颈阔肌在颈部手术中是浅筋膜内诸结构的分层标志。

（一）颈阔肌

是由许多肌束借结缔组织膜相互连接成的菲薄皮肌，该肌起自锁骨下方的胸大肌和三角肌的表层筋膜，肌纤维向内上方越过锁骨、颈前外侧部和下颌骨下缘。后部的肌纤维止于腮腺咬肌筋膜、口角和面部皮肤，并参与笑肌的组成，也和口角的肌纤维交织。该肌前部肌纤维附于下颌骨下缘，部分肌纤维在颈前正中线的上部与对侧的肌纤维交织。颈部外伤或手术切断颈阔肌，须予以缝合，否则切断的肌纤维发生回缩，容易形成瘢痕。颈阔肌作用主要是紧张颈部皮肤，并有协同牵口角和笑肌的作用。此肌由面神经的颈支支配。颈支由腮腺下端穿出，向前下行分布于颈阔肌（图 3-3）。

（二）浅静脉

颈部的浅静脉无动脉伴行，主要有颈外静脉和颈前静脉。

1. 颈外静脉 是颈部最大的浅静脉。颈外静脉在下颌角附近由下颌后静脉后支和耳后静脉汇合而成。该静脉沿胸锁乳突肌浅面斜向下外达颈外侧区，于锁骨上缘中点上方约 2～5cm 处穿颈深筋膜浅层，大部分个体的颈外静脉汇入锁骨下静脉或静脉角，小部分人的颈外静脉汇入颈内静脉。由于颈外静脉穿入处，筋膜与静脉壁愈着，使静脉处于扩张状态，静脉损伤时管腔不能闭合，易发生气栓。颈外静脉末端管腔内只有一对静脉瓣，其功能不全，上腔静脉回流受阻或右心衰竭时颈静脉压升高，可明显见到颈外静脉怒张（图 3-3）。

2. 颈前静脉 是颈外静脉属支。颈前静脉自颏下沿颈前正中线两侧下行，至胸锁乳突肌下份前缘处穿入胸骨上间隙转向外侧，并经该肌深面汇入颈外静脉。左、右颈前静脉在胸骨上间隙内横向吻合，形成颈静脉弓。有时仅有一条颈前静脉，位居中线，称颈前正中静脉。颈前静脉无静脉瓣，距心脏近，受胸腔负压影响大，在甲状腺、气管切开手术时，注意防止空气进入静脉（图 3-3）。

（三）颈外侧浅淋巴结

颈外侧浅淋巴结位于胸锁乳突肌表面及其后缘处，沿颈外静脉排列，收纳枕、耳后及腮腺淋巴结引流的淋巴，其输出淋巴管注入颈外侧深淋巴结上群（图 3-4）。

（四）神经

颈部的浅神经主要有颈丛皮支和面神经颈支。

1. 颈丛皮支 颈外侧部皮肤都由颈丛发出的皮支支配。颈丛皮支在胸锁乳突肌后缘中点处（又称神经点）穿出深筋膜，分布于皮肤（图 3-3）。

（1）枕小神经：勾绕副神经，沿胸锁乳突肌后缘行向后上，分布于枕部皮肤及耳后上部的头皮。

（2）耳大神经：绕胸锁乳突肌后缘表面，伴颈外静脉上行至腮腺，分支支配腮腺表面的皮肤、耳后及下颌角至乳突之间的皮肤。

（3）颈横神经：经胸锁乳突肌中份浅面横行向前，穿颈阔肌分布于颈前区皮肤。

（4）锁骨上神经：以一条总干自胸锁乳突肌下面穿出，向外下分前、中、后三支，越过锁骨浅面，分布到颈前外侧部、胸前部（第二肋以上）和肩上部皮肤。

2. 面神经颈支 面神经颈支在腮腺下缘浅出，越过面静脉的浅面斜向下到达下颌下腺鞘膜与颈阔肌之间，陆续分支进入颈阔肌。

第三节　颈部深筋膜和筋膜间隙

颈部深筋膜位于浅筋膜和颈阔肌深面，亦称颈深筋膜，围绕颈、项部的肌肉和器官。位于颈总动脉、颈内静脉和迷走神经周围的颈深筋膜形成致密的颈动脉鞘。颈深筋膜可分为浅、中、深三层。颈深筋膜各层之间的疏松结缔组织构成颈筋膜间隙。临床手术时，可依筋膜分布判断手术已达到的部位，并可在一定的筋膜间隙寻找血管、神经和器官。筋膜间隙（或筋膜鞘）内的脓肿或出血，可压迫周围重要器官，并可沿间隙方向蔓延（图3-5，图3-6）。

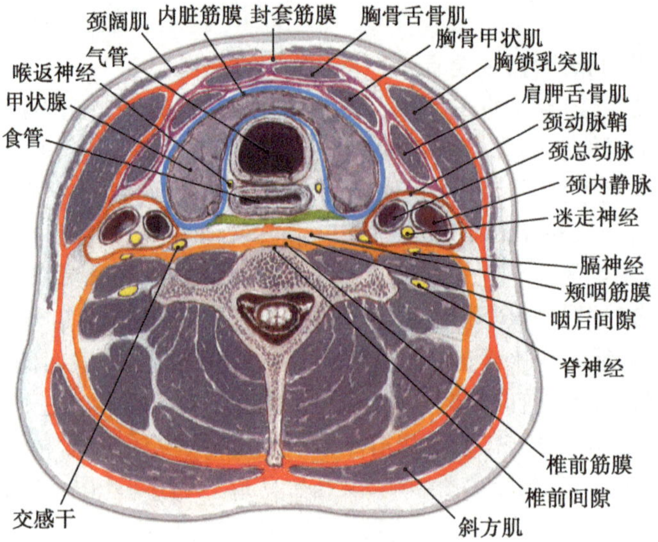

图3-5　颈部筋膜和颈部间隙

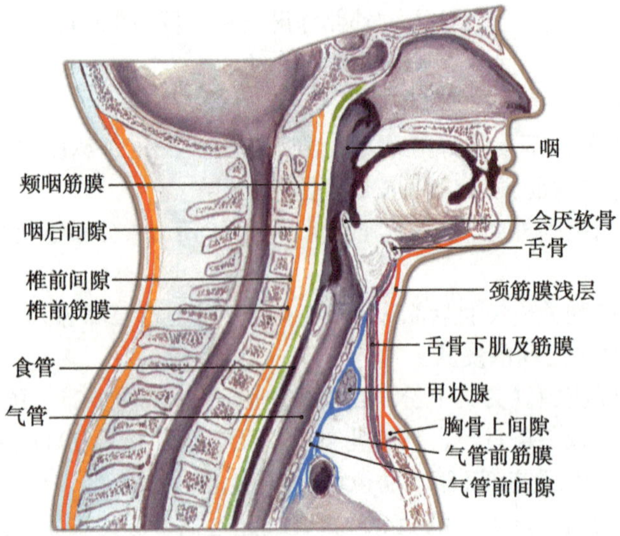

图3-6　颈部间隙（颈部正中矢状切面）

一 颈深筋膜

（一）颈深筋膜浅层

位于颈浅筋膜深面，由于围绕整个颈部亦称之为封套筋膜。其后份附于项韧带和第7颈椎棘突，其前部在正中线左、右两侧的筋膜互相交织融合成颈白线。向上附于颈部上界骨面，向下附于颈与胸和上肢的交界处。颈深筋膜浅层在行经斜方肌和胸锁乳突肌表面时分为两层包裹肌，并形成两肌的鞘。

深筋膜浅层在舌骨处紧贴于舌骨，在舌骨上方，覆盖口腔底肌肉表面，在下颌下三角处，分两层包裹下颌下腺，形成该腺的筋膜鞘，筋膜到腮腺处也分浅深两层包裹腮腺形成腮腺鞘。浅层与腮腺紧密愈着，并向前附于咬肌表面的腮腺咬肌筋膜，深层与颊咽筋膜延续，附于颅底。

深筋膜浅层在舌骨下方又分浅深两叶，浅叶向下附着于胸骨柄和锁骨的前缘，深叶又称肩胛锁骨筋膜，包绕舌骨下肌群形成该肌群的筋膜鞘，向下附着于胸骨柄和锁骨的后缘。在胸骨柄上方，颈深筋膜浅层的前后叶之间形成胸骨上间隙。

（二）颈深筋膜中层

颈深筋膜中层即气管前层，又称气管前筋膜。此筋膜仅存于颈前部，位于舌骨下肌群的深面，包裹喉与气管及咽与食管、甲状腺和甲状旁腺等内脏器官，故又称内脏筋膜。颈深筋膜中层向上附于甲状软骨和环状软骨弓，向下覆盖甲状腺形成甲状腺假被膜，并经气管前方及两侧入胸腔，与心包及进出心脏的大血管的外膜相融合。颈深筋膜中层向两侧与颈动脉鞘以及胸锁乳突肌深面的颈深筋膜浅层相融合。

（三）颈深筋膜深层

该层筋膜较厚，位于颈椎前面，覆盖在颈深肌群的前面，又称椎前筋膜。其上方附于颅底，下续脊柱前纵韧带及胸内筋膜。颈总动脉、颈内静脉和迷走神经行于此筋膜的前方，颈交感干、膈神经、臂丛及锁骨下动脉等结构行经该筋膜深面。椎前筋膜在颈外侧区覆盖锁骨下动脉和臂丛，并随锁骨下动脉和臂丛向外侧走行至腋腔形成腋鞘。

颈动脉鞘是颈深筋膜中层包绕在颈总动脉、颈内动脉、颈内静脉和迷走神经周围形成的筋膜鞘，上起自颅底，下续连于纵隔内的结缔组织。

二 颈筋膜间隙

（一）胸骨上间隙

胸骨上间隙位于胸骨柄颈静脉切迹上方，间隙内有胸锁乳突肌胸骨头、颈前静脉下段、颈静脉弓、淋巴结和脂肪组织等。

（二）气管前间隙

气管前间隙位于颈深筋膜中层与气管颈部之间，此间隙上端达甲状软骨和舌骨，下端与上纵隔相通。间隙内有气管前淋巴结、甲状腺下静脉、甲状腺奇静脉丛、甲状腺最下动脉（出现率10%）、头臂干及左头臂静脉，小儿还有胸腺上部。此间隙感染、出血或气肿时可蔓延至上纵隔。气管切开术必须经此间隙。

（三）咽后间隙

咽后间隙位于颈深筋膜深层与咽后面的颈深筋膜中层之间，在正中缝处有细薄的翼状筋膜把咽后间隙分隔为左右两半。其间隙外侧为颈动脉鞘。位于咽壁侧方的部分称为咽旁间隙。咽后间隙脓肿常位于一侧,循食管后间隙蔓延,可达后纵隔间隙。

(四) 椎前间隙

椎前间隙位于脊柱颈部与颈深筋膜深层之间,内含少量疏松结缔组织和几个咽后淋巴结,交感干也在此间隙内。颈椎结核引起寒性脓肿常积存在此间隙内,形成咽后壁中部的慢性脓肿,由于椎前筋膜比较致密,不易破溃,脓肿向下蔓延可至后纵隔,若向两侧蔓延,可循腋鞘沿锁骨下血管和臂丛到腋窝,若穿破椎前筋膜可到咽后和食管后间隙。

第四节 颈 前 区

颈前区亦称颈前三角,由胸锁乳突肌前缘、下颌骨下缘与颈前正中线围成,以舌骨为界分为舌骨上区和舌骨下区(图3-1)。

一 舌骨上区

舌骨上区指颈前区舌骨以上的区域,包括颏下三角、左、右下颌下三角和舌骨上肌群。

(一) 颏下三角

颏下三角是由左、右二腹肌前腹与舌骨体构成的三角。其浅面由浅入深依次为皮肤、浅筋膜和颈深筋膜浅层,深面为两侧下颌舌骨肌及其筋膜。此三角内有1~3个颏下淋巴结,收纳颏部、下唇中部、口底和舌尖等处的淋巴,注入下颌下淋巴结和颈内静脉二腹肌淋巴结。

(二) 下颌下三角

下颌下三角位于下颌骨下缘与二腹肌前、后腹之间,又名二腹肌三角。此三角的浅面依次为皮肤、浅筋膜、颈阔肌和颈筋膜浅层;深面由前向后依次为下颌舌骨肌、舌骨舌肌和咽中缩肌。三角内的主要内容有下颌下腺、血管、神经和淋巴结等(图3-7)。

1. 下颌下腺 形态不规则,略似椭圆形,包括较大的浅部和较小的深部两部分。其浅部位于下颌舌骨肌浅面,绕该肌后缘伸向前内与位于肌深面的深部相延续。下颌下腺管由腺深

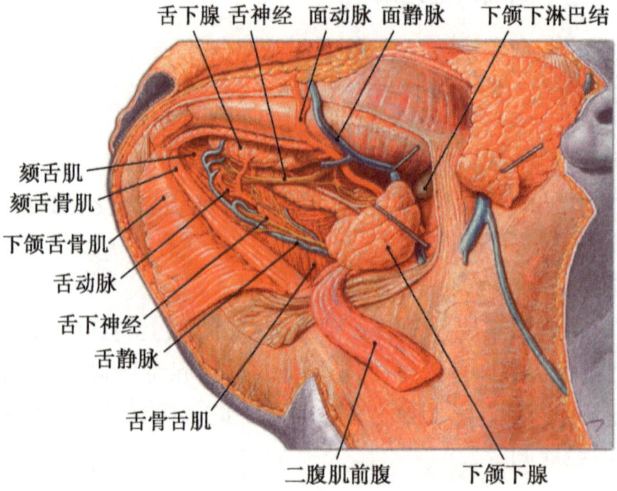

图3-7 下颌下三角内容

部的前端发出，经下颌舌骨肌与舌骨舌肌之间前行，继经舌下腺内侧开口于口底黏膜的舌下阜。颈深筋膜浅层分为浅和深两层包裹下颌下腺，形成下颌下腺鞘，后者将腺体固定于下颌骨。

2. 血管 面动脉在舌骨大角稍上方起自颈外动脉，经二腹肌后腹深面进入下颌下三角，沿下颌下腺深面的沟内前行，绕下颌骨下缘入面部。面静脉与面动脉伴行越下颌骨下缘入该三角，经下颌下腺浅面汇入颈内静脉。

3. 神经 舌下神经于二腹肌后腹深面入下颌下三角，位于下颌下腺内下方，经下颌舌骨肌与舌骨舌肌之间行向前上进入舌。舌神经在下颌下腺深部内上方，沿舌骨舌肌表面前行入舌。下颌下神经节位于下颌下腺深部上方，向上连于舌神经，向下发出分支至下颌下腺（图 3-7）。

（三）舌骨上肌群

位于舌骨与下颌骨和颅底之间，每侧由 4 块肌组成（图 3-8，表 3-1）。

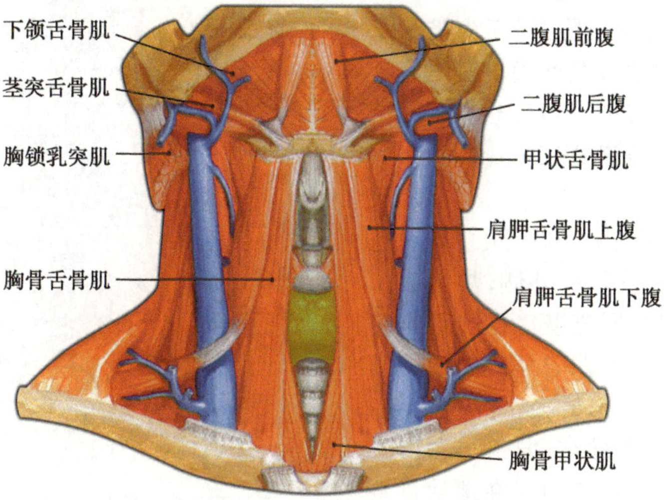

图 3-8 舌骨上、下肌群

表 3-1 舌骨上肌群

名称	起点	止点	作用	神经支配
二腹肌	前腹起于二腹肌窝，后腹起自乳突后内侧	以中间腱附于舌骨体	拉下颌向下，上提舌骨	前腹（三叉神经下颌支） 后腹（面神经）
下颌舌骨肌	下颌骨舌骨肌线	舌骨体	形成口腔底，拉舌骨向前上	三叉神经
茎突舌骨肌	茎突	舌骨体	拉舌骨向后上	面神经
颏舌骨肌	颏棘	舌骨体	拉下颌骨向下	舌下神经（第一颈神经的纤维）

1. 二腹肌 在下颌骨的下方，有前后两腹，中间以中间腱相连。前腹起自下颌骨二腹肌窝，斜向后下方连于中间腱，并以筋膜形成的滑车固定于舌骨。中间腱向后上连于后腹止于乳突后内侧。

2. **下颌舌骨肌** 短而宽，起自下颌骨的下颌舌骨肌线，止于舌骨，并和对侧肌会合于颏连合至舌骨的正中线，构成口腔底，分隔颏下三角和肌上的舌下间隙。

3. **茎突舌骨肌** 起自茎突，向前下止于舌骨，该肌与二腹肌后腹伴行。

4. **颏舌骨肌** 位于下颌舌骨肌深面，中线两侧，起自下颌骨颏棘，止于舌骨体。

二 舌骨下区

舌骨下区是颈前区舌骨以下的区域，包括颈动脉三角和肌三角。

（一）颈动脉三角

颈动脉三角介于胸锁乳突肌上份前缘、肩胛舌骨肌上腹和二腹肌后腹之间。其浅面由浅入深依次为皮肤、浅筋膜、颈阔肌和颈深筋膜浅层，深面为椎前筋膜，内侧为咽侧壁及其筋膜。三角内的主要内容有颈内静脉、颈总动脉及其分支、神经和淋巴结等（图 3-9）。

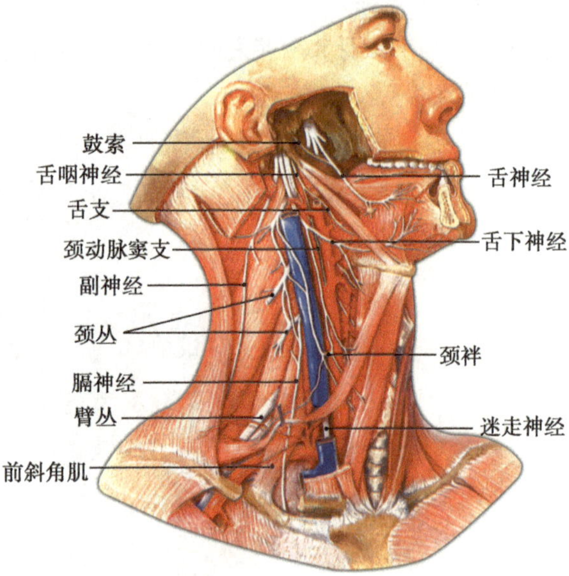

图 3-9 颈动脉三角内容

1. **颈内静脉**

（1）颈内静脉的行程：位于颈总动脉、颈内动脉和迷走神经的外侧，静脉大部分为胸锁乳突肌所掩盖。颈内静脉续于颅腔内的硬脑膜窦，自颅骨的颈静脉孔开始，上端为球形膨大，称为颈静脉球，位于颅底颈静脉窝，向下与颈内动脉及颈总动脉伴行，被包裹在颈动脉鞘内，其下端呈纺锤形膨大，内腔的上部有 1～2 个静脉瓣，下部在其与锁骨下静脉汇合处也有一个瓣膜，有阻止血液逆流的作用。颈内静脉和锁骨下静脉汇合成头臂静脉，两静脉汇合处称为静脉角，左侧有胸导管，右侧有右淋巴导管分别汇入左右静脉角。颈内静脉收纳脑、颜面和颈部的静脉血（图 3-10）。

（2）颈内静脉颅外属支：

1）面静脉：在眼内眦处起自内眦静脉，与面动脉伴行，至下颌角下方与下颌后静脉的前支汇合，下行到舌骨大角处注入颈内静脉。

2）下颌后静脉：由颞浅静脉与上颌静脉在腮腺内汇合而成，下行达腮腺下端分为前后两支，前支向前下汇入面静脉，后支与耳后静脉、枕静脉合成颈外静脉。

3）咽静脉：起自咽侧面及后面的咽静脉丛，注入颈内静脉。

4）舌静脉：与舌动脉伴行，但其后部居舌骨舌肌外侧，汇入颈内静脉。

5）甲状腺上静脉：通常自甲状腺上端汇入颈内静脉。

6）甲状腺中静脉：自甲状腺侧缘，平甲状软骨水平，汇入颈内静脉。

2. **颈总动脉** 位于颈动脉鞘内，居颈内静脉内侧。颈总动脉下部位置较深，被胸锁乳突肌、胸骨舌骨肌和胸骨甲状肌覆盖，向内上沿气管、喉的外侧上行，在颈动脉三角从胸锁乳突肌前缘露出，到甲状软骨上缘至舌骨大角之间的平面，分为颈内动脉和颈外动脉两大终支。颈总动

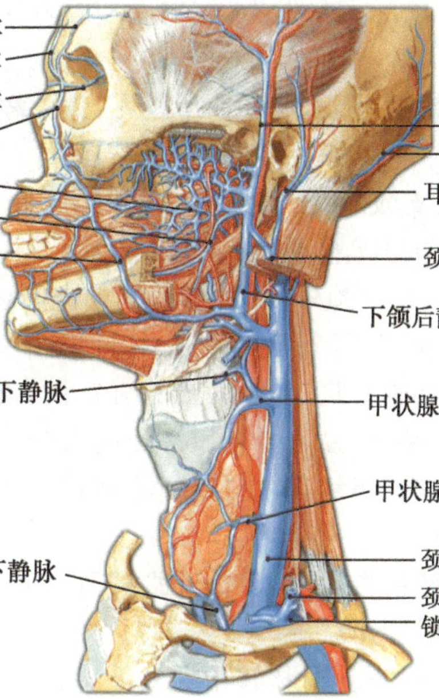

图 3-10 颈内静脉及其属支

脉浅面由皮肤、浅筋膜、颈阔肌和颈深筋膜浅层被覆。颈总动脉在环状软骨平面，恰好经过第 6 颈椎横突前方，当头颈部大出血时，可将颈总动脉向后压至第 6 颈椎横突，以达到临时紧急止血的目的(图 3-11)。

3. 颈内动脉 颈内动脉起始后，自颈外动脉后外方行至其后方，经二腹肌后腹深面至下颌后窝，经颈动脉管入颅。该动脉在颈部无分支。但按颈内动脉的行程，可视为颈总动脉的延续，颈内动脉和颈内静脉都包裹在颈动脉鞘内。

4. 颈外动脉 颈外动脉于平甲状软骨上缘处起自颈总动脉，始后沿颈内动脉前内侧上行，后转到它的外侧。到下颌角附近，经二腹肌后腹和茎突舌骨肌深面上行，进入腮腺内上升达下颌颈的后方，分为颞浅动脉和上颌动脉两个终支。颈外动脉有 9 个分支(图 3-11)，其中在颈动脉三角内有 4 个分支。两侧颈外动脉分支有充分的吻合，结扎一侧颈外动脉，它所营养的器官不受影响，对此动脉的结扎，多在甲状腺上动脉与舌动脉发出处之间进行。

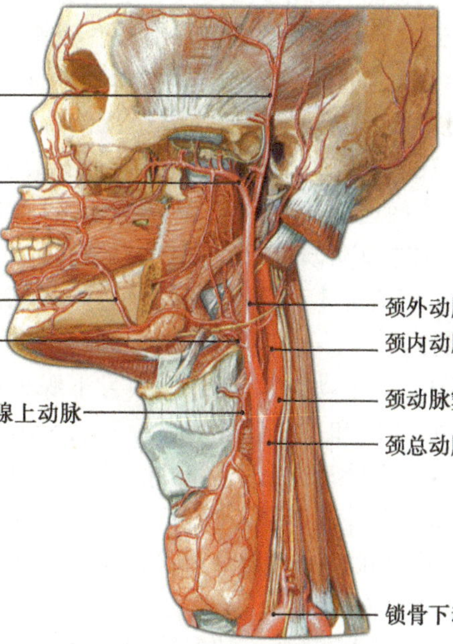

图 3-11 头颈部的动脉

(1) 甲状腺上动脉：在甲状软骨上缘，起自颈外动脉起始处，向前下方，走行于肩胛舌骨肌、胸骨舌骨肌和胸骨甲状肌深面，其外侧有伴行静脉，该动脉的后方有喉上神经外支下行。甲状腺上动脉到甲状腺侧叶上缘时分支有：

1) 舌骨支：较小，在甲状舌骨肌被覆下沿舌骨下缘行进，与对侧支吻合。

2）喉上动脉：较大，在颈动脉三角发出，与喉上神经内支伴行，穿甲状舌骨膜入咽，下行至喉。分支营养喉黏膜和喉肌。

3）胸锁乳突肌支：一小支，往下后循肩胛舌骨肌上缘，跨过颈动脉鞘到胸锁乳突肌深面分布该肌。

4）腺支：分前后两支，前支较大，沿腺体前缘下行，分布于腺体的前面，并与对侧同名支吻合。后支沿腺体后缘下行，与甲状腺下动脉相吻合。

（2）舌动脉：平舌骨大角，起自颈外动脉前壁，向前上行经二腹肌和茎突舌骨肌深面，后入舌骨舌肌深面，再向前穿入舌，发两个终支，其分支如下：

1）舌背动脉：为舌动脉经舌骨舌肌深面时发出的两个小分支，分布于舌后部和腭扁桃体区域。

2）舌下动脉：为舌动脉一终支，从舌骨舌肌深面前缘分出的两终支之一，前行于颏舌肌、颏舌骨肌与舌下腺之间，营养该处组织。在口腔底部黏膜下，两侧舌下动脉分支吻合，从吻合处发小支到舌系带。

3）舌深动脉：为舌动脉另一终支，从舌骨舌肌深面前缘，向上前行，入舌腹侧部组织内，此处有明显的伴行静脉，透过黏膜可认出。

（3）面动脉：起于颈外动脉的舌动脉起始处的上部，相当于二腹肌下缘，被下颌角所掩盖，发出后向上向前在二腹肌后腹和茎突舌骨肌被覆下前行，进入下颌下腺后内侧面沟内，然后绕过下颌骨下缘（相当于咬肌前缘）上升至面部。当面动脉经颈外动脉分出向上前行时，它紧贴咽侧壁，由此分出咽升动脉和扁桃体支，当其经过下颌下腺后内侧面沟时分支营养下颌下腺，绕过下颌骨下缘之前分出颏下动脉。面动脉越过下颌骨下缘时，有面静脉伴行，动脉在前，静脉在后。面动脉越过下颌骨下缘后向面部前内至鼻旁，上行至内眦，易名为内眦动脉，沿途经过颈阔肌、笑肌、颧肌、提下唇肌和眼轮匝肌深面。面动脉分支如下：

1）腭升动脉：起自面动脉起始部，上行于茎突舌骨肌与茎突咽肌之间，沿咽上缩肌与翼内肌之间达颅底分二支。一支越过咽上缩肌上缘分布至软腭和腭腺；另一支，穿过咽上缩肌至腭扁桃体及咽鼓管。

2）扁桃体动脉：沿咽侧壁上行，经翼内肌与茎突舌骨肌之间，再向内侧穿咽上缩肌入腭扁桃体。

3）颏下动脉：在接近下颌骨下缘处起于面动脉，于下颌舌骨肌浅面往前到颏部，分布于下唇的肌肉和皮肤。与下颌舌骨肌支和舌下动脉有吻合。

4）下唇动脉和上唇动脉：见口唇动脉。

5）鼻外侧动脉：在口角上方发出数小支至鼻侧部，与对侧血管吻合。

6）内眦动脉：是面动脉的终支，在提上唇鼻翼肌内侧，沿鼻旁上行至内眦，与眼动脉发出的鼻背动脉相吻合。

（4）咽升动脉：是颈外动脉起始处的内侧面发出的最小一支动脉，沿咽侧壁上升至颅底，其外侧邻接颈内动脉，前外侧有茎突咽肌、舌咽神经等跨过，其后方有头长肌和交感神经干等结构。分支如下：

1）咽支：2～3支，分布至咽肌及咽黏膜。

2）鼓室下动脉：伴行于鼓室神经，分布鼓室内侧壁。

3）脑膜后动脉：是几支细小的血管，经颈静脉孔或舌下神经管至颅后窝的硬脑膜，或有小支经破裂孔至颅中窝的硬脑膜。

（5）胸锁乳突肌动脉：在面动脉起点平面，起于颈外动脉后壁，约在胸锁乳突肌上、中1/3

交界处进入该肌。

(6) 枕动脉:在二腹肌下缘平面,起于颈外动脉后面,分出后即向后越过颈内动脉和颈内静脉、迷走神经和副神经的浅面,向上后行,经过二腹肌后腹和胸锁乳突肌深面,然后在胸锁乳突肌和斜方肌附着点之间穿出深筋膜至皮下。枕动脉的末端与枕大神经伴行。在枕动脉起始处,有舌下神经从颈内动静脉之间穿出,从枕动脉外下绕过动脉的表面向前行。枕动脉的主要分支有:

1) 胸锁乳突肌支:有上下两支,上支在枕动脉越过副神经时分出,下支在枕动脉起始处发出,两支向后至胸锁乳突肌。

2) 耳支:向后与耳后动脉吻合。

3) 降支:枕动脉经过头上斜肌表面发出,向下分为浅深两支,浅支与颈横动脉的浅支吻合,深支与椎动脉吻合。

颈外动脉除上述分支外,还有耳后动脉、上颌动脉及颞浅动脉。

5. 迷走神经 在颈动脉鞘内,居颈内静脉与颈内动脉和颈总动脉之间的后方。在颈动脉三角内有迷走神经下神经节发出的分支,即喉上神经和颈心支。喉上神经在舌骨大角高度分为内、外两支。其内支伴喉上动脉穿甲状舌骨膜入喉,分布于声门裂以上的喉黏膜;外支支配环甲肌。心支沿颈总动脉表面下行入胸腔,参与心丛的组成。

6. 舌下神经 经二腹肌后腹中份的下缘穿出入颈动脉三角,呈弓形越过颈内、外动脉浅面,再经二腹肌后腹前端深面进入下颌下三角。舌下神经在颈内动脉浅面发出降支,称颈袢上根。颈袢上根沿颈总动脉浅面下行,与颈丛发出的下根构成颈袢(图 3-12)。

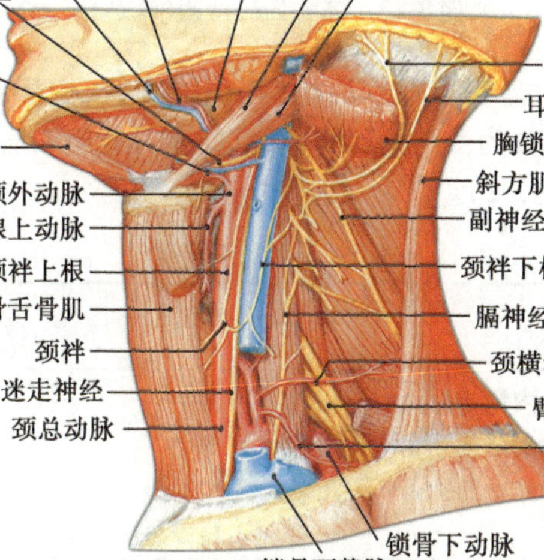

图 3-12 二腹肌后腹的毗邻关系

7. 副神经 经二腹肌后腹的深面入颈动脉三角的后上角,继经颈内静脉浅面或深面行向后外方,至胸锁乳突肌深面发出肌支支配该肌,副神经本干继续行向后外下入颈外侧区,行至斜方肌。

8. 二腹肌后腹 是下颌下三角与颈动脉三角的分界,也是颌面部与颈部手术的重要标志性结构。其浅面有耳大神经、下颌后静脉及面神经颈支;深面有颈内动、静脉、颈外动脉、副神经、迷走神经、舌下神经和颈交感干;其上缘有耳后动脉、面神经和舌咽神经等结构;下缘有枕动脉和舌下神经(图 3-12)。

（二）肌三角

肌三角又称肩胛舌骨肌气管三角。由颈前正中线、肩胛舌骨肌上腹和胸锁乳突肌下份的前缘围成。其浅面依次为皮肤、浅筋膜、颈阔肌和颈深筋膜浅层；其深面为椎前筋膜。肌三角内的主要内容有舌骨下肌群、甲状腺及其被膜、甲状腺的血管、甲状旁腺、喉上神经和喉返神经、气管颈段和食管颈段等结构（图3-13）。

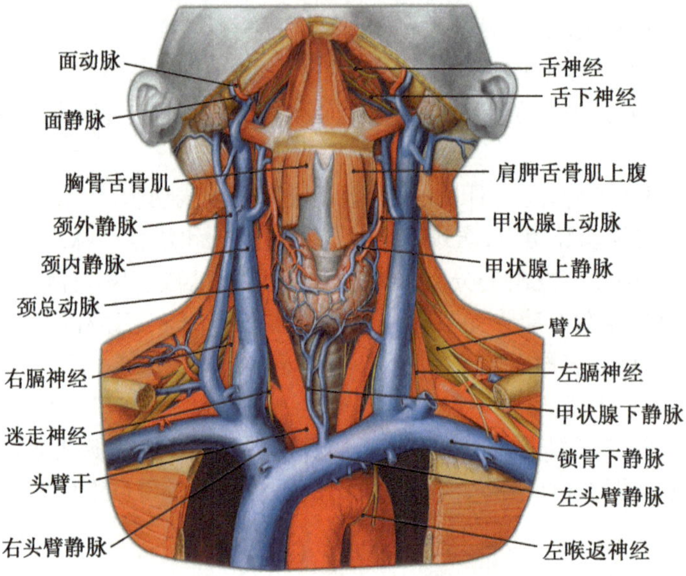

图3-13 颈前区的结构（深层）

1. 舌骨下肌群 有4对薄带状肌，在颈前正中线两侧，位于胸骨与舌骨之间，并紧贴于喉、气管和甲状腺的前面，可分为浅深两层，浅层有胸骨舌骨肌和肩胛舌骨肌，深层有胸骨甲状肌和甲状舌骨肌（图3-13、表3-2）。

表3-2 舌骨下肌群

名称	起点	止点	作用	神经支配
胸骨舌骨肌	胸骨柄及锁骨内侧端后面	舌骨体内侧半	下拉舌骨	颈神经袢
肩胛舌骨肌	肩胛骨上缘和肩胛横韧带	舌骨体外侧半	下拉舌骨	颈神经袢
胸骨甲状肌	胸骨柄后面和第1肋软骨	甲状软骨板斜线	下拉甲状软骨	颈神经袢
甲状舌骨肌	甲状软骨板斜线	舌骨大角和舌骨体外侧部	下拉舌骨	舌下神经

（1）胸骨舌骨肌：位于浅层内侧，起于胸骨柄后面，向上止于舌骨体。

（2）肩胛舌骨肌：位于浅层外侧。该肌由中间腱分为上下两腹，下腹起自肩胛横韧带及其附近的肩胛骨上缘，走向前内方，经胸锁乳突肌深面移行为中间腱，然后向上形成上腹，上腹位于胸骨舌骨肌的外侧，向上止于舌骨体。

（3）胸骨甲状肌：位于胸骨舌骨肌深面，起自胸骨柄的后面，向上止于甲状软骨斜线。

（4）甲状舌骨肌：位于胸骨舌骨肌上段的深面，起自甲状软骨斜线，向上止于舌骨体和大角。

2. 甲状腺

（1）甲状腺的形态：甲状腺呈红褐色，重30～60克，呈H形，由左、右两侧叶和联结两侧叶的甲状腺峡组成。甲状腺侧叶多呈上小下大的三棱锥形，峡部连于两侧叶的下部，宽窄不一。有55.8%的甲状腺峡的上缘向上伸出一锥状叶，有8.7%的个体甲状腺峡部缺如。

锥状叶多由峡部向上伸出，也可由侧叶伸向中线；若锥状叶不与甲状腺本部相连，则为副甲状腺，占17%（图3-14）。

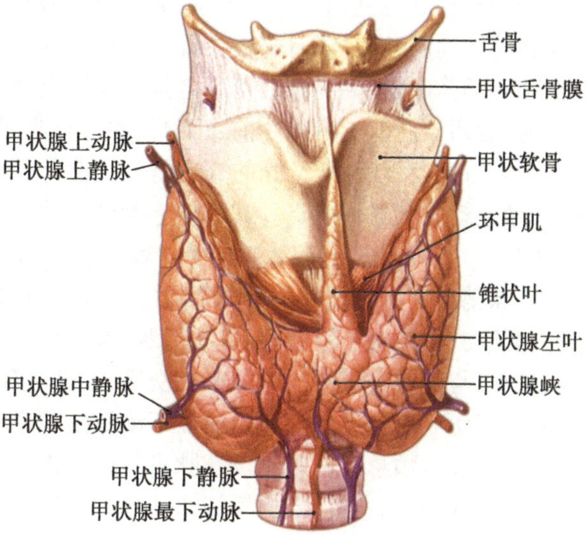

图3-14 甲状腺（前面）

（2）甲状腺的位置和毗邻：两侧叶位于喉下部和气管上部的两侧，上极平甲状软骨中点，下极至第6气管软骨环。有的侧叶下极可伸至胸骨柄后方，称胸骨后甲状腺。甲状腺峡位于第2～4气管软骨环前方（图3-14）。

当行气管切开术时，可将峡部剥离推向上，或将峡部切断，断端行贯穿缝合结扎。

甲状腺前面由浅入深依次为：皮肤、浅筋膜、颈深筋膜浅层、舌骨下肌群和气管前筋膜；两侧叶的后内侧紧邻喉与气管、咽与食管以及喉返神经；后外侧与颈动脉鞘及其内容物以及位于椎前筋膜深面的颈交感干相邻。当甲状腺肿大时，如向后内侧压迫，可出现呼吸和吞咽困难以及声音嘶哑等；如向后外方压迫颈交感干时，可出现瞳孔缩小、上睑下垂（眼裂变窄）及眼球内陷等，称为Horner综合征。

（3）甲状腺分型：据国人335例资料统计，综合起来可以分为4型。

Ⅰ型：由左、右两侧叶及峡部组成，并具有锥状叶。此型最多，共占55.8%，可视为国人的常见型。其中，又以锥状叶连于左侧叶者较多（28.4%），连于右侧叶者次之（14.6%），连于峡部的较少（12.8%）。

Ⅱ型：由左、右两侧叶及峡部组成。此型如一般教科书所记载，占35.5%。

Ⅲ型：两侧叶都具有一锥状叶，锥状叶上端相连，峡部缺如或存在，占4.8%。

Ⅳ型：峡部缺如，占8.7%。

（4）甲状腺被膜和固定装置：

1）甲状腺被膜：甲状腺有两层被膜，即由气管前筋膜包裹甲状腺形成甲状腺鞘，又称甲状腺假被膜；甲状腺自身的外膜，即纤维囊，又称甲状腺真被膜。甲状腺腺鞘和纤维囊之间为囊鞘间隙，内有血管、神经、疏松结缔组织及甲状旁腺。手术时虽易分离，但容易撕破血管而出血，故假被囊又称外科囊。

2）甲状腺的固定装置：均由甲状腺被膜与喉或气管之间的结缔组织束构成。在甲状腺侧叶的上端于甲状软骨之间增厚的纤维束称甲状腺悬韧带，系由甲状腺假被膜的纤维形成，在甲状软骨板斜线处附着尤为牢固。此韧带有悬吊甲状腺的作用。在甲状腺侧叶中部的内侧面与环状软骨侧面下缘和第1、2气管软骨环侧面之间相连的纤维束称甲状腺外侧韧带，又称Berry悬韧带，有固定侧叶的作用。喉返神经可穿经此韧带或经韧带后部上行，术中应避免损伤该神经。在甲状腺峡部与气管之间的纤维束称甲状腺峡部固定带，其作用是固定峡部。

（5）甲状腺的血管：

1）动脉：甲状腺的血管十分丰富，有颈外动脉分支的甲状腺上动脉和来自锁骨下动脉分支的甲状腺下动脉，有时还有来自头臂干的甲状腺最下动脉，各动脉互相吻合。①甲状腺上动脉起自颈外动脉起始部的前壁，伴同名静脉及喉上神经外支行向前下方，至侧叶上极附近该动脉分为前、后两支。前支沿侧叶前缘下行，并有分支沿甲状腺峡部的上缘与对侧吻合；后支沿侧叶后缘下行，与甲状腺下动脉的升支吻合。此外，甲状腺上动脉沿途发出的分支有胸锁乳突肌肌支、喉上动脉和环甲肌支。其中喉上动脉与喉上神经内支伴行，穿甲状舌骨膜，分布于喉内（图3-14）。②甲状腺下动脉起自甲状颈干，沿前斜角肌内侧缘上行，至环状软骨平面，该动脉在颈动脉鞘与椎血管之间弯向内下，在近甲状腺侧叶下极的后面发出上、下两支，分别与甲状腺上动脉吻合，分布于甲状腺、甲状旁腺、喉、咽、气管和食管等处。在此处甲状腺下动脉的本干或分支，与垂直上行的喉返神经相交叉，因此在结扎甲状腺下动脉时，应远离甲状腺的下极，以避免损伤喉返神经。③甲状腺最下动脉出现率约为10%，为一条小的血管，可发自主动脉弓、头臂干或右颈总动脉等。该动脉沿气管前面上行达甲状腺峡，与甲状腺上、下动脉之间在腺体内、外有吻合。当行低位气管切开或甲状腺手术时，注意勿伤及此动脉（图3-14）。

2）静脉：甲状腺的静脉变异较大，由甲状腺浅面和气管前面的静脉丛汇合成上、中、下三对静脉（图3-15）。①甲状腺上静脉与同名动脉伴行，汇入颈内静脉。②甲状腺中静脉起自甲状腺侧叶中部外侧缘，横向外行，穿颈动脉鞘，横过颈总动脉前方汇入颈内静脉。此静脉多为1支，亦有2～3支者，或缺如。该静脉管径较粗，管壁较薄，伤后不易止血，易致气栓，手术时应仔细结扎之。③甲状腺下静脉起自甲状腺侧叶下极，经气管前面下行，汇入头臂静脉。两侧甲状腺下静脉在气管前面和峡部的属支吻合成甲状腺奇静脉丛。行低位气管切开术时应注意避免伤及此静脉丛，如伤及静脉丛时应注意止血（图3-14）。

3. 甲状旁腺 左、右各一对，为扁圆形小体，直径约0.6～0.8cm，表面光滑。活体上呈淡黄色，与深红色的甲状腺组织对比明显，但在尸体上由于其颜色与甲状腺或淋巴结相似，故不易辨认。甲状旁腺位于甲状腺侧叶后面的囊鞘间隙内，但也有位于甲状腺实质内或假被膜之外的气管周围结缔组织中的。上位甲状旁腺多位于甲状腺侧叶上、中1/3交界处的后方，下位甲状旁腺多位于侧叶下1/3的后方（图3-15）。

4. 喉上神经和喉返神经 两神经是迷走神经支配喉的重要分支（图3-16）。

（1）喉上神经：由迷走神经的下神经节发出，位于颈内动脉内侧，沿咽壁下行，在舌骨大角处分为内支和外支。内支较大，为感觉性神经，与喉上动脉一起穿甲状舌骨膜入喉，分支至会厌、舌根和声门裂以上的喉黏膜。外支较细，与甲状腺上动脉伴行，在甲状腺侧叶上极上方约1cm处，神经离开血管弯向内，下行入环甲肌。因此结扎甲状腺上动脉时应紧贴甲状腺的上极进行，以免损伤喉上神经外支。如双侧喉上神经内支损伤，可导致喉上部感觉丧失，产生呛咳和误吞；外支损伤，可导致环甲肌麻痹，声调降低。

（2）喉返神经：右侧迷走神经在颈根部勾绕右锁骨下动脉至其后方；左侧喉返神经在胸腔内勾绕主动脉弓至其后方。左、右两侧喉返神经分别沿两侧气管与食管之间的沟内上行，至咽下缩肌下缘，经环甲关节后方入喉内，更名为喉下神经。其运动纤维支配除环甲肌以外的所有喉肌，感觉纤维分布于声门裂以下的喉黏膜。在甲状腺侧叶下极的后方，右侧喉返神经与甲状腺下动脉及其分支的关系密切。右喉返神经行程较短，位置较浅，多行经甲状腺下动脉前方；左喉返神经行程较长，位置较深，多在甲状腺侧叶下极后方，经甲状腺下动脉后方上升。因此，在施行甲状腺次全切除术时，应远离侧叶下极结扎甲状腺下动脉，以免损伤喉返神经。声音嘶哑是一侧喉返神经损伤常见的症状，左、右两侧喉返神经一般走行于甲状腺腺鞘之外，入

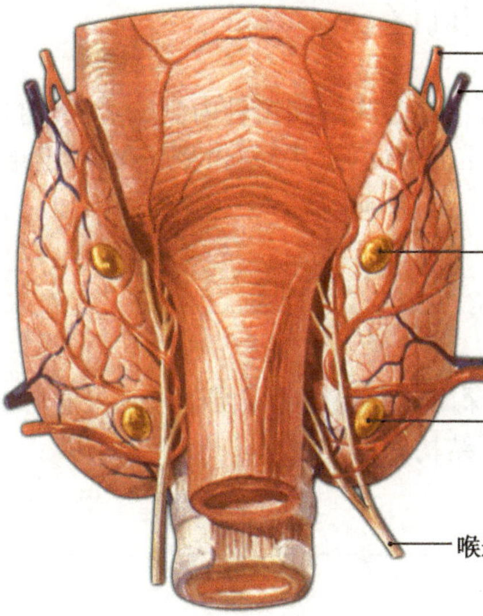

图 3-15 甲状旁腺

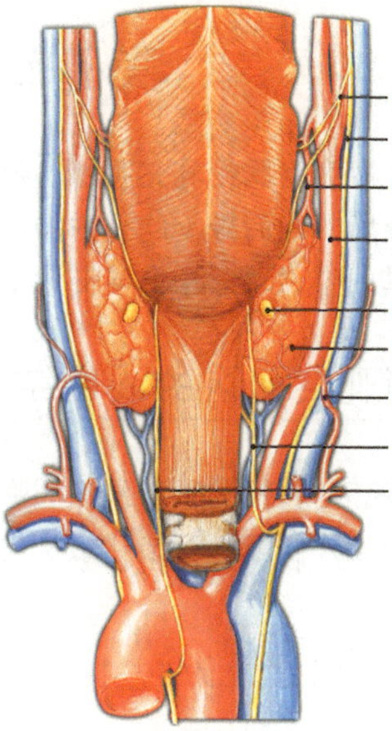

图 3-16 喉的神经

喉前适在环甲关节后方,故甲状软骨下角是暴露喉返神经的标志性结构。

5. 气管颈部 上端自第 6 颈椎平面起于环状软骨下缘,下端平胸骨颈静脉切迹处移行于气管胸部,全长约 6.5cm,包括 6 ~ 8 个气管软骨环。当仰头或低头时,气管可上、下移动 1.5cm。气管颈部的上段位置较浅,下段位置较深;当头转向一侧时,气管也随之转向同侧,但其后方的食管却转向对侧。气管颈部的前方由浅入深依次为皮肤、浅筋膜、颈深筋膜浅层和胸骨上间隙及其内的颈静脉弓、舌骨下肌群及气管前筋膜,第 2 ~4 气管软骨环前方有甲状腺峡,峡的下方有甲状腺下静脉、甲状腺奇静脉丛、气管前淋巴结和可能存在的甲状腺最下动脉;气管后方为食管颈部;两侧为甲状腺侧叶和位于气管食管旁沟内的喉返神经。气管的后外侧为颈动脉鞘和颈交感干等。

行常规气管切开术时,应使头保持正中位并尽量后仰,使气管接近体表,在环状软骨下方,两侧胸锁乳突肌前缘之间尖向下的三角,为气管切开的安全三角。

操作时,在颈部做横切口,将舌骨下肌群向外侧拉开,将甲状腺峡部分开,然后在第 1 和第 2 气管环之间或经第 2 到第 4 气管环做一切口,将一气管插管置入气管内并固定在颈部。在婴儿和儿童,胸腺、左头臂静脉和主动脉弓等,常向上高出胸骨颈静脉切迹,做气管切开术时,注意勿伤及上述结构。

6. 食管颈部 上端与咽相接,其位置前面平环状软骨,后面平第 6 颈椎下缘;食管颈部的下端在胸骨颈静脉切迹平面移行于食管胸部。食管颈部前方与气管相邻,且稍偏向左侧,故食管颈部手术多选左侧入路。其后方隔椎前筋膜与脊柱和椎前肌相邻。食管的右侧有甲状腺右叶和右颈动脉鞘及其内容物,在颈根部与右胸膜顶接触。食管的左侧为甲状腺左叶和左颈动脉鞘。胸导管紧贴食管的左侧,位于胸膜和食管之间。食管后外侧隔椎前筋膜与颈交感干相邻。

食管颈段主要由甲状腺下动脉供血,静脉血流入黏膜下静脉丛,然后由较粗、短的静脉穿过肌壁,汇入食管周围静脉丛,再回流入甲状腺下静脉。淋巴回流于颈前或颈外侧深淋巴结。

第五节　胸锁乳突肌区

胸锁乳突肌区为胸锁乳突肌所占位置。上界为乳突，下界为胸骨和锁骨内侧端上缘，内外界为胸锁乳突肌的前后缘。此区内的内容除胸锁乳突肌外，还有位于其深面的颈外深淋巴结、颈动脉鞘及其内容、颈袢、颈丛与交感干等结构。

一　胸锁乳突肌区的浅层结构

为皮肤、浅筋膜、颈阔肌和颈深筋膜浅层。在颈阔肌深面和颈深筋膜浅层间有颈外静脉及沿静脉排列的颈外侧浅淋巴结和颈丛皮神经，在颈部浅层结构中已述及。

二　胸锁乳突肌

胸锁乳突肌是颈部较粗的肌肉，起始处有两个头，胸骨头为一短腱，起自胸骨柄前面，上行的肌纤维位于浅面。锁骨头为肌性，起自锁骨内侧 1/3 处，上行的肌纤维位于深面。两头之间有一小三角形的浅窝称锁骨上小窝，两头向上会合成一肌腹，肌纤维向上后方止于颞骨乳突及上项线。该肌一侧收缩，使头倾向同侧，并使颜面朝向对侧，两侧肌肉同时收缩时使头后仰（图 3-17）。

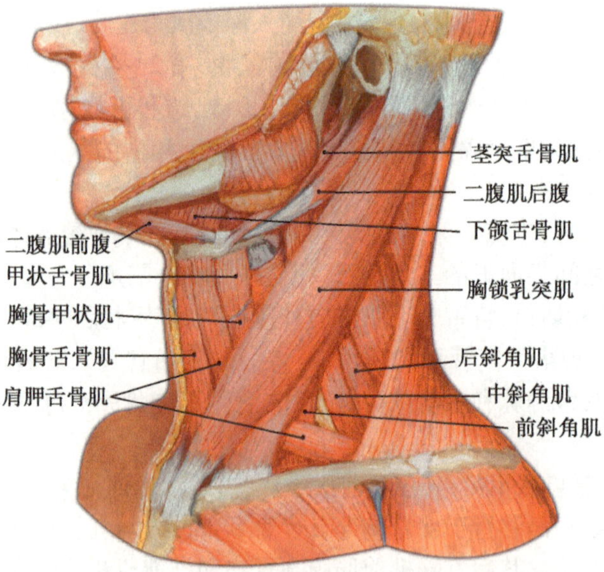

图 3-17　胸锁乳突肌

（一）胸锁乳突肌的神经支配

该肌受副神经和第 2 颈神经支配。虽有一部分颈神经前支参加支配胸锁乳突肌，但副神经对胸锁乳突肌的支配是主要的，颈神经常与副神经吻合后进入肌内或直接发分支到该肌（图 3-18）。

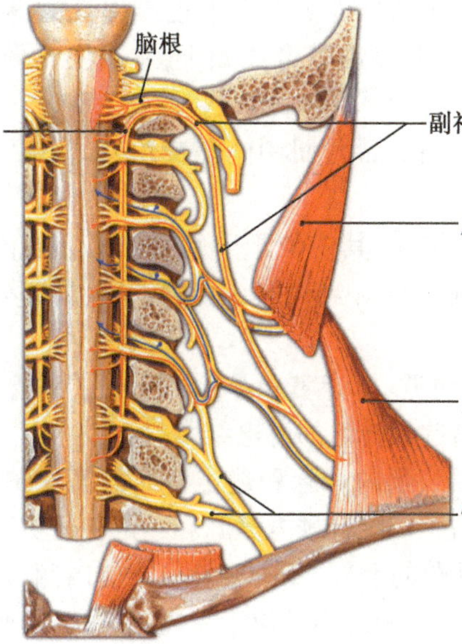

图 3-18 胸锁乳突肌和斜方肌的神经支配示意图

由于副神经支配胸锁乳突肌和斜方肌，其分支类型有：肌外分支型和肌内分支型，肌外分支型占 52.5%，副神经在进入胸锁乳突肌之前就将斜方肌支分出来。肌内分支型占 47.5%，副神经干可在进入胸锁乳突肌后才分出斜方肌支。

副神经入肌点，在胸锁乳突肌深面的上、中 1/3 和该肌宽的前、中 1/3 相交点处，该处称为胸锁乳突肌的“第一肌门”，第 2、3 颈神经前支进入胸锁乳突肌的入肌点为肌宽的中、后 1/3 处，又称之为“第二肌门”。

（二）胸锁乳突肌区的深层结构

1. 颈外侧深淋巴结 位于胸锁乳突肌深面，约 10 ~ 15 个，沿颈动脉鞘和颈内静脉排列，肩胛舌骨肌下腹将其分为上、下两群，即颈外侧上深淋巴结和颈外侧下深淋巴结（图 3-19）。

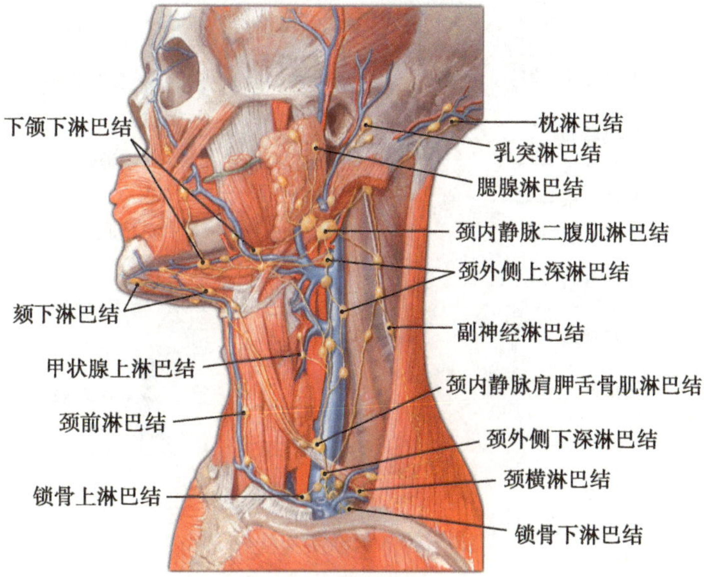

图 3-19 颈部的淋巴结

（1）颈外侧上深淋巴结：主要沿颈外静脉上段排列。收纳颈外侧浅淋巴结，以及腮腺、颏下、乳突、枕和肩胛上淋巴结引流的淋巴。亦可收纳咽、喉、甲状腺、气管、食管和舌根等器官的部分淋巴；其输出管注入颈外侧下深淋巴结。该群重要的淋巴结有：

1）颈内静脉二腹肌淋巴结：又称角淋巴结，位于面总静脉、二腹肌后腹和颈内静脉之间。收纳鼻咽部、腭扁桃体及舌根部淋巴。鼻咽癌和舌根部癌常首先转移至该淋巴结。

2）副神经淋巴结：位于枕三角内，沿副神经排列，收纳枕部及耳后的淋巴。

（2）颈外侧下深淋巴结：颈外侧下深淋巴结主要收纳颈外侧上深淋巴结引流的淋巴，以及喉前、甲状腺、气管前和气管旁等淋巴结引流的淋巴；其输出管合成颈干，左侧注入胸导管，右侧注入右淋巴导管。该群重要的淋巴结有：

1）颈内静脉肩胛舌骨肌淋巴结：位于颈内静脉与肩胛舌骨肌中间腱交角处，收纳舌尖部的淋巴，故舌尖部癌首先转移至该淋巴结。

2）锁骨上淋巴结：位于锁骨上大窝，沿颈横血管排列，其中位于前斜角肌前方的淋巴结称斜角肌淋巴结，左侧的斜角肌淋巴结又称 Virchow 淋巴结。当胃癌或食管下段癌转移时，常可累及该淋巴结。

3）咽后淋巴结：位于咽后壁和椎前筋膜之间，收纳鼻、鼻旁窦和鼻咽部等处的淋巴，其输出管注入颈外侧上深淋巴结。咽后淋巴结也是鼻咽癌首先转移的淋巴结之一。

2. 颈动脉鞘及其内容 是颈深筋膜包裹颈总动脉、颈内静脉和迷走神经的筋膜鞘，位于胸锁乳突肌段深面，上起自颅底，下至颈根部续于纵隔。鞘内有颈内静脉和迷走神经贯穿其全长；鞘上部有颈内动脉，鞘下部有颈总动脉。在颈动脉鞘的上部，颈内动脉位于前内侧，颈内静脉在后外侧，迷走神经居二者之间的后内方；在鞘的下部，颈总动脉位于后内侧，颈内静脉位于前外侧，迷走神经位于二者之间的后外方（图 3-20）。

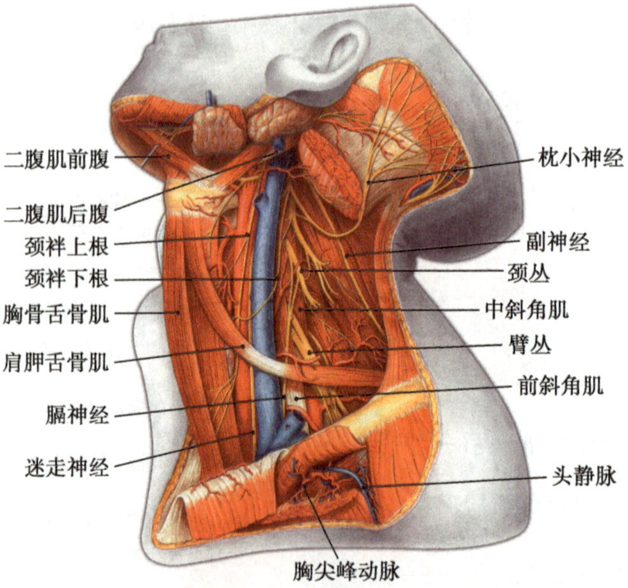

图 3-20 颈部深层结构

颈动脉鞘的浅面有胸锁乳突肌，胸骨舌骨肌，胸骨甲状肌，肩胛舌骨肌下腹，颈袢和甲状腺上、中静脉；鞘的后方有甲状腺下动脉，左侧有胸导管弓，隔椎前筋膜有颈交感干、椎前肌及颈椎横突等；鞘的内侧有甲状腺侧叶、喉与气管、咽与食管及喉返神经等。颈动脉鞘内部结构如下：

（1）颈内静脉：位于颈总动脉、颈内动脉及迷走神经之外侧。颈内静脉的位置相当于颈椎横突外侧缘的连线。此静脉在颅底颈静脉孔处为颅底内乙状窦的延续。静脉下行于胸锁乳突肌前缘的深面直至胸锁关节深面，与锁骨下静脉会合形成头臂静脉，此静脉在甲状软骨和环状软骨平面，前面分别有颈神经降支和肩胛舌骨肌中间腱横过。

（2）颈总动脉：左起自主动脉弓，右起自头臂干。自胸锁关节深面斜向上后，走行于胸锁乳突肌前缘深面与气管、喉之间。颈总动脉上段位置较浅，位于颈动脉三角内。下段位置较深，浅面由胸锁乳突肌、胸骨舌骨肌、胸骨甲状肌和肩胛舌骨肌上腹所覆盖。颈总动脉深面有椎前筋膜及深面的颈交感干。

（3）迷走神经：在颈动脉鞘内垂直下行，居颈内静脉和颈总、颈内动脉之间的后方，至颈根部，左迷走神经走行于左颈总动脉和左锁骨下动脉之间入胸腔；右迷走神经走行于右锁骨下动脉、静脉之间入胸腔。

3. 颈袢 由第1～3颈神经前支的纤维组成。第1颈神经前支的部分纤维随舌下神经走行，在颈动脉三角内离开舌下神经，沿颈动脉鞘浅面或鞘内下行，称为舌下神经降支，即颈袢上根；第2、3颈神经前支的部分纤维在经颈丛后形成颈袢下根，沿颈内静脉浅面下行，称为颈袢下根。颈袢上根和颈袢下根在肩胛舌骨肌中间腱上缘、适平环状软骨弓处，在颈动脉浅面合成颈袢。自颈袢发支支配肩胛舌骨肌上、下腹、胸骨舌骨肌和胸骨甲状肌。行甲状腺手术时，因肌支多从肌的下部进入，故应从中部切断各肌，以免损伤颈袢肌支（图3-21）。

4. 前斜角肌 位于胸锁乳突肌深面，止于第一肋。在胸锁乳突肌与前斜角肌之间有颈内静脉、膈神经及其内侧的颈升动脉。

5. 颈丛 位于胸锁乳突肌深面，由颈神经1～4的前支组成，发出皮支和肌支。皮支在胸锁乳突肌后缘中点处穿出，已在颈前部浅层述及；肌支支配颈椎前方的颈部深肌以及通过颈袢（图3-21）支配舌骨下肌群。

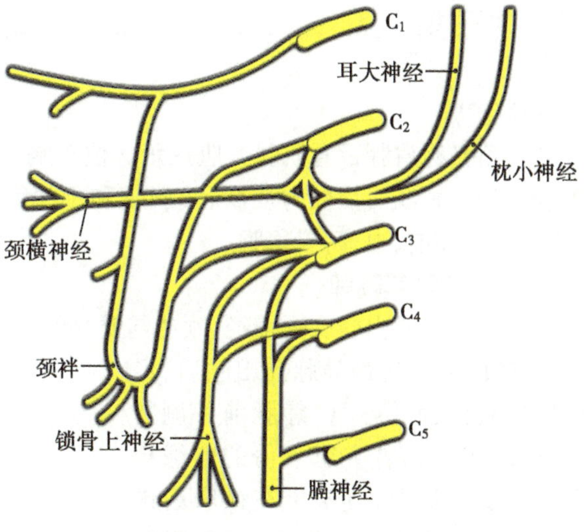

图3-21 颈丛和颈袢示意图

6. 颈交感干 位于脊柱颈部两侧、颈长肌和头长肌的前面，椎前筋膜的深面，由颈上、中、下三个交感神经节及节间支组成。

（1）颈上神经节：最大，呈梭形，长约1～2cm，位于头长肌前面，平第2、3颈椎横突高度，其下端以节间支连于颈中神经节，颈上神经节发出的神经有：

1）颈内动脉神经：缠绕在颈内动脉壁上，构成颈内动脉丛，并随颈内动脉分支而分布。

2）颈外动脉神经：细支缠绕在颈外动脉壁上，构成颈外动脉丛，并随颈外动脉分支而分布。

3）颈上心神经：沿交感干内侧下行，进入胸腔，参加心丛。

4）后交通支：连于第1～4颈神经前支。

5）咽喉支：随喉上神经分布至喉，另一些分支到咽壁内。

（2）颈中神经节：较小，常缺如，位置平第6颈椎高度。甲状腺下动脉从前方或后方与颈中神经节附近的交感干相交叉。颈中神经节上端借节间支与颈上神经节相连，下端借节间支（多为双支）与颈下神经节相连，其中一支绕过锁骨下动脉的前面和下面，再连于颈下神经节，称锁骨下袢。颈中神经节的分支有：

1）甲状腺支：到甲状腺。

2）颈中心神经：在颈总动脉后方下行到胸腔参加心丛。

3）颈动脉神经：参加构成颈总动脉丛。

4）至第5、6颈神经前支相连的后交通支。

（3）颈下神经节：位于锁骨下动脉后方，该神经节常与第1胸交感神经节融合成星状神经节。颈下神经节分支有：

1）颈下心神经向下参加心丛。

2）一些分支到锁骨下动脉构成锁骨下丛。

3）一些分支到椎动脉形成椎动脉丛。

4）与第7、8颈神经前支相连的后交通支。

第六节　颈外侧三角

颈外侧区又称颈后三角，是由胸锁乳突肌后缘、斜方肌前缘和锁骨中1/3段上缘围成的三角区，此区被肩胛舌骨肌下腹将其分为上方较大的枕三角和下方较小的锁骨上三角。

一　枕三角

（一）境界

枕三角又称肩胛舌骨肌斜方肌三角。位于胸锁乳突肌后缘、斜方肌前缘和肩胛舌骨肌下腹上缘之间。其浅面依次为皮肤、浅筋膜和颈深筋膜浅层；深面为椎前筋膜及其深面的头夹肌、肩胛提肌和前、中、后斜角肌。

（二）内容及其毗邻

三角内的主要内容有副神经、颈丛与臂丛的分支等（见图3-12）。

1. 副神经　自颈静脉孔出颅后，经二腹肌后腹深面，沿颈内静脉前外侧行向后下方，于胸锁乳突肌上份的前缘穿入并发支支配该肌；其本干在该肌后缘上、中1/3交界处进入枕三角，然后沿肩胛提肌浅面斜过枕三角中份，在斜方肌前缘中、下1/3交界处进入该肌深面，并支配该肌。枕小神经在胸锁乳突肌后缘处勾绕副神经，是确定副神经的标志（见图3-12）。在颈外侧三角处，副神经位置表浅，有颈深淋巴结围绕着副神经排列，有些淋巴结位于其深面，临床摘除颈外侧淋巴结群时，应注意勿损伤副神经。

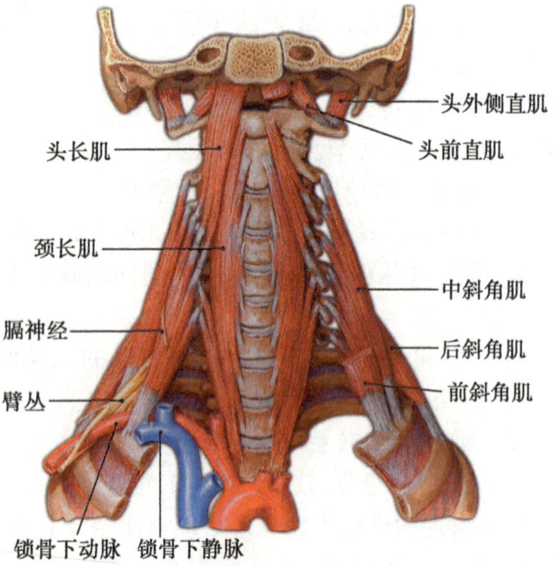

图3-22　颈深肌群

副神经支配胸锁乳突肌及斜方肌，为解除痉挛性斜颈，临床切断副神经后，往往不能达到使此二肌完全麻痹的目的，研究证明颈神经发往上述两肌的纤维，具有运动成分，故尚需切除颈神经发出的肌支。副神经支配斜方肌的范围较广，第 2 颈神经常与副神经连接，而第 3、4 颈神经都不与副神经连接，都分散进入斜方肌。因此在切断副神经时，应在副神经进入斜方肌外侧下方找到第 3、4 颈神经一并予以切断。

2. 颈、臂丛分支 颈丛的皮支自胸锁乳突肌后缘中点处从颈深筋膜浅层穿出，分布于头、颈、胸上部和肩上部皮肤；枕三角内亦有颈丛的肌支支配肩胛提肌、斜方肌和椎前肌。臂丛的分支有支配菱形肌的肩胛背神经，支配冈上、下肌的肩胛上神经，以及支配前锯肌的胸长神经等。

3. 斜角肌群 每侧各有 3 块，分别是前斜角肌、中斜角肌和后斜角肌，构成颈外侧区的底，位于椎前筋膜的深面。斜角肌群均起于颈椎横突，止于上位第 1、2 肋骨。前斜角肌止于第 1 肋的前斜角肌结节，中斜角肌经锁骨下动脉后方，止于第 1 肋中份上面，后斜角肌在中斜角后方，止于第 2 肋中份外侧面（图 3-22）。

二 锁骨上三角

（一）境界

锁骨上三角又称肩胛舌骨肌锁骨三角，位于胸锁乳突肌后缘，肩胛舌骨肌下腹与锁骨中 1/3 上缘之间，体表呈明显凹陷，故又称锁骨上大窝。其浅面依次为皮肤、浅筋膜和颈筋膜浅层，其中浅筋膜内有锁骨上神经、颈外静脉末段、颈阔肌等；其深面为椎前筋膜及其深面的斜角肌等。

（二）内容及其毗邻

三角内的主要内容有锁骨下静脉与静脉角、锁骨下动脉和臂丛（图 3-23）。

1. 锁骨下静脉与静脉角 锁骨下静脉在第一肋外缘处与腋静脉相延续，经前斜角肌前面行向内侧，在该肌下端内侧与颈内静脉汇合成头臂静脉。锁骨下静脉与颈内静脉汇合所成的夹角称静脉角。左、右静脉角分别有胸导管和右淋巴导管汇入。前斜角肌后方有锁骨下动脉与静脉并行，锁骨中点上方有颈外静脉汇入锁骨下静脉。

2. 锁骨下动脉 经斜角肌间隙进入锁骨上三角，为该动脉的第 3 段。动脉继行向外，在第一肋外缘处延为腋动脉。锁骨下动脉的前下方为锁骨下静脉，下方为第 1 肋；其后上方为臂丛的各干。在三角内的直接和间接分支有：肩胛背动脉、肩胛上动脉和颈横动脉，分别至斜方肌深面和肩胛区（图 3-23）。

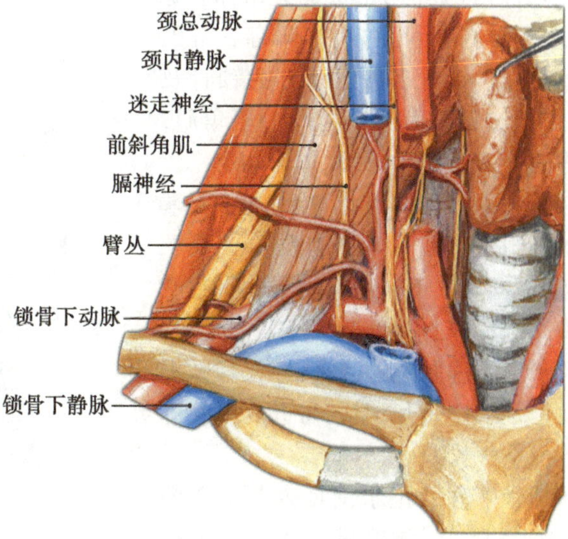

图 3-23 锁骨上三角内容

3. 臂丛 由第 5 ~ 8 颈神经前支和第 1 胸神经前支的大部分纤维组成，经斜角肌间隙于锁骨下动脉后上方进入锁骨上三角。在三角内，第 5、6 颈神经前支合成上干，第 7 颈神经前支自成中干，第 8 颈神经前支和第 1 胸神经前支的大部分纤维合成下干。在近锁骨中点处各干均分成两股，经锁骨中份后下方入腋窝，围绕腋动脉形成内侧束、外侧束和后束。臂丛锁骨上部的分支有肩胛上神经、肩胛背神经和胸长神经。椎前筋膜形成的筋膜鞘包绕臂丛与锁骨下动脉形成腋鞘入腋窝。

进行上肢麻醉时，臂丛阻滞的注射点为锁骨上的臂丛部分，主要位点是锁骨中点上方1.0～1.5cm处与皮肤成30°角向骶尾骨方向进针；穿刺深度为1.5～2.5cm。操作时要注意针的穿刺方向和进针的深度。臂丛阻滞麻醉有出现膈神经、迷走神经、喉返神经和颈交感干神经麻痹的并发症。

第七节　颈　根　部

颈根部是指颈部与胸部之间的连接区，它包括胸廓上口以及进出胸廓上口的所有结构，又称胸颈区(图3-24)。

一　境界

颈根部前界是胸骨柄，后界是第1胸椎体，两侧是第1肋和肋软骨。前斜角肌是颈根部重要的标志，肌前方有颈根部的纵行结构(颈内静脉和膈神经等)和横行结构(锁骨下静脉、颈横动脉和肩胛上动脉等)；后方有锁骨下动脉第二段及臂丛的根与干；外侧有锁骨下动脉第三段及臂丛各干；内侧有锁骨下动脉第一段及其分支和胸导管颈部(左侧)；后内侧有胸膜顶和肺尖(图3-24)。

二　内容及毗邻

1. **锁骨下静脉**　是腋静脉在第1肋外缘的延续。经前斜角肌浅面，锁骨的后方，向内到胸锁关节后方与颈内静脉汇合形成头臂静脉，两静脉汇合形成的夹角称静脉角，左侧有胸导管注入，右侧有右淋巴导管注入。锁骨下静脉前方为锁骨及锁骨下肌，后方为第1肋及前斜角肌，下方为第1肋和胸膜顶(图3-24)。

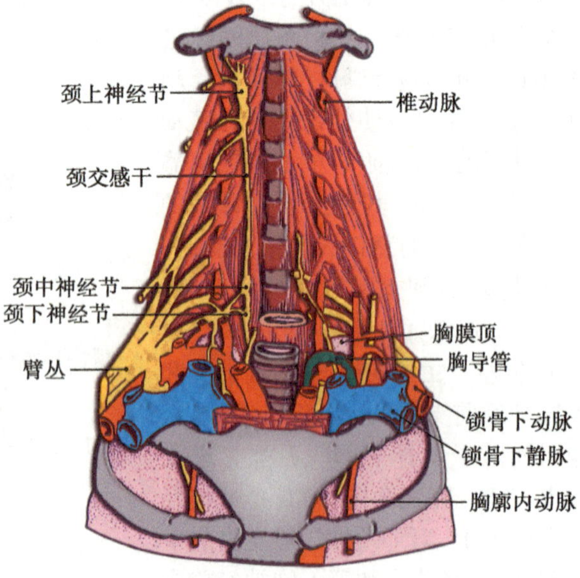

图3-24　颈根部的结构

锁骨下静脉的起始端后方和末端前约2cm处各有一对静脉瓣。锁骨下静脉位置恒定，管壁与其周围的骨膜或筋膜结构相连，管壁常处在扩张状态，有利于上肢静脉血的回流；但在静脉损伤时由于管壁张开，空气易进入下腔静脉形成空气栓塞。

锁骨下静脉位于锁骨内侧1/3的后方，静脉平均长度4.8cm，外径1.2cm，该段前方为锁骨内侧端，后方为前斜角肌腱性附着处，较为坚韧。锁骨下面与锁骨下静脉所成角度平均为38°，锁骨下静脉穿刺角度可在30°~40°内。针头紧贴胸廓前面平行向后内方，对着锁骨后面前进。穿刺插管一般取锁骨下静脉到上腔静脉之间长度，右侧约14cm，左侧约6cm。由于右侧头臂静脉与上腔静脉之间的角度比左侧小，因而大多在右侧进行。

2. 迷走神经 在颈根部，右迷走神经下行于右颈内静脉与右颈总动脉之间，在锁骨下动脉第1段前面发出右喉返神经，勾绕该动脉下面和后面返回颈部；左迷走神经在左颈内静脉和左颈总动脉之间下行入胸腔。

3. 膈神经 由第3~5颈神经前支纤维组成。斜行于前斜角肌前面，椎前筋膜深面；其前面还有胸锁乳突肌、肩胛舌骨肌中间腱、颈内静脉、颈横动脉和肩胛上动脉。该神经在胸膜顶前内侧、迷走神经外侧，经锁骨下动、静脉之间入胸腔（图3-25）。

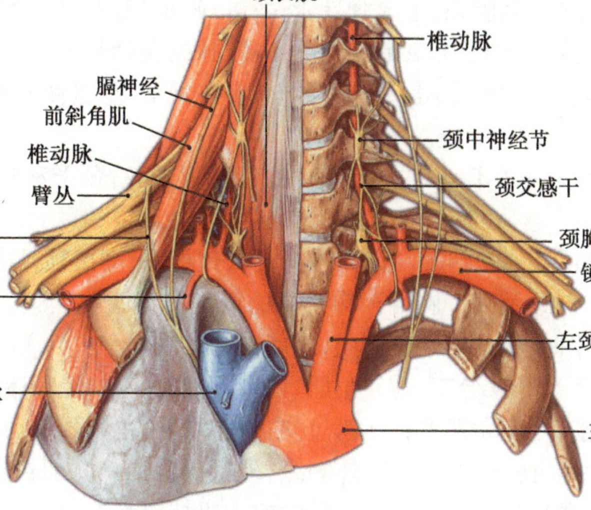

图3-25 前斜角肌的毗邻关系

4. 锁骨下动脉 左侧锁骨下动脉起自主动脉弓，右侧是头臂干的分支。两侧的动脉均呈弓形越过胸膜顶的前方行向外侧，穿过斜角肌间隙至第一肋外侧缘处移行为腋动脉。前斜角肌将其分为3段：第1段位于前斜角肌内侧，第2段位于前斜角肌后方，第3段位于前斜角肌外侧与第1肋上面。主要分支有：

（1）椎动脉：是锁骨下动脉第一段的分支，沿前斜角肌内侧上行，上穿第1~6个颈椎横突孔，经枕骨大孔入颅（图3-25）。

（2）胸廓内动脉：在胸膜顶的前方，与椎动脉起点相对，起于锁骨下动脉的下壁，向前下越过锁骨的胸骨端的后面入胸腔。

（3）甲状颈干：在前斜角肌内侧缘处起自锁骨下动脉的前壁，是一短干，发出下列分支：

1）甲状腺下动脉：多数（94.3%）起自甲状颈干，也有起自其他动脉（3.2%）或缺如（2.5%）。发出后沿前斜角肌内侧缘上升，到环状软骨高度转向内，经颈动脉鞘后、交感神经干浅面或后面、椎动脉之前达甲状腺侧叶后缘分两支入甲状腺，在此甲状腺下动脉本干或分支与垂直上行的喉返神经交叉，结扎甲状腺下动脉时宜在距腺体较远处进行。

2）颈升动脉：由甲状腺下动脉转向内时发出，较小，在颈动脉鞘后方上升，发支供给颈深部肌及脊髓与其被膜。

3）肩胛上动脉：在前斜角肌前面，58.2%起自甲状颈干，也有直接发自锁骨下动脉或与颈横动脉共干起自锁骨下动脉。沿锁骨后方，行向后外到肩胛横韧带上方进入冈上窝，绕肩胛颈至冈下窝。

4）颈横动脉：颈横动脉起自甲状颈干，颈浅动脉作为颈横动脉浅支占67.2%，横过前斜角肌、膈神经和臂丛前方（71.1%），也有少数穿经臂丛或臂丛后方，经颈外侧区达斜方肌深面分支营养该肌。

（4）肋颈干：为一短干，起自锁骨下动脉第一段或第二段的后壁，经胸膜顶上方弓形向后至第1肋颈处分为最上肋间动脉和颈深动脉。前者分布于第1、2肋间隙，后者分布于颈部深肌附近。

5. 胸导管与右淋巴导管

（1）胸导管颈段：胸导管沿食管颈段与左锁骨下动脉之间，经胸廓上口至颈根部，平第7颈椎高度，向左呈弓状越过胸膜顶，形成胸导管弓；经颈动脉鞘后方，交感干、椎血管和锁骨下动脉前方，向下内注入左静脉角，也可注入左颈内静脉或左锁骨下静脉。注入口处有一对瓣膜，有阻止血液反流入胸导管的作用。胸导管末端有左颈干、左锁骨下干和左支气管纵隔干注入。

（2）右淋巴导管：为一短干，长约1cm。由右锁骨下干、右颈干和右支气管纵隔干汇合而成，注入右静脉角。

6. 胸膜顶 胸膜顶又称颈胸膜，覆盖肺尖，突入颈根部，高出锁骨内1/3段上缘2～3cm。从第7颈椎横突、第1肋颈及第1胸椎至胸膜顶的筋膜称为胸膜上膜，又称sibson筋膜，起悬吊作用。行肺萎陷手术时，必须切断此筋膜，才能使肺尖塌陷。

胸膜顶前邻锁骨下动脉及分支、前斜角肌、锁骨下静脉、膈神经和迷走神经，后邻颈交感干和第1胸神经节，外侧有中斜角肌及臂丛跨过，右为头臂干，左为颈总动脉。

7. 椎动脉三角 其内侧界为颈长肌外侧缘，外侧界为前斜角肌内侧缘，下界为锁骨下动脉第1段；其尖为第6颈椎横突前结节。三角内的主要结构有椎动脉、椎静脉、甲状腺下动脉、颈交感干及其颈下神经节等（图3-25）。

第八节　颈部的美学观察

颈部是人体的外露部分，其形态美通常与面部容貌美相联系，在人体美中占有比较重要的地位。颈部基本形态从人体前面和后面观察都近似圆柱体，从侧面看是上下面平行倾斜（从后上至前下）的圆柱体。前面观，男性颈部比较粗短，喉结大而且较低，可见到气管上段隐形。两侧胸锁乳突肌粗圆，锁骨上窝和胸骨上窝明显。颈部从侧面看有上粗下细感。女性颈稍细长，平滑细腻，喉结小而且位置高，颈下部甲状腺较男性发达，所以颈部从侧面看上细下粗。女性胸锁乳突肌外显不如男性，锁骨上窝浅。颈部有两三条横纹，称为维纳斯的项圈，这是女性颈部特有的美学表征。

根据其形态特征，可分为正常颈、细长颈、粗短颈、探颈、仰颈、斜颈和缩颈等。

1. 正常颈 颈部前凸适宜，前弯距在3～5cm之内，颈的粗细与头部大小和肩宽相和谐，头和颈的长度约等于身高的1/6。

2. 细长颈 见于瘦长体型人。此类人颈椎长度较大，皮下脂肪少，颈肌不发达，头和颈的长度大于身高的1/6。细长颈可以通过颈部健美训练和增加饮食使颈肌和皮下脂肪的容积增加，从而使细长颈的形态美得到改善。

3. 短粗颈 多见于超力体型和肥胖体型。此类人颈肌发达，皮下脂肪较厚，颈椎的长度较短，使头颈胸之间的节奏感减弱。减肥治疗有益于短粗颈的形态改变。

4. 探颈 是比较常见的不良形态，多见于先天性驼背体型的人，也可见于颈椎外伤后、颈椎异常发育和感染性疾病，以及颈部肌肉神经病变。颈部骨骼和肌肉的异常发育病理性改变使颈部向前探出，儿童及青年人的先天性驼背畸形引起的探颈可以通过体姿训练得以矫正。有的因后天性原因引起的探颈。可通过去除病因得以恢复正常。

5. 仰颈 先天性仰颈少见，多见于颈椎和颈后软组织疾病患者，该类患者颈部呈后仰状，同时有胸部前挺。

6. 斜颈 在临床上非常常见，原因有先天性斜视、脊椎发育畸形、单侧颈肋畸形、继发性或急性斜颈(冷风侵袭、感染、创伤、皮肤瘢痕)、肌性斜颈、痉挛性斜颈、精神性斜颈。这些不同形式的斜颈，主要是单侧因素引起的，以肌性斜颈最为多见。

肌性斜颈现在认为后天性的，与产伤所致单侧胸锁乳突肌损伤关系最为密切。

7. 缩颈 常见于短颈和习惯性耸肩，表现为颈部不舒展。挺胸、抬头、降肩训练可以改善缩颈。

8. 蹼颈 为多见于女性的颈部双侧皮肤蹼状畸形，患者可为单纯性蹼颈，也见于 Turner 综合征，Lierich Noonan 综合征。通过美容外科手术获得正常颈部外形。

（薛　黔）

第九节　颈部常用组织瓣及应用

一　颈肱皮瓣

（一）解剖及血供

颈肱皮瓣是从颈根部延伸到上臂的皮瓣，其血运主要来自斜方肌的血管。颈肱皮瓣的蒂在锁骨上区，蒂部血运主要来源于颈横动脉，在颈上部斜方肌接受枕动脉和椎动脉的分支，在颈中部，接受颈浅动脉的分支，在颈下部则主要接受颈横动脉的分支。颈横动脉的一些直接皮动脉可达肩锁关节、上肩部及上臂外侧。静脉回流主要为各支动脉的伴行静脉，以颈横动脉的伴行静脉为主，汇入颈外浅静脉。

（二）应用

该皮瓣可用于修复下唇、颊部和耳部等处的缺损。

二　颈阔肌肌皮瓣

（一）解剖及血供

颈阔肌位于颈前外侧部的浅筋膜内，为一薄而宽阔的长方形皮肌，与皮肤贴附密切，而与深部组织间较易分离。前缘相当于从颏舌骨连线中点稍下处到锁骨胸骨端稍外处的连线，后缘相当于下颌角稍后处到锁骨肩峰端内侧 3cm 处的连线。该肌起于胸大肌和三角肌筋膜，肌纤维由外、下向内、上方，越过锁骨和下颌骨下缘至面部(图 3-26)。

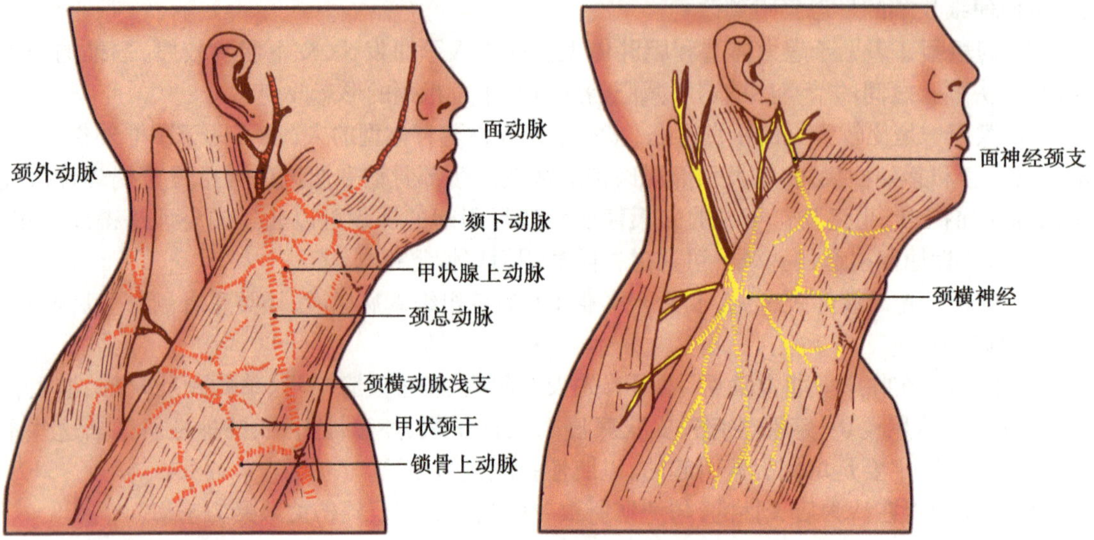

图 3-26 颈阔肌肌皮瓣

颈阔肌的动脉供应是多源性的，包括颈横动脉浅支、甲状腺上动脉颈阔肌支、面动脉颈阔肌支、颏下动脉等，耳后动脉、肩胛上动脉及舌动脉也有分支进入该肌。上部来自面动脉和颏下动脉的分支，颏下动脉全部和面动脉绝大部分发出 1～3 个分支到颈阔肌。耳后动脉和枕动脉也有小分支；中部来自甲状腺上动脉发出的 1～6 支分支到颈阔肌；下部来自颈横动脉。颈横动脉及其肌支可作下部血管蒂，上部血管蒂可用颏下动脉。

静脉回流主要通过颈前静脉和颈外静脉回流。颈前静脉在颈前正中线两侧，沿下颌骨肌及胸骨舌骨肌表面下行，至颈下部锁骨上方时转向外侧，穿过深筋膜，经胸锁乳突肌和舌骨下肌群之间，注入颈外静脉末端或锁骨下静脉，在颈部接受来自颈阔肌的 1～2 条分支。此外，颈阔肌尚有多条较小的静脉直接注入颈外静脉。颏下静脉、面静脉、舌静脉也有细小的颈阔肌支。因此，静脉回流也是多条通道。

颈阔肌的运动神经来自面神经的颈支，颈阔肌区皮肤的感觉主要由颈丛的颈神经支配。如用肌皮瓣来修复口角和唇部的功能，要注意取瓣时保护好面神经颈支；如需肌皮瓣移到面部，要保持颈横神经与面部颏下神经和眶下神经缝接起来，以取得感觉功能，也可以作为移植体用。

（二）应用

由于颈阔肌肌皮瓣面积大、皮瓣薄、血供好，多数表面无毛发，肤色接近面部，易于切取、折转及塑形，因此是颌面部缺损修复较为理想的供区，可用于唇颊部、耳前部小范围皮肤缺损的修复；面颊部洞穿性缺损的修复，用于口内衬里较为理想；用于覆盖下颌骨骨面的裸露创面；修复口腔内颊、舌和口底组织缺损，对口内黏膜缺损者尤为适用；吻合血管游离移植可用于面颊部、眼睑、眼窝缺损的再造，唇颊和鼻缺损的修复。

三 颈外侧皮瓣

（一）解剖及血供

颈外侧部后份皮下多已不含颈阔肌纤维，颈外侧区和斜方肌浅面皮肤血供，主要来自颈横动脉发出的颈浅动脉。颈浅动脉又分出肌支和皮支，肌支进入斜方肌深面，供应该肌上部；皮支有 1 ~3 支不等，分布于颈外侧区及斜方肌浅面皮肤。

（二）应用

颈外侧皮瓣可用于唇颊部、耳前部小范围皮肤缺损的修复；用于颈部瘢痕挛缩切除松解后继发创面或皮肤缺损的覆盖；用于覆盖下颌骨骨面的裸露创面；修复口腔内颊、舌和口底组织缺损等。

四 胸锁乳突肌肌皮瓣

（一）解剖及血供

胸锁乳突肌起自胸骨、锁骨，斜向后上方，止于颞骨乳突及上项线。胸骨头起始部多为腱性，起自胸骨柄前面同侧半的上 1/4 范围内，一般在胸骨柄和锁骨内侧端上缘处移行为肌性。锁骨头起自锁骨内侧半的内中 1/3 处，肌性。所带锁骨主要为锁骨内侧半，宜保留锁骨内侧端于原位，以保全胸锁关节及其功能。锁骨头向上行走时，大多逐渐走入胸骨头的深面。在锁骨上方，两头之间呈现一个三角形裂隙，即胸锁乳突肌三角。

胸锁乳突肌斜跨颈部的全长，沿途接受许多来自颈部的动脉肌支血管，其中出现率较高的是枕动脉、甲状腺上动脉和颈外动脉；其次为肩胛上动脉、耳后动脉和颈横动脉。诸支血管之间吻合十分丰富，使得胸锁乳突肌呈多源性、节段性的血供特点。上部主要为枕动脉的肌支；中部主要为甲状腺上动脉及颈外动脉发出的分支；下部主要为甲状颈干的颈横动脉。

各支动脉肌支均有 1 ~2 支伴行静脉，其口径与相应动脉相同或略细，分别汇入附近的静脉。由于肌支静脉较细，故在设计皮瓣时，可考虑将颈外静脉包含在皮瓣内。

胸锁乳突肌下部皮瓣供区的感觉神经来自颈丛皮神经的颈前皮神经和锁骨上皮神经；运动神经主要来自副神经，也有来自颈丛的小分支。副神经起始后斜向下外侧，多与枕动脉的胸锁乳突肌肌支伴行，入肌前后分别为胸锁乳突肌肌支和斜方肌肌支。

（二）应用

可用于修复同侧中下面部的皮肤软组织缺损；修复颌面部洞穿性缺损及气管瘘时作为衬里组织；携带肌肉可修复面部凹陷性缺损，肌段可代替咬肌修复咬肌瘫痪，恢复咀嚼功能；携带锁骨段可修复伴有下颌骨缺损的皮肤缺损。用于舌再造。

（陈旻静）

第四章　胸　　部

第一节　概　　述

胸部位于颈部与腹部之间，由胸壁、胸腔及其内容结构组成，是身体最宽阔的部位。胸部以胸廓为支架，胸廓和附着在胸廓的皮肤、筋膜、肌肉、血管、神经等软组织一起构成胸壁。胸壁与膈共同围成胸腔，是人体呼吸与循环重要器官的集中区域，呼吸系统和循环系统的主体部分位于胸腔内。胸腔内容纳肺和胸膜囊，中部为纵隔，有心及出入心的大血管、食管和气管等器官。胸部在结构上与其他部位不同，主要是呼吸运动使胸部有节律运动，以保证呼吸功能的完成，同时胸膜腔的完整性不能破坏，否则将妨碍正常呼吸而危及生命。

正常人胸廓呈圆锥形，上部狭小与颈部相连，下部宽阔与腹部相连。左右径长，前后径短，两者之比为4∶3，婴幼儿及老人的比例几乎相等。正常人脊柱的胸椎部分稍向后凸，老年人更明显。在某些病理情况下，胸廓可出现畸形。如胸廓的前后径增大，左右径缩小，称之为鸡胸。漏斗胸与鸡胸相反，表现为胸骨、肋软骨向内凹陷的畸形。如整个胸廓高度扩大，尤其是前后径增大，使整个胸廓外形呈桶状，则称之为桶状胸。某些长期严重消耗患者，胸廓常呈扁平状则称扁平胸。

成年男性胸肌发达形成四方形隆起，胸廓大而宽厚；而成年女性胸肌扁平，乳腺发达形成乳房，是女性胸部曲线美的重要组成部分。

一　胸部的境界与表面标志

（一）境界

胸部上界与颈部相邻，其界限为自胸骨柄上缘、锁骨上缘、肩峰至第7颈椎棘突的连线。两侧上部以三角肌前、后缘上份和腋前、后襞下缘与胸壁相交处的连线与上肢分界。下方自剑突向两侧沿肋弓、第11肋前端、第12肋下缘至第12胸椎棘突与腹部分界。胸壁可划分为三个区域，即胸前区、胸外侧区和胸背区。胸前区又称胸前部，内侧界为前正中线，外侧界为腋前线，上界为颈静脉切迹、胸锁关节和锁骨上缘，下界为剑胸结合和肋弓前部。胸外侧区又称侧胸部，介于腋前、后线之间，上界为腋前、后襞下缘中点之间的连线，下界为腋前、后线之间的肋弓后部和第11肋前份。胸背区上界为第7颈椎棘突至肩峰的连线，下界为第12胸椎棘突、第12肋下缘、第11肋前份的连线。

由于膈向上隆凸，胸部表面的界线与胸腔的范围不一致，腹腔上部的器官被胸壁下部所遮盖，如此部胸外伤时，除胸壁损伤外，有可能伤及其深面的腹腔脏器。

（二）表面标志

1. **颈静脉切迹**　为胸骨柄上缘中份，平对第2、3胸椎之间。

2. **胸骨角**　为胸骨柄与体连接处微向前突的角，可在体表触及，两侧平对第2肋，是计数肋的标志。胸骨角平面是平对主动脉弓起止端、气管杈、食管第2狭窄处、胸导管由右转向左行的部位，也是上、下纵隔分界的标志，胸骨角向后平对第4胸椎下缘。

3. **剑突**　为胸骨的下部，细长，其上端接胸骨体处称剑胸结合，平第9胸椎。剑胸结合的两侧与第7肋软骨相连，下端游离。

4. **锁骨和锁骨下窝**　锁骨全长均可触及，其中外1/3段交界处下方的凹陷为锁骨下窝，在窝内锁骨下方一横指处，可摸到肩胛骨喙突，该窝深处有腋血管和臂丛通过。

5. **肋和肋间隙**　在锁骨下方或平胸骨角可摸到第2肋，依次往下可触及下方的肋间隙和肋。二者可作为胸腹腔脏器的定位标志。如右锁骨中线与第5肋相交处为肝上界的最高点。

6. **肋弓和胸骨下角**　自剑突两侧向外下可触及肋弓，肋弓是肝、脾的触诊标志，其最低点平第2、3腰椎体之间。两侧肋弓与剑胸结合共同围成胸骨下角。剑突与肋弓的交角称剑肋角，常选择左侧剑肋角进行心包穿刺。

7. **乳头**　男性乳头一般在锁骨中线与第4肋间隙交界处，女性偏低，偏向外下方。

8. **胸大肌**　覆盖胸前壁的大部，发达者体表可见其轮廓。

9. **肩胛骨上角**　与第2肋相对应。

10. **肩胛冈**　肩胛冈的内侧端平第三胸椎棘突。

11. **肩胛骨下角**　与第7肋相对应。

二　胸部的标志线

胸部表面可利用一些骨性或肌性标志，画出假想线，对胸部作比较准确的定位，用以表示胸部脏器的前、后、内、外侧的位置关系（图4-1）。

1. **前正中线**　沿身体前面正中线所做的垂直线。
2. **胸骨线**　沿胸骨最宽处外侧缘所作的垂直线。
3. **锁骨中线**　通过锁骨中点向下所作的垂直线。
4. **胸骨旁线**　沿胸骨线至锁骨中线两者连线的中点所作的垂直线。
5. **腋前线**　沿腋前襞向下所作的垂直线。
6. **腋后线**　沿腋后襞向下所作的垂直线。
7. **腋中线**　沿腋前、后线之间中点所作的垂直线。
8. **肩胛线**　沿肩胛骨下角所作的垂直线。
9. **后正中线**　沿身体后面正中所作的垂直线，即沿各椎骨棘突所作的垂直线。

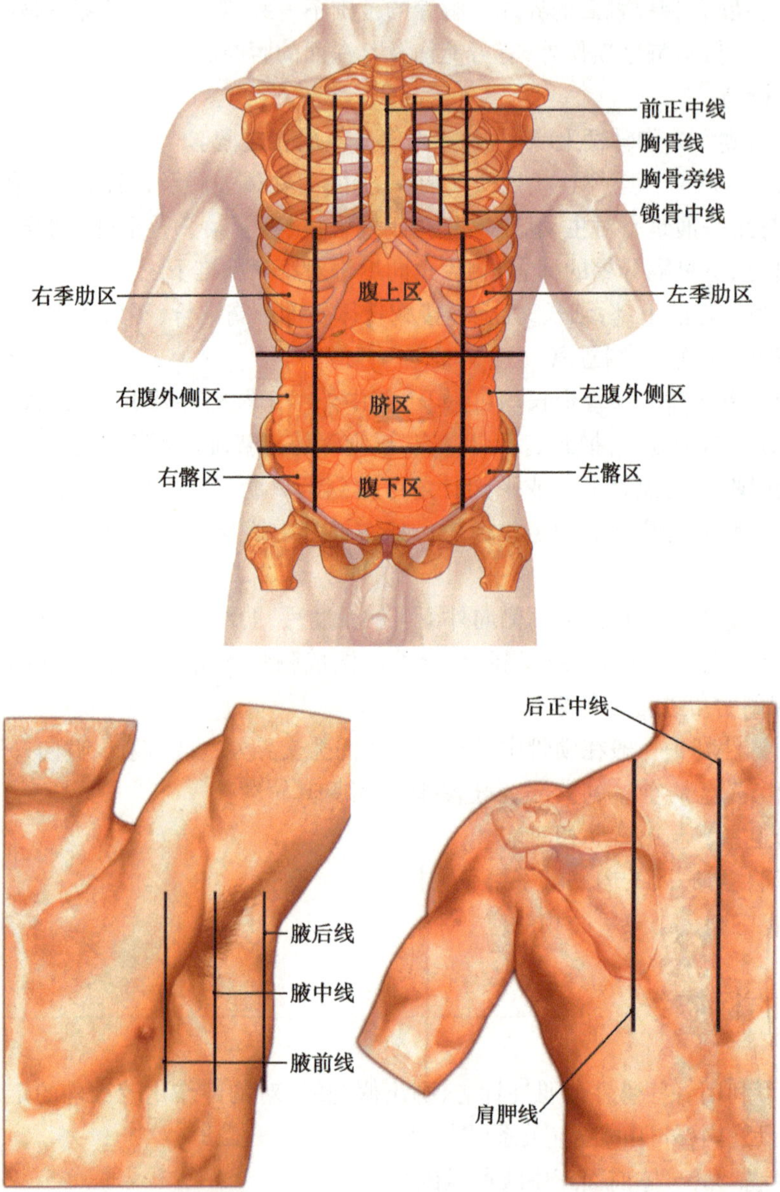

图 4-1 胸部标志线

第二节 胸前壁浅层结构

胸前外侧壁分浅、深两层。浅层结构包括皮肤、浅筋膜（内含女性乳房）。深层结构包括深筋膜、胸上肢肌、腹肌上部、胸廓、肋间组织和胸内筋膜等。

一 皮肤

胸前外侧壁的皮肤厚度不一，以乳头、胸骨前面和两侧部最薄，除胸骨区移动性较小外，其他区均有较大的活动性。

二 浅筋膜

胸部浅筋膜的厚度差异很大，其与个体发育、营养状况、性别和年龄有关，胸前外侧区较厚，胸骨前面较薄，前正中线处几乎无脂肪组织。胸部浅筋膜与上肢、颈部和腹部的浅筋膜相延续，内含脂肪、浅血管、浅淋巴管、皮神经和乳腺。

1. 浅血管 动脉主要来源于胸廓内动脉、肋间后动脉和胸肩峰动脉等的分支。静脉相互吻合成静脉网，汇入胸腹壁静脉及上述动脉的伴行静脉。

胸廓内动脉的穿支，距胸骨侧缘约 1cm 处穿出，有 5～6 支，分布于胸前区的皮肤和浅筋膜。在女性其第 2～4 穿支较大，并发出乳房支，分布于乳房。

肋间后动脉的前、外侧皮支及胸肩峰动脉的终支均与静脉伴行，分布于胸前、外侧区的皮肤及浅筋膜。

胸腹壁静脉起于腹前壁的脐周静脉网，沿腹前外侧壁向上外至胸前外侧壁，收集腹壁上部、胸前外侧区浅层的静脉血，经胸外侧静脉注入腋静脉。此静脉为上、下腔静脉之间的侧副支，是上、下腔静脉间的重要通道之一。

2. 淋巴回流 胸壁浅淋巴管主要汇入腋淋巴结。

3. 皮神经 胸部皮神经具有节段分布、重叠支配的特点。皮神经来源于颈丛和上 6 对肋间神经的分支。锁骨上神经有 3～4 支，是颈丛的皮支，从颈丛发出后沿颈部向下跨过锁骨前面，分布于胸壁上部和肩部皮肤，相当于胸前外侧壁第 2 肋以上的皮肤。其余上 6 对肋间神经的分支，在胸骨两侧约 1cm 处穿胸壁而至浅层，分布于胸壁浅层的皮肤。

三 乳房

乳房为哺乳的器官，是女性的第二性征。在男性和儿童不发达，女性由青春期开始迅速发育生长。乳房发育生长与生殖器功能活动关系密切，并随月经周期性变化，妊娠几个月和哺乳期乳房迅速发育增大，并有分泌活动。

（一）位置和形态

成年女性乳房位于胸前壁胸大肌及其筋膜表面，基部直径约为 12cm，相当于第 2～6 肋之间，内侧缘可达胸骨旁线，外侧缘接近腋中线（图 4-2）。整个乳房约 2/3 位于胸大肌表面，其余 1/3 位于前锯肌表面，其内侧下部则位于腹外斜肌腱膜表面。乳房的实际界限常超出上述范围。乳管系统向上可达锁骨，向内可至体中线（不与对侧乳管吻合），向外可抵背阔肌外缘。此外乳腺组织还不同程度上延伸到腋窝，这部分突起称腋突，它由乳腺外侧份向上延伸形成，腋突有时很大，致使腋窝处形成一明显的隆凸，这种情况需与

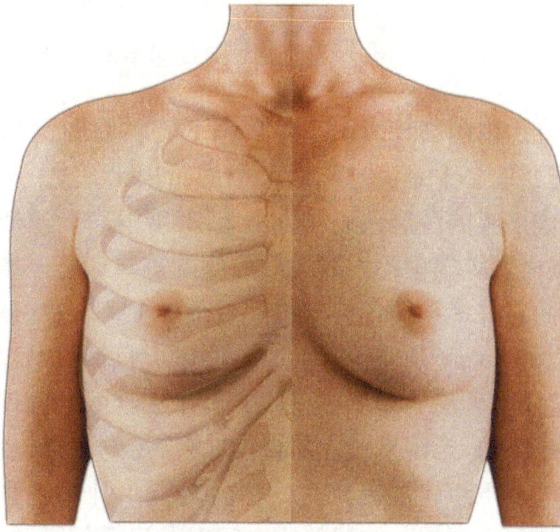

图 4-2 女性乳房的位置和形态

腋窝脂肪瘤或腋淋巴结肿大鉴别。腋突也可能发生癌变,体检时常被忽略。

成年女性未产妇的乳房呈半球形或水滴形,乳房中心的突起称乳头,平对第4肋间隙或第5肋,乳头表面有15~20个小窝,窝内有输乳孔。乳头周围有色素较多的皮肤环形区为乳晕,乳晕的颜色随人的肤色和乳房的生理状态而异,少女呈蔷薇色,妊娠后变为深褐色。乳晕区表面有许多呈小圆形凸起的乳晕腺,它分泌脂状物,可润滑乳头,使之不易皲裂。乳头和乳晕的皮肤较薄,易受损伤引起感染,形成乳头炎或乳晕下脓肿,哺乳期尤应注意。乳晕的薄层皮下组织中除含有丰富的皮脂腺和汗腺外,还含有平滑肌的纤维,收缩时可使乳头挺直,并排出大乳管和乳窦内的乳汁,有利于婴儿吸吮。

乳房的大小和形状随年龄而有不同,在妊娠期和哺乳期,乳房的变化非常显著,乳房增大,乳腺增生,血管和淋巴管扩张,乳头和乳晕有色素沉着而变黑,皮肤紧张。停止哺乳以后,乳腺萎缩,乳房变小。

(二)结构

乳房主要由乳腺和脂肪构成。乳腺被结缔组织分隔为15~20个乳腺叶,每个腺叶内又分若干小叶。每个腺叶汇集成一条输乳管,以乳头为中心呈放射状排列,并开口于乳头。故乳腺脓肿需切开引流时宜作放射状切口,以便少破坏输乳管和乳腺组织(图4-3)。

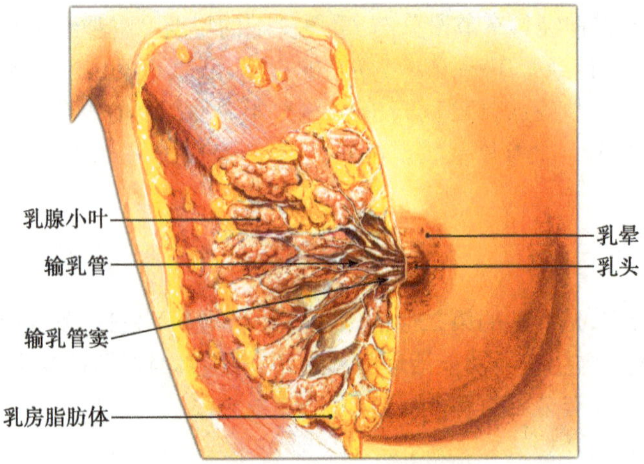

图4-3 女性乳房的结构

乳房内的结缔组织呈囊状包于乳腺周围,称脂肪囊,由于每个人的发育程度不同而有差别,脂肪的多少是决定乳房大小的重要因素之一。乳腺被完整地包裹在浅筋膜的浅、深层之间。浅筋膜的浅层包裹在乳腺组织的浅面,此层脂肪虽较薄弱,但却恒定存在,手术时易于辨认,是做乳腺癌根治术时剥离皮瓣的重要标志。整个乳房深面为浅筋膜的深层所包裹。乳腺腺叶间有许多不同走向的结缔组织纤维束,由腺体基底部连于皮肤或胸部浅筋膜,称乳房悬韧带,也称Cooper韧带(图4-4),它们对乳腺起固定和悬吊作用,并使乳房在胸前有一定的活动性,直立时乳房不致明显下垂。由于韧带两端固定,无伸展性,乳腺癌时,该处皮肤出现凹陷,是乳癌征象,至晚期,乳癌与皮肤有广泛的粘连,皮肤可因淋巴滞留而发生水肿,由于皮肤在毛囊处与皮下组织连接紧密,因此,皮肤水肿时毛囊处即形成点状小凹,使皮肤呈"橘皮"状外观。浅筋膜深层与胸肌筋膜之间有乳房后间隙,内含疏松结缔组织、脂肪和淋巴管,后者收纳乳房深部的淋巴,此隙为乳腺癌向深处转移的途径之一,炎症时则容易向下扩展。乳房后间隙

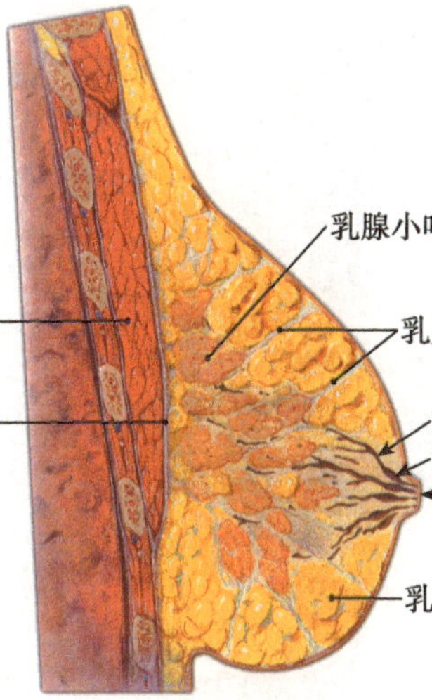

图 4-4　女性乳房的矢状解剖

常为隆乳术时假体植入的常用部位。乳房后另有一胸大肌后间隙，该间隙位于胸大肌与胸小肌之间，此间隙为隆乳术假体植入的另一常用部位。

乳房下皱襞是乳房美容外科的一个重要的解剖标志，是乳房与胸壁的连接线。乳房下皱襞位于第5、6肋，最低可达第6肋间隙。到乳晕的平均距离在小乳房为5.5～7cm，在大乳房为7～9cm。乳房下皱襞的形成主要依赖乳房下皱襞韧带，此韧带起源于第5肋骨骨膜中部和第5、6肋间筋膜外侧，止于乳房下皱襞的直皮下。其作用是支持乳房下皱襞和保持它的位置。当乳房成熟开始下垂时，此韧带的水平位置对乳房的外貌影响很大。乳房下皱襞韧带是由腹直肌筋膜中部和前锯肌筋膜、腹外斜肌筋膜凝集而成，提升此韧带会牵拉形成乳房下皱襞。乳房下皱襞韧带在临床应用中应注意：①乳腺癌根治乳腺全切时尽可能完整保留此韧带；②乳房切除术后再造时，注意对侧乳房此韧带的位置，准确地再造乳房下皱襞韧带；③胸大肌下隆乳术剥离胸大肌时勿破坏此韧带，将此韧带自第5肋骨膜分离会导致双乳峰出现。

（三）健美乳房的定性标准

乳房是女性形体美的特征。从美学角度看，波浪起伏的胸峰是构成女性美的重要方面。女性的形体美是由流畅、圆润、优美的曲线构成的，而乳房曲线显示了女性特有的健美体形，具有独特的魅力。乳房美的标准由于不同民族、时代、文化、传统、体质和心理因素的影响，各国乳房美的标准存在很大差异，以东方人和欧美人差别最大。

根据对中国女性乳房的观察和测量，东方人成年未哺乳女性乳房美的标准如下：

1. 丰满、匀称、柔韧而富有弹性。
2. 形状挺拔，呈半球状。
3. 位于胸前第2～6肋之间，附着于两侧胸大肌筋膜上、胸骨缘与腋前线之间。
4. 乳头应突出，略向外偏，位于第4～5肋间水平。
5. 乳头到剑突的距离为11～13cm或距前正中线10～10.5cm，两乳头间距离约为22～26cm。
6. 乳晕直径为3.5～4.8cm，处女的乳晕为蔷薇色，婚后色素沉着为黑色。
7. 乳房大小在平均范围内。乳房的平均高度为3.5cm，半径平均为18.2cm，乳房体积平均为310ml。

（四）乳房和乳头的分型

女性乳房的大小、形态和前突程度因人而异，根据生理发育情况，中国人成年未育女性乳房可分为六型（图4-5）。

幼稚型：乳腺基本未发育，可见到微微隆起的轮廓或在乳晕区及周围有发育形成的小乳房，乳头乳晕形态基本正常，环差小于10cm（环差等于过乳头胸围减乳房下皱襞胸围）。青年女性小乳房约占10%。

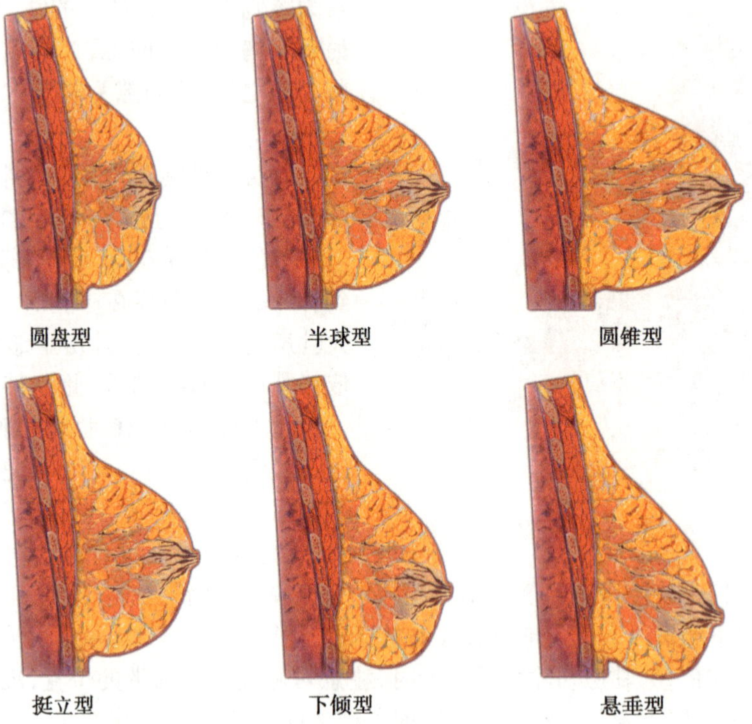

图 4-5 乳房和乳头的分型

圆盘型:乳房前突的长度小于乳房基部的半径,乳房前突 2 ~ 3cm,其形态似倒扣的盘子,乳头在圆盘中央,乳体初步发育,胸围环差约 12cm,属比较平坦的乳房,着衣时难见乳房型。女性圆盘型约占 15%,多见青春发育初期女青年。

半球型:乳房前突的长度约等于乳房基部的半径,乳房前突 4 ~ 5cm,其形状浑圆、丰满,乳头仍在中央位,乳体隆起明显,具备半球形特征,乳房体积 200ml 左右,胸围环差约 14cm,属比较美观的乳房,着衣时可见到乳房型。青年女性半球型乳房约占 50%。

丰满型(挺立型):此型既不像半球体也不像圆锥体。乳房前突 5 ~ 6cm,约等于乳房底盘半径。乳腺发育良好,乳房体积约 300ml,胸围环差约 16cm。这种乳房形态饱满挺拔,乳体富有弹性和柔韧感。由于重力作用,乳头和乳体稍向外下方移位,乳峰前突且微微上翘。乳房上部皮肤成斜坡形,下部皮肤为弧线形,胸肌线上形成明显的乳沟。乳房皮肤有明显的张力。乳房下无重叠皱襞形成,运动状态可出现细弱颤动,着任何衣服都能显示胸部的丰腴感,这种乳房不仅造形美,而且最具性感魅力。青年女性丰满型乳房约占 20%。

悬垂型:乳房前突的长度大于乳房基部直径,乳房体积超过 300ml,受重力作用而下垂,明显向外下倾斜,乳房尾部明显隆起,乳房下部皮肤最低点低于乳房下缘,可有乳房下皱襞形成。乳沟宽而浅,皮肤较松弛,弹性较差。因腺体过度发育所致的下垂呈水滴型,其乳头仍为前突;而皮肤、腺体松弛所致的下垂其乳头向外下方倾斜,乳体有桶状感,美学特征不良。青年女性悬垂型乳房约占 4%。

肥大型:成人未育女性肥大乳房主要由乳腺过度发育所致,少数由脂肪堆积和乳腺肥大共同引起。体积超过 400ml,受重力影响严重下垂,组织弹性差,平卧位有流动性,站立时呈葫芦状,乳房形态失去正常美学特征。

已婚已育妇女乳房的常见形态有以下几型：

松垂型：乳房轻度萎缩，组织松软下垂，乳头指向外下方。

萎缩型：乳房重度萎缩，乳房中央部分乳腺组织部分存留，皮下脂肪少，乳头指向前方。

肥大型：见于肥胖体型和青春期乳房肥大者，乳房体积进一步增加，组织松软并伴有下垂，呈面袋状。

混合型：上述三型可混合存在，表现为不对称型，如一侧肥大，另一侧松垂，或一侧萎缩，另一侧松垂。

临床上可通过隆乳术来解决部分妇女由于乳房发育不良而致胸部扁平的问题。目前隆乳术假体植入的切口常用的有3种，即乳房下皱襞切口、腋窝切口和乳晕切口。

乳房下皱襞切口：切口内侧在乳房垂线上，然后向外延长4～5cm。此切口距离较近，剥离范围较小，显露较好，能直接剥离囊腔，手术操作方便，但切口位置不够隐蔽，术后切口瘢痕较明显。

腋窝切口：切口位于腋窝顶部，平行于腋窝皮肤皱褶，长3.5～4cm，此切口乳房区无瘢痕，但切口入路至乳房区距离最远，剥离范围大，易损伤血管、神经，显露不易。

乳晕切口：位于乳晕下缘和皮肤交界处，适合于乳房直径较大、乳房腺体组织较少的少女。乳晕切口位于深褐色乳晕与正常皮肤之间，且有结节状乳晕皮脂腺掩饰，故术后切口瘢痕不明显。乳晕切口小，可在直视下操作，不需任何器械，但植入较大乳房假体较困难。该切口也易损伤输乳管，还可能影响乳头感觉与勃起。

（五）乳房的血管

1. 乳房的动脉 乳房的血液供应很丰富，主要来自3条动脉：胸廓内动脉穿支，腋动脉的分支，上位肋间后动脉的前穿支（图4-6）。

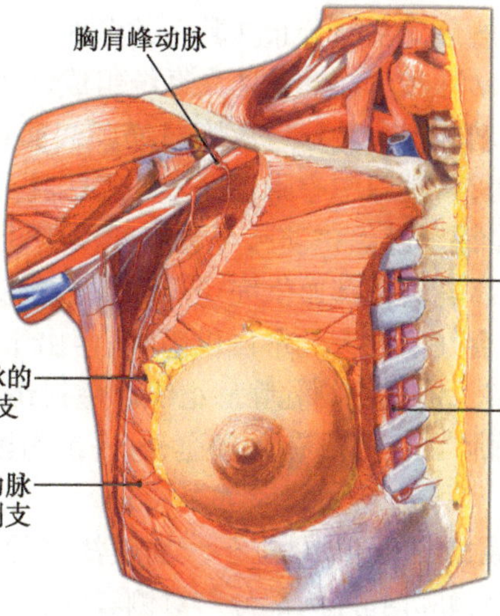

图4-6 乳房的动脉供应

（1）胸廓内动脉穿支：胸廓内动脉为锁骨下动脉的分支，紧贴胸膜前面进入胸腔，向下行于胸骨外侧缘1.5cm的胸前外侧壁深面，在胸骨旁相应肋间隙发出分支，穿过胸大肌供应乳房内侧的血液。其穿支主要是上位4个肋间穿支，其中以第1、2两个肋间穿支为最大，为最主要的动脉，手术时应结扎止血，以免血管回缩后引起出血。两者常紧贴第2肋的上下缘分别由第2肋和第1肋间隙穿出，手术时一般可在胸骨侧缘附近，第2肋软骨上下缘处找到这两条较大的血管。其他肋间穿支位置常不恒定。胸廓内动脉穿支分布到乳房的途径，常先行于浅层脂肪组织内，最终进入深层。其走行方向趋向乳头，沿途分支与邻近血管吻合。

（2）腋动脉的分支：腋动脉发出数支动脉，沿胸外侧壁走行达乳腺，主要供应乳房外上部分血液。

1）胸最上动脉：沿胸小肌上缘下行进入乳腺，并分布于胸壁。为腋动脉中最小且走行不恒定的血管。

2）胸肩峰动脉：多数起自腋动脉第二段，少数起自第一段，干粗短，穿锁胸筋膜后，在胸大肌深面立即分2~4肌支。其支配乳房的皮支经胸肌三角肌间隙或在锁骨下方穿胸大肌锁骨部肌束浅出至皮下浅层。干垂直下行，分布于乳房外侧上份，并趋向乳头会聚。

3）胸外侧动脉：起自腋动脉第二段，本干沿胸小肌下缘紧贴胸壁行向下内。沿途发分支供应胸侧壁肌肉皮肤和乳房外侧份。

4）直接乳房支：供应乳房的动脉，可直接起于腋动脉或肱动脉。一般沿腋中线或腋前线行向下内，分布于乳房的外侧份。

5）胸背动脉：是腋动脉最大分支肩胛下动脉的分支，在分出肩胛动脉后分布到胸壁侧面，它主要分布到背阔肌、大圆肌和前锯肌等肌肉及其表面皮肤，最后动脉血供应乳房。胸背动脉对乳房血供并不重要（偶尔有直接乳房支起自该动脉）。但在它分布范围内配布有许多淋巴结（腋淋巴结后群和中央群等），因此在乳癌根治手术中清除淋巴结时，应注意防止损伤胸背动脉，以免引起严重出血。

（3）肋间后动脉前穿支：主要来自第2~4肋间后动脉，是一些较细小的穿支，位于胸廓内动脉穿支外侧约2~3cm。这些穿支虽小，但根治术中切除乳房肿块时，须预先钳夹结扎。否则，血管如被割断或撕断，断端回缩不易止血。除上述肋间后动脉穿支外，肋间后动脉外侧皮支也发出乳房支。这些细小的穿支主要分布在乳房的深面。

乳房内部的动脉是由浅层动脉和深部动脉两大系统组成。浅层动脉包括乳房皮肤真皮下血管网和腺体前血管网。深部动脉指在乳腺后由胸肌筋膜表面穿出进入乳腺的动脉穿支，大约有十余支，其中有一支相对粗，自乳腺中心附近穿入乳腺达乳头乳晕的动脉，其起源、走行及分布均较恒定，称之为乳头乳晕深动脉。该动脉与乳腺的浅层动脉在乳晕下形成乳晕下血管网供应乳头乳晕。由于单纯依靠乳房深部血供完全可以保证乳头乳晕的存活，因此采用下部蒂瓣的缩乳术依靠深部血供不会发生乳头乳晕血供障碍，但由于乳房深部动脉穿支在乳腺后表面有一段水平走行，故应保留一定厚度的乳腺后组织以免损伤乳房深部动脉。

2. 乳房的静脉　乳房的静脉引流主要有2条途径：一组为浅静脉系统，另一组为深静脉系统。

（1）浅静脉：乳房具有丰富的皮下静脉，位于浅筋膜浅层的深面，有横行和纵行两类，横行血管沿乳腺内侧分布，引流至胸廓内静脉，部分与对侧者吻合。纵行血管向内向上引流至颈前静脉。乳房浅静脉在皮下形成浅静脉网，在乳晕部围绕乳头形成乳晕静脉环。

（2）深静脉：大致与动脉伴行，主要引流乳腺和胸壁的静脉，可分以下3条途径回流。

1）胸廓内静脉穿支：是乳房的最大静脉。胸廓内静脉汇入同侧头臂静脉，然后通过右半心直接进入肺毛细血管，此途径是乳癌转移到肺的主要途径。

2）腋静脉属支：这些静脉数目多，变异大。主要引流乳房深部组织、胸肌和胸壁的血液，汇入腋静脉后，通过锁骨下静脉、头臂静脉汇入上腔静脉，然后再通过右半心直接进入肺毛细血管网。所以，此为乳癌转移到肺的另一重要途径。

3）肋间后静脉：主要引流乳房深部的静脉，这些静脉向后与椎静脉互相交通，最后汇入奇静脉，至上腔静脉，再通过右半心直接入肺。因此它是乳癌转移到肺的第三条途径。

（六）乳房的淋巴

乳房的淋巴管网非常丰富，主要分布在乳房皮肤和乳腺实质内，彼此间广泛吻合（图4-7）。并同胸部、颈部、腋下、腹部、脊椎等处的淋巴网相连通，同时左右两侧乳房内的淋巴管亦相互沟通。

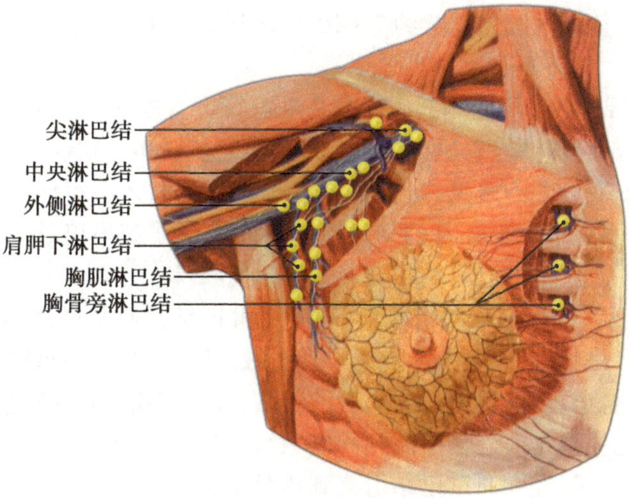

图4-7　乳房的淋巴回流

1. 乳房皮肤的淋巴管　乳房的皮肤与身体其他部位的皮肤一样，真皮内无淋巴管，真皮下有浅、深两层淋巴管网。乳头和乳晕处的浅网位于真皮的乳头下层，网较密集，毛细淋巴管较细，无瓣膜，有小分支向上分布于真皮乳头周围。在输乳管口以及汗腺、皮脂腺和乳晕腺口周围都有毛细淋巴管网。浅层毛细淋巴管网注入深层毛细淋巴管网。由深网发出的淋巴管在皮下组织浅层吻合成丛，称乳晕下淋巴管丛。由乳晕下和乳晕周围淋巴丛发出的集合淋巴管，注入局部淋巴结，如腋淋巴结、胸骨旁淋巴结等。

2. 乳腺实质的淋巴管　起自乳房小叶周围结缔组织内的毛细淋巴管网，由网发出的淋巴管在小叶间周围结缔组织内的血管和输乳管的周围吻合成丛，并沿输乳管向乳头聚集，汇入乳晕下淋巴管。乳腺深面的毛细淋巴管较粗，毛细淋巴管的网眼较大，淋巴管的配布也较稀疏，由该网发出淋巴管向后注入胸大肌筋膜上的淋巴管丛，也可向前注入乳晕下淋巴丛。

一般认为，乳头乳晕皮肤的淋巴管向深层注入乳晕下淋巴丛，两方面的淋巴在丛汇合，再经集合淋巴管注入局部淋巴结。

3. 淋巴流向　乳房的淋巴主要引流至腋淋巴结，一部分引流至胸骨旁淋巴结，少数引流至锁骨上淋巴结、膈下淋巴结等局部淋巴结。一般认为其通过的途径如下：

（1）引流至腋窝淋巴结：乳房中央部和外侧部的淋巴管通常汇集为数条集合淋巴管，引向外上方，绕过胸大肌边缘，然后沿胸外侧动、静脉向上，注入腋窝外侧群淋巴结，有时穿腋筋膜孔及腋窝脂肪组织直接注入中央淋巴结，这是乳房淋巴引流的主要途径（图4-7）。

在引流至腋窝淋巴结的途径中还有两个侧副途径引流：

1）乳房底部起自乳房后淋巴丛的集合淋巴管，可穿过胸大肌，经过胸肌间淋巴结，或直接走向胸小肌上缘，伴随胸肩峰血管，穿锁胸筋膜，注入腋淋巴结尖群。乳癌经此途径转移常使胸肌间淋巴结受累，为此，在做乳癌根治术时，必须将胸大、小肌一并切除。

2）乳房上方和内侧的集合淋巴管，约有1/3向外绕过胸小肌后方至腋窝尖，注入锁骨下淋巴结，这是一更为直接的引流途径。

（2）引流至胸骨旁淋巴结：乳房内侧和中部的集合淋巴管，伴随肋间后动、静脉穿支向内行，穿过胸大肌和肋间肌（第1～5肋间隙）注入胸骨旁淋巴结。

关于胸骨旁淋巴结，其分布范围虽可能包括第1～6肋间，实际以第1、2、3肋间内的淋巴结较大且恒定存在，两侧的淋巴结总数约7～10个之间。而4～6肋间的淋巴结通常都很少，有时阙如。

（3）引流至对侧乳房：乳房内侧部一部分浅淋巴管可由皮下组织越过与对侧淋巴管相吻合。胸大肌后面的一部分深淋巴管也可越过中线到达对侧乳房。这说明一侧乳癌有向对侧转移的可能，但这种情况一般并不多见，当一侧淋巴流路受阻时，才有可能流向对侧。

（4）引流至膈下淋巴结：乳房内、下部的淋巴管，经深筋膜淋巴管可与腹直肌鞘淋巴管丛、腹膜下淋巴管丛以及膈下淋巴管丛相交通，引起腹腔转移。

（5）引流至肋间后淋巴管：正常情况下，肋间后淋巴结是收集肋间肌、胸肌膜、脊柱和椎旁肌的淋巴，不收纳乳房的淋巴，不参与乳癌早期扩散过程，但乳癌一旦侵及肋间肌时，癌细胞即可通过肋间隙的集合淋巴管，引流至肋间后淋巴结，造成胸膜和脊柱转移，多属病变晚期。

总之，乳房的淋巴主要是向外侧引流到同侧腋窝淋巴结。但乳房上内部的淋巴管炎可直接穿透或绕过胸大肌外缘，经胸肌淋巴结引流到锁骨上淋巴结。乳房上内部的淋巴管可直接引流至胸骨旁淋巴结，由此向上即可达锁骨上淋巴结，继而进入血液循环。因此乳房内上方的癌肿病程发展快、预后不良。除此以外，一侧乳房的淋巴管虽可跨过中线到对侧乳房或穿过上腹壁至腹腔，但实际上，乳癌经此途径转移并不多见，即使出现，亦多属晚期病例。

（七）乳房的神经

乳房接受交感神经和脊神经两种神经支配。

1. 交感神经　中枢位于第2～6胸髓侧角内，节前纤维经过白交通支进入相对应的交感干神经节。换元后，节后纤维通过2～6肋间神经外侧皮支（乳房外侧支）分布到乳房，可使腺体分泌和平滑肌收缩。

2. 脊神经　乳房上部的皮肤由第3、4颈神经前支支配，通过颈丛的锁骨上神经分布到胸上份（包括乳房上份）皮肤。乳房外侧皮肤由上位胸神经（$T_{3\text{-}6}$）的外侧支分布到乳房外侧部皮肤。乳房内侧部皮肤则由胸神经前皮支支配，它们到胸骨旁，穿胸大肌肌束间浅出至皮下，发出乳房内侧支分布到乳房内侧部皮肤，由此可见分布到乳房的脊神经是从其上方、外侧和内侧到达乳房的，司乳房的感觉。这些神经在外科上不占重要地位，根治手术时一般可切断。

（八）乳房的发育异常

乳房的发生开始于胚胎的第6周，最早出现的是一条从腋窝到腹股沟的“乳线”。它由外胚层上皮细胞增厚形成。这条胚胎时期的乳腺在成人其位置相当于由腋窝开始，通过乳头，到腹股沟内侧端的一条假设线。胚胎时期乳线出现后，又在此线上形成6～8个乳头状突起，即原始乳房。在人类，乳线下2/3很快消失。原始乳房除胸部的一对保留外，其余的都在出生前退化消失。如果不退化消失即为多乳头或多乳房症。乳房的发育异常有数目改变和形态改变两种情况。

1. 数目改变　一种是数目减少，如乳房发育不全，无乳房或无乳头等。另一种是数目增大，如副乳房、副乳头等。前者比较罕见，常与胸壁畸形合并发生。后者则比较常见。这两种情况都属胚胎发生的异常现象，可给乳房的正常功能带来一定影响。凡乳头的数目多于两个以上的都属多乳头，正常以外的又称副乳头，副乳头的数目不定。出现率在女性为1%，一般不像正常乳头那样完整，有时只是在乳线上一个细小的突起而已，常没有多少乳腺组织与之相连，需仔细检查才能发现。一般无临床意义，不需要处理。凡乳房数目多于两个都属多乳房。正常以外的乳房又称为副乳房，其大小不定，实质上常有一定的乳腺组织。有的副乳房有乳头，有的则没有乳头。这种没有乳头的乳房又称迷走乳房组织，有发生恶性肿瘤的可能。副乳房最常见于乳线的上端，即正常乳房的外上方近腋窝处位置偏内。有的在正常乳房和脐之间的一段乳线上，位置偏外。一般外侧副乳房较内侧大，腺组织发育也较好，有分泌功能，常在月经期、妊娠期或哺乳期出现胀痛性包块，哺乳期甚至出现乳汁从乳头流出。根据这些特征，诊断不难，多乳的治疗根据具体情况切除乳头或乳房组织，必要时应用胸大肌一期修复胸壁软组织缺失。

2. 形态改变

（1）乳房不对称：乳房不对称是相当常见的，轻度不对称是一种正常现象。然而明显的不对称，特别是一侧小乳房，一侧巨乳，则是一种罕见的先天性畸形，可通过隆乳术和乳房缩小术来达到双侧乳房体积和形态上的对称。

（2）乳房不发育：乳房不发育是一种真正的先天性异常，又称“小乳房”。可采用隆乳术来矫正。

（3）巨乳症：多为先天性因素，严重的乳房肥大可为腺体、脂肪、皮肤组织均过度发育，也可仅为脂肪过多，而腺体并不肥大。可通过乳房缩小整形术来矫正。

第三节　胸前壁深层结构

一　胸深筋膜

胸深筋膜分浅、深两层。浅层覆盖胸大肌表面，其上缘附着于锁骨，向下移行于腹部深筋膜，向内与胸骨骨膜相连，向后与胸背深筋膜浅层相连。深层位于胸大肌深面，上方包裹锁骨下肌，向下形成位于喙突、锁骨下肌与胸小肌上缘之间的锁胸筋膜（图4-8），继而包被胸小肌。锁胸筋膜深面有胸内、外侧神经和胸肩峰动脉的分支穿出至胸大、小肌，头静脉和淋巴管穿经此筋膜入腋腔。手术分离锁胸筋膜时应注意保护胸内、外侧神经，以免损伤而导致胸大、小肌瘫痪。乳房基底面稍凹陷，完全被胸浅筋膜的深层所包裹，它与胸深筋膜之间有疏松结缔组织的间隙，称乳房后间隙，它使整个乳房在胸壁上有一定的移动性，当乳腺癌侵及此间隙时，乳房可固着于胸前壁。如果感染化脓，则可形成乳房后脓肿。

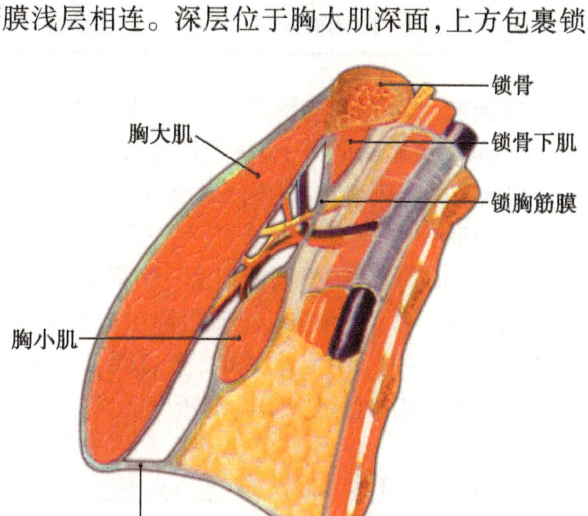

图4-8　锁胸筋膜（矢状面）

二 肌层

胸前外侧区肌层包括胸肌和部分腹肌。自浅至深大致分为四层：第一层为胸大肌、腹外斜肌和腹直肌的起始部；第二层为前锯肌、胸小肌和锁骨下肌；第三层为肋间肌；第四层为贴于胸廓内面的胸横肌（图 4-13）。胸肌的起止、作用和神经支配见表 4-1。

表 4-1 胸肌

肌群	肌名	起点	止点	作用	神经支配
胸上肢肌	胸大肌	锁骨内侧半、胸骨前面、1～6 肋软骨、腹直肌鞘	肱骨大结节嵴	内收、内旋、前屈肩关节；上肢固定，可引体向上，提肋助吸气	胸内、外侧神经
	胸小肌	第 3～5 肋骨	肩胛骨喙突	使肩胛骨向下，提肋助吸气	胸内侧神经
	前锯肌	第 1～9 肋骨	肩胛骨内侧缘和下角	拉肩胛骨下角旋向外，提肋助吸气	胸长神经
	锁骨下肌	第一肋软骨	锁骨肩峰端	拉锁骨向下	锁骨下神经
胸固有肌	肋间外肌	上位肋骨下缘	下位肋骨上缘	提肋助吸气	肋间神经
	肋间内肌	下位肋骨上缘	上位肋骨下缘	降肋助呼气	肋间神经
	肋间最内肌	下位肋骨中部上缘	上位肋骨中部	降肋助呼气	肋间神经
	胸横肌	剑突、胸骨体下部内面	第 3～6 肋软骨内面	降肋助呼气	肋间神经
	肋下肌	肋角附近肋骨内面	上 1～2 位肋角附近内面	降肋助呼气	肋间神经
	肋提肌	第 7 颈椎和第 1～11 胸椎横突	下位肋结节至肋角间的肋骨上缘	提肋助吸气	脊神经前支

1. **胸大肌** 覆盖胸前壁的大部分，呈扇形，宽而厚。起于锁骨的内侧半、胸骨和第 1～6 肋软骨，各部肌束聚集向外上，止于肱骨大结节嵴（图 4-9）。该肌收缩时，使肱骨内收、旋内和前屈。如上肢固定则可上提躯干，也可上提肋，助吸气。

2. **胸小肌** 位于胸大肌深面，呈三角形，起自第 3～5 肋骨，向上止于肩胛骨喙突（图 4-9）。该肌收缩时，拉肩胛骨向前下方。肩胛骨固定时，可提肋助吸气。

3. **前锯肌** 位于胸侧壁，以肌齿起于上 8 个或 9 个肋骨，肌束斜向上内方，止于肩胛骨内侧缘和下角（图 4-9）。该肌收缩时，拉肩胛骨向前和紧贴胸廓，下部肌束收缩，使肩胛骨下角旋外，当肩胛骨固定时，可上提肋助吸气。

三 肋和肋间隙

肋与肋之间的间隙为肋间隙，12 对肋形成 11 对肋间隙，内有肋间肌、肋间后血管、肋间神经和结缔组织膜。肋间隙的宽窄不一，前部较后部宽，上位肋间隙比下位肋间隙宽，并随体位

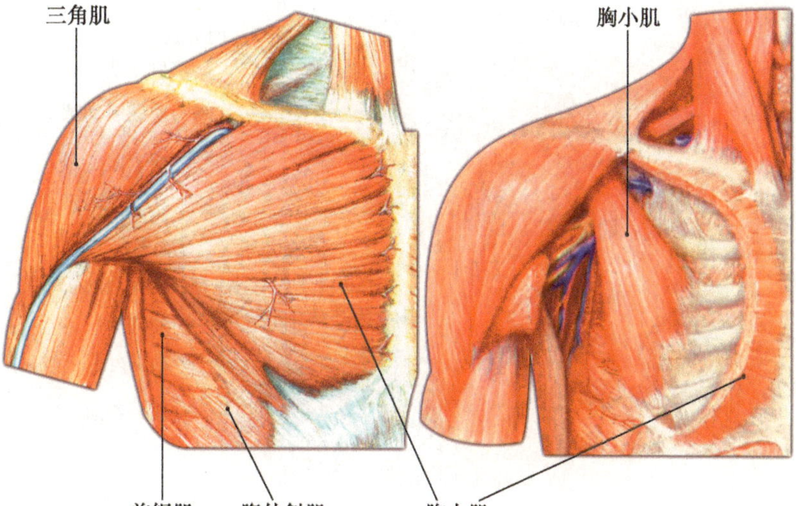

图 4-9　胸前外侧壁肌肉

而变化。肋弯曲而有弹性，在暴力作用下，可发生骨折，如骨折断端向内可刺伤肋间神经血管，甚至穿破肺，引起血胸、气胸或肺不张。第 5～8 肋曲度大，易发生骨折。

1. 肋间肌　自外至内为肋间外肌、肋间内肌和肋间最内肌(图 4-10)。

(1) 肋间外肌：后端始于肋结节，至肋软骨交界处移行为肋间外膜，肌纤维自后上方斜向前下方。该肌收缩时，提肋助吸气。

(2) 肋间内肌：自胸骨侧缘起，至肋角处移行为肋间内膜，肌纤维自后下方斜向前上方。该肌收缩时，降肋助呼气。

(3) 肋间最内肌：仅存在于肋间隙中 1/3 部，肋间内肌深面，肌纤维走向和作用与肋间内肌一致。

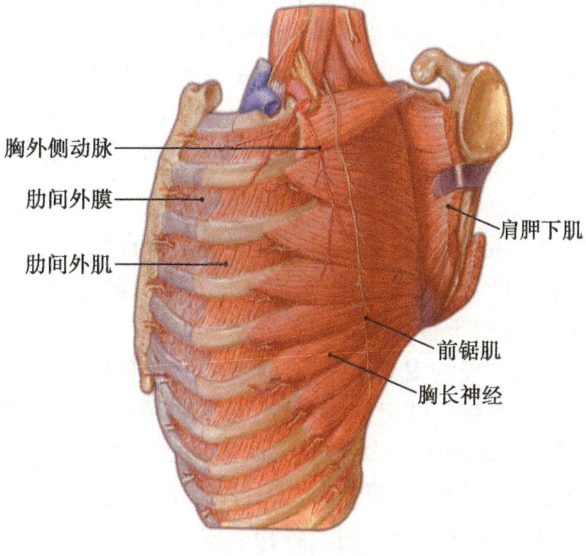

图 4-10　胸固有肌

2. 肋间后血管　第 1、2 肋间隙的动脉来自锁骨下动脉的肋颈干，第 3～11 肋间隙的动脉来源于肋间后动脉，肋间后动脉及肋下动脉均由胸主动脉发出，与同名静脉和肋间神经伴行于肋间隙内(图 4-11)。在肋角附近，肋间血管神经各分为上、下两支，下支较小，沿下位肋骨上缘前行，上支较大，沿肋沟前行。肋间后血管神经在肋角内侧的排列顺序不恒定。在肋角前方，三者排列顺序自上而下为静脉、动脉和神经。肋间后动脉的上、下支在肋间隙前部与胸廓内动脉的肋间分支吻合，在每一肋间隙形成动脉环，分支营养胸壁皮肤、肌肉及乳房。

上位 2～3 条肋间后静脉汇集成肋间最上静脉，注入头臂静脉，其余的向前与胸廓内静脉交通，向后分别注入奇静脉、半奇静脉或副半奇静脉。

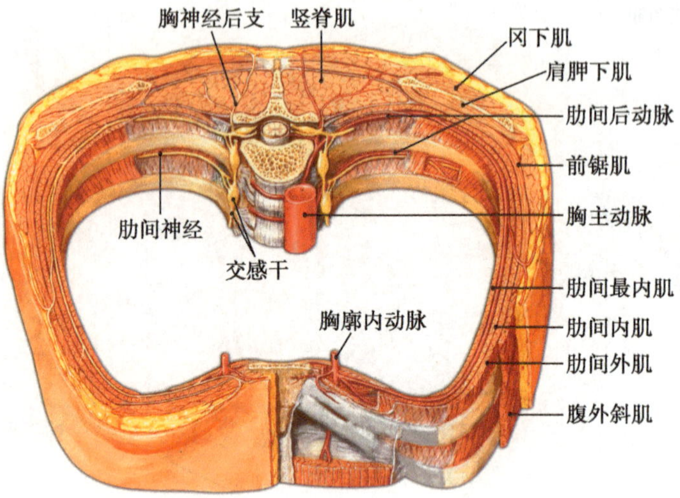

图 4-11 肋间后动脉和肋间神经

3. 肋间神经 胸神经前支 12 对,除第 1 胸神经前支和第 12 胸神经前支分别有纤维参与组成臂丛和腰丛外,其余的均独立走行于相应的肋间隙,称肋间神经。第 12 胸神经前支行于第 12 肋下,称肋下神经。

肋间神经出椎间孔后,最初行于肋间内膜和胸膜壁层之间的结缔组织内,至肋角向前,贴近肋沟,列于肋间后血管下方,走行于肋间最内肌和肋间内肌之间。在腋前线前方又居肋间内肌与胸膜之间,并离开肋沟,行于肋间隙的中间,并在腋前线附近发出外侧皮支。第 2 肋间神经的外侧皮支较粗大,横过腋窝至上臂内侧,称为肋间臂神经,分布于腋窝和臂内侧皮肤,乳癌根治术时应注意保护。第 1 ~6 对肋间神经穿肋间内肌、肋间外膜和胸大肌至皮下,在胸骨外侧缘移行为前皮支,第 7 ~11 对肋间神经和肋下神经自肋弓处斜向内下,其中第 7、8 肋间神经直接入腹直肌鞘深部,第 9 ~11 肋间神经及肋下神经先行于腹内斜肌与腹横肌之间,再进入腹直肌鞘。最后,它们均在腹白线附近穿腹直肌鞘前层移行为前皮支。第 1 ~6 对肋间神经分布于胸壁皮肤、浅筋膜、肋间肌、胸横肌和壁胸膜。第 7 ~11 对肋间神经和肋下神经除分布于胸壁外,还分布于腹壁的肌肉和皮肤。

肋间神经的皮支在胸、腹壁皮肤的分布呈明显节段性,这对确定硬膜外麻醉的范围,对神经系统某些疾病的定位诊断,有十分重要的意义。其自上而下按神经序数排列,呈环形条带状,第 2 肋间神经平胸骨角平面,第 4 肋间神经平乳头平面,第 6 肋间神经平剑突平面,第 8 肋间神经平肋弓平面,第 10 肋间神经平脐平面,第 12 肋间神经平脐与耻骨联合上缘连线的中点平面,也平髂前上棘平面。各相邻皮神经的分布互相重叠,阻滞或损伤一条神经,其分布区感觉减退,但并不丧失,当相邻两条肋间神经受损时,才出现这条神经的共同管理区的感觉丧失。根据肋间神经血管行经肋间隙的部位,临床上胸膜腔穿刺宜在肋角外侧进针,常选腋后线第 7、8 肋间隙,靠近肋骨上缘穿刺(图 4-12)。

四 胸廓内血管和胸横肌

1. 胸横肌 贴于胸骨体和肋软骨后面,常以四个肌束起于胸骨体下部,呈扇形向上止于第 3 ~6 肋软骨内面(图 4-13)。

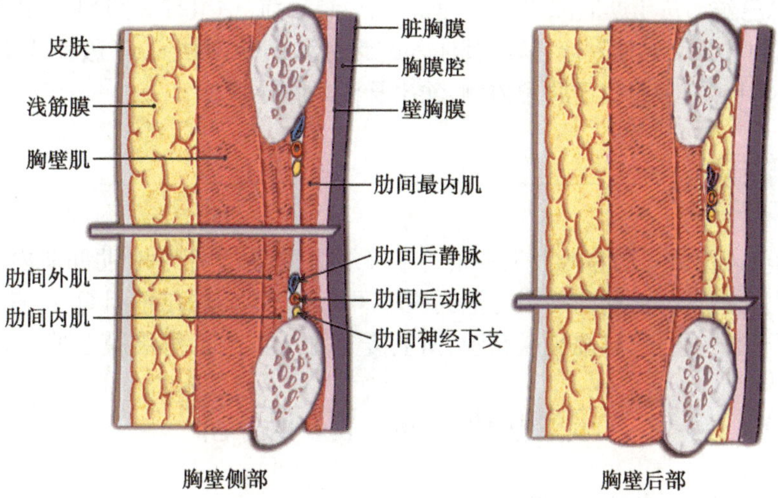

图 4-12 胸壁层次及胸膜腔穿刺部位

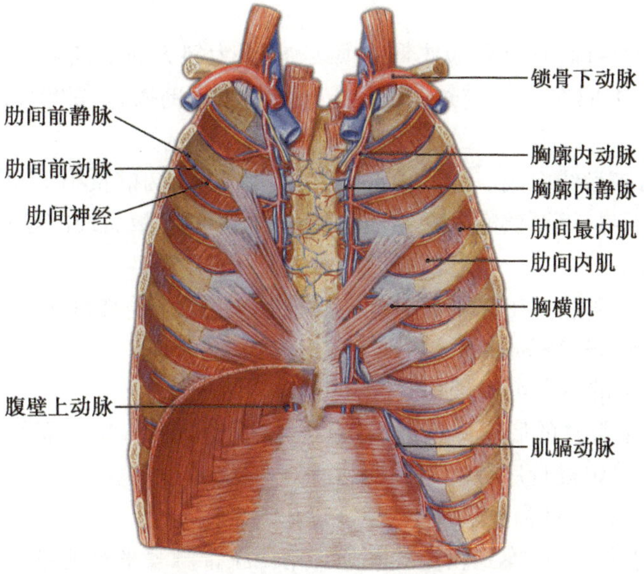

图 4-13 胸廓内血管和胸横肌

2. **胸廓内动脉** 为锁骨下动脉第一段的分支，向下经胸廓上口入胸腔，沿胸骨外侧缘约 1.25cm 下降，在平第 1 肋高度发出心包膈动脉，分布至心包和膈，至第 6 肋间隙处分为 2 终支：一条是腹壁上动脉，下行入腹直肌鞘；另一条是肌膈动脉，分布于下位肋间隙和膈前份以及腹前外侧壁肌肉（图 4-13）。

3. **胸廓内静脉** 与同名动脉伴行，注入头臂静脉（图 4-13）。

五 淋巴结

1. **胸骨旁淋巴结** 位于胸骨两侧，胸廓内血管周围，约距胸骨缘外侧 3cm，第 1～6 肋间隙内。收纳乳房内侧部等处的淋巴，该部的癌肿常转移至此淋巴结。

2. 肋间淋巴结 位于肋间隙内,分为前、中、后组。前、中组有时阙如,后组较为恒定。前组位于肋骨和肋软骨交界处附近,输出管注入胸骨旁淋巴结;中组位于腋前线至肋角范围内,输出管注入腋淋巴结;后组位于肋角内侧,输出管注入胸导管。

六 胸内筋膜

为衬在胸壁内面的一层菲薄而又致密的结缔组织膜,贴附于肋和肋间肌内面,厚薄不一,脊柱两侧较薄,脊柱两旁的胸内筋膜与壁胸膜之间有发达的疏松结缔组织,两者容易分离。胸内筋膜向下覆于膈的上面,称膈胸膜筋膜,向上覆于胸膜顶上面,称胸膜上膜。

第四节 项 背 腰 部

一 项背腰部的境界与表面标志

(一) 境界

项部位于颈部的后面,其上界为枕骨上项线,前界为斜方肌的前缘,下界为肩峰至第 7 颈椎棘突的连线(项部本应在颈部描述,为了便于教学和解剖操作,故将该部置于项背腰部介绍)。

背部位于左、右腋后线之间。上为项部下界,下平第 12 胸椎及第 12 肋下缘。

腰部上为背部下界,下至髂嵴及两髂后上棘连线,外侧为腋后线的延长线。

(二) 表面标志

1. 枕外隆凸及上项线 在枕部可摸到向后突出的隆起,即枕外隆凸,其深面为窦汇。枕外隆凸向两侧延伸的水平嵴为上项线。

2. 乳突 在耳廓的后方可摸到一突起,即乳突。

3. 椎骨棘突 沿脊柱的后正中线可以触到各椎骨的棘突。当头部前屈时,项部最高点为第七颈椎的棘突,为确定椎骨序数的一个标志。

胸椎棘突向下倾斜而呈叠瓦状。

腰椎的棘突呈水平位,可摸到较宽的间隙。第四腰椎棘突平对两侧髂嵴最高点的连线,为确定腰椎间隙的标志。

4. 肩胛下角 沿肩胛骨脊柱缘向下可摸到突出的肩胛骨的下角,它平对第七肋两侧肩胛骨下角的连线,横过第七胸椎的棘突。

5. 骶管裂孔和骶角 沿骶骨中线向下,可触及骶中嵴和两侧的骶角,两骶角中间为骶管裂孔。在进行会阴部的手术时,可借此骨性标志,经骶管裂孔向骶管的硬膜外腔内注射麻醉药物进行阻滞麻醉。

二 皮肤和浅筋膜

项背部的皮肤一般较厚,浅筋膜较致密,项部的浅筋膜向上与颅顶部的皮下浅筋膜相移行,并有纤维束与深筋膜相连。腰部的浅筋膜可分为两层,两层之间有丰富的脂肪组织。

（一）皮神经

1. **枕大神经** 是第2颈神经后支的皮支，约在上项线水平处，枕外隆凸外侧约一横指处，穿出斜方肌的附着点及深筋膜，分支支配颅后部的皮肤感觉，并有小支与枕小神经和耳大神经相交通（图4-14）。

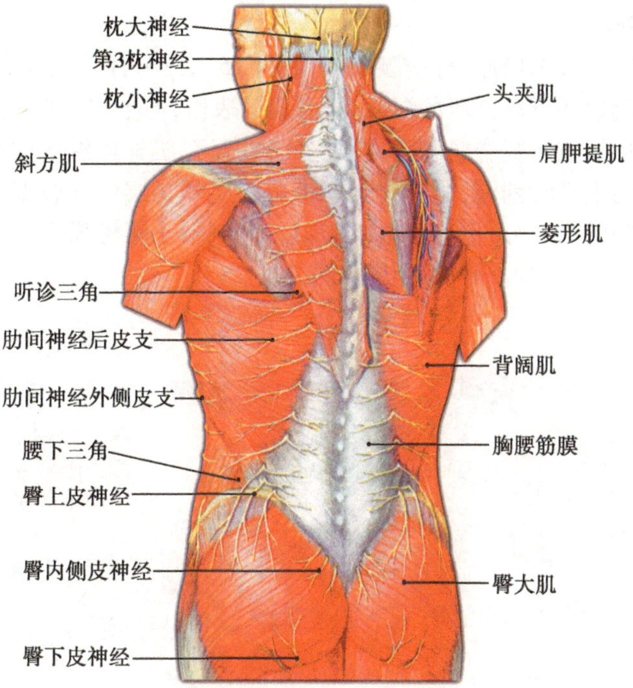

图4-14 背部肌及皮神经

2. **第三枕神经** 是第3颈神经的后皮支，分布至项部和枕外隆突附近的皮肤。

3. **胸神经后支** 胸神经后支，它沿背部正中线两侧穿出，愈向下愈远离正中线，上6对为内侧支，下6对为外侧支，其中第2胸神经后支的内侧支较粗大，约平肩胛冈穿出，分布于附近皮肤；上6对胸神经后支的内侧支，沿后正中线两侧穿出斜方肌至皮下，分布于背部皮肤。

4. **腰部的皮神经** 来自第1、2、3腰神经后支的外侧皮支，自竖脊肌外侧缘穿出深筋膜，越过髂嵴至臀部皮下。因此，称这组皮支为臀上皮神经。

（二）浅血管

背部和腰部的浅血管较小，动脉主要来自肋间动脉和腰动脉的后支，与相应的皮神经伴行。

（三）淋巴结

1. **枕淋巴结** 位于枕部皮下，斜方肌枕骨起点表面，收纳枕，项部皮肤的淋巴管，其输出管至颈浅淋巴结。

2. **耳后淋巴结** 又称乳突淋巴结，位于耳后，胸锁乳突肌附着处表面，收纳颅顶区及耳廓后部皮肤的淋巴管，其输出管入颈浅淋巴结和颈深上淋巴结。

三 深筋膜

（一）项部的深筋膜

包绕项部浅层肌和深层肌，与颈部的深筋膜相连续。

（二）背腰部深筋膜

背部深筋膜较薄，腰部渐增厚，称胸腰筋膜（图 4-15），可分浅、中、深 3 层。浅层是 3 层中最厚的一层，位于背阔肌和下后锯肌的深面，竖脊肌的表面，向上与项部深筋膜连续，向下附着在髂嵴和骶外侧嵴；中层位于竖脊肌与腰方肌之间，在竖脊肌外侧缘与浅层愈合，构成腹肌起始的腱膜，此层筋膜的上部特别厚，叫作腰肋韧带。深层是 3 层中比较薄弱的一层，位于腰方肌的前面，是腹内筋膜的一部分，也称腰方肌筋膜。内侧附于腰椎横突尖端，向下附于髂腰韧带和髂嵴后份，向上增厚形成内、外侧弓状韧带。

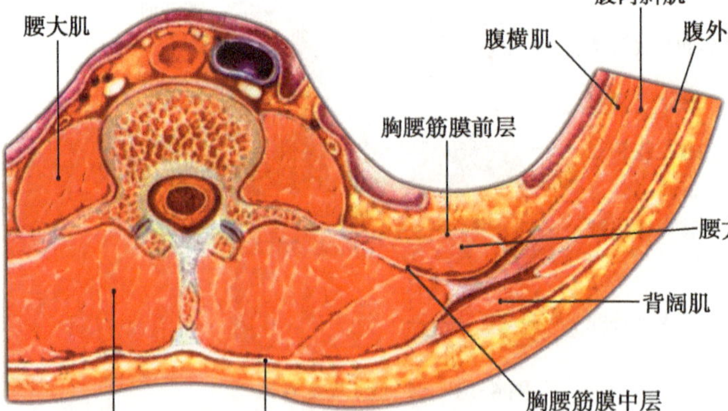

图 4-15　胸腰筋膜

四 肌层

项、背部肌肉由背肌和部分腹肌组成（图 4-16），自浅入深分为 4 层。第 1 层有斜方肌、背阔肌和腹外斜肌后部；第 2 层有夹肌、肩胛提肌、上后锯肌、菱形肌、下后锯肌和腹内斜肌后部；第 3 层有竖脊肌和腹横肌后部；第 4 层有枕下肌、横突棘肌和横突间肌等。

（一）第 1 层

1. 斜方肌　是位于项背部的浅层肌，一侧呈三角形肌，两侧合起来呈斜方形，起点很广，自上而下，肌纤维以腱膜起自上项线内 1/3 部、枕外隆凸、项韧带全长，第 7 颈椎棘突、全部胸椎棘突及其棘上韧带。上部肌纤维斜向下外方，止于锁骨外 1/3 部的后缘及其附近的骨面。中部肌纤维平向外方，止于肩峰内侧缘和肩胛冈上缘的外侧部。下部肌纤维斜向上外方，止于肩胛冈下缘的内侧部。肌的上部收缩时可上提肩胛骨外侧半，下部则下降肩胛骨内侧半。上下两部同时收缩时，可使肩胛骨向外上方旋转。整个肌肉收缩时，使肩胛骨向脊柱移动，该肌瘫痪时，产生塌肩。若肩胛骨被固定，此肌一侧收缩，则使颈向同侧倾斜，面向后仰旋向对侧；后侧同时收缩，使头后仰。斜方肌受副神经支配。

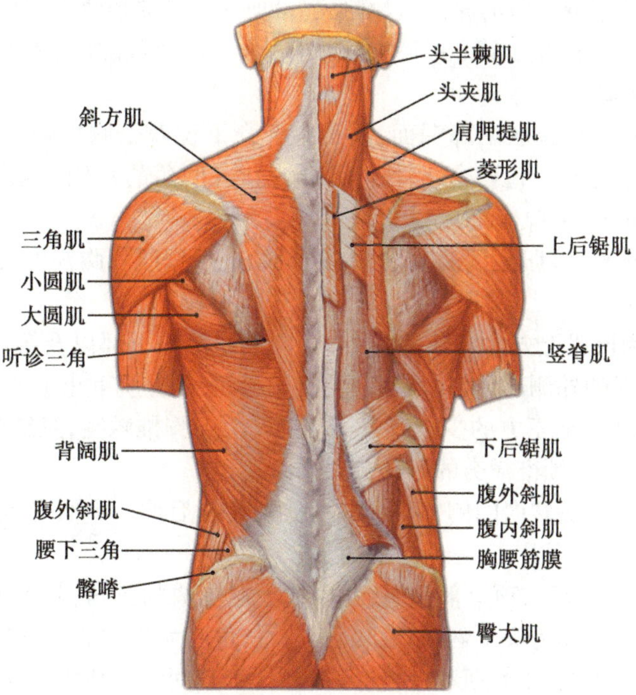

图 4-16　背部浅层解剖

2. 背阔肌　位于腰背部和胸部后外侧，为全身最大的阔肌，呈三角形，上内侧部被斜方肌遮盖，以腱膜起自下 6 个胸椎棘突、全部腰椎棘突、骶中嵴、髂嵴外侧唇后 1/3。以 3～4 个肌齿起自下 3～4 个肋骨外面，有时有小部分肌纤维起自肩胛骨下角背面。肌纤维斜向外上方，逐渐集中经腋窝后壁、肱骨的内侧绕至大圆肌的前面，于大圆肌肌腱外侧移行于扁腱，止于肱骨小结节嵴。此肌收缩时使肱骨后伸、内旋及内收，拉高举的上臂向背侧移动。当上肢上举被固定时，则拉躯体向上。背阔肌受胸背神经支配。

听诊三角又称肩胛旁三角，位于肩胛骨下角的内侧（图 4-16）。其下界为背阔肌上缘，内上界为斜方肌的外下缘，外侧界为肩胛骨脊柱缘。三角底为薄层脂肪组织、筋膜和第 6 肋间隙，表面覆以皮肤和筋膜，是背部听诊呼吸音最清楚的部位。当肩胛骨向前外移位时，该三角范围扩大。

（二）第 2 层

1. 肩胛提肌　位于项部两侧，肌的上部位于胸锁乳突肌的深侧，下部位于斜方肌的深部，为一带状长肌。起自上位 4 个颈椎横突后结节，肌纤维斜向后下外方止于肩胛骨的内角和肩胛骨脊柱缘的上部。此肌收缩时，上提肩胛骨，同时使肩胛骨下角转向内；肩胛骨被固定时，使颈向同侧屈曲及后仰。肩胛提肌受肩胛背神经支配。

2. 菱形肌　位于斜方肌的深部，为一对菱形的扁肌，起自下位两个颈椎及上位四个胸椎棘突，肌纤维斜向外下方，平行经过，止于肩胛骨脊柱缘的下半部。该肌上部肌束，又称小菱形肌；其下部肌束，称大菱形肌，两者之间隔以薄层结缔组织。此肌收缩时牵引肩胛骨向内上方，使肩胛骨向脊柱靠拢，并与前锯肌共同作用，使肩胛骨的脊柱缘紧贴于胸廓壁上。若此肌瘫痪，则肩胛骨脊柱缘翘起，从外看似蝶翼状，称翼状肩。菱形肌受肩胛背神经支配。

3. 上后锯肌 位于菱形肌的深面，以腱膜起自项韧带下部和两个颈椎棘突以及上两个胸椎棘突。肌纤维斜向下外，止于第 2～5 肋角的外侧面。此肌收缩时，提上部肋骨。上后锯肌受肋间神经($T_{1\sim4}$)支配。

4. 下后锯肌 位于背阔肌中部深面，借腱膜起自下位两个胸椎棘突及上位两个腰椎棘突。肌纤维斜向外上，止于下位四个肋骨外面，止点恰在肋角的外侧。此肌收缩时，降肋骨向后。下后锯肌受肋间神经($T_{9\sim12}$)支配。

5. 夹肌 位于项部，该肌分别被斜方肌、菱形肌、上后锯肌和胸锁乳突肌掩盖。依其部位不同，可分为两部分：

(1) 头夹肌 为该肌上方大部分的肌束，起自项韧带的下部以及第 3 胸椎棘突，肌纤维斜向外上，止于上项线的外侧部分，并与胸锁乳突肌深面，部分肌束止于乳突后缘。

(2) 颈夹肌：为头夹肌下方的少数肌束，起自第 3～6 胸椎棘突，肌纤维斜向外上，在肩胛肌提肌深面，止于第 2～3 颈椎横突的后结节。

夹肌单侧收缩时，使头转向同侧，两侧同时收缩，使头后仰。夹肌受颈神经($C_{2\sim5}$)后支的外侧支支配。

6. 枕下三角 位于枕下、项上部深层，是由枕上肌围成的三角，其内上界为头后大直肌，外上界为头上斜肌，外下界为头下斜肌(图 4-17)。三角底为寰枕后膜和寰椎后弓，其顶为致密结缔组织和脂肪，与夹肌、半棘肌相贴，枕大神经行于其间。三角内有枕下神经和椎动脉经过。椎动脉行于寰椎后弓上面的椎动脉沟，穿寰椎后膜入椎管，再经枕骨大孔入颅。头部过分旋转或枕下肌痉挛可压迫椎动脉，使颅内供血不足。枕下神经为第 1 颈神经后支，在椎动脉与寰椎后弓间穿出，经枕下三角，支配枕下肌。

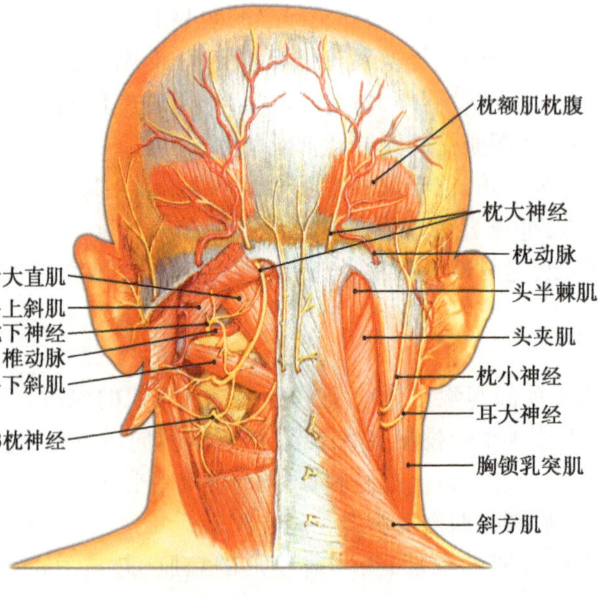

图 4-17 枕下三角

(三) 第3层

1. 竖脊肌 是一对强大的纵肌，位于脊柱棘突、纵嵴的两侧，下端起自骶骨背面、髂嵴后部、骶结节韧带，下部胸椎及全部腰椎的棘突、胸腰筋膜等，向下延伸分为 3 组，即内侧的棘肌；外侧的髂肋肌；中间的一组叫最长肌（图 4-18）。竖脊肌向上分别抵止于肋骨、椎骨的横突和棘突以及颞骨的乳突等。两侧竖脊肌收缩，使脊柱后伸，对维持人体直立姿势起重要作用。一侧收缩，可使脊柱侧屈。竖脊肌由颈神经（$C_{4\sim5}$）后支支配。

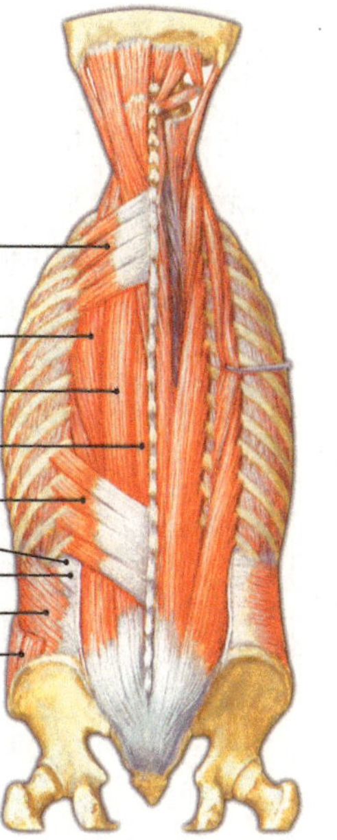

图 4-18　竖脊肌

2. 腰上三角　位于第 12 肋的下方（图 4-19）。三角的内侧界为竖脊肌外侧缘，外下界为腹内斜肌，上界为下后锯肌。若下后锯肌与腹内斜肌在第 12 肋的附着处互不接触，第 12 肋亦参与构成一个边，共同围成一不等四边形的间隙。三角底为腹横肌起始部的腱膜，腱膜深面有三条与第 12 肋平行排列的神经，从上而下为肋下神经、髂腹下神经和髂腹股沟神经。腱膜的前方有肾和腰方肌。故肾脏手术切开此腱膜时注意保护上述三神经。腰上三角是腹后壁薄弱区之一，腹腔器官可经此三角向后突出，形成腰疝。

3. 腰下三角　位于腰部下方（图 4-16）。其下界为髂嵴，外上界为腹外斜肌后缘，内上界为背阔肌前下缘，三角底为腹内斜肌，表面仅有皮肤、浅筋膜覆盖。此三角为腹后壁的又一薄弱区，亦可形成腰疝。

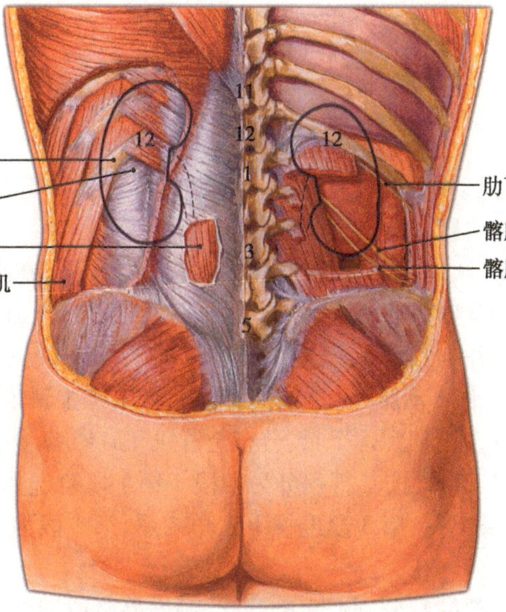

图 4-19　腰上三角

（四）第 4 层

包括有枕下肌、横突棘肌、棘间肌等。见表 4-2。

表 4-2 背肌

名称		起点	止点	作用	神经支配
枕下肌	头后大直肌	第 2 颈椎棘突	下项线	使头旋转、后伸	颈神经后支（$C_{1\sim2}$）
	头后小直肌	寰椎后结节	下项线		
	头上斜肌	寰椎横突	下项线		
	头下斜肌	第 2 颈椎棘突	寰椎横突		
横突棘肌	半棘肌	第 2 ~ 7 颈椎和第 1 ~ 10 胸椎横突	枕骨上、下项线之间骨面，第 2 ~ 7 颈椎和第 1 ~ 4 胸椎棘突	单侧收缩脊柱转向对侧	颈、胸神经后支（$C_1 \sim T_{10}$）
	多裂肌	第 4 ~ 7 颈椎关节突，胸、腰椎横突，骶骨背面	全部椎骨棘突	双侧收缩伸脊柱	脊神经后支（$C_3 \sim S_5$）
	回旋肌	下位椎骨横突	上 1 ~ 2 位椎骨棘突	使脊柱旋转	脊神经后支（$T_{1\sim11}$）
棘间肌		下位椎骨棘突	上位椎骨棘突	伸脊柱	脊神经后支
横突间肌		下位椎骨横突	上位椎骨横突	脊柱侧屈	脊神经后支

五 深部血管和神经

（一）动脉

项部主要由枕动脉、颈浅动脉、肩胛背动脉和椎动脉等供血。背部由肋间后动脉、胸背动脉和肩胛背动脉供血。腰部由腰动脉和肋下动脉供血。

1. **枕动脉** 起自颈外动脉，向后上经颞骨乳突内侧进入项部，在夹肌深面分出数支后，本干继续向上于上项线起点处穿斜方肌浅出，与枕大神经伴行分布至枕区。分支中有一较大的降支，向下分布至项部诸肌，并与椎动脉、肩胛背动脉等分支吻合，建立动脉网。

2. **肩胛背动脉** 起自锁骨下动脉，向外穿过或越过臂丛，经中斜角肌前方至肩胛提肌深面，与同名神经伴行转向内下，在菱形肌深面下行，分布至背肌和肩带肌，并参与形成肩胛动脉网。

3. **椎动脉** 起自锁骨下动脉，按其行程分为四段。第 1 段自起始处至穿第 6 颈椎横突孔前；第 2 段穿经上 6 个颈椎横突孔；第 3 段经枕下三角入颅，第 4 段为颅内段。

（二）静脉

深静脉与动脉伴行。项部静脉分别汇入椎静脉、颈内静脉或锁骨下静脉；背部者经肋间后静脉汇入奇静脉，部分汇入锁骨下静脉或腋静脉；腰部者经腰静脉汇入下腔静脉。深静脉可通过椎静脉丛与椎管内和颅内静脉相交通。

（三）神经

项背部的神经主要来自脊神经后支、副神经、胸背神经及肩胛背神经。

1. 脊神经后支 自椎间孔处由脊神经分出后，绕上关节突外侧行向后方，至相邻横突间分为内侧支（后内侧支）和外侧支（后外侧支）。内侧支向内下至棘突附近，外侧支行向后外。颈神经后支分布至项部皮肤和深层肌；胸神经后支分布至背部皮肤和深层肌；腰神经后支分布到腰部、臀部皮肤和深层肌。

腰神经后支的损伤较为多见，是导致腰腿痛的主要原因之一。这与该神经行程中所经过的结构有关。

腰神经后支分出后向后行，经骨纤维孔至横突间肌内侧缘分为内侧支和外侧支。内侧支在下位椎骨上关节突根部外侧斜向后下，经骨纤维管至椎弓板后面转向下行，分支至背深层肌和脊柱。第5腰神经后内侧支经腰椎下关节突的下方，向内下行。外侧支在下位横突背面进入竖脊肌，然后在肌的不同部位穿胸腰筋膜浅出，斜向外下行。第1～3腰神经后外侧支参与组成臀上皮神经。有时外伤等因素，致臀上皮神经炎，引起腰腿痛。

骨纤维孔：又称脊神经后支骨纤维孔。该孔位于椎间孔的后外方，开口向后，与椎间孔的方向垂直。其上外侧界为横突间韧带的内侧缘，下界为下位椎骨横突的上缘，内侧界为下位椎骨上关节突的外侧缘。骨纤维孔的体表投影相当于同序数腰椎棘突外侧的下述两点连线上。上位点在第1腰椎平面后正中线外侧2.3cm，下位点在第5腰椎平面后正中线外侧3.2cm。骨纤维孔有腰神经后支通过。

骨纤维管：又称腰神经后内侧支骨纤维管。该管位于腰椎乳突与副突之间的骨沟处，自外上斜向内下，由前、后、上、下四壁构成。前壁为乳突副突间沟，后壁为上关节突副突韧带，上壁为乳突，下壁为副突，管的前、上、下壁为骨质，后壁为韧带，但有时后壁韧带骨化，形成完全的骨管。骨纤维管的体表投影在同序数腰椎棘突下外方的两点连线上，上位点在第1腰椎平面后正中线外侧约2.1cm，下位点在第5腰椎平面后正中线外侧约2.5cm。管内有腰神经后内侧支通过。

从上述可见，腰神经后支及其分出的内、外侧支在各自的行程中，都分别经过骨纤维孔、骨纤维管或穿胸腰筋膜裂隙。在正常情况下，这些孔、管或裂隙有保护通过其内的血管神经的作用，但由于孔道细小，周围结构坚韧，缺乏弹性，再加上腰部活动度大故易拉伤，或因骨质增生，使孔道变形变窄，压迫通过的血管神经，而导致腰腿痛。

2. 副神经 自胸锁乳突肌后缘中、上1/3交点处斜向外下，行经颈外侧三角至斜方肌中、下1/3交点处深面进入该肌。

3. 胸背神经 起自臂丛，与同名动脉伴行，沿肩胛骨外侧缘下行，支配背阔肌。

4. 肩胛背神经 起自臂丛锁骨上部，穿中斜角肌，斜向下外至肩胛提肌深面，继而沿肩胛骨内侧缘下行，与肩胛背动脉伴行，支配肩胛提肌及菱形肌。

（李　祥）

第五节　胸部的常用皮瓣

一　侧胸皮瓣

（一）解剖及血供

侧胸部皮瓣的血管蒂可以是胸外侧动脉、胸背动脉的皮支或副胸外侧动脉（图4-20）。这些动脉的解剖变异较大，但一般总能找到一个动脉用作血管蒂。

胸外侧动脉位于胸大肌的外侧缘从腋动脉第2段向下发出，分出几个细小肌支后浅出，称为皮动脉，供应本皮瓣。以胸外侧动脉为蒂的皮瓣叫侧胸皮瓣，其位置稍前。

副胸外侧动脉有时在胸外侧动脉和肩胛下动脉之间走行，起自腋动脉，若较粗大，也可用作皮瓣的血管蒂。

胸背动脉是肩胛下动脉向下的延续，它在旋肩胛动脉发出皮支供应皮瓣。此皮瓣位置稍靠后，可称为腋下皮瓣。

上述动脉都有一根静脉伴行，回流到腋静脉。

第3、4、5肋间神经的前支分布到皮瓣，可以形成神经感觉皮瓣。

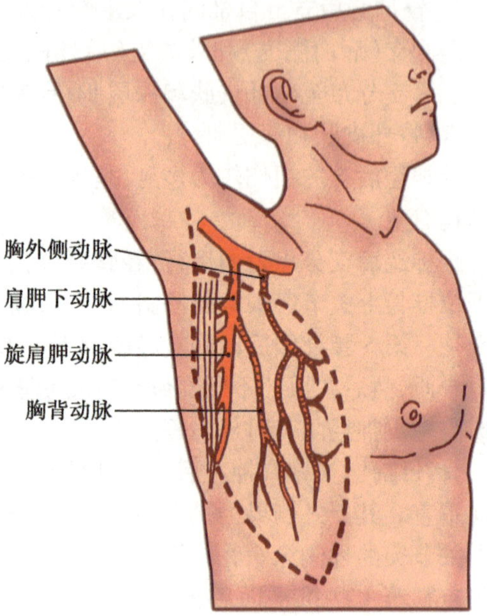

图4-20 侧胸皮瓣血供及皮瓣设计

（二）应用

在男性，此皮瓣较薄，皮肤的颜色、质地好，适用于头颈、乳房胸部和上臂（包括肘关节）等组织缺损的修复，也可用于修复感觉部位。一般适合于修复中等大小的皮肤软组织缺损。其供区隐蔽，多可直接缝合，是其优点；血管蒂解剖变异多，皮瓣采取困难，为其缺点。在女性，皮瓣采取与同侧乳房会有相互不利的影响。

二 肩胛区皮瓣

（一）解剖及血供

肩胛区皮瓣是以旋肩胛血管为蒂的轴型皮瓣（图4-21）。肩胛下动脉自腋动脉发出，在肩胛下肌表面向下后，分成为旋肩胛动脉及胸背动脉。旋肩胛动脉向后穿出三边孔向内后侧走行于大、小圆肌之间，至肩胛骨腋缘处分为肩胛下支和下降支，肩胛下支营养肌肉，下降支发出大圆肌、小圆肌支及皮动脉，穿过深筋膜至皮下，分出不同类型的皮动脉支分布于肩胛区皮肤，这些皮动脉与肩胛上动脉、颈横动脉、肋间动脉后穿支及胸背动脉等发出的皮支构成丰富的血管网。

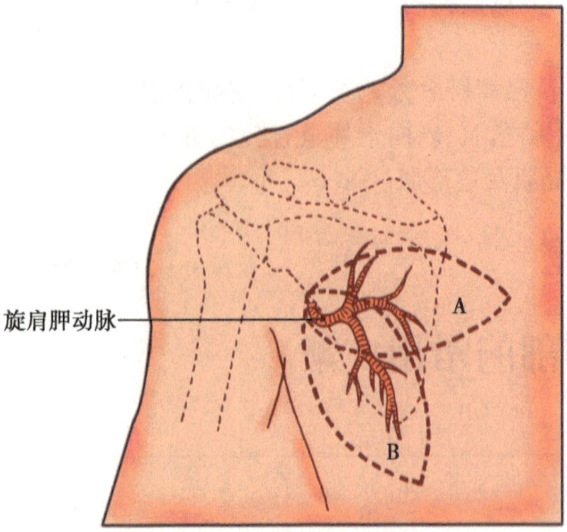

图4-21 肩胛皮瓣的设计

与动脉伴行的有两条静脉，其间有多数交通支相连接。

（二）应用

肩胛皮瓣的血管蒂恒定，解剖变异

少，其长度和血管口径都能满足一般临床需要。皮瓣的采取比较容易，供区隐蔽，是临床修复软组织缺损常用的皮瓣之一。但此皮瓣没有感觉神经蒂，肤色和正常的面颈部皮肤相比略发黄，为其缺点。

肩胛皮瓣很适合去除表皮后用以填充凹陷性软组织缺损。另外，皮瓣还可带肩胛骨外侧缘或内侧缘，形成骨皮瓣，修复骨及软组织复合缺损（如上颌或下颌骨及面部软组织复合缺损等）。

三 胸三角皮瓣

（一）解剖及血供

胸三角皮瓣从胸大肌的浅面向外伸展到肩部三角肌区，甚至延伸到上臂肌肉的浅面，上界是锁骨下缘；下界是第 4 肋和胸大肌外侧缘；内侧界是胸骨线；外侧界相当于胸三角肌间沟。其蒂在胸骨外侧。

胸三角皮瓣的血液供应，既有直接皮肤动脉又有肌皮动脉，但主要是来自胸廓内动脉的前穿支，属直接皮肤动脉供应该区皮下及皮肤。此外，尚有胸肩峰动脉、三角肌区动脉及头静脉内侧的小动脉供应胸三角皮瓣，均属肌皮动脉，以胸肩峰动脉皮支最大，三角肌区肌皮动脉次之，头静脉内侧的小动脉最小。除上述四种动脉外，在上方还有颈横动脉和肩胛上动脉的皮支进入此皮瓣区。胸肩峰动脉胸肌支的皮支，或三角肌支的皮支，从胸大肌三角肌间沟中穿出，进入胸上部的筋膜层，在锁骨下区肩峰处供养该区域的皮肤及皮下组织，这就构成了独立的、带血管游离皮瓣移植的供区，位于锁骨下方也称为锁骨下皮瓣或肩峰皮瓣（图 4-22）。

胸三角皮瓣的静脉回流主要为胸廓内动脉的伴行静脉，较小。由于伴行静脉的回流通路相对不足，因此该皮瓣游离移植后常呈青紫色，1 周内逐步好转。

（二）应用

胸三角皮瓣游离移植可用于额部、颊部、须部、颈部的皮肤和皮下组织缺损的修复，也可用作眼窝、鼻、唇、咽、喉腔及颈段食管部分缺损的再造。必要时，还可修复四肢重要功能区域的皮肤和皮下组织缺损。

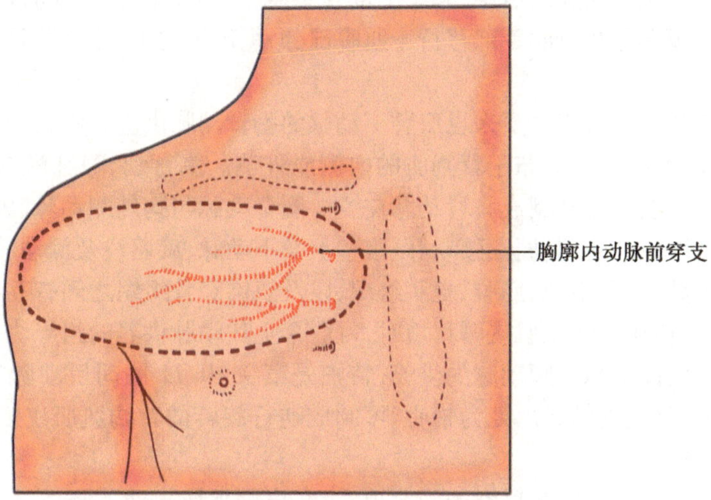

图 4-22　胸三角皮瓣的设计

胸三角皮瓣供区位于身体较易暴露的体表，术后供区局部可留下明显的丑态外观。女性，特别是年轻女性应尽量避免使用本皮瓣移植。胸上部的胸骨柄区是瘢痕疙瘩的好发部位，手术医师应权衡利弊，谨慎选用或避免使用本皮瓣。

胸三角皮瓣带蒂移植。以胸廓内动、静脉肋间穿支为皮瓣营养的血管，可制成轴型皮瓣、岛状皮瓣、筋膜瓣或筋膜皮瓣，旋转移植修复周围的缺损，包括颈部、颊部、下半颊部皮肤及皮下组织缺损。该区也是下半面部恶性肿瘤切除后广泛软组织缺损修复或器官缺损再造首选的供区之一。带蒂移植还可用于咽、喉腔及颈部食管部分缺损的再造，咽、喉腔、颈段食管狭窄的整形。

乳腺癌术后，或大剂量放射线治疗后留下的胸壁顽固溃疡，可采用对侧胸三角皮瓣带蒂移植修复，但应排除供区胸廓内动、静脉受放射性损伤的可能。胸骨区或前胸区软组织或骨肿瘤切除后的皮肤、皮下组织缺损，以及骨支架缺损，在应用假体的同时，如果胸廓内动、静脉也完整无损，可取本皮瓣修复胸壁。对前纵隔的胸部食管瘘、食管狭窄进行修复时，胸三角皮瓣移植也可以是良好的选择。

遇有颈、颊部广泛皮肤软组织缺损，或身体其他重要功能部位需要大面积皮瓣移植修复时，可于皮瓣移植之前，在其下放置皮肤软组织扩张器，使皮肤预扩张，以增加移植皮瓣的可供面积。

四 背阔肌肌皮瓣

背阔肌肌皮瓣可制成移植的皮瓣、肌皮瓣、肌瓣、骨肌皮瓣、分叶肌皮瓣、复合肌皮瓣或复合骨肌皮瓣以及管状肌皮瓣等，是整形外科最常选用的移植皮瓣的供区。背阔肌肌皮瓣移植后供区功能障碍虽不明显，但该肌是维持脊柱稳定平衡及臂内收内旋功能的肌肉，而且为呼吸的辅助肌肉，对某些功能不全的患者，此肌的存在是有意义的。特别是在儿童时期，应用此肌皮瓣移植时应慎重考虑。

（一）解剖及血供

背阔肌是背部一块扁平且范围宽阔的三角形肌肉，位于胸侧部及下半背部的皮下。背阔肌起始部分的腱膜为腰背筋膜的后层，起于下部 6 个胸椎、全部腰椎及骶椎和棘上韧带，以及髂嵴的后部。其腱膜部分在季肋下部移行于肌腹部分，呈扇形向上，止于肱骨小结节及大圆肌前的结节间沟。

背阔肌肌皮瓣的动脉供应主要来自肩胛下动脉的胸背动脉供应。胸背动脉通常情况下分为外侧支及内侧支两大分支，分布于背阔肌的内侧或外侧。胸背动、静脉尚有 2 ~ 3 支直接皮动脉，经过肌腹进入皮肤，可被制成胸背动脉皮瓣。胸背动脉与胸外侧动脉、旋肩胛动脉、胸肩峰动脉、颈横动脉的降支、肋间动脉、腰动脉、腹壁上及下动脉、旋髂浅及深动脉、腹壁浅动脉的分布区所供养的皮肤、皮下组织、筋膜、腱膜组织，以及肌肉和骨组织之间有互相交叉的供养关系，这种血供结构使应用背阔肌肌皮瓣移植时，可联合上述动脉供养的组织块一并移植。背阔肌还直接接受来自肋间动脉及腰动脉的供养，特别是第 9、10、11 肋间后动脉的外侧支及肋下动脉，以肋间后动脉外侧支的穿出处为轴心，可制成逆行旋转的背阔肌肌皮瓣，修复胸腹壁或乳房的组织缺损（图 4-23）。

背阔肌的支配神经来自臂丛后索的胸背神经，在肩胛下肌表面下降，在胸长神经的后方，位于胸背动脉的后外侧，在背阔肌的内表面肌膜下方，与动、静脉紧紧伴行下降。胸背神经也

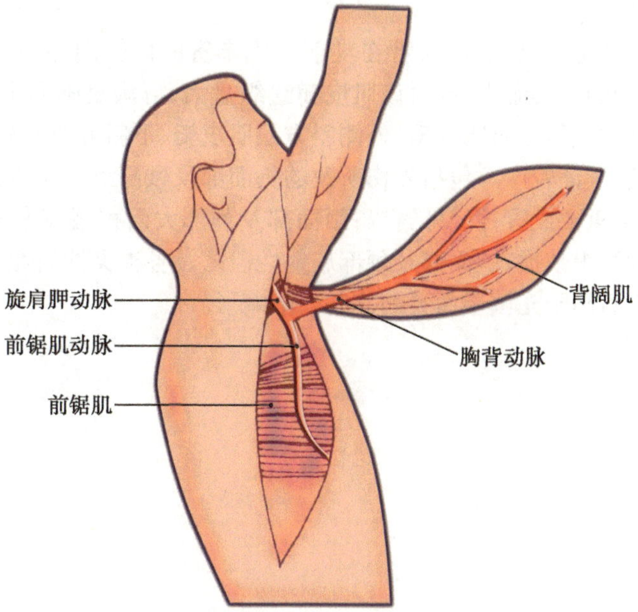

图 4-23 背阔肌肌皮瓣血供

同样分出内侧支与外侧支，内、外侧支又分出 2～3 支背阔肌节段神经，支配背阔肌各个部分。在手术过程中可制成带血管神经的节段肌瓣供移植。

（二）应用

背阔肌肌皮瓣的带蒂移植可用于胸腹壁缺损的修复，压疮及骶尾部创伤的修复；屈肘、伸肘功能的重建；面部、颈部皮肤及皮下组织缺损的修复；乳房再造等。

背阔肌肌皮瓣的吻合血管游离移植可用于面、颈部肿瘤切除或外伤后皮肤缺损的修复；头皮撕脱伤等头皮皮肤缺损的修复；上、下肢或躯干部皮肤、皮下组织缺损的修复；肢体运动功能丧失的肌肉移植、运动功能重建；面部瘫痪肌肉动力重建等。

骨肌皮瓣移植可用于面部、胸部、四肢的骨、皮肤缺损的修复。

五 斜方肌肌皮瓣

（一）解剖及血供

斜方肌为项背部浅层扁而阔的一块肌肉，位于项背上部，呈扁平三角形，两侧合成斜方肌。

斜方肌的动脉主要来自颈横动脉及其分支。此外，营养斜方肌的血管还有枕动脉、椎动脉、颈深动脉、最上肋动脉及肋间动脉背外侧支，在斜方肌的外侧缘有肩胛上动脉的分支。

斜方肌的回流静脉为各支动脉的伴行静脉，以颈横动脉伴行静脉为主要回流静脉。静脉背段与动脉紧密伴行，静脉颈段与动脉逐渐分开，至锁骨上方多数汇入颈外浅静脉，少数汇入锁骨下静脉。

斜方肌主要受到副神经和颈 3、4 神经的支配。副神经主要支配斜方肌的运动功能。颈 3、4 神经支配斜方肌靠近上部前缘的肌纤维。颈神经前支在斜方肌前缘附近与副神经会合，支配其表面皮肤的感觉功能。

（二）应用

斜方肌肌皮瓣系多源性血供，诸血管在皮下形成丰富的血管网，故只要保留其中一支血管，即可保证较大面积的皮瓣血供；同时该肌皮瓣组织量大，可满足不同类型的组织缺损修复的需要。应用时可制成上斜方肌肌皮瓣、外侧斜方肌肌皮瓣、下斜方肌肌皮瓣及斜方肌复合组织瓣等多种类型，其适应证较广。包括外伤所致的头面部及颈部组织缺损，如头皮撕脱伤后大面积颅骨外露、面颈部重要血管神经外露等；颌面部及颈部大面积瘢痕挛缩的修复；头颈部各种肿瘤扩大切除后的组织缺损；颌面部及颈部放射性溃疡及各种炎性病灶切除后的组织缺损。肌皮瓣可以去除表皮后用于充填半面萎缩症的凹陷畸形。

（陈旻静）

第五章 腹 部

第一节 概 述

一 腹部的境界与分区

（一）腹部的境界

腹部位于胸廓与骨盆之间，包括腹壁、腹膜腔和腹腔脏器。腹壁又以腋后线为界，分为腹前外侧壁及腹后壁。

腹前外侧壁上界以胸骨剑突、肋弓和第 11、12 肋前端与胸部为界；下界以耻骨联合上缘、腹股沟韧带和髂嵴与盆部及下肢为界；两侧以腋后线与腹后壁为界。腹前外侧壁部主要由扁肌所组成，均为软组织。

腹部的外形和腹腔内器官的位置，随体型、体位、年龄、性别和个体的肌肉、脂肪的发育程度以及胃肠道的充盈程度而有所不同。矮胖型者，膈、肝、阑尾等位置较高，瘦长型者则相反。中年人和老年人，因脂肪明显增多，腹壁变厚，腹肌松弛，腹部膨隆。

（二）腹部的分区

为了便于描述和确定腹腔脏器的位置，临床通常将腹部划分为若干区，较常用的是“九分法”，也有用“四分法”。

1. “九分法”分区 经过两侧肋弓下缘最低点的连线为上水平线，通过两侧髂结节的连线为下水平线，经两侧腹股沟韧带中点所作的两条垂直线，上述诸线将腹部划分为九个区：腹上区及左、右季肋区，脐区及左、右腹外侧区（腰区），腹下区及左、右腹股沟区（也称髂区）（图 5-1）。

2. “四分法”分区 通过脐的纵横线将腹部分为左、右上腹区及左、右下腹区。

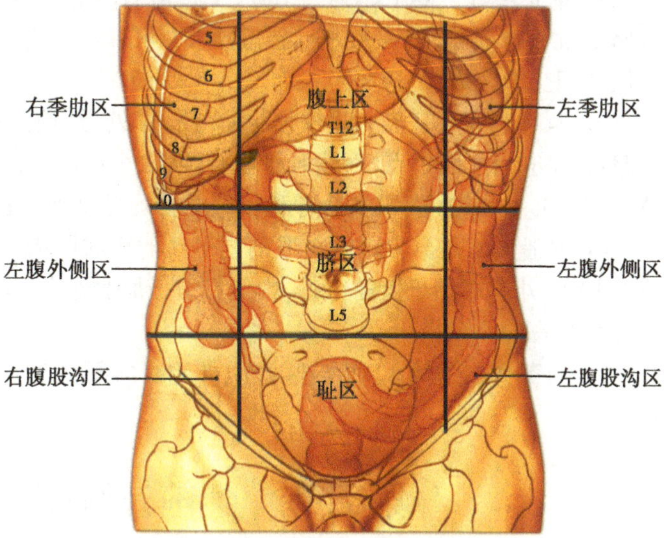

图 5-1 腹部的分区

二 腹部的体表标志

为便于了解和掌握腹壁或腹腔某些结构或脏器的位置和形态，常以腹部表面的某些点、窝、线、角和平面作为标志或投影点（图 5-2）。

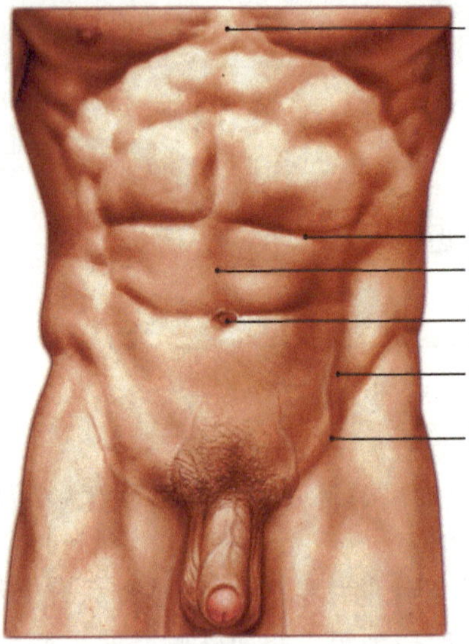

图 5-2 腹前外侧壁的皮肤标志

1. 腹上窝 位于胸剑结合的下方，腹前正中线上端的小凹，俗称心窝，仰卧时更易见到。其两侧是肋缘，左、右肋缘的夹角名胸骨下角或称肋下角，此角可随腹部膨隆和腹内压增高而加大，角内有剑突，一侧肋缘与剑突侧缘之间的夹角称肋剑突角，经左肋剑突角向上后方刺入，可行心包腔穿刺。

2. 脐 脐的位置因年龄、性别、胖瘦程度、腹肌张力和腹部隆起情形等而变化，肥胖者直立或仰卧位时，脐的位置改变尤为显著。儿童因盆部发育不完善，脐的位置较低。老年者由于脂肪堆积和腹肌乏力，脐也处于低位。通常，脐与左、右侧髂嵴最高点约在同一平面。向后平齐第 4 腰椎棘突或第 3、4 腰椎间盘。自脐向两侧并稍向上斜的带状皮肤节段，由第 10 胸神经皮支支配。因而，据脐的位置可判断脊髓和脊神经损害或麻醉的平面。

3. 横线 是前正中线脐上段两旁的横向皮肤浅沟，沟的深部是腹直肌腱划。横线一般每侧 3 条，分别见于剑突平面、脐平面和此两平面之间。在腹部触诊中，应注意将横线深部的腱划与腹内肿块或肝的前下缘相区分，腱划不因呼吸运动而上下运动，并且在被检者抬头时更明显，若系肝脏前下缘，则抬头时不能被扪及。

4. 前正中线 是上起胸剑结合，下达耻骨联合上缘的一条纵形皮肤浅沟，全长借脐可分成脐上段和脐下段，瘦者尤为明显，其深面是白线，后者是由腹部 3 层扁肌的腱膜在左、右侧腹直肌之间交织构成。

5. 半月线 上起第 9 肋软骨与肋缘相交处，距前正中线 3～4 横指，向下渐向内侧斜行，经脐-髂前上棘连线中点，下达耻骨联合两侧，全程略呈凸向外侧方的弧形（系腹直肌外侧缘的体表标志）。此线在腹肌发达者和腹壁瘦者均易见到。在被检者由仰卧位坐起时更为清晰。

6. 腹股沟 是分界腹部与股前内侧区的皮肤凹沟，因此处皮下脂肪少于腹部和股部而形成，凹沟的外侧端始于髂前上棘，内侧端终于耻骨结节，全程呈凹侧向上的弧形，其上方 0.5cm 的深面有腹股沟韧带。

7. 肋脊角 为第 12 肋与竖脊肌外侧缘之间的夹角（图 4-19），又称肾区，是肾门的体表投影。

第二节 腹前外侧壁的层次结构

腹前外侧壁范围大，全由软组织构成，形成腹前外侧的大部，起着承托和保护腹腔脏器的重要作用。因此，其层次多，布局严密。腹前壁正中线两侧是扁阔强韧的腹直肌和腹直肌鞘牢固地张于剑突、肋软骨与耻骨联合之间，两侧主要由肌纤维互相交叉而分层排列的三层扁阔肌肉作成支架。在上述结构的浅面和深面辅以皮肤和筋膜，从而使腹前外侧壁形成了由表及里的七层结构。

一 皮肤

腹前外侧壁皮肤较薄，厚约2～4mm，柔软娇嫩而富含血管，故术后切口易愈合，也不易感染。由于真皮内富有胶原纤维和弹性纤维，故皮肤富于弹性和延展性。这是与妊娠、腹式呼吸、深吸气和进食后腹腔容积增大等生理功能相适应的。

除腹股沟部皮肤与深筋膜连接较紧而移动性小和脐部皮肤直接与深部瘢痕组织相连而不能移动外，腹前外侧壁其他处皮肤的皮下组织均极为疏松，故皮肤的移动性很大，因而小范围的皮肤缺损可直接拉拢缝合。由于皮肤富有延展性和移动性，且面积广大，血管丰富，也不易外露，因而是现代美容术中行皮片、皮瓣或肌皮瓣移植的良好供区。腹部高度膨隆时见于腹前外侧壁皮肤的浅红色斜向条纹，称红纹或妊娠纹。经产妇下腹部皮肤常见此种现象，肥胖者腹部有时也能见到。

腹前外侧壁皮肤的体位性和重力性皱纹线基本一致，呈中部略向下凸的横弧形走向，这与该区的朗格皮肤裂线的走行方向也基本一致，后者略呈后上斜向前下的方向走行，上述两种皱纹线和皮肤裂线越向腹下部，其倾斜度越明显；腹部美容术的皮肤切口方向应尽量与线的方向一致，或交叉的角度越小越好，以利缝合时切口的准确对合和愈合后瘢痕不明显。

二 浅筋膜

腹前外侧壁的浅筋膜层，在脐平面以上和以下各有不同。脐平面以上的浅筋膜与胸部浅筋膜层连续。脐平面以下的浅筋膜分浅、深层，胖者尤其明显。两层间有浅组血管、神经和淋巴管通行。

浅筋膜的浅层是脂肪层，又名Camper筋膜，厚而疏松，含大量脂肪(皮下脂肪)，是人体仅次于臀区和躯干侧部的第3大脂肪储库，肥胖者可厚达数厘米。脂肪量男性以脐上区较多，女性主要在脐周和腹下部；中线处脂肪量略少，脐处则全无脂肪。脂肪层同深层组织疏松相连，与之易于分离，用手指捏持腹前外侧壁时，脂肪层可随同皮肤被捏在手指之间，由此可估计皮下脂肪的厚度。脂肪层向上方、两侧方与胸部和腹后壁的浅筋膜层移行，向下与股部和会阴部的浅筋膜层及坐骨肛门窝脂体相延续。阴囊的浅筋膜层包含平滑肌纤维，成为肉膜；在女性，脂肪层续向大阴唇及会阴的其

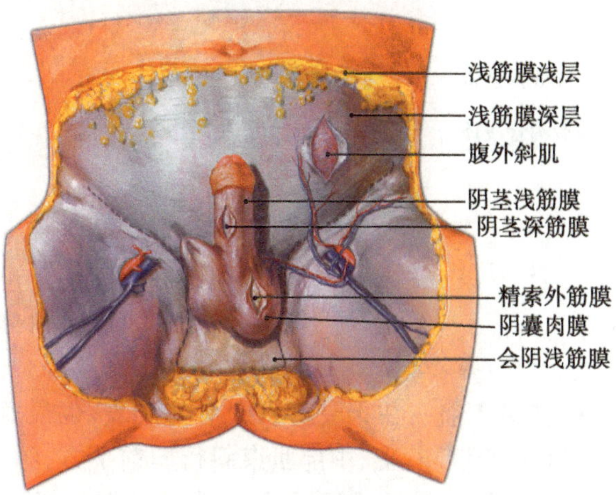

图5-3 腹前外侧壁的浅筋膜

余部分。

浅筋膜的深层呈膜状，称膜性层，又名 Scarpa 筋膜（图 5-3）。膜性层薄而含弹性纤维，借疏松组织连于深筋膜层，有支持腹内脏器的作用。浅筋膜膜性层能支持缝扎，脂肪层则不能承受。缝合浅筋膜时，只要缝线贯穿了膜性层，就能获得浅筋膜层的稳妥闭合。

1989 年，Gasperoni 等人将皮下脂肪层命名为浅筋膜系统，该系统内有脂肪和筋膜样纤维隔，该浅筋膜系统可分为两层：①晕层或称网隙层；②板状层或称板层。晕层位于真皮下浅层，广泛分布于全身各部位，它是由小的脂肪球组成，紧密地嵌在表浅筋膜纤维隔内。板层位于晕层的深面，它是由大的脂肪球疏松镶嵌在筋膜纤维隔内，比晕层更疏松。由于腹前外侧壁存在板状层，肥胖者板状层增厚比晕层明显，一般板层增厚是正常时的 8～10 倍，晕层仅是 3 倍，因而腹部肥胖很常见，这是由于板层明显增厚所致。

三　深筋膜

腹前外侧壁的深筋膜，是一层比较薄弱且不完整的结缔组织膜，相当疏松，紧附于腹外斜肌、腹直肌鞘前壁和白线的浅面，且常与之融合在一起，可与肌层作为同一层次。

四　肌肉

腹前外侧壁的肌肉包括位于正中线两侧的腹直肌以及外侧的 3 块扁肌，即腹外斜肌、腹内斜肌和腹横肌（图 5-4）。

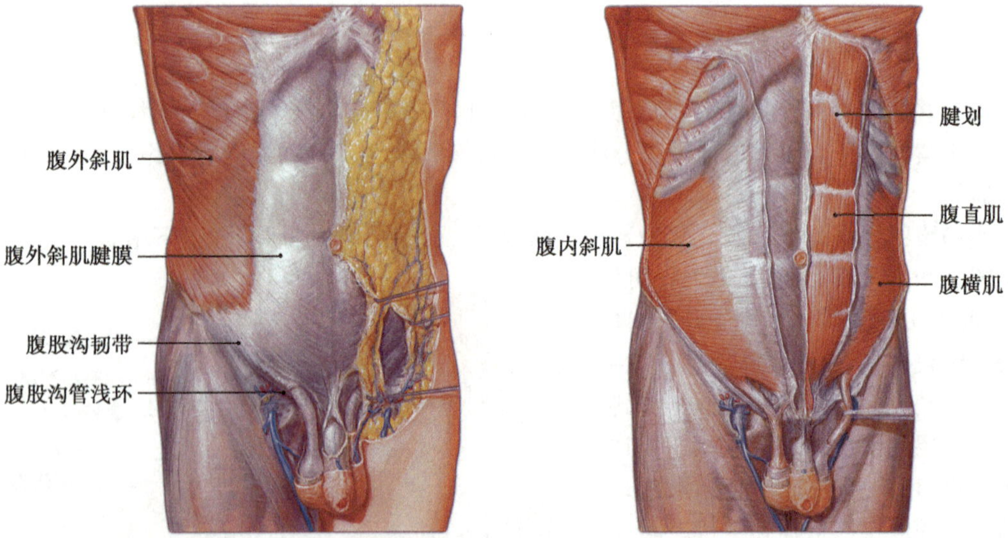

图 5-4　腹前外侧壁的肌肉

1. 腹外斜肌　在 3 层扁肌中最为浅表，也最宽阔，起始于第 5～12 肋的外表面和下缘。后下部肌束至髂嵴，上、中部肌束斜行向前下方，约在半月线和脐-髂前上棘连线处，或髂前上棘平面处移行为腱膜，腱膜的下缘卷曲增厚连于髂前上棘与耻骨结节之间称为腹股沟韧带。腹股沟韧带的内侧端有一小束腱纤维向下后方止于耻骨梳内侧端，为腔隙韧带（陷窝韧带）。

在耻骨结节外上方，腱膜形成近乎三角形的裂孔，为腹股沟管浅环。此肌的内侧部达腹直肌外侧缘时变成腱膜，参与构成腹直肌鞘前层。

2. 腹内斜肌 在腹外斜肌深面，起始于胸腰筋膜、髂嵴和腹股沟韧带的外侧 1/2 或 1/3，肌束呈扇形，即后部肌束几乎垂直上升止于下位 3 条肋骨，大部分肌束向前上方以不同斜度放散而变成腱膜，在腹直肌外侧缘分为前后两层包裹腹直肌，参与构成腹直肌鞘的前后层，至腹正中线止于白线。腹内斜肌的下部肌束行向前下方，作凸向上的弓形，跨过精索后，延为腱膜，再向内侧与腹横肌腱膜汇合形成腹股沟镰，止于耻骨梳的内侧端。

3. 腹横肌 在腹内斜肌的深面，较薄弱，起自下位 6 条肋软骨的内面、胸腰筋膜、髂嵴和腹股沟韧带的外侧 1/3，肌束横行向前内，延为腱膜，腱膜的上部与腹内斜肌腱膜后层愈合并经腹直肌后方至白线，下部则和腹内斜肌腱膜后层一起经腹直肌的前方至白线，分别参与构成腹直肌鞘的前层，腹横肌最下部的肌束和腱膜下缘的内侧部分分别参与提睾肌和腹股沟镰的构成。

4. 腹直肌 位于腹前壁正中线的两旁，居腹直肌鞘中，为上宽下窄的带形多腹肌，起自耻骨联合和耻骨嵴；肌束向上止于胸骨剑突和第 5 ~ 7 肋软骨的前面。肌的全长被 3 ~ 4 条横行的腱划分成多个肌腹，腱划系结缔组织构成，与腹直肌鞘的前层紧密结合，为原始肌节愈合的痕迹。在腹直肌的后面，腱划不明显，未与腹直肌鞘的后层愈合，所以腹直肌的后面是完全游离的。

上述 4 对肌的作用：共同保护腹腔脏器，收缩时可以缩小腹腔，增加腹压以协助排便、分娩、呕吐，又可降肋助呼气并能使脊柱前屈、侧屈与旋转。

5. 腹直肌鞘和白线

（1）腹直肌鞘：分为前后两层（图 5-5）。前层由腹外斜肌腱膜和腹内斜肌腱膜的前半组成，后层由腹内斜肌腱膜的后半及腹横肌腱膜组成。但在脐下 4 ~ 5cm 处腹直肌鞘后层缺如，三层扁肌腱膜均移行于腹直肌鞘前层，形成一弓状游离缘，称弓状线或半环线（图 5-13）。弓状线以下部分，腹直肌的后面仅为增厚了的腹横筋膜。腹壁上、下血管走行于腹直肌的深面，并相互吻合，经腹直肌切口时，应尽量减少腹壁上、下血管的损伤。

（2）白线：又称腹白线，位于腹部正中线上，由两侧的腹直肌鞘纤维交织而成。脐以上的白线宽约 1cm，脐以下则因两侧腹直肌相靠近而不甚明显。在脐处，因胎儿时期有脐血管通

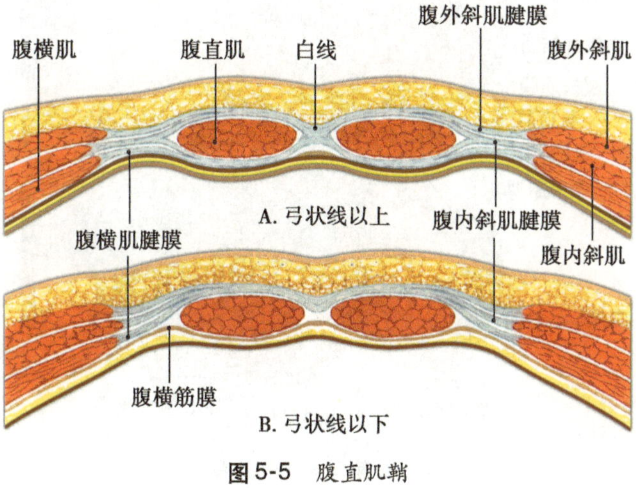

图 5-5 腹直肌鞘

过，故略增厚形成脐环。脐环若发育不全，腹部脏器可经此处膨出，发生脐疝。

五 腹横筋膜

腹横筋膜位于肌层的深面，为腹内筋膜的一部分，向上连接膈下筋膜，向下移行于髂腰筋膜和盆筋膜。腹横筋膜在上腹部较薄弱，向下逐渐增厚，近腹股沟韧带、腹直肌外侧缘和腹直肌鞘后层、弓状线以下的部分较致密，故在上腹部切口缝合时常连同腹直肌鞘后层一起缝合。

六 腹膜外筋膜

腹膜外筋膜为位于腹横筋膜和腹膜壁层之间的蜂窝组织，上腹部薄弱，向下则脂肪组织沉积渐多，将腹横筋膜与壁腹膜分隔开，形成潜在性的间隙，称腹膜外间隙，向后方与腹膜后隙、向下与盆部的腹膜下间隙相延续。

七 壁腹膜

壁腹膜是腹前外侧壁的最内层结构，此层与脐筋膜紧密愈着，并同后腹膜壁层、膈腹膜、盆腹膜等相连续。

八 腹股沟管和腹股沟三角

（一）腹股沟管

腹股沟管位于腹股沟韧带内侧半的上方，是由外上方向内下方斜行的肌肉筋膜间的裂隙，长约4～5cm，管内男性有精索，女性有子宫圆韧带通过(图5-6)。腹股沟管有2环和4壁：2环即腹股沟管浅环和深环，前者位于耻骨结节上方，由腹外斜肌腱膜裂开形成，后者位于腹股沟韧带中点上方一横指处，由腹横筋膜向外突出形成。前壁为腹外斜肌腱膜及腹内斜肌；上壁

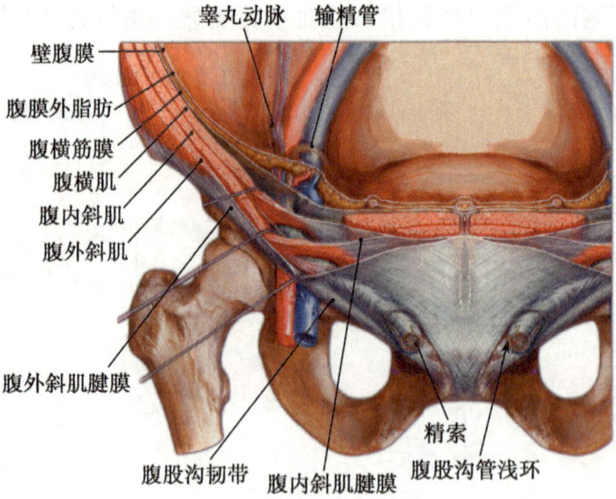

图5-6 腹股沟管的位置与内容

是由腹内斜肌和腹横肌下缘纤维共同形成的弓状下缘；后壁为腹横筋膜，内侧 1/3 有腹股沟镰（联合腱）加强；下壁为腹股沟韧带（图 5-7）。

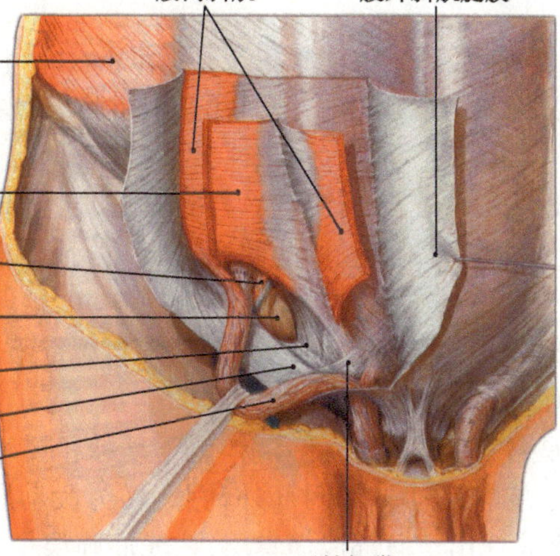

图 5-7 腹股沟管（深层）

男性腹股沟管内有精索、髂腹股沟神经及生殖股神经的生殖支。精索由输精管、睾丸动脉和蔓状静脉丛、淋巴管和神经以及腹膜鞘突的残余的部分所组成。这些成分从外向内由精索外筋膜（由腹外斜肌腱膜及其筋膜延伸而成）、提睾肌（是腹内斜肌和腹横肌一部分肌纤维的延续）、精索内筋膜（由腹横筋膜延伸而成）包裹在一起。

（二）腹股沟三角

为腹壁下动脉、腹直肌外侧缘和腹股沟韧带内侧半围成的三角区，亦称 Hesselbach 三角（图 5-8）。

腹股沟管和腹股沟三角是腹壁的薄弱区，腹腔内容经腹股沟管深环突入腹股沟管，再经浅

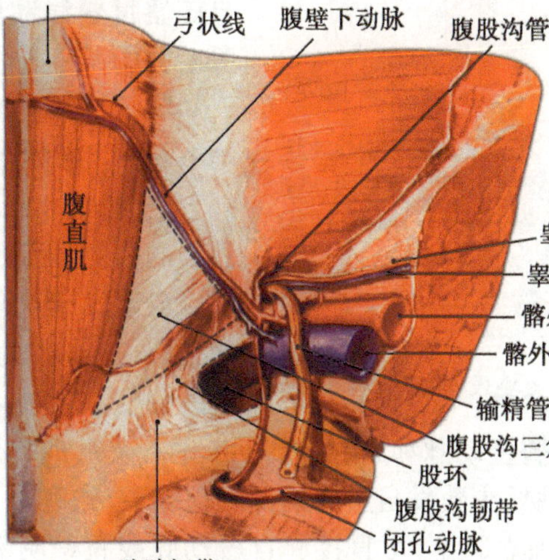

图 5-8 腹股沟三角（内观面）

环坠入阴囊者，称腹股沟斜疝；经腹股沟三角突出者，称腹股沟直疝。

九 腹前外侧壁的血管和神经

腹前外侧壁的血管、神经或在浅筋膜层及其 Camper、Scarpa 筋膜层间通行，或走行于腹内斜肌与腹横肌之间，以及腹膜外组织内，因而都有浅组和深组之分。

（一）浅组

1. 动脉 浅动脉包括前皮支（前穿支）、外侧皮支、腹壁浅动脉、旋髂浅动脉和阴部外动脉的分支。这些动脉发自腹壁上、下动脉，肋间后动脉，肋下动脉及股动脉，走行于浅筋膜层中，并在其内分支。

（1）前皮支：大部分发自腹壁上动脉，小部分发自腹壁下动脉，穿腹直肌浅出，一般较细，较粗者直径为 0.5～1.5mm。

（2）外侧皮支：是肋间后动脉、肋下动脉、膈下动脉和腰动脉的分支。

（3）腹壁浅动脉、旋髂浅动脉和阴部外动脉：多为股动脉的分支，发出后先穿过股鞘前壁，再穿筛筋膜或阔筋膜浅出至股部浅筋膜层，在浅筋膜层中分别行向上方、髂嵴方向和会阴区走行，三者都同深动脉有吻合。由于 3 种动脉常两两合干发出，因而常可见到腹壁阴部浅动脉干，旋髂腹壁浅动干等（图 5-9）。

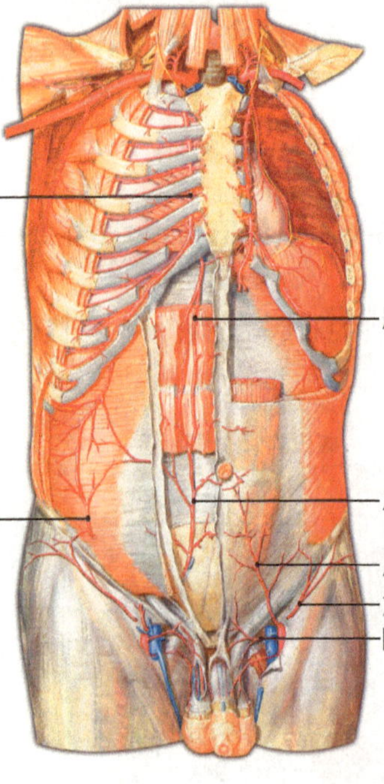

图 5-9 腹股沟区的主要浅动脉

腹壁浅动脉通常以内侧主支和外侧主支形式出现。动脉干一般先下行，然后作袢状转行向上，在阔筋膜深面或浅面分成内侧主支和外侧主支，分支点多在以股动脉起点下 1.5cm 之点为圆心，半径为 1cm 的范围内。

旋髂浅动脉有浅主支和深主支，浅、深主支共干起始者占 56%，浅主支或深主支也可以缺如。旋髂浅动脉干主要起自旋髂腹壁浅动脉干或股动脉，或起自股动脉的某一分支或旋髂深动脉、腹壁下动脉等，其起点在腹股沟韧带下方平均 1.6cm。起始后在阔筋膜深面行向上外方，干长 1.4cm，分叉点都在缝匠肌内侧缘的内侧，距肌缘平均 1.1cm，较集中在以股动脉起点向外 1.5cm，向下 0.5cm 处为圆心，半径为 1cm 的范围内。动脉干的分支有皮支和肌支，也供应腹股沟浅淋巴结，并且同旋髂深动脉、臀上动脉和旋股外侧动脉的分支形成吻合。

阴部外动脉大多起自股动脉，少数发自腹壁阴部浅动脉干，先有主干后分成上主支和下主支的占 2/3，其余为上、下主支独立起始，可直接起自股动脉或腹壁阴部浅动脉干。阴部外动脉干行向上内侧方，在大隐静脉末段的外侧和筛筋膜的深面分为上主支和下主支，并穿过筛筋膜进入浅筋膜层。阴部外动脉干多在大隐静脉内侧发出皮支，主要分布于股内侧区皮肤、腹股沟淋巴结、腹前壁和耻骨上区皮肤。

2. 静脉 浅静脉较浅动脉更为浅表，为数更多，并且吻合充分，但在数目和口径方面个体差异很大。浅静脉一般与同名浅动脉走行一致，但也有独立的浅静脉。浅静脉以脐平面为界分别向上、下方汇流，由此有上组浅静脉和下组浅静脉之分（图5-10）。上组浅静脉的血液，经胸廓内静脉、肋间静脉和胸外侧静脉最后汇入上腔静脉。下组浅静脉的血流主要通过腹壁浅静脉、旋髂浅静脉、阴部外静脉和腹壁下静脉回流，前3者汇入股静脉，后者汇入髂外静脉，最终汇入下腔静脉。

3. 皮神经 分为外侧皮神经和前皮神经。前皮神经发自第7～11肋间神经前支，外侧皮神经是第7～11肋间神经、肋下神经和髂腹下神经的终末支。它们都行经浅筋膜层，分支支配腹前外侧壁皮肤（图5-11）。

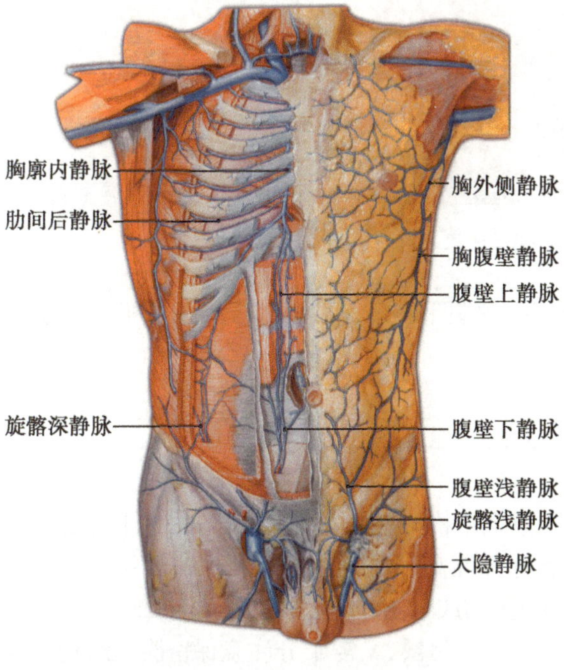

图5-10 腹前外侧壁的静脉

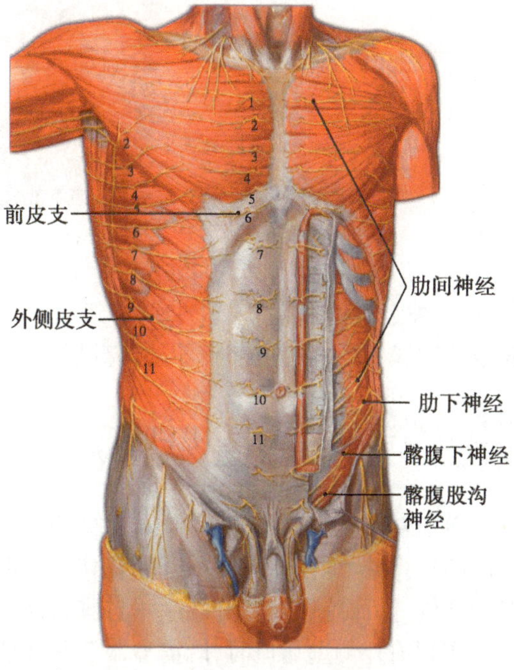

图5-11 腹前外侧壁的皮神经和深神经

（二）深组

1. 动脉 腹前外侧壁的深动脉十分恒定而重要，它们起源于3种动脉主干（图5-12）。上方：胸廓内动脉终末所成的腹壁上动脉和肌膈动脉；侧方：自主动脉发出的下位肋间后动脉、肋下动脉及4对腰动脉；下方：自髂外动脉发出的腹壁下动脉和旋髂深动脉。这些动脉构成3个具有广泛吻合的动脉组，即：①由腹壁上动脉和腹壁下动脉沿腹直肌构成的中部垂直组；②由下位肋间后动脉、肋下动脉和腰动脉构成的外侧组；③由旋髂深动脉形成的下外侧组。

2. 静脉 腹前外侧壁的深静脉与深动脉伴行，也十分恒定。伴腹壁上动脉走行的二支腹壁上静脉，经胸廓内静脉汇入头臂静脉入上腔静脉系。同腹壁下动脉伴行的二支腹壁下静脉位于动脉两侧，分别称内侧支和外侧支，经髂外静脉归入下腔静脉。旋髂深静脉初始为两支，于髂前上棘附近汇合成为一条，伴同名动脉走行，通常在动脉的前上方汇至髂外静脉的前外侧壁。此静脉途经髂外动脉前面者占70.3%，经髂外动脉的后面者占28.4%。旋髂深静脉外径约4～5mm。

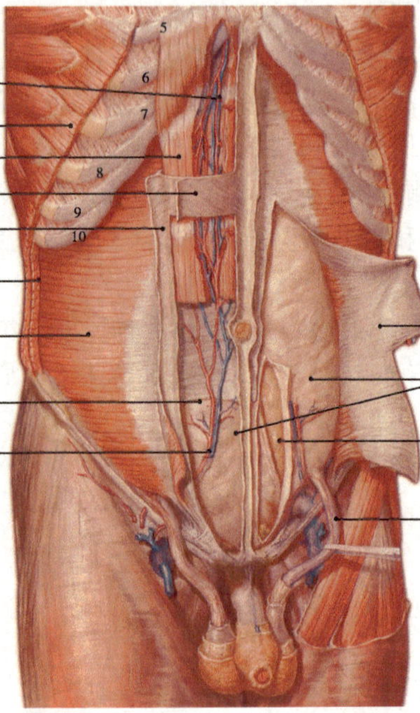

图 5-12 腹前外侧壁的深动脉

3. 神经 包括第 7～11 肋间神经、肋下神经和髂腹下神经、髂腹股沟神经，它们支配自皮肤至前腹膜壁层间的全部腹前外侧壁层次。

十 腹部常用手术切口

腹前外侧壁全部由软组织组成，面积大并无重大结构，虽层次多但在区域构成上却有着较突出的规律性，这使得在腹前外侧壁作切口时有选择性高、暴露良好、可根据需要予以扩大等有利条件，因而绝大多数开腹手术选择在腹前外侧壁切口实施。

作腹前外侧壁切口时，既需着眼于腹腔病变脏器的暴露，又需十分注意保留腹壁结构和功能的完整，以使术后有正常或近乎正常的腹壁强度。腹前外侧壁的正常强度主要是由腹壁肌与腹横筋膜提供的，前者所起的作用尤其重要。为了保证术后腹壁肌仍能有效地行使其功能，术中避免过多地损伤肌组织和支配肌组织的神经显得至关重要。所以，切口部位的选择，切口的设计和操作，都应以腹壁结构和功能有最大限度的完整为前提，不这样就不足取。根据上述原则，腹前外侧壁切口可分下列两类。

（一）半月线外侧切口（腹侧壁切口）

腹侧壁层次结构的特点是：皮肤张力线斜行，外侧皮神经前支斜行，扁肌肌纤维斜行或横向，肋间神经、肋下神经、髂腹下神经及髂腹股沟神经均斜行；深组血管也主要是斜行的。因此，腹侧壁的切口以斜切口为好（图 5-13）。

斜切口有向下内侧方和向上内侧方两种。前者不会有任何肌、腱膜纤维被切断，能最大限度地保全腹壁结构与功能上的完整，术后不会出现切口疝，因而是最理想的切口，阑尾手术切口即属此类，常用的取皮切口也属此类。缺点在于暴露范围有限。向上内侧方切口，分离各肌层，进入腹膜腔的右肋缘下切口和左肋缘下切口，虽暴露好，但对第 9、10 肋间神经的损伤也明

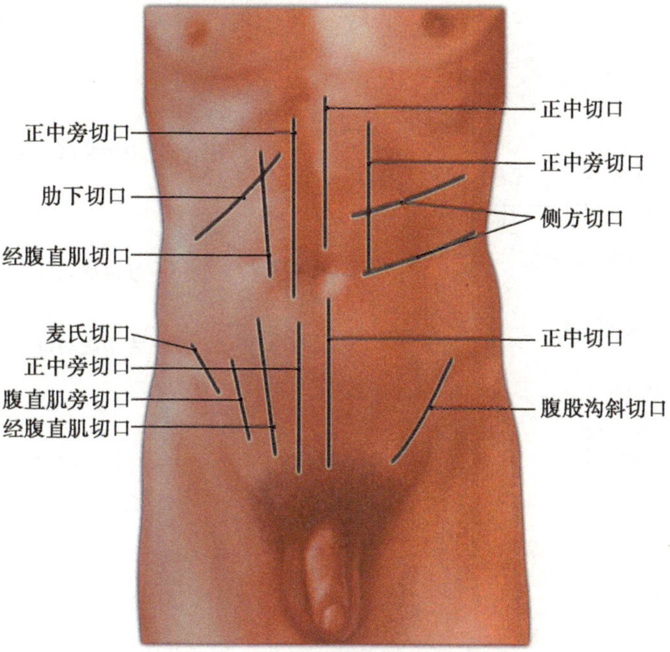

图 5-13 腹前外侧壁的斜、直切口

显；若为切断肌层后进入，则肌层也被累及，严重的会造成切口疝。

半月线外侧切口（腹侧壁切口）层次包括：①皮肤；②浅筋膜；③腹外斜肌或其腱膜；④腹内斜肌；⑤腹横肌；⑥腹横筋膜；⑦腹膜外组织；⑧壁腹膜。

（二）半月线内侧切口（腹前壁切口）

腹前壁解剖结构的特点是：皮肤张力线横向或稍作斜行；腹直肌鞘前壁的构成纤维斜行并交错，其共同拉力线是横向的；腹直肌鞘后壁主要由横向的腱膜纤维构成；白线上宽下窄，构成纤维也是斜向或横向的；腹直肌是纵向扁肌，其腱划同腹直肌鞘前壁粘连紧密；腹壁上、下动脉也纵行；支配腹直肌的神经则均横向自外侧方进入鞘内，由后向前穿腹直肌并分支。因组成腹前壁的结构既有横向的又有纵向的，故选择纵切口还是横切口，应当仔细权衡（图 5-13，图 5-14）。

沿前正中线纵形切开（正中切口）时，有进腹快、出血少、不伤及主要神经以及可以兼顾腹膜腔任一半侧之病患等优点。但术后愈合慢，且中线部位缺乏肌层保护，以及形成的瘢痕又使原各层间的滑动完全丧失，取这种切口破坏性较大。此切口层次包括：①皮肤；②浅筋膜；③白线；④腹横筋膜；⑤腹膜外组织；⑥壁腹膜。

前正中线侧方纵切口（正中旁切口），开腹快，对主要神经、血管无大的损伤，腹直肌完整，而且在腹直肌鞘前、后壁之间成为屏障，即切口部位仍有肌层保护，故腹壁的强度没有明显降低。此切口层次包括：①皮肤；②浅筋膜；③腹直肌鞘前层；④腹直肌；⑤腹直肌鞘后层；⑥腹横筋膜；⑦腹膜外组织；⑧壁腹膜。

腹前壁纵切口尚有腹直肌旁切口，经腹直肌切口，均较易损伤神经。

腹前壁横切口除了横断腹直肌与腹壁上血管或腹壁下血管之外，对其他结构均影响很小。有进腹快、出血少、易于加大等优点。故近年有推广应用之势。

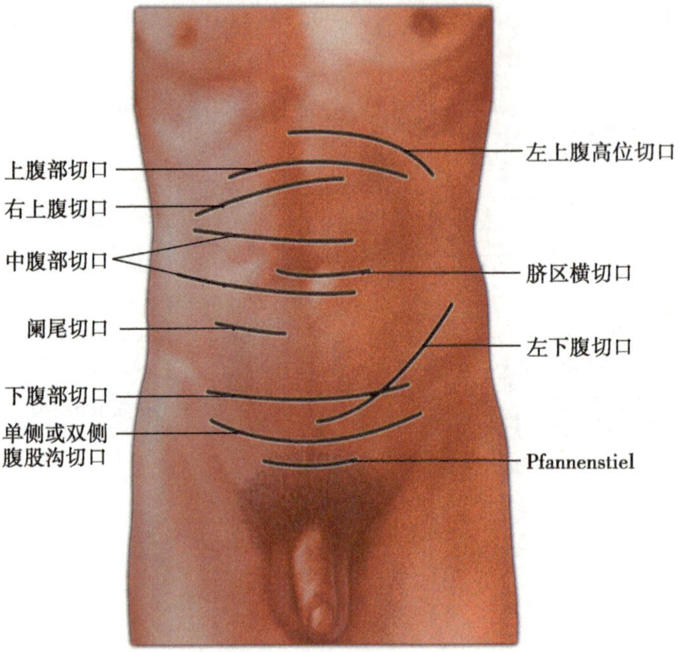

图 5-14 腹前外侧壁的横切口

第三节 脐

(一) 脐的位置

脐是位于腹中央正中线上的一个皮肤凹陷,约平第 3、4 腰椎间盘平面。理想的人体以脐为界,身体的上部与下部之比正好为 5:8。

(二) 脐的结构

脐是腹前壁中线处的一个内陷瘢痕(图 5-15),其周围由白线中部腱膜组织形成的脐环为支架,中央充填脐带残端愈着后的瘢痕,外覆皮肤而形成,脐环处无脂肪。因此,脐的结构由浅入深为皮肤、脐环、脐筋膜和前腹膜壁层。

(三) 脐的形成

人胚早期,消化管中肠袢的顶部经卵黄肠管与卵黄囊相通。在卵黄肠管的尾侧,有称为脐尿管的管状结构,自膀胱连至尿囊,这时,胚体腔和胚体外胚腔是广为相通的。随着胚胎进一步的发育、增大,其两腹侧壁逐渐合拢,致胚胎与胎盘之间借脐带相连,脐带连于胎儿腹壁的脐环。此时,脐带内容物有:脐动脉 1 对,脐静脉、脐尿管和卵黄肠管各 1 条(图 5-16)。在正常情况下,卵黄肠管、脐血管和脐尿管都要萎缩成纤维束,供这些结构通过的脐环也逐渐减小,成为一个小的开口。出生后,脐带所包含的血管不再有血液流通,遗留的脐带残端愈结成一小的脐痂,它迅速愈合并很快为上皮所覆盖,即形成脐。

(四) 脐的类型

脐的分型可根据下面 3 种方法确定:

1. 据脐在腹部的突出程度分 4 型

(1) 凸型:发育年龄的儿童和少年多见。

(2) 平型:发育年龄的青少年多见。

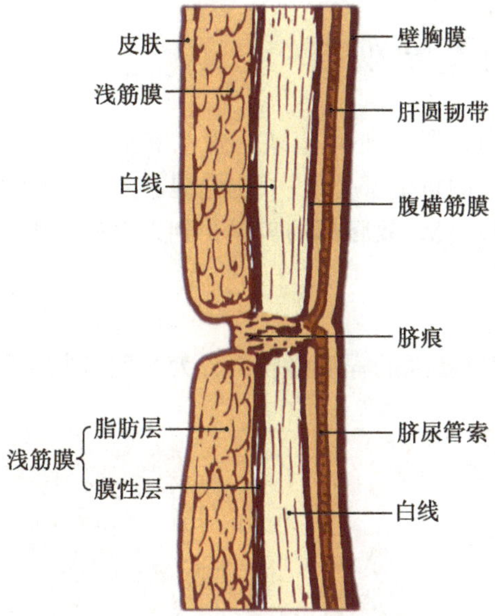

图 5-15　脐正中矢状切面

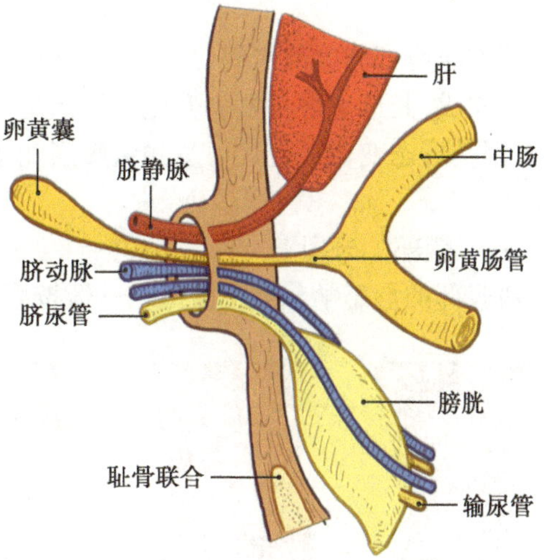

图 5-16　胚胎期通过脐环的结构

（3）凹型：成年人多见。

（4）强凹型；成年人多见。

2. 据脐表面皱纹分型　分为菊花型、车轮型、同心圆型、螺旋型、树枝型、无构造型、星艺型、线条型和圆孔型。其中以星艺型脐最常见。

3. 据是否符合常情分型

（1）理想型：脐稍低于腹壁平面，至凹陷状，周围边缘大致相等。

（2）不理想型：主要是周缘不等或被较厚的襞所覆盖。

4. 凸脐的分类

Ⅰ型：为单纯的脐凸出，脐周无脐沟，脐中央无凹陷。

Ⅱ型：脐凸出，脐周有较浅的脐沟，脐中央无凹陷。

Ⅲ型：脐凸出，脐周有较深的脐沟，脐中央呈尖状。

Ⅳ型：脐凸出，周围有脐沟，脐中央有凹陷。

Ⅴ型：脐凸出，周围无脐沟，脐中央有较深的凹陷。

凸脐可采用外科手术进行矫治，对于无脐疝的凸脐，可从脐底对突出的部分实施切除术。对凸脐的治疗应首先注意脐的大小，术后脐较小会因瘢痕收缩而进一步变小；其次要注意皮瓣的固定与脐底的深度，为制作凹陷的脐底需对皮下瘢痕作充分的切除，并将皮瓣固定在腹直肌前鞘上。对较瘦的人因其皮下脂肪较少，制作较深的脐窝很困难，故应将脐皮瓣固定于腹直肌之间，以便于制作脐底。

（五）脐的先天异常

同脐有关的先天性异常分四类：分别涉及消化管、脐尿管、血管和腹壁。包括卵黄肠管残留症、脐尿管闭锁不全或先天性脐尿管瘘、卵黄肠静脉残留以及腹壁发育不正常等。

第四节　腹部的美学观察

腹部居胸部和盆部之间，是躯干活动度最大部分。腹前外侧壁缺乏骨性支架结构而仅由软组织构成，其形态最易发生变化。腹部是构成体型的重要部位之一，也是展示人体美的显要部位，因其形态变化可直接通过测量腹围和腰围反映出来，故腹部的美学受到人们的极大重视和关注。

（一）腹部的分型

对腹部的形态学分类称腹型。一般按腹前外侧壁膨隆的程度将腹部分为5型（图5-17）。

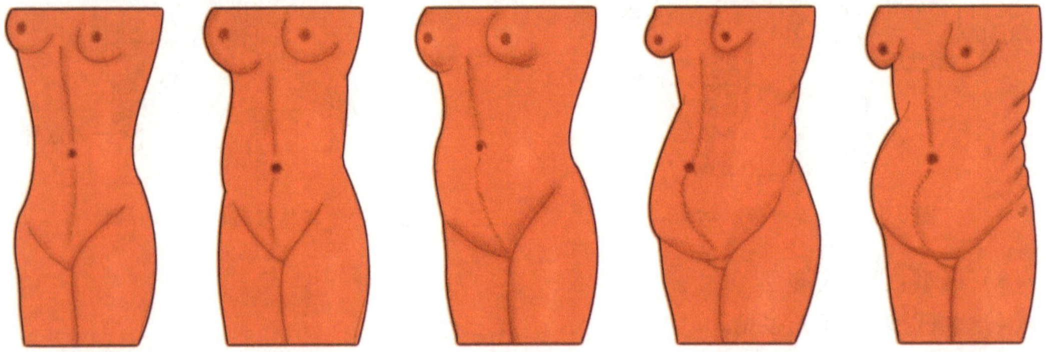

图5-17　腹部的分型

1. **舟状腹**　腹前外侧壁松软而薄，肌肉不发达，皮下脂肪贫瘠，前腹呈凹陷状，仰卧时更明显。此种腹型见于身体瘦弱者或营养不良者。

2. **扁平腹**　腹前壁微隆起，上、下腹壁在同一冠状面上，两侧腹直肌轮廓可见，正中线上形成浅阔的纵沟；皮肤富有弹性，皮下脂肪适量且分布较均匀，脐呈凹陷状。此种腹在形态上最为理想，为躯干乃至整个人的形体美创造了良好条件。多见于青年和肌肉较发达者。

3. **蛙状腹**　腹前外侧部整体明显膨隆，腹壁肥厚，皮下脂肪丰盛，腹部皮褶厚度男性大于1.5cm，女性大于2.0cm，不见腹肌轮廓，脊柱腰曲可有前移，俗称"将军肚"。见于一般肥胖者。

4. **悬垂腹**　腹部皮肤松弛，皮下脂肪显著增厚，尤以下腹为甚。前腹明显膨隆，腹下部前突更明显并有下垂。脊柱腰曲亦有前移。见于显著肥胖者。

5. **蛛形腹**　腹部极度向前并向两侧膨隆，形如蜘蛛肚。皮肤松弛，皮下脂肪大量堆积，髂嵴不显，脊柱腰曲明显前弯。腹部皮褶厚度男性为2.8cm以上，女性在4.0cm以上，腹围显著大于胸围。此种腹型见于肥胖病患者。

另外，还有因腹直肌先天性短缩所致的曲腹，表现为腹部凹陷，躯干前屈，其程度随腹直肌短缩程度而定。此型少见，属先天性异常，需在幼时尽早施行腹直肌延长术以矫正之。

（二）腹围

腹围是在呼气之末、吸气未开始前经髂嵴点测得的腹部水平围长，是衡量腹部脂肪储量的多少和腹肌发达程度的重要指标之一，也是衡量腹部健美的重要标志。脂肪储量包括腹部皮下脂肪和腹腔内脏脂肪，对于不经常进行体育锻炼的人，两种脂肪的沉积明显增多时，腹围也随之显著增大而使形体失去美感。若能坚持适量的体育锻炼，既可使体内多余脂肪消耗掉，又可使肌肉变得强壮有力，腹围则将保持在正常水平，就能维持腹部的扁平健美。

（三）健美腹部的标准

健美的腹部是构成人体美的重要组成部分。腹部膨隆、脂肪堆积不足为取；柔弱纤细、肌肉瘦小，亦缺乏和谐、协调和曲线美，更失去男性的“阳刚之气”或女性的“阴柔之美”，故亦不被现代人所追崇。理想的腹部，应该是健美的腹部。健美腹部的标准是：

1. 腹部类型为扁平腹，腹部微后收。
2. 腹部左、右侧均匀对称，协调统一。
3. 皮肤柔滑富有弹性，腹肌轮廓可见。
4. 脐位于正中线与髂嵴上平面相交之处，并呈凹陷状，脐周边腹壁等高，脐周区亦略凹陷。
5. 腹围小于臀围。

（徐飞　张少白）

第五节　腹部常用组织瓣及应用

一　下腹部皮瓣

（一）解剖及血供

是以腹壁浅动脉、静脉为轴心的皮瓣。腹壁浅动脉在腹股沟韧带下方穿出深筋膜，并紧贴筋膜表面在腹股沟韧带的前面向头侧前行，在腹股沟韧带下扪及该动脉搏动点将其连线至脐部，此线为腹壁浅动脉的体表投影。以此线为中轴或稍偏向外侧形成皮瓣，上界不超过脐的平面。

（二）应用

下腹部皮瓣可用于修复手部，腕部及前臂的外伤缺损，局部转移可以修复会阴部及耻骨联合部的瘢痕挛缩松解后的继发创面，可以修复髂前上棘处的压疮，亦可覆盖腹股沟部神经，大血管的裸露。下腹部皮瓣与髂腰部皮瓣或两侧下腹部皮瓣联合应用，可以修复整个前臂及手部大范围的软组织缺损，或行阴茎再造术。

二　腹直肌肌皮瓣

（一）解剖及血供

腹直肌呈扁带形，位于腹部正中线的两侧，上部宽，下部窄。上端附着于胸骨剑突及第5～7肋软骨外面，下端附着于耻骨联合和耻骨嵴。整块腹直肌居于腹直肌鞘内，两侧腹直肌鞘内缘纤维交叉组成白线，以此分隔两侧的腹直肌。

腹直肌皮瓣的主要血供来源是腹壁上、下动静、脉及其分支。腹壁上动脉乳内动脉分支从第7肋软骨后穿出，通过腹直肌后鞘，从腹直肌后方进入肌质内，后向下走行与腹壁下深动脉分支吻合。腹壁下动脉为髂外动脉的分支，从半环线前穿出腹直肌后鞘入肌肉后上行。腹壁上下血管发出肌皮穿支，供腹直肌表面之皮肤血运（图5-18）。

腹直肌皮瓣受第 $T_5 \sim L_1$ 节段神经支配。

（二）应用

乳房缺损畸形的修复与再造。乳房因恶性肿瘤如乳房癌根治术后，一侧乳房缺损，胸壁畸形，可用以腹壁上动脉为蒂的腹直肌肌皮瓣转移再造乳房。

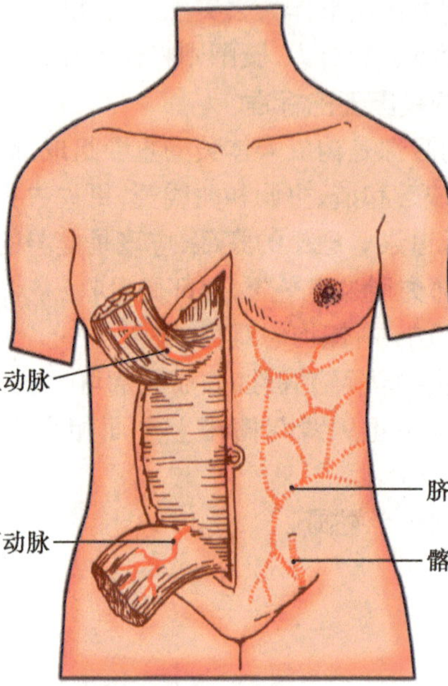

图 5-18　腹直肌皮瓣的血管

胸壁缺损畸形的修复与再造。由于腹直肌肌皮瓣有良好的血供，可提供皮瓣的面积及组织量大，有较强的抗感染能力。因此，胸壁病变切除范围较少受修复所需皮瓣大小的限制，有利于彻底切除病灶。以腹壁上血管为蒂的腹直肌肌皮瓣可用于胸壁皮肤软组织缺损的修复、胸腔手术后感染和胸骨骨髓炎的治疗等。

会阴部组织器官缺损的修复与再造以腹壁下血管为蒂的腹直肌肌皮瓣可带蒂转移，用于髂部、腹部、腹股沟、股部中上段皮肤软组织缺损的修复。经改造设计成的脐旁皮瓣，可用于会阴部器官如阴茎、阴道、阴囊等的再造。

以腹壁上动脉为蒂的腹直肌肌皮瓣及以腹壁下动脉为蒂的脐旁皮瓣，均可作为游离组织瓣吻合血管远位移植，用于头面部、四肢软组织缺损的修复；也可应用腹直肌前鞘皮瓣游离移植，进行跟腱-皮肤缺损的一期修复重建。

三　髂腰部皮瓣

（一）解剖及血供

髂腰部皮瓣是以旋髂浅动脉为轴心的皮瓣。旋髂浅动脉多发源于腹股沟韧带下 2cm 以内的股动脉，从股动脉发出后，在深筋膜深面走行，直到缝匠肌的外侧缘后才穿出深筋膜，在髂前上棘的远端，它的分支很快即进入真皮下血管网丛，因此在髂前上棘的外上方的皮瓣可以较薄而不致出现血运障碍，其静脉回流为伴行静脉。

（二）应用

髂腰部皮瓣可用于修复手部组织缺损，对于手部、腕部的急诊外伤一期修复有较好的效果，亦可用于晚期修复。该皮瓣还可用作阴茎再造中的尿道成形材料。

（陈旻静）

第六章　会　阴　部

第一节　会阴的概念

会阴区或称会阴，是躯干的下端，为消化道、泌尿道及生殖器外口所在区域。主要由会阴肌及其筋膜组成。广义上讲，会阴是指盆膈以下封闭骨盆出口的所有软组织结构，包括肛门三角及尿生殖三角两个区域。狭义上讲，会阴在女性是指阴道前庭后端（阴唇后连合）至肛门之间的区域；在男性即指阴茎根部至肛门之间的部位。长约2～3cm，女性较男性的短，其深部有重要的会阴中心腱（又名会阴体）。在产科接生时保护会阴，即指保护此部的软组织结构在胎儿娩出时不被撕裂。

会阴部在性成熟期皮肤有色素沉着，呈深褐色，生有阴毛和肛毛，在正中线有一色深的线，称会阴缝。男性此缝向前延续于阴囊缝和阴茎缝。会阴部皮下富含的脂肪组织，具有弹性垫的作用。会阴部由会阴肌、筋膜和血管神经等构成，还有消化、泌尿及生殖管道的末段通过。女性妊娠后期，会阴部的软组织结构松弛变薄，以利于分娩。

近年来，会阴部的整形日渐增多，如男、女生殖器畸形的矫正；器质性阳痿的阴茎假体置入，女性阴道松弛的修复；泌尿生殖系肿瘤根治术后和消化系统恶性肿瘤根治后的改道；烧伤及生殖器外伤后的整形；利用会阴部皮肤修复或重建口唇和乳房等，使会阴部解剖被重视起来。

会阴部位于两侧股部上端与躯干下端之间，站立时呈一窄沟，截石位时则成一菱形区。其境界与骨盆出口基本一致，前端为耻骨联合，后端是尾骨尖，两侧为坐骨结节，前外侧界是耻骨下支和坐骨支，后外侧界则是骶结节韧带。

在两侧坐骨结节之间作一连线，则可将菱形的会阴部分成前、后两个三角区，前者有尿道末段和男性的阴囊与阴茎、女性的阴道口与女外阴，称尿生殖三角，后者有肛门，称肛门三角（图6-1）。

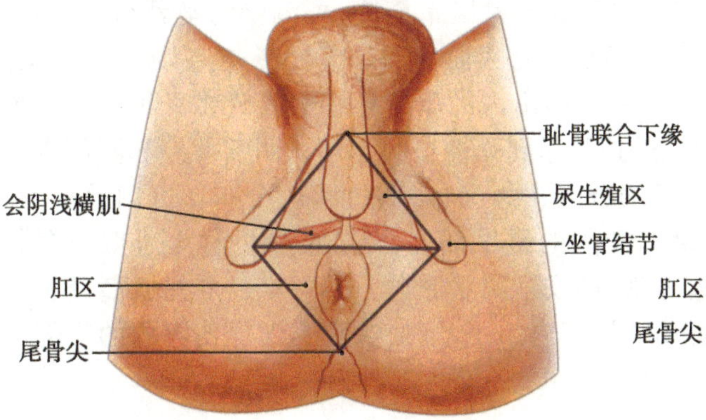

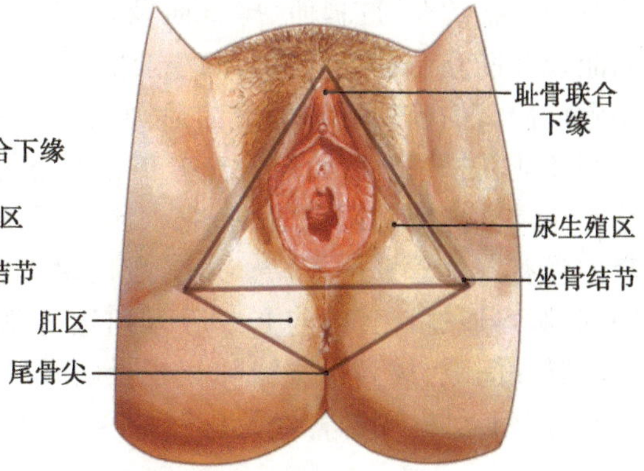

图6-1　会阴的境界和分区

第二节 肛 区

此区是会阴部两个分区中结构比较简单的区域，其中主要结构有肛管末段及其周围的肛门外括约肌和环绕于肛管外后部的坐骨肛门窝。

一 肛区的皮肤和筋膜

肛区的皮肤较厚，呈褐色，由于肛门外括约肌常处于收缩状态，使紧附于皮肤的肛门外括约肌皮下部及肛周皮肤形成一些放射状的皱褶。皮肤内含有较多的毛囊、汗腺和皮脂腺。此处常因细菌及分泌物阻塞腺管而引起感染化脓，形成肛门皮下脓肿或肛门瘘管。如需手术切开，则应根据解剖特点，行以肛门为中心的放射状皮肤切口，使术后伤口易于愈合，也不致因皮肤瘢痕挛缩而引起肛门狭窄。在肛周外部烧伤后常出现肛门狭窄或闭锁，就是由于皮肤瘢痕所致。

肛门部的浅筋膜内富含脂肪，脂肪组织被筋膜的纤维隔分成许多小叶，这些脂肪组织与坐骨肛门窝内的脂肪相连续。在坐骨结节处，浅筋膜变厚，纤维隔将皮肤固定于骨膜上，骨膜与皮肤之间常有滑液囊。肛门前方的脂肪组织较少，至阴囊则完全消失。肛门部皮下浅筋膜内有脓肿形成时，常广泛蔓延，又因脂肪小叶之间有纤维隔，脓肿沿纤维隔蔓延成瘘管时，其行径常曲折。因此在肛瘘手术时，需注意探查有无支管存在，以免遗漏。

肛区的深筋膜覆盖于闭孔筋膜表面及肛提肌、尾骨肌的下面。在闭孔筋膜表面的深筋膜，其上部与闭孔筋膜紧密愈合，其下部约在坐骨结节下缘的内上方 2 ~ 4cm 处，深筋膜与闭孔筋膜分离形成管状，称阴部管或称 Alcock 管。其中有阴部神经和阴部内血管通过。阴部管与坐骨结节之间通过骶结节韧带的镰状突相连。

二 坐骨肛门窝

是位于坐骨与肛管和肛提肌之间的成对楔形腔隙，其内充满丰富的脂肪组织，即坐骨肛门窝脂体（图 6-2）。此窝在肛管后方可左右相通，而在肛管前方则被会阴中心腱分隔。窝尖向上，为盆膈下筋膜与闭孔筋膜汇合而成；窝底向下，为肛区的皮肤和浅筋膜；内侧壁为肛门外括约肌、肛提肌、尾骨肌及覆盖于肌下面的盆膈下筋膜；外侧壁为坐骨结节、闭孔内肌及其筋膜和覆盖其下面的浅会阴筋膜；后壁为臀大肌和骶结节韧带；前壁为尿生殖膈。坐骨肛门窝的前后端各形成前后隐窝。坐骨肛门窝内的脂肪体中具有许多纤维隔。这种脂肪体能在排便时留给肛管充分扩张的空间，并起到弹性垫的作用。阴部神经和阴部内血管行于窝外侧壁的阴部管内，它们至肛门的分支由外向内横过此窝，分布至肛门及肛管。窝内尚有淋巴管及淋巴结。坐骨肛门窝为脓肿的常发部位，此处的脓肿称坐骨肛门窝脓肿，脓肿可通过肛管的前方或后方到达对侧，形成马蹄状脓肿。亦可穿过肛提肌蔓延至骨盆腹膜外间隙，成为骨盆脓肿。在行坐骨肛门窝内的手术时，应注意勿损伤窝内的阴部内动脉、肛门动脉、阴部神经及肛门神经。

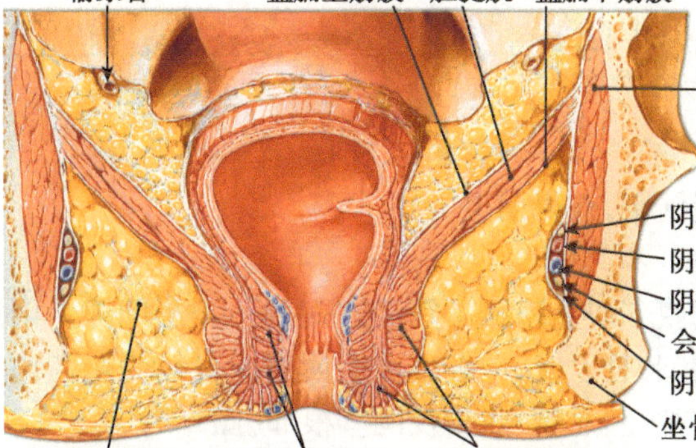

图6-2　坐骨肛门窝

三 肛区的血管、神经和淋巴管

肛区的动脉为阴部内动脉。该动脉起自髂内动脉的后干，与臀下动脉一起在梨状肌下缘经坐骨大孔出盆腔，绕坐骨棘外面，再穿坐骨小孔进入坐骨肛门窝，在窝的外侧壁前行于阴部管内，至尿生殖三角后缘分为会阴动脉和阴茎背动脉（女性为阴蒂背动脉）。阴部内动脉的外径平均为2.4mm。在阴部管后端分出1～4支（以2～3支为多，约占80%）肛动脉，穿筋膜向内横行于坐骨肛门窝的脂肪组织中，分布于肛管及肛门外括约肌等肛门周围组织，并与直肠下动脉相吻合。

静脉以齿状线为界，在此线以下的直肠下静脉丛向下入肛静脉。肛静脉与同名动脉伴行注入阴部内静脉。阴部内静脉亦与同名动脉伴行，最后与臀下静脉汇合注入髂内静脉。

肛区的神经有阴部神经，起于第2、3、4骶神经前股。自梨状肌下孔穿出盆腔至臀部，跨过坐骨棘，在阴部内动脉的内侧与动脉伴行，经坐骨小孔至坐骨肛门窝侧壁的阴部管分为三支：即肛神经、会阴神经及阴茎背（或阴蒂背）神经。肛神经与肛动、静脉伴行，横过坐骨肛门窝至肛门外括约肌，支配其运动，并分支布于肛管及肛门周围皮肤，管理其感觉。若在坐骨肛门窝手术中不慎伤及肛神经，将引起肛门外括约肌瘫痪，导致大便失禁。

肛门附近的皮下有丰富的淋巴管丛，其输出管行向前外侧，与会阴区的淋巴管一起，都注入腹股沟浅淋巴结群。直肠向下的淋巴管穿肛提肌至坐骨肛门窝内的肛门淋巴结，伴肛门血管、阴部内血管入髂内淋巴结。在齿状线以下（肛管）的淋巴管及位于肛门括约肌和肛门周围皮下的淋巴管网，汇入腹股沟淋巴结，然后至髂外淋巴结。因此，肛门附近皮肤感染，将引起腹股沟淋巴结群肿大、压痛等炎症反应。

第三节　尿 生 殖 区

尿生殖区的结构，男女各有不同，但胚胎发育同源，将分别在男、女尿生殖区及男、女生殖器内介绍。

一 男性尿生殖区的结构

（一）皮肤及皮下组织

皮肤有丰富的皮脂腺及汗腺，被以阴毛。

（二）会阴浅隙

为尿生殖区内浅会阴筋膜和尿生殖膈下筋膜之间的三角形间隙。两筋膜的后缘愈合，两侧附着于坐骨结节、坐骨支和耻骨下支，向前由浅会阴筋膜延续为阴囊肉膜，故此隙与阴囊肉膜深面相通。会阴浅隙内有神经、血管、肌肉及阴茎根部（图 6-3）。

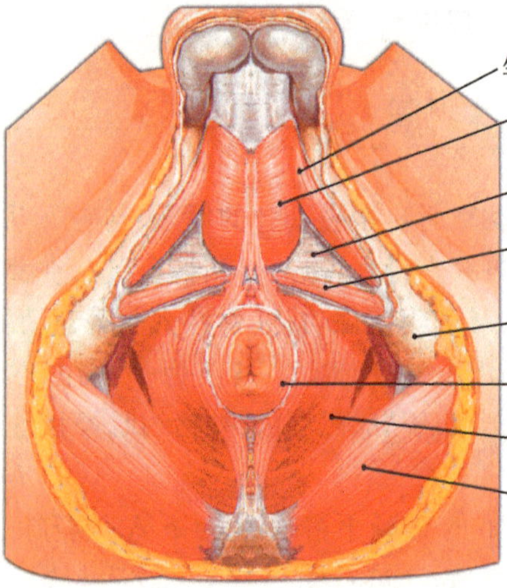

图 6-3 男性会阴浅隙的内容

1. **神经** 有会阴神经及股后皮神经的会阴支通过。其中会阴神经的一支进入坐骨肛门窝后分为皮支和肌支，其皮支到达阴囊后部即为阴囊后神经。会阴神经的另一支终支为阴茎背神经。

2. **血管** 即会阴动、静脉，两者伴行达阴囊后部易名为阴囊后动、静脉。

3. **肌肉** 主要有 3 对，即会阴浅横肌、球海绵体肌及坐骨海绵体肌。它们均由会阴神经肌支所支配。在尿生殖三角后缘正中央，系会阴部诸肌的共同附着处，称会阴中心腱或会阴体，位于外生殖器与肛门之间的皮下。

4. **阴茎根** 包括左、右阴茎海绵体脚和位于中间的尿道球。

（三）会阴深隙

为尿生殖膈上、下筋膜之间的间隙，此间隙呈封闭状，内有会阴深横肌、血管、神经、尿道球腺及尿道膜部等结构。

1. **神经** 经会阴深隙穿出的神经主要有阴茎背神经。

2. **血管** 阴部内动脉分出会阴动脉，其终末支穿入会阴深隙为阴茎背动脉，并在此处分为尿道球动脉及尿道动脉。

3. **肌肉** 为会阴深横肌及尿道膜部括约肌（图 6-4）。

4. **尿道球腺** 左、右各一，大小与豌豆相似，埋藏于深隙的肌内，有一排泄管，长约 3cm，

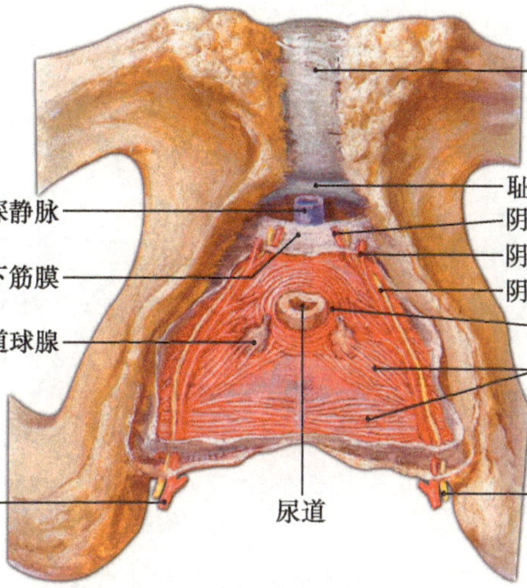

图6-4 男性会阴深隙结构及其内容

斜向下方开口于尿道膜部，其分泌物参与组成精液，有活化精子的作用。

二 女性尿生殖区的结构

女性尿生殖区的基本结构与男性相似。但由于生殖器的不同，也有一些变化。其会阴浅隙内两阴蒂脚之间有前庭球，贴近前庭球后内端为前庭大腺，在其上有球海绵体肌，又称阴道括约肌。在会阴深隙内，除会阴深横肌外，还有尿道括约肌。阴部内动脉在尿生殖膈处分为浅、深两支：浅支为阴唇后动脉，分布于阴唇；深支为会阴动脉，分布于会阴浅层（图6-5、6-6）。

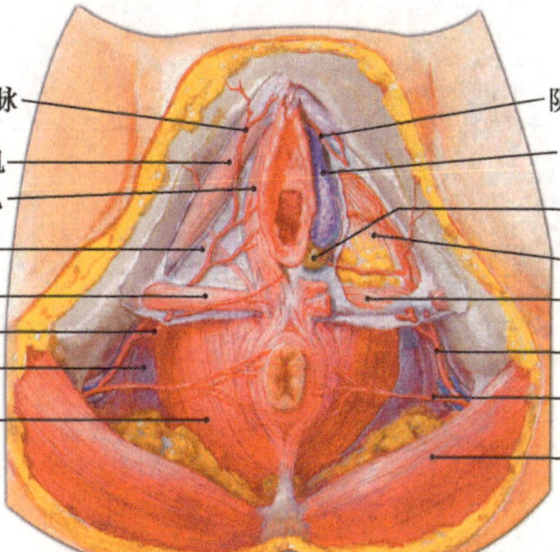

图6-5 女性会阴浅隙结构及内容

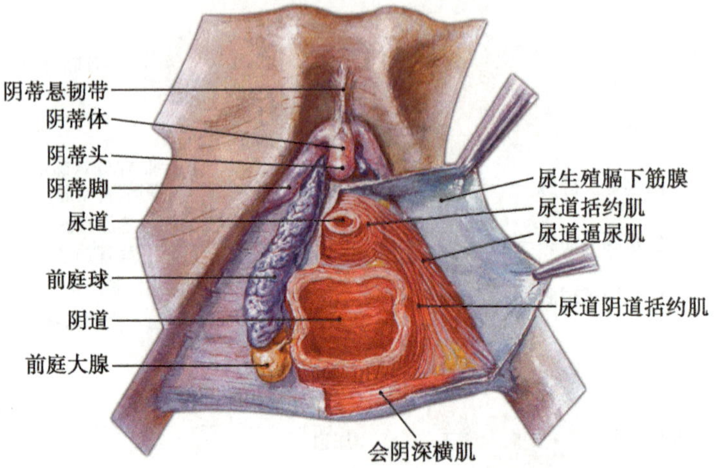

图6-6 女性会阴深隙结构及内容

第四节 男性外生殖器

男性外生殖器包括阴茎和阴囊(图6-7)。

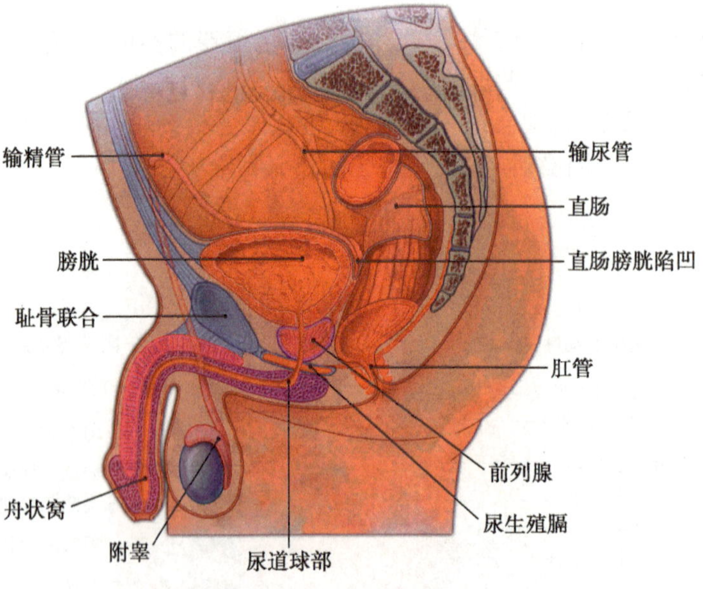

图6-7 男性外生殖器解剖结构

一 阴茎

由胚胎之初的阴体演化而来,主要由3个海绵体组成,成对的阴茎海绵体位于背侧,一个尿道海绵体位于两阴茎海绵体之间的腹侧。分为阴茎根、阴茎体和阴茎头(龟头)3部分(图6-8)。阴茎根位于尿生殖三角的会阴浅隙内,包括阴茎海绵体左、右脚和尿道球,分别固定于尿生殖膈和耻骨弓而不能活动称阴茎的固定部,而阴茎体及龟头向下悬垂可自由活动,故称可动部。阴茎体呈圆柱状，上面称阴茎背侧面，下面称腹侧面，亦称尿道海绵体面；阴茎头是尿道海绵体末端的膨大呈蕈状（图 6-9），其顶端有尿道外口，底的边缘膨大突出于阴茎体部，称阴茎头冠，冠的后方较细部分叫阴茎颈，为头、体的移行部。

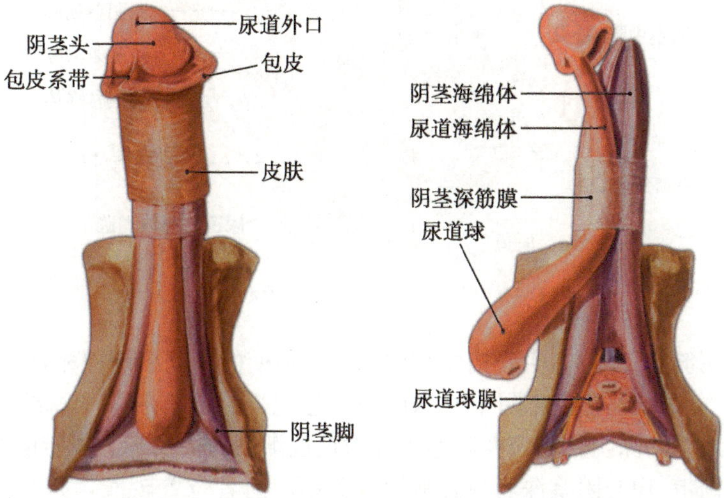

图 6-8 阴茎外形

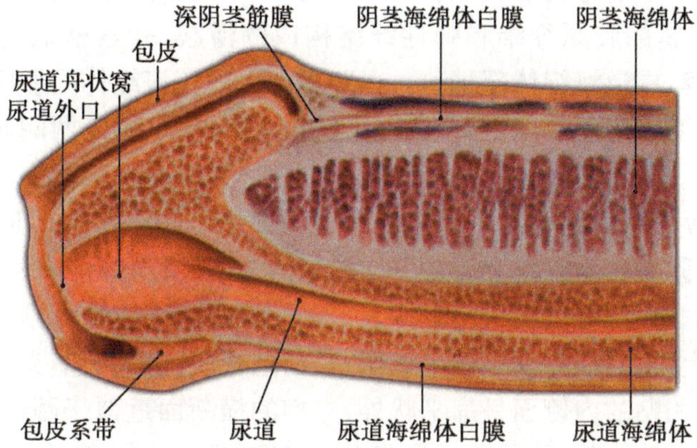

图 6-9 阴茎头的解剖结构

（一）阴茎的层次结构

阴茎由浅入深由皮肤、浅筋膜、深筋膜、肉膜、海绵体及其间的血管、神经和淋巴管构成。

1. 皮肤 薄而柔软，因色素较丰而呈褐色；皮下无脂肪组织，皮肤与深层阴茎筋膜间仅借疏松的结缔组织相连而具有显著的伸缩性及活动度。阴茎颈部由内、外两层包裹，阴茎头部在尿道外口处移行于尿道黏膜。尿道外口下端与阴茎包皮之间有一矢状位的皮肤皱襞，称包皮系带（图 6-8）。

在幼儿时包皮包裹着整个阴茎头，随着年龄的增长，包皮口扩大，包皮逐渐退缩至阴茎冠后，成人若阴茎头还完全被包皮包裹，称包皮过长。若包皮口狭小，包皮不能向阴茎头后方翻转时即称包茎，此时可由于包皮垢而引起龟头炎或包皮炎，并可能影响正常的性生活。包皮环切术可矫正包皮过长或包茎，在行此手术时，要注意保留足够的包皮系带。

2. 浅筋膜 即 Colles 筋膜，为阴茎的皮下筋膜，疏松无脂肪组织（图 6-10）。它向后延续

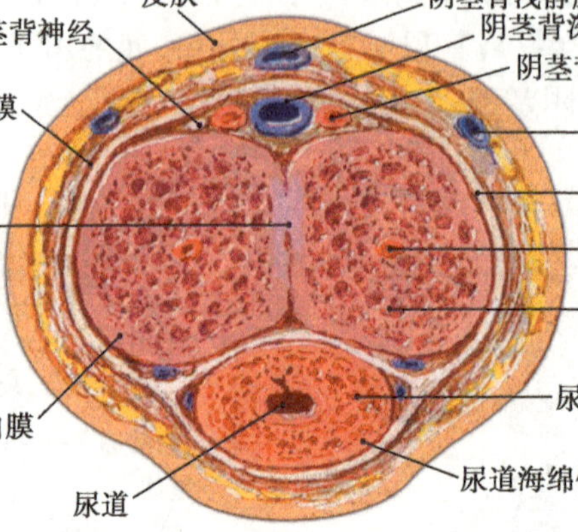

图 6-10 阴茎被膜层次及血管神经关系

于会阴区的浅会阴筋膜,向下与阴囊肉膜和向上与腹前壁的浅筋膜深层相延续。

3. 深筋膜 即 Buck 筋膜,为阴茎的深筋膜。它包裹着阴茎的 3 个海绵体。后端在阴茎的根部上续腹白线,浅、深阴茎筋膜在阴茎颈部附近逐渐变薄而消失。固定阴茎的韧带有阴茎系韧带和阴茎悬韧带,均与阴茎深筋膜有密切的关系。前者位置较浅,为弹性纤维束,起自腹白线的下端,向下分成两脚,降至阴茎两侧附着于阴茎筋膜;后者位于阴茎系韧带的深部,呈三角形,由致密的纤维束组成,起自耻骨联合前下面的下部,向下附着于阴茎筋膜。

4. 白膜 是由致密的胶原纤维和弹性纤维构成的薄膜,并紧密地包绕着每个海绵体表面,阴茎海绵体部略厚,尿道海绵体部稍薄。白膜在两个阴茎海绵体间形成中隔,即阴茎中隔。在海绵体白膜与阴茎筋膜之间有阴茎背深静脉,它位于背侧正中,其两侧向外依次排列有阴茎背动脉和阴茎背神经。

5. 海绵体 包括一对阴茎海绵体和一个尿道海绵体。阴茎海绵体形似两端尖锐的圆锥体。其后端以阴茎脚附着于坐骨支和耻骨下支的边缘,被坐骨海绵体肌所覆盖;其体部为阴茎干的基础,位于阴茎的背外侧部,构成阴茎的大部分。两条海绵体并行排列于人体中线的两侧并紧密相接,从功能上讲,它们完全是一个单位;其前端尖锐,嵌入阴茎头底面的凹陷内。每条阴茎海绵体除了彼此相贴的内侧面呈扁平状外,它们的横断面近似于圆形(图 6-10)。由于它们像两根圆棒并列于阴茎背面,使阴茎干的背面呈扁平状。在阴茎背中线表面有一纵形浅沟,这是发育早期两条阴茎海绵体融合的痕迹。阴茎的侧面浑圆。在两条并列的阴茎海绵体之间的腹侧有一条较背侧浅沟更深更宽的凹槽,称尿道沟,容纳尿道海绵体。

尿道海绵体内因有尿道通过而得名。它比阴茎海绵体细得多,其所在的部位就是阴茎的尿道面。尿道海绵体的远端膨大,形成一个前端呈圆锥形的皇冠样游离末端,即龟头。尿道海绵体的后端膨大成球状,称尿道球或阴茎球,它附着于尿生殖膈之下的会阴浅筋膜下方。行经尿道海绵体的一段尿道称尿道的海绵体部,也称前尿道;行经盆底肌的一段尿道称尿道的膜部,行经前列腺的一段尿道称尿道的前列腺部,尿道的膜部和前列腺部合称后尿道。男性尿道长约 15～20cm。

(二) 阴茎的血管

1. 阴茎的动脉 阴茎的血管极为丰富。动脉主要有阴茎背浅动脉、阴茎背动脉、阴茎深动脉、尿道球动脉、尿道动脉和阴茎动脉(图 6-11)。

(1) 阴茎背浅动脉:起自股动脉的分支阴部外动脉,后者在浅筋膜内行向内侧,上部分支

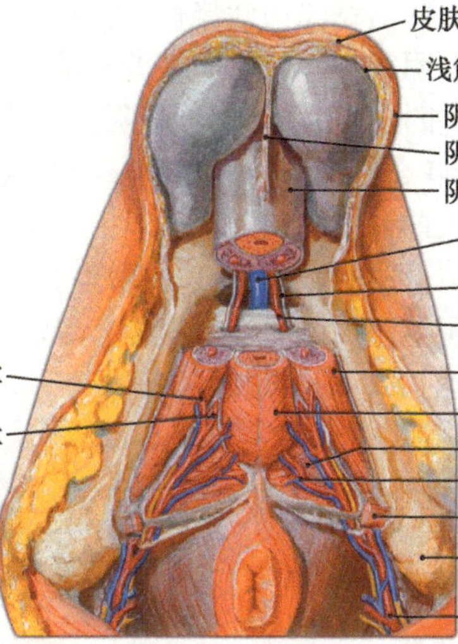

图6-11 阴茎动脉血供

越过精索前方布于阴阜皮肤，下部分出阴囊前动脉和阴茎背浅动脉。阴囊前动脉布于阴囊前部皮肤和阴茎根部皮肤，阴茎背浅动脉经阴茎可动部的近端入阴茎背浅筋膜，左、右阴茎背浅动脉伴阴茎背浅静脉的两侧前行达阴茎头，布于阴茎皮肤，并与阴囊前动脉有吻合支。

(2) 阴茎背动脉：起自髂内动脉的分支阴部内动脉。阴部内动脉经坐骨肛门窝外侧前行达尿生殖区尖即分为阴茎背动脉和阴茎深动脉两终支。阴茎背动脉起始处外径约为1.5mm，由会阴深隙进入会阴浅隙，在耻骨联合与阴茎脚之间，经阴茎系韧带两脚的内侧达阴茎背的深筋膜与白膜之间，左、右阴茎背动脉伴阴茎背深静脉的两侧前行达阴茎头，分支布于阴茎的白膜、阴茎海绵体的浅层和阴茎头，两侧同名动脉的末端相互吻合成动脉弓。

(3) 阴茎深动脉：为阴部内动脉行至尿生殖区尖处的两大终支之一，起始处外径约为1.2mm，斜穿阴茎脚达阴茎海绵体中央至尖端，亦称中央动脉，分布于阴茎海绵体，故亦称海绵体动脉，并与阴茎背动脉有吻合支。海绵体动脉在海绵体内分出微小分支，其间有吻合支，分支血管为许多弯曲的微动脉，在血管内膜下由结缔组织和平滑肌构成纵行嵴突入管腔，使管腔呈螺旋状，称为螺旋动脉。螺旋动脉开口于海绵体内的窦状隙，而窦状隙中的血流经导静脉，由多支导静脉出白膜后组成环静脉，两侧环静脉中的血回流至阴茎背深静脉，汇入前列腺静脉丛。另外，在螺旋动脉与导静脉之间尚有许多直接的交通支动-静脉短路。

(4) 尿道球动脉和尿道动脉：均为阴部内动脉的分支。前者在尿道球附近分出，布于尿道海绵体球部；后者在尿道球动脉发出处的前方分出，经左、右阴茎脚汇合处下方穿入尿道海绵体达阴茎头，布于阴茎海绵体。

(5) 阴茎动脉：阴部内动脉从阴部管(Alcock 管)穿出，经尿道生殖膈分出会阴动脉及会阴横动脉。会阴浅动脉分出阴囊后动脉，供应阴囊血运；会阴横动脉向内横行至会阴体与对侧吻合，供血给会阴部附近的组织。阴部内动脉发出4条终末支：球动脉、尿道动脉、阴茎海绵体动脉(阴茎深动脉)和阴茎背动脉。

阴茎背浅动脉、阴茎背动脉、阴茎深动脉和尿道动脉在阴茎头有广泛的吻合，故阴茎头的血供极为丰富。

2. 阴茎的静脉 主干为阴茎背浅静脉和阴茎背深静脉。阴茎背浅静脉为1支，位于阴茎浅筋膜背侧中线上，其两侧有左、右阴茎背浅动脉伴行，收纳阴茎皮肤和包皮的静脉血，向后行至阴茎可动部的近端分为两支汇入阴部外静脉。阴茎背深静脉为1支，位于阴茎深筋膜与白膜之间的背侧中线上，其两侧由内而外有阴茎背动脉和阴茎背神经伴行，收纳阴茎海绵体和尿道海绵体的静脉血，向后行至耻骨联合下缘分为两支汇入阴部内静脉，并有小支经耻骨弓状韧带与尿生殖膈前缘之间入盆腔汇入前列腺丛和阴部丛。

阴茎静脉系统起源于由窦状隙形成的微静脉，这些微静脉走行于窦状隙，在形成导静脉前先形成白膜下静脉丛。导静脉是阴茎海绵体的最小静脉，无数导静脉垂直或斜行穿过白膜，数支导静脉汇成一支环静脉，在阴茎前2/3段出现的环静脉约有3～10条，在白膜表面走行，汇入背深静脉。阴茎静脉系回流可分浅、中、深3层（图6-12）。

（1）表层静脉回流：由数条位于阴茎背侧 Colles 和 Buck 筋膜之间的浅静脉组成，在阴茎根部汇成1～2支主干，流入一侧或分别流入两侧的阴部外浅静脉，汇入大隐静脉，也通过阴茎根部以2～3支流入腹壁浅静脉。

（2）中层静脉回流：阴茎头的多支小静脉在冠状沟后方形成冠后静脉丛，静脉丛再汇集成1～2支形成背深静脉的起始部，再接收阴茎海绵体血液，至阴茎根部行经阴茎深悬韧带经耻骨弓状韧带进入前列腺静脉丛，最终流入髂内静脉。中层静脉包括背深静脉和环静脉，接收阴茎头和阴茎海绵体的血液。

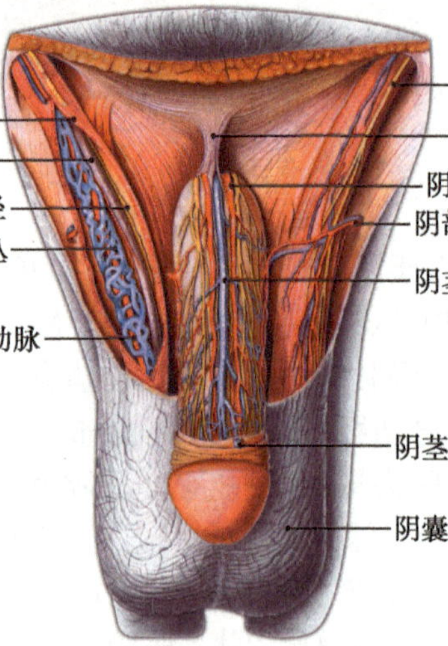

图6-12 阴茎静脉回流

（3）深层静脉回流：由阴茎近端1/3的导静脉汇合形成海绵体静脉（深静脉），在阴茎脚内侧离开海绵体形成阴部内静脉的起始部，沿途接收阴茎海绵体脚静脉、球静脉、阴囊静脉及直肠下静脉，进入盆腔后汇入髂内静脉。

这3层静脉回流，以阴茎背深静脉为轴心，相互间有很多吻合支使血液回流彼此沟通。加上静脉内瓣膜，海绵体内的动静脉短路和窦状隙内的一些特殊装置，在自主神经的调节下，动静脉间的循环非常完善。

临床在行阴茎部分切除或阴茎再植时，均应将阴茎背浅动脉、阴茎背动脉和阴茎背深静脉等主要血管加以分离，分别结扎后切断或分别予以缝合。

（三）阴茎的淋巴回流

阴茎的淋巴管分浅、深两组。浅组有4～8条，伴阴茎背浅静脉和阴部外静脉入腹股沟浅淋巴结，后者位于皮下大隐静脉根部；浅淋巴管收集阴茎皮肤、皮下组织、包皮和阴茎深筋膜的淋巴。当行手术治疗阴茎或阴囊阻塞性淋巴水肿时，在外阴与股上部之间作一纵行切口，可充分显露阴部外静脉及其伴行的淋巴管，以便行淋巴管-静脉吻合术。深淋巴管伴阴茎背深静脉汇入阴茎根部的深淋巴管丛，再经深淋巴管向外汇入股静脉根部周围的腹股沟深淋巴结，也可经股管和腹股沟管汇入髂外淋巴结；深淋巴管收集阴茎头和阴茎海绵体的淋巴。在行阴茎癌根治术时，应彻底清除可能有癌细胞转移的淋巴结。

（四）阴茎的神经

阴茎的感觉神经来自第2～4骶神经，组成阴部神经随阴部内动、静脉抵达会阴部，在坐骨肛门窝外侧部的阴部管内分出阴茎背神经，在会阴深隙内沿坐骨支和耻骨下支前行，经耻骨弓状韧带下缘和阴茎系韧带两脚之间进入阴茎背侧深筋膜与白膜之间，伴行于阴茎背动脉的外侧达阴茎头，沿途分支布于阴茎。阴茎手术时，可在阴茎根部的背侧行阻滞麻醉。

阴茎的运动神经为交感神经和副交感神经。交感神经为起自骶交感干的节后纤维，副交感神经为起自第2～4骶神经的副交感节前纤维，两者在直肠、前列腺和膀胱底两侧共同组成盆丛，除布于盆腔脏器外，布于外生殖器的自主神经随阴部神经和阴部内动脉抵达阴茎，其中副交感纤维为阴茎的勃起神经。

（五）阴茎的测量

阴茎的测量主要有疲软状态下的长度和周长，勃起时的长度和周长。阴茎常态时的平均长度为8.37cm，其范围为4.0～14.5cm；平均周长为8.3cm，其范围为4.5～12.0cm；勃起时平均长度10.75cm，其范围为8～14cm。在疲软状态下周长与长度没有相关性，阴茎的大小与身材无关。我国男子到16岁时阴茎发育已基本成熟，但在20岁后长度仍有所增加，25岁后则无明显差异。成人阴茎虽受地区及年龄因素影响，但差异不大，临床上可以忽略不计。胖瘦超过一定程度即影响阴茎发育。如体重超重20%时阴茎较短；体重低于相应身高标准体重的10%时阴茎发育差。包茎者阴茎发育差；精索静脉曲张者阴茎较正常人大。阴茎越小，勃起后增大的比率、阴茎长度的增加尤为明显。

（六）临床要点

1. 阴茎可因创伤、烧伤、战伤或阴茎癌手术等原因造成部分或完全缺损。也有先天性阴茎缺损，或先天性尿道上裂、阴茎短小畸形。阴茎在生理上，具有排尿与性交两种重要功能。阴茎部分缺损，一般认为可见部分残存在3cm以上者，可以基本满足排尿和性交功能。如果阴茎完全缺损，就不能取站立排尿的姿势，而必须蹲下，也不可能有正常的性功能。由于生理上的缺陷，常导致精神上的创伤。对于这类患者，阴茎再造具有重要意义。阴茎再造的方法很多，其设计宗旨主要包括三部分，即阴茎体形成、尿道重建和支持组织的植入。

2. 阴茎由于器质性原因而阳痿时，常用一种假体植入来治疗。这种假体的植入，一般要先选定所植入的假体材料。手术即将假体植入阴茎海绵体内，其大小和粗细要适中，其手术切口可以根据具体情况选择：①会阴中线切口；②阴茎、阴囊切口；③阴茎背侧切口；④耻骨下切口。切开阴茎海绵体的膜，充分扩张海绵体后植入假体。

3. 阴茎包皮过长和包茎的患者均可用包皮环切术以达到阴茎包皮整形的目的。其中第一种环切方法是包皮内根的保留部分应距冠状沟0.5cm处，系带处的保留部分应距系带根部1.0cm以上；第二种环切方法是在阴茎体部施行环切术。

4. 如果阴茎的包皮因外伤、手术、烧伤等原因造成阴茎包皮组织缺损，导致阴茎皮肤过紧、勃起疼痛、阴茎弯曲、不能性交等，可通过皮瓣法进行整形，以延长包皮的长度。其中应用较多的是阴囊皮瓣法及皮片移植法。

二 阴囊

阴囊为腹前壁皮肤和浅筋膜向下悬垂的薄皮肤囊袋，位于阴茎下方，内有阴囊隔将阴囊内腔分隔成左右两部，各容纳一枚睾丸、附睾及精索下部（图6-13）。

（一）阴囊的层次结构

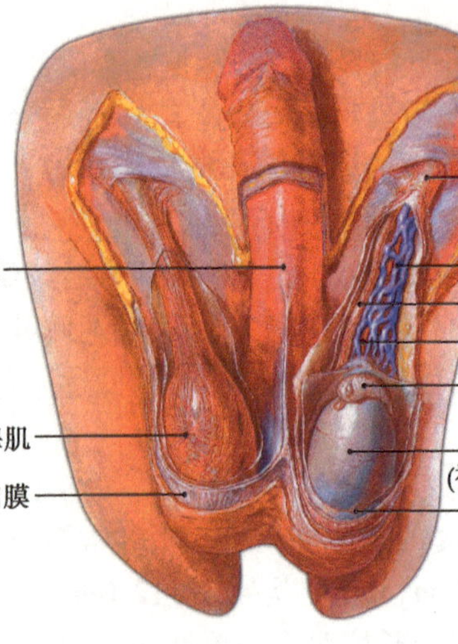

图 6-13 阴囊、精索及睾丸

阴囊由表及里分为 6 层：①皮肤，薄而柔软，有色素沉着，为暗褐色，生有稀疏弯曲的阴毛，富含汗腺及皮脂腺，其分泌物具有特殊的气味。另外，由于皮内含大量弹性纤维，因而阴囊皮肤的伸缩性很强，这有利于调节阴囊内的温度。②肉膜，阴囊皮下的浅筋膜无脂肪而含有平滑肌纤维和致密结缔组织与弹性纤维，称肉膜，厚约 1～2mm。肉膜外面与皮肤结合紧密，内面借疏松结缔组织与深部结构相连，故活动度较大。在正中矢状面上，肉膜参与构成阴囊隔（图 6-13）。肉膜向上、下分别与阴茎和会阴部浅筋膜相续。肉膜的舒缩，可调节阴囊内的温度，使睾丸处于精子发育生长的最佳环境。③精索外筋膜，亦称提睾筋膜，是由含胶原纤维的结缔组织构成。此层较薄，与肉膜层结合疏松。它起自腹股沟管皮下环边缘，为腹外斜肌腱膜和腹壁固有筋膜的直接延续。若尿道损伤，尿液可渗入此层内。④提睾肌，是由腹内斜肌和腹横肌的肌纤维束构成。当睾丸在下降过程中经过腹股沟管腹环时，腹内斜肌和腹横肌的肌纤维束包裹睾丸及附睾随精索通过腹股沟管而降入阴囊。⑤睾丸精索鞘膜，为腹横筋膜的延续，内含有少量平滑肌纤维，为睾丸被膜最牢固的部分。⑥睾丸固有鞘膜，是腹膜的延续，呈双层包裹着睾丸及附睾。其壁层衬于睾丸精索鞘膜内面，脏层包裹睾丸表面（后缘除外）及附睾的一部分。壁、脏两层在睾丸后缘借睾丸系膜相移行。两层之间为鞘膜腔，内有少量浆液。鞘膜腔为腹膜鞘突内腔的遗留部分，在胚胎期间与腹膜腔相通，出生后从腹股沟管腹环至睾丸上端的鞘突逐渐闭锁形成鞘韧带，鞘膜腔与腹膜腔的交通遂被阻断。如腹膜鞘突闭锁异常，则可发生各种遗留的鞘膜腔。可伴有各种类型的鞘膜积液。

（二）阴囊的血管

1. 阴囊的动脉　有来自阴部内动脉的阴囊后动脉和来自阴部外动脉的阴囊前动脉，以及由腹壁下动脉发出的提睾肌动脉（即精索外动脉）。阴囊前动脉在皮下环附近分为内、外侧两支。内侧支向前下方分布于阴囊隔的前 1/5～2/5 及其阴囊缝区的 2/5 皮肤；外侧支分布于阴囊外侧的前 2/3 皮肤。阴囊后动脉在尿道球两侧偏下进入阴囊，分支布于阴囊隔的后 3/5～4/5，此支在阴囊隔内下行至隔与皮肤连接处，弯向外侧至阴囊中缝区后 4/5 的皮肤，其主干尚发分支至阴囊后部及外侧后部皮肤。对尿道下裂的患者可采用以阴囊隔的血管为蒂，用阴囊中隔两侧皮肤缝制皮管代尿道进行修补，具有供区与受区邻近，取材方便，且不需要吻接血管的优点。

2. 阴囊的静脉　由静脉网汇成各静脉，与同名动脉伴行，但较粗大，除经阴部外静脉汇入大隐静脉外，其余静脉汇入阴部内静脉。

（三）阴囊的神经

阴囊的神经有髂腹股沟神经、生殖股神经的生殖支、会阴神经分出的阴囊后神经以及股后皮神经的会阴支等分布。阴囊后神经可分为内、外侧支，分布于阴囊后部皮肤。肉膜由来自腹下丛的交感神经分支所支配。阴囊后外侧部皮肤可作为游离皮瓣的供区。阴囊后动脉外径平均为1.3mm,阴囊后静脉约为1.7mm,阴囊后神经的内侧支横径约为1.2mm,外侧支约为1.0mm。在会阴中心腱的两侧,距中线平均14.6mm,在皮肤深面约12.7mm处,三者紧相依靠在一起,个体变异很小。阴囊后动脉属于阴囊直接皮肤动脉,供血达整个阴囊皮肤,是阴囊皮瓣稳定的轴型血管,血管神经束有足够的外径和长度,都在目前显微外科技术容易吻接的范围内。皮肤薄而柔软,富有弹性,皮下组织松弛,取皮后遗留创面可直接缝合,部位隐蔽,尤其在大面积烧伤的患者常能保存下来,是良好的皮供区。

(四) 阴囊淋巴回流

由阴囊皮肤毛细淋巴管网汇合而成3~24条淋巴管,然后汇合成2~3条集合淋巴管,再汇合成淋巴管,最后汇入腹股沟浅淋巴结群。当丝虫等寄生虫病虫卵阻塞阴囊淋巴管时,可导致阴囊象皮肿。

第五节　女性生殖器

女性生殖器官包括内、外两部分。外生殖器又称女阴,是女性生殖器的外露部分(图6-14),包括阴阜、大阴唇、小阴唇、阴蒂、阴道前庭以及前庭球和前庭大腺。女阴位于两股内侧之间,前面以耻骨联合、后面以会阴为界。内生殖器包括阴道、子宫、输卵管和卵巢。

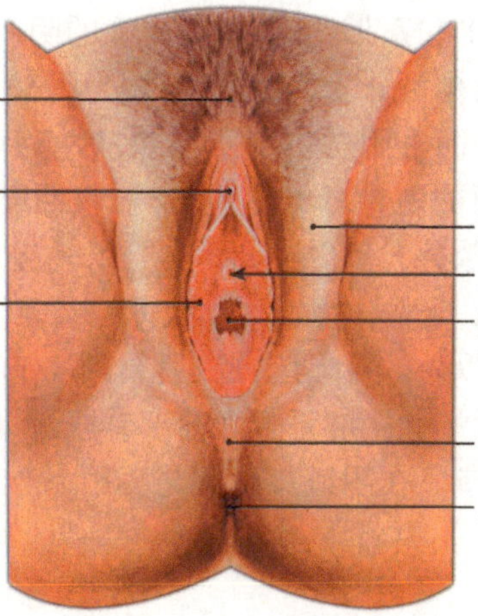

图6-14　女外阴

一　外生殖器

(一) 阴阜

阴阜为耻骨联合前面的皮肤隆起,皮下有脂肪垫、皮脂腺及丰富的汗腺,是前腹壁最低的部分。青春期后,该部皮肤开始生长阴毛,分布呈尖端向下的三角形,下部向后下方两侧分开,覆盖大阴唇。阴毛为第二性征之一,其疏密、粗细和颜色可因人或种族而异。

(二) 大阴唇

大阴唇为靠近两股内侧的一对纵行隆起的皮肤皱襞,富于弹性。上起阴阜,向后逐渐变薄,止于会阴,长7~8cm,宽2~3cm。两侧大阴唇前端的皮下为子宫圆韧带的终点,后端在会阴体前相融合，约距肛门3cm，分别形成阴唇前、后连合。每侧大阴唇具有外侧面和内侧面：外侧面与皮肤相同，并有阴毛、汗腺及皮脂腺；内侧面皮肤湿润似黏膜。在大阴唇皮下脂肪组织中，含有丰富的血管、淋巴管和神经。当局部受伤时，可发生出血、形成血肿。未婚女性的两侧大阴唇一般自然合拢，遮盖阴道及尿道口。经产妇的大阴唇因分娩的影响，常向两侧分开，绝经后大阴唇呈萎缩状。在发生上大阴唇相当于男性的阴囊。先天性腹股沟斜疝患者的疝内容物，可经腹股沟管下降至大阴唇皮下。在尿道癌等行会阴切除手术后，可应用大阴唇带蒂转移皮管以重建尿道。

（三）小阴唇

小阴唇为位于大阴唇内侧的一对小而薄的纵行皮肤皱襞，长约3.0(1.2～6.2)cm。其表面湿润，色微红，缺乏皮下脂肪，有皮脂腺，无毛，皮下富有血管、弹性纤维和少量平滑肌纤维，有丰富的神经末梢，非常敏感。两侧小阴唇在前方互相靠拢，并分为两叶包绕阴蒂、前叶形成阴蒂包皮，后叶形成阴蒂系带。小阴唇的后端与大阴唇的后端相汇合，在中线形成一条横皱襞，称为阴唇系带。经产妇因分娩使阴唇系带撕裂。在治疗先天性无阴道和阴道闭锁行阴道成形术时，可利用小阴唇及部分大阴唇缝合成皮管，以代替阴道。小阴唇的皮肤可以被利用于美容手术中，如口唇的重建；乳房的重建术中利用小阴唇再造乳头及乳晕。

（四）阴蒂

阴蒂由一对阴蒂海绵体和覆盖其表面的黏膜构成，长约1.8(1.1～2.8)cm，位于两侧小阴唇的顶端，其头部位于阴蒂的包皮和系带之间，它与男性的阴茎海绵体相似，有勃起性，但较阴茎小而无尿道通过其中。按其结构可分为3部分：前端为阴蒂头，呈膨大游离的末端位于阴道前庭的最前面；中部为阴蒂体，表面由阴蒂包皮所覆盖；后部为两个阴蒂脚，长约4cm，呈圆柱状，附着于两侧的耻骨下支，表面被坐骨海绵体肌覆盖，仅阴蒂头可见，其直径约为6～8mm。阴蒂头有丰富的神经末梢，极为敏感，当性冲动时可增大，勃起。

（五）阴道前庭

指两侧小阴唇之间，处女膜以外的菱形区，前、后长约4.3(3.3～5.8)cm。前端尖狭以阴蒂为界，两侧为小阴唇内侧面，后端达阴唇系带。前部有尿道口，后部有阴道口，在阴道口的后外侧有左、右前庭大腺导管的开口。在阴道口后部与阴唇系带之间有一浅窝，称舟状窝，经产妇由于分娩时受到损伤而消失。

（六）前庭球

相当于男性的尿道球，由勃起组织和静脉丛构成。大多位于阴道前庭两侧，前细后粗，后端钝圆，全长约3cm，称外侧部；前端狭细，在阴蒂与尿道之间两侧相连合，称中间部。其前部与阴蒂相接，后部与前庭大腺相邻，表面被球海绵体肌覆盖。

（七）前庭大腺

又称巴尔多林腺(Barthin gland)，相当于男性的尿道球腺，约如黄豆粒大，位于两侧大阴唇后部，亦为球海绵体肌(阴道括约肌)所覆盖。每侧腺体有一很细小的腺管，约长1.5～2.0cm，开口于前庭后部小阴唇与处女膜之间的沟内。性兴奋时分泌淡黄色黏液，起滑润作用。在正常情况检查时不能触及此腺，当遇有感染时，可肿胀甚至形成脓肿。如单纯为腺体开口闭塞，分泌物集聚增多，可形成囊肿。

（八）尿道外口

尿道外口位于阴蒂头的后下方与阴道口之间，为尿道的开口，呈一矢状裂缝，其周围高起呈乳头状。在尿道后壁两侧近尿道外口处，有一对尿道旁腺或斯氏腺的开口，其分泌物有湿润尿道口的作用，但此腺亦常为细菌潜伏的场所。

（九）阴道口和处女膜

阴道口位于前庭的后半部，为阴道的开口，其形状、大小常不规则，距尿道外口约0.9（0.31～1.5）cm，距肛门约3.0（1.7～4.5）cm。阴道口覆有一层较薄的黏膜皱襞，称处女膜。膜的两面均为鳞状上皮所覆盖，其间含有结缔组织、血管和神经末梢。处女膜中间有孔，其形状、大小及膜的薄厚因人而异（图6-15）。在处女，如果推开小阴唇，可见阴道口几乎被处女膜封闭。处女膜有否破裂，有时可能引起法律纠纷，检查时应当详细、小心，慎重作出结论。成年妇女的处女膜孔一般为新月形或椭圆形，也偶见筛状或其他形状。孔的大小亦有明显差异可小如针尖或大到能容纳一个或两个指尖。处女膜无孔是一种先天性异常，可使月经血潴留，性交受阻，需要适时切开。

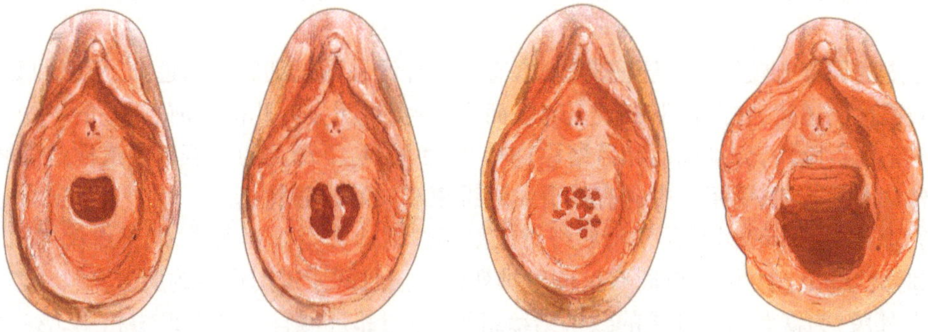

图6-15 处女膜类型

处女膜多数是在第一次性交时被撕裂，裂口常位于处女膜的后半部，同时伴有少量出血和感觉疼痛，但亦有例外，也可因剧烈活动而被撕裂。极个别妇女的处女膜组织比较坚韧，甚至妨碍性生活，需手术切开。由于分娩的影响，处女膜进一步破损，形成若干不规则隆起，基底部结成瘢痕。称之为处女膜痕，易被识别而作出诊断。

二 内生殖器

女性内生殖器官包括阴道、子宫、输卵管和卵巢，后两者常被称为子宫附件。

（一）阴道

阴道是一肌性管道器官，富于扩展性，连接着子宫和外生殖器。既是女性的交媾器官，也是排出经血和娩出胎儿的通道，故亦称之为生殖道、产道。

1. 阴道的形态 分为前、后两壁和上、下两端。平时前后壁相贴，其下部的横断面呈H形。在正常情况下，阴道呈后上至前下的微倾斜位，其后壁在子宫颈的附着位较前壁略高，故其前壁长度较后壁略短1～2cm。阴道前、后壁的长度是在阴道无伸展情况下，自处女膜痕至阴道前、后穹顶的距离，前壁平均长8.02cm，后壁平均长9.46cm，可因种族、民族、年龄和产次的不同而有差异。产次的增多，阴道有逐渐增长的趋势，这与阴道壁逐渐松弛有关。

阴道下部狭小，下端借阴道口开口于阴道前庭。

阴道横径由下而上逐渐变宽，上端宽大，子宫壁围绕子宫颈并附着于子宫颈阴道部与阴道上部之间的子宫颈壁。阴道上端环绕子宫颈阴道部所形成的间隙称阴道穹，分别将位于子宫颈阴道部前方、后方和两侧的部分阴道穹称前穹、后穹和侧穹。其中阴道后穹最深，其平均深度，前穹为0.8cm，后穹为1.2cm，在临床上有实用价值：后穹与其后部的直肠子宫陷凹之间仅隔以阴道后壁和一层脏腹膜，因直肠子宫陷凹是女性腹膜腔最低之处，当腹膜腔有腹水、脓液、血液或其他渗出物时，则首先聚积于此，这有利于经后穹行腹膜腔穿刺抽液或注射药物，也可行脓肿切开术及阴道B超检查，以协助诊断和治疗。

2. 阴道壁的结构 自内而外由黏膜、肌层和外膜构成。

（1）黏膜：为复层扁平上皮，表层细胞内含有透明角质颗粒，但一般不显角化现象；若缺乏维生素，造成透明角质颗粒增多，表现出角化。阴道黏膜可随卵巢的功能状态呈现周期性变化，这与卵泡所分泌的卵泡素的含量密切相关。在月经期和经后的2~3天内，阴道上皮较薄，随即逐渐增厚，经前期为最厚。绝经后的妇女因卵巢功能的衰退，阴道上皮变得更薄，抵抗力亦下降。

在上皮的周围有较厚的一层固有膜，富有弹性纤维和淋巴细胞。阴道前、后壁的黏膜有许多横行皱襞称阴道褶，在阴道下部较上部多而密，少女更明显。此褶在前、后壁的中线处增多，各形成一条纵行隆嵴，分别称前和后褶柱，前者大而明显，下部尤为显著称阴道尿道隆嵴，向下至尿道外口而终。前、后褶柱中含有平滑肌纤维束和丰富的静脉丛。

（2）肌层：由内环、外纵的平滑肌纤维束呈不规则地交错排列而成，肌纤维间含有大量结缔组织和弹性纤维。在阴道口周有呈环形排列的骨骼肌即尿道阴道括约肌。

（3）外膜：为富有弹性纤维的致密结缔组织，并与邻近器官的结缔组织相续，含有大量静脉丛和淋巴管。由于阴道壁富有黏膜形成的阴道褶和前、后褶柱，肌层和外膜中含有大量弹性纤维，因此阴道富于舒缩性，分娩时胎儿头部亦可顺利通过。

3. 阴道的位置及与周围的关系 阴道位于子宫的下方，大部在尿生殖膈以上的骨盆腔中央，少部穿尿生殖膈至会阴部的尿生殖三角。阴道长轴呈由后上斜向前下的倾斜位，与子宫长轴之间形成略大于90°的钝角（图6-16）。其前上方与膀胱底和输尿管末端相邻，与两者间有由结缔组织和静脉丛构成的膀胱阴道隔相连；前下部与尿道相邻，其间有由致密结缔组织构成

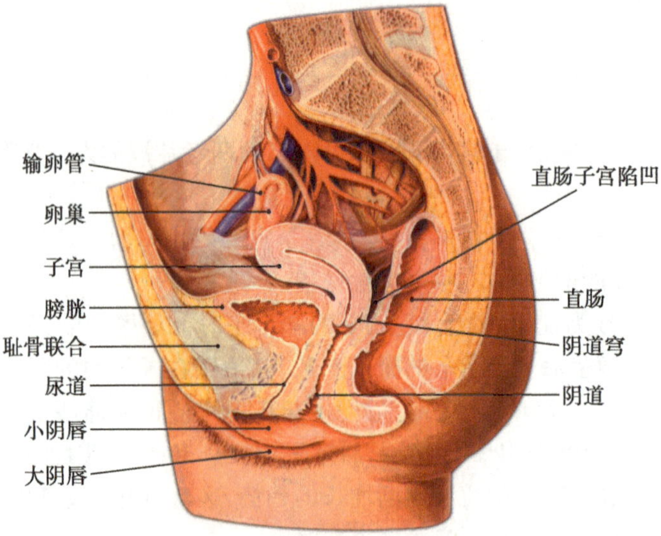

图6-16 女性盆腔矢状切面

的尿道阴道隔，术中不易分离。阴道后上1/4段借阴道后壁和一层腹膜与直肠子宫陷凹相隔；中后2/4段与直肠壶腹相邻，其间有由疏松结缔组织和静脉丛构成的直肠阴道隔相连，容易分离；后下1/4段与肛管相邻，由于肛管长轴朝向后下，阴道长轴朝向前下，故两者间形成一个由阴道后壁、肛管前壁和皮肤共同围成的三角形区称直肠阴道三角，其间为会阴中心腱和连于会阴中心腱前、后方的肌肉。阴道两侧上部与盆腔侧壁之间为宽大的骨盆直肠间隙，内有疏松结缔组织和静脉丛，输尿管末段紧邻阴道下降，子宫动脉的阴道支沿阴道侧壁下行布于阴道；阴道两侧的下部由上而下先后穿过盆膈和尿生殖膈，在会阴部尿生殖膈浅面，两侧有前庭球和前庭大腺；在阴道口周有覆盖前庭球的尿道阴道括约肌。上述膀胱阴道隔、尿道阴道隔、直肠阴道隔、盆膈和尿生殖膈都是固定阴道的重要装置，在行阴道修补术或行阴道再造术时应注意保护这些固定装置。

4. 阴道的年龄变化 阴道的形态结构和长度随年龄的不同也有所变化。

（1）形成结构的变化：初生儿和幼儿的阴道黏膜皱襞相对要多而密，遍布于阴道内表全部；肌层较薄，弹性纤维亦较少。自10岁以后，随着青春期的萌动，阴道迅速加长，阴道上部的阴道褶逐渐减少并消失，肌层逐渐增厚，弹性纤维亦增多。成年处女的阴道褶尤为显著，故阴道内腔相对狭小；肌层发达，肌间富有弹性纤维；整个阴道壁的扩张性和弹性极大。经中年以后，随着性激素分泌的减少，阴道壁各层也逐渐变薄，阴道褶低平，阴道腔宽大。老年妇女的阴道上皮细胞层次减少，肌层亦薄，弹性纤维变性，因而阴道壁松弛失去弹性，伸展性小，抵抗力低，容易受损而发生感染。

（2）阴道长度的变化：幼儿时期阴道相对短，自青春发育期开始迅速加长。随着产次的增多，阴道可再次延长。如以20岁女性的阴道前壁和后壁的长度分别为6.50cm、7.87cm为基数，第5年约增长0.5cm。

5. 阴道的血管 阴道上部的动脉来自子宫动脉的阴道支，中部的来自膀胱，下部的来自直肠下动脉。阴道的静脉丰富，在壁周围形成静脉丛。阴道上部的静脉丛，经子宫阴道静脉丛和膀胱静脉丛汇入膀胱下静脉注入髂内静脉；阴道下部的静脉丛则经阴部内静脉回流到髂内静脉。

6. 阴道的淋巴回流 阴道上部的3/4或4/5淋巴管汇入子宫颈部淋巴管，或伴阴道动脉走行，注入髂内淋巴结。下部1/4或1/5的淋巴管，经外阴部注入腹股沟浅淋巴结。

7. 阴道的神经 阴道的神经主要来自子宫阴道丛。其副交感神经来自盆内脏神经，交感神经则来自上腹下丛和骶交感干。

8. 临床要点 妇女在生产或侧切后，阴道壁有不同程度的松弛，或脱垂，有时可影响性生活的质量。因此缩窄阴道的成形手术在目前已并不少见。

（二）子宫

子宫是一个壁厚腔小的肌性中空器官，为胎儿在母体内生长发育的处所。主要由平滑肌构成，富于扩展性。它位于骨盆腔中央，呈倒梨形，其大小、形态、位置及结构随年龄的不同而异；并由于妊娠和月经周期的影响而发生变化。

子宫发育异常是女性生殖系统发育异常中最常见的一类。如无临床症状，无需特殊治疗。

1. 幼稚型子宫应尽早给适量雌激素促进其生长发育。

2. 残角子宫伴有经血潴留，而有痛经者可以手术切除残角子宫。

3. 双角子宫伴习惯性流产者可做矫形手术。

(三)输卵管

输卵管为一对细长而弯曲的喇叭形肌性管状器官,内侧端与子宫角相连,于子宫腔的开口称输卵管子宫口;外侧端游离,而与卵巢接近,其开口称输卵管腹腔口。当输卵管发育不全或炎症等因素存在时,常出现输卵管妊娠可行输卵管切除。另外,在行绝育手术时,常将双侧输卵管结扎;也存在输卵管绝育后个别因孩子发生意外死亡,需要再生者,可实行输卵管复通术。此时必须开腹找到输卵管结扎处,切除瘢痕,施行输卵管端端吻合术,也可直接行输卵管宫腔移植术。

(四)卵巢

卵巢为女性生殖腺,它产生卵子并分泌卵泡素、孕酮(黄体酮)、少量男性激素及妊娠晚期可分泌松弛素,所以卵巢也是内分泌器官。卵巢左右各一,呈扁椭圆形,略为灰红色,位于子宫两侧输卵管的后下方,其大小通常约为4cm×3cm×1cm,可随年龄的不同而异;绝经期后可逐渐缩小到原体积的1/2。卵巢未发育或发育不全的患者常伴有原发性闭经或初潮延迟和月经稀少,第二性征发育不全,身材短小,内、外生殖器呈幼稚型或假两性畸形。此类患者也常伴有其他先天性畸形,如蹼状颈、主动脉狭窄和肘外翻等特纳综合征。可行手术矫正,得以改善功能和增进形体美。

三 女性阴道和外生殖器的异常

(一)阴道发育异常

包括先天性无阴道、阴道横隔和阴道纵隔。

1. 先天性无阴道 为副中肾管尾端发育停滞而未向下伸延所致。故常伴有子宫未发育或发育不全,也常伴有泌尿系统发育的异常。此类患者外生殖器正常,有或无处女膜,阴道口处有浅凹陷或有短浅的阴道下段。往往两侧卵巢及输卵管均正常,而为痕迹子宫或发育不全子宫。这类患者大多需要施行阴道成形术,个别病例可试用保守治疗。如有子宫并且估计有月经者,还应进行剖腹探查,有可能将子宫颈口接于阴道的上端,以恢复正常阴道、子宫的通道。有困难时则应切除子宫。

阴道成形手术方法较多,较早常用的手术方法有游离皮瓣移植(分一期开放及二期闭合手术)或带蒂皮瓣移植、羊膜移植手术。近年来国内有报道用乙状结肠移植、腹膜移植等;国外则较多采用Vechitti手术。最简易的手术是外阴皮瓣代阴道术(Willianms手术)。除此,还有非手术的压迫法阴道成形术。

皮瓣移植术,优点为手术简易、安全、成功率较高。但相对阴道干涩,需半年以上昼夜阴道放置模具;且植皮容易坏死、脱落、感染、肉芽形成使阴道变浅或顶部瘢痕收缩。羊膜移植更简单,成功率也较高,最后形成的阴道与自然阴道近似。但缺点为手术后阴道全部为正常黏膜覆盖所需时间较长,且此期间阴道常招致感染,形成瘢痕收缩,置模需时较长等。腹膜代阴道,类似羊膜移植,即形成的阴道接近自然阴道,但也需长期放置阴道模具。Vechitti手术因前庭部无手术创伤而似天生,造穴始于腹腔的膀胱尿道与直肠间隙(有时该间隙有发育不全的子宫)。前庭黏膜于一周内被提至膀胱直肠返折腹膜处。阴道需较长时间放置模具。相比之下，乙状结肠代人工阴道的成功率最高，且极似正常阴道功能，阴道黏膜皱襞良好，柔软湿润，通常有少许黏性分泌物，长、宽度充裕，有助于性生活快感。而且术后可不必放置阴道模具。尤其适于以前人工阴道成形手术形成前庭直肠瘘、膀胱（尿道）阴道瘘或手术造穴损伤直肠、尿道或膀胱者。乙状结肠移植需行肠切除吻合，手术较大，务必重视。

2. 阴道横隔 为位于阴道内，将阴道分为上、下两部的横向黏膜隔，可能是融合的副中肾管尾端与尿生殖窦相连处未贯通或仅部分贯通所造成。多位于阴道上 1/3 与下 2/3 的交界处，但亦有位于阴道其他部位。在阴道横隔的中央或两侧角有小孔与外界相通。如横隔薄而软者可作手术切开，剪除多余黏膜瓣，将黏膜上下边缘缝合即可。如阴道横隔厚而韧，缺少弹性，则术后应放置阴道模型，以防止组织粘连和瘢痕挛缩。

3. 阴道纵隔 因两侧副中肾管下段融合后，其中隔未消失或未完全消失所致，因其中隔消失程度不同而可分为完全性阴道纵隔（亦称双阴道）和部分性阴道纵隔。完全性阴道纵隔的患者有时常伴有双子宫、双宫颈畸形。在诊断明确后可行纵隔切除术，纵隔切除后残端黏膜以肠线连续缝合。

（二）外生植器发育异常

1. 处女膜闭锁 亦称无孔处女膜，主要是因尿生殖窦的阴道芽状突起处未被贯通所致。偶尔亦可因后天炎症粘连所致。其表现与低位阴道横隔者相同，在青春期后有经血潴留现象。一般在矫正时可做 X 形切开手术，再修剪处女膜切缘，形成圆形阴道口。创缘可用肠线缝扎止血。

2. 尿道-直肠隔发育不全 因尿道-直肠隔发育受阻停滞而泄殖腔继续存在，尿道、阴道和直肠均开口于共同的腔。亦可能尿道-阴道隔发育正常，尿道和阴道开口正常而肛门开口异常，即肛门异位。此时可见正常肛门处稍有凹陷而直肠开口于阴道、处女膜外舟状窝处或会阴部，形成阴道肛门、前庭肛门或会阴肛门。此类异常罕见，异位肛门的括约肌功能多正常，不需特殊处理，行简单手术矫正即可。

3. 尿道-阴道隔发育不全 即尿生殖窦呈管状，尿道及阴道皆开口于此管，外观似尿道，较短而开口于阴道前壁最下段者无特殊症状，亦不需要处理。如尿生殖窦管道较细，开口于阴蒂下方者则需手术矫形。

4. 外阴畸形 常表现为阴蒂肥大和两侧阴唇之间有不同程度的融合，可能为真两性畸形或假两性畸形。也可能是幼女外阴炎的后遗症或雌激素不足所致。可以是大小阴唇同时粘连，但常为仅小阴唇粘连，使尿道口与阴道口被遮盖，仅在小阴唇上端或下端留一小孔和阴道相通。此类患者在幼年时可手法分离，如已成年或手法不能分开时可手术切开分离。如有两性畸形可按两性畸形一并处理。

第六节 两性畸形

两性畸形是由于性分化异常所致，临床上主要指外生殖器生长发育的混乱。性别分化主要决定于 Y 染色体上的睾丸决定基因。如果在没有 Y 染色体或没有睾丸基因时，则未分化的原始生殖腺就不会形成睾丸，而可能发育为卵巢，并出现女性生殖管道与女性外生殖器的发育。当 Y 染色体在数目与结构上发生改变，则必然导致性分化异常及生殖系统的遗传缺陷。另外，雄性激素，抗苗勒管激素(AMH)等也在性分化过程中起到重要作用。两性畸形可分为假两性畸形和真两性畸形两种。

一 假两性畸形

此类患者只具有一种性腺，只有卵巢或只有睾丸，但其外生殖器和第二性征与性腺有某种程度的分歧，可分为男性假两性畸形和女性假两性畸形两类。

(一) 女性假两性畸形

即女性男性化。此类患者除外生殖器部分男性化外，其他包括内生殖器及染色体组型皆属正常女性。其外生殖器表现为阴蒂增大及两侧阴唇有不同程度的融合。根据其发病原因可分为：①先天性肾上腺皮质增生征，或称肾上腺性征综合征。这类患者应早期作出诊断，并终生使用氢化可的松治疗。青春期后则可如女性正常发育，并伴有月经来潮，婚后还可有生育能力。而会阴部则主张尽早行阴蒂、阴唇整复术。②妇女在妊娠期使用过多的雄性激素或具有雄激素作用的人工合成孕激素类药物，均可使其女性胎儿外生殖器发育男性化。此类患者在出生后不再有雄激素的影响，则不需用替代性雌激素治疗，青春期后自然会沿女性方向发展。其外生殖器畸形可能与先天性肾上腺皮质增生者相同，表现为阴道与尿道皆通向一共同通道——尿生殖窦，而开口于增大的阴蒂下，则应尽早将尿生殖窦切开，使尿道外口和阴道口外露，并切除增大的阴蒂。③极少数女性假两性畸形者发病原因不明。

(二) 男性假两性畸形

即男性女性化。多为先天性对雄性激素不敏感者，称雄性激素不敏感综合征，也称睾丸女性化。患者的性腺是睾丸，染色体组型为 46，XY。睾丸分泌雄性激素，但机体对雄性激素不敏感。以其对雄性激素不敏感的程度不同而内外生殖器发育不同，可分完全型和不完全型两类：

1. **完全型** 患者有正常女性外阴，睾丸位于腹股沟及大阴唇内，阴道呈盲端，青春期时乳房发育，阴毛及腋毛稀少。

2. **不完全型** 患者的外生殖器性别难辨，其表现为阴蒂肥大，阴唇、阴囊融合，乳房在青春期可发育或不发育，有阴毛及腋毛。还有一些男性假两性畸形可能发生的因素有：①抗中肾旁管激素缺乏，即中肾管发育正常，中肾旁管退化不完全。临床上表现为男性，但男性第二性征不明显，毛发细，皮肤嫩，性功能不全，并可出现发育不全的子宫和输卵管。②雄性激素合成及作用障碍，即临床表现为生殖器似男性，有尿道下裂、双阴囊、睾丸发育不良，青春期有轻度的女性乳房发育。

男性假两性畸形如估计手术后不能维持男性性功能者，就应使其向女性方向发展，因为手术再造一个有功能的阴茎是十分困难的，甚至是不可能的，而再造阴道的成功率较高，对这种患者应行睾丸切除和外阴成形术，并给予雌激素治疗。男婴睾酮不足者，给予补充，而阴茎发育良好或因患者及家属要求造男性性别，则应根据不同情况作阴茎、乳房、尿道及阴道的整形手术。

二 真两性畸形

此类患者同时具有卵巢和睾丸。可能一侧为卵巢，另一侧为睾丸，亦可能一侧或两侧为卵睾。内生殖器可有发育程度不一的子宫和输卵管；若睾丸功能较好，则可见附睾和精索等男性内生殖器。外生殖器多为性别难分，即可能侧重于女性，或可能侧重于男性。体内所具有的卵巢和睾丸皆可能有内分泌功能，即体内可同时有雌激素和雄激素，但以其中一种激素占优势，则第二性征的表现往往也随占优势的激素而定。其染色体组型为46,XX,46,XY;46,XX/46,XY及其他嵌合体。治疗可根据患者的外生殖器表现型、社会性别及其心理情况具体酌定。但必须切除或修订一种性别的内、外生殖器，并应用保留之性腺的激素来促进第二性征的发育。一般来说，向女性方向发展要比向男性方向发展要容易些。部分患者可有生育能力。

三 性别转换症变性手术的解剖及临床简介

变性手术是针对性别转换症（易性症）患者在精神心理分析等保守治疗无效的情况下迫不得已所施行的一种外科治疗。这一外科又称性别重塑外科。在国外，不少国家性别重塑被认为是一项常规的治疗，它涉及的领域有：泌尿外科、整形科、妇科学、内分泌学、心理学、伦理学、道德学、社会学及法律学等部门。我国第1例男变女性手术是1984年，第1例女变男性手术是1992年，世界第1例男女性腺互换移植手术也是1992年由我国首创。

（一）男性变女性

男性变女性手术包括3个主要方面：①睾丸、阴茎的切除；②阴道的成形；③隆乳及喉结的整形。其中术前应用女性激素治疗，睾丸和阴茎海绵体切除及阴道成形是这一变性手术成功的中心环节。而阴道成形可利用阴茎皮肤内翻来完成，也可以用前面所述，阴道再造的四种方法来完成。术后应预防的并发症有：尿道的狭窄、阴道口狭窄及阴道挛缩、尿道阴道瘘和阴道直肠瘘。

（二）女性变男性

女性变男性手术也包括3个主要步骤：①子宫、输卵管及卵巢切除；②阴茎、阴囊成形；③乳房过多组织切除。阴茎成形为这一变性手术中最关键的部分。由于患者在术前应用雄性激素，阴蒂可能出现肥大，这样即可利用肥大的阴蒂进行阴茎成形。其主要步骤有：①切断阴蒂悬韧带，分离阴蒂体并合并在一起，使肥大的阴蒂得以充分的延长；②将尿道延续到阴蒂头部，其中可用阴道瓣掩到尿道口处，形成延长的尿道，把阴蒂腹侧切开，延长的尿道伸向阴蒂头，再将双侧小阴唇形成皮瓣，圈叠缝合成尿道，这样就形成了一个小阴茎；③双侧大阴唇从腹股沟开始做V字形切开，向下及中线方向做“V-Y”推进缝合，以形成阴囊。

必须提出的是，医师应在变性者手术前，让其了解手术的过程，手术的费用，变性后社会及家庭的具体影响，让其在心理上有一个正确和充分的估计。国外对变性手术后的效果统计如下：80%～90%的患者满意；10%～15%的患者不满意；7%的患者造成悲剧性的结果，其中包括要求恢复原来性别、精神分裂的出现、长期住院及自杀（0.8%～2.1%）等，故医师应慎重行此类手术。

（程建军）

第七节　会阴部常用组织瓣及应用

一　阴股沟皮瓣

（一）解剖及血供

以阴唇后动脉外侧支为血管蒂的阴股沟皮瓣。阴唇后动脉是阴部内动脉终末支血管之一，主干在球海绵体肌和坐骨海绵体肌之间的沟内向内上方走向大阴唇，自会阴浅横肌至阴道口后缘，主要分布于大阴唇后端2/3和小阴唇，并在大阴唇皮下恒定地以本干的形式与阴部外浅动脉和（或）阴部外深动脉形成血管吻合。阴唇后动脉主干在阴道口后缘前后恒定地向阴股沟区发出2、3支，即阴唇后动脉外侧支，发出后向前外侧走行，分布于阴股沟皮瓣下端，与闭孔动脉前皮支降支和旋股内侧动脉在大腿内上方的分支相吻合。有同名静脉与之伴行，注入大隐静脉或直接注入股静脉。

以闭孔动脉前皮支为血管蒂的阴股沟皮瓣。闭孔动脉前皮支来自闭孔动脉前支，紧邻耻骨下支外侧缘或穿经其外侧骨质浅出后，即发出升支、降支和大阴唇分支，分布于阴股沟皮瓣中部和大阴唇，有同名静脉与之伴行（图6-17）。

阴股沟皮瓣神经支配：髂腹股沟神经经腹股沟皮下环浅出，向下方走行，分布于阴股沟皮瓣上端。阴唇后神经来自会阴神经，与同名血管伴行，越过会阴浅横肌后，主要分布于大阴唇及阴股沟皮瓣后部。股后皮神经会阴支，是股后皮神经到会阴区的分支，主要分布于大阴唇，及阴股沟皮瓣后外侧。

（二）应用

阴股沟皮瓣主要用于阴道再造术及修复会阴部较小的皮肤缺损或阴道直肠瘘。

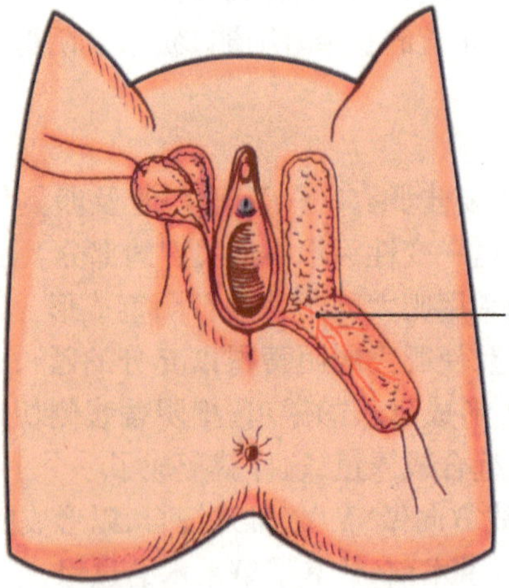

图6-17　阴股沟皮瓣的血管和神经

二　阴囊中隔血管束皮瓣

（一）解剖及血供

阴囊中隔的血管有两部分来源，首先有从阴部外动脉分出的阴囊前动脉，其供养阴囊前

1/5～2/5 的皮肤，另外有从阴部内动脉分出的阴囊后动脉分布到阴囊中缝区后 4/5 或 3/5，并弯向外侧至阴囊其他 3 个区的皮肤，两者之间有吻合支，静脉和神经与其伴行。

（二）应用

该皮瓣主要用来修复尿道下裂（图 6-18）。

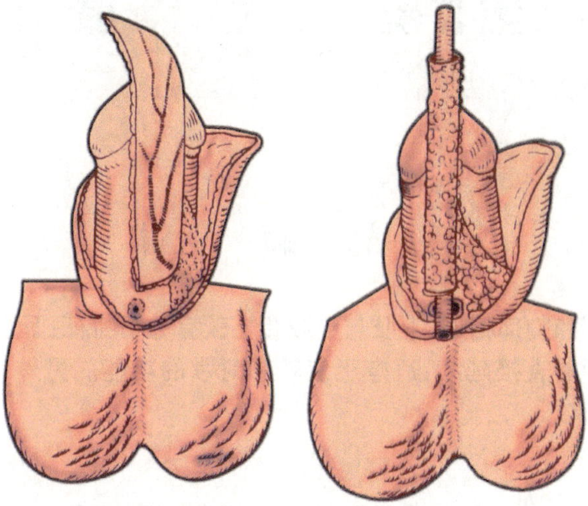

图 6-18 阴囊中隔皮瓣修复重建尿道

（陈旻静）

第七章 上　肢

第一节 概　述

上肢借肩部与颈部和胸部相连，上肢与下肢相比较有如下特征：骨骼轻巧，肌肉数多，运动灵活。腕和手又是前臂的直接延续，适应于旋转和对掌的功能。另外，手的神经分布特别丰富，又是重要的触觉器官。

一 境界与分区

上肢与颈部和胸部的分界线，上界为锁骨、肩峰至第七颈椎棘突的连线，前为三角肌前缘，后为三角肌后缘，下为通过腋前、后皱襞下缘中点的连线与胸部为界。

上肢可分为肩、臂、肘、前臂和手部。为了局部描述方便起见，可将上肢分为前、后若干区。

二 表面解剖

（一）体表标志

1. 常用的骨性标志（图 7-1）

（1）锁骨：全长可在皮外扪及，内侧端突出，外侧端扁平。

（2）肩峰：肩部位置最高的骨性标志。

（3）肩胛冈：全长可扪及，沿肩峰向后内即可摸到肩胛冈。其内侧端平第 3 胸椎棘突。

（4）喙突：在锁骨中、外三分之一交界处下方的锁骨下窝内，向后即可扪到。

（5）肱骨小结节：在喙突尖下方 2 ~ 4cm 处可扪到。

（6）肱骨大结节：是肩部最外侧的骨性标志。

（7）肱骨内、外上髁及尺骨鹰嘴：均可在肘部扪到。伸肘时，上述三个骨性标志为同一横线上。屈肘 90°时，它们的连线构成一个等腰三角形，肘关节脱位或骨折时可改变这种正常关系。

（8）桡骨茎突和尺骨茎突：是桡骨下端和尺骨下端的突起。桡骨茎突较尺骨茎突低 1cm。

（9）舟骨结节、大多角骨结节、豌豆骨、钩骨钩：在腕前远侧横纹稍下方，桡侧可扪到舟骨结节与大多角骨结节；尺侧可扪到豌豆骨与钩骨钩。

当人体直立，双上肢自然下垂时，肘部与肋弓下缘等高，腕部与耻骨等高，掌骨小头与臀下皱襞等高。双上肢外展时，两侧中指尖间距等于体长。

2. **常用的肌性标志**(图 7-2)

(1)肩部:当臂外展时,可明显看到三角肌前、后缘。腋前皱襞和腋后皱襞为腋窝的前、后缘。

(2)臂部:中份外侧可触及三角肌粗隆,前面有肱二头肌,两侧为肱二头肌内、外侧沟。后面有肱三头肌。

(3)肘部:屈肘时,肘前方可摸到肱二头肌肌腱和腱膜。

(4)前臂:前面外侧有肱桡肌,内侧为尺侧腕屈肌。后面外侧有桡侧腕长、短伸肌,内侧为尺侧腕伸肌。

(5)手部:握拳屈腕时,腕前部可触及数条肌腱隆起,掌长肌腱位于正中,较明显,桡侧为桡侧腕屈肌腱,尺侧为指浅屈肌腱和尺侧腕屈肌腱。手掌中部为掌心,两侧分别为鱼际和小鱼际。

男性上肢粗长,三角肌、肱二头肌和前臂屈肌发达,肌肉界限明显;肘部、腕部骨性标志和肌腱明显。女性上肢细短,从肩至手的形体过渡和缓,各关节活动范围较男性的为大,提携角亦稍大。

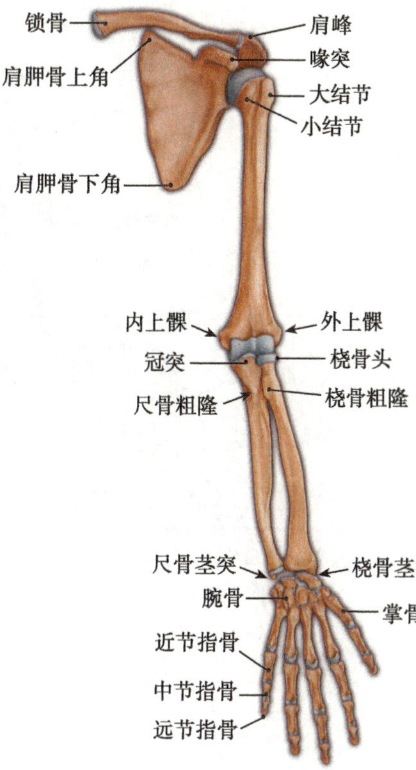

图 7-1 上肢的骨性标志

(二)上肢的测量

1. **全长** 由肩峰至中指尖。
2. **臂长** 由肩峰至肱骨外上髁。
3. **前臂长** 由肱骨外上髁至桡骨茎突。
4. **手长** 腕关节远侧横纹中点至中指指尖。

(三)上肢的轴线与提携角

1. **上肢轴线** 是经肱骨头-肱骨小头-尺骨头中心的连线。
2. **臂轴** 是经过肱骨纵轴的线。
3. **前臂轴** 与尺骨长轴一致。
4. **提携角** 在正常情况下,臂、前臂轴二轴延长线成向外开放的165°~170°角,其补角为10°~15°,即提携(臂和肘外偏)角。此角大于20°为肘外翻;小于0°时为肘内翻;0°~10°时为直肘。

(四)体表投影

1. **上肢动脉干的投影** 当上肢外展90°,掌心向上时,从锁骨中点至肘前横纹中点远侧2cm处的连线,为腋动脉、肱动脉的体表投影;大圆肌下缘为动脉的分界标志。从肘窝中点远侧2cm处,分别至桡骨茎突前方和豌豆骨桡侧的连线,为桡、尺动脉的体表投影。

2. **上肢三大神经干的体表投影**

(1)正中神经:在臂部与肱动脉的投影相同;在前臂部为从肱骨内上髁与肱二头肌腱连线的中点,向下到腕部桡侧腕屈肌腱与掌长肌腱之间的连线。

(2)尺神经:在臂部为从腋窝顶经肱骨内上髁与鹰嘴之间的中点(尺神经沟)的连线。在

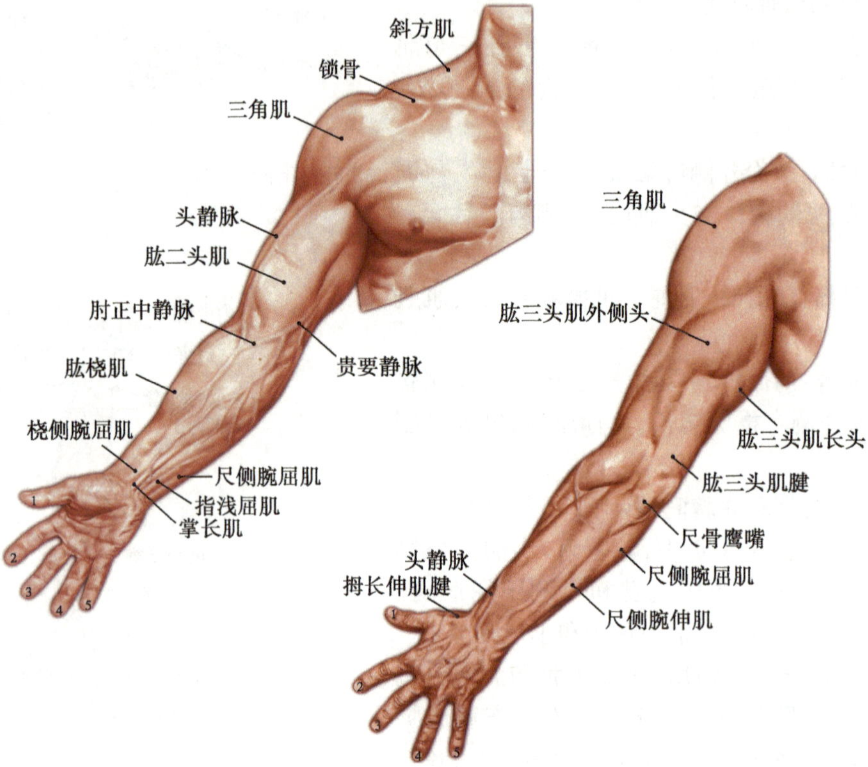

图 7-2　上肢的肌性标志

前臂部为从肱骨内上髁与鹰嘴连线中点至豌豆骨桡侧缘的连线。

（3）桡神经：在臂部为自腋后皱襞的下方至臂部外侧中、下 1/3 处，再从该处至肱骨外上髁的连线。在前臂部为自肱骨外上髁至桡骨茎突的连线，为桡神经浅支的投影；自肱骨外上髁至前臂背侧中线的中、下 1/3 交界处的连线，为桡神经深支的体表投影。

第二节　上肢浅层结构

上肢浅层结构包括：皮肤、浅筋膜（皮下组织）及其在浅筋膜内的浅静脉、皮神经和浅淋巴管等结构。

一　皮肤

臂和前臂的前面、内侧面皮肤较薄，具有一定的活动度；后面的皮肤相对厚，移动度小。肘前部的皮肤移动性大，肘后部的皮肤较肘前部的为厚，但因其皮下组织疏松，故活动度较肘前部的为大。前臂前面的皮纹较细腻，移动度大，常作为皮瓣的供体；手掌的皮肤在鱼际处较薄，但在掌心及小鱼际处则厚。手掌和手指掌面的皮肤厚而坚韧，具有厚的角化上皮，移动度很小，具有丰富的汗腺，但无毛囊及皮脂腺，因此不会发生皮脂腺囊肿。因手掌及手指掌面的皮肤缺乏伸缩性，在缝合伤口时不能有任何张力，即使小面积缺损，也很难对合，否则将引起明显功能障碍。如用身体其他皮肤来代替，多数也难满足它的特殊要求。掌侧皮肤缺损如任其自然愈合，必将形成较多瘢痕，产生功能障碍；手背和手指背面的皮肤稍薄且松弛，移动度较大，富有一定弹性，具有毛囊和皮脂腺。手指指腹末端皮肤的乳头层内有许多神经小体，这对于手的感觉，尤其是实体觉甚为重要，手指指腹的触觉非常灵敏，尤以示指指腹最灵敏。

指甲是指背皮肤的衍生结构，是真皮由指背的表皮角化增厚而成。甲下的真皮为甲床，指甲的近侧缘潜在皮下部分称甲根。甲根茎部的表皮生发层，是指甲的生长点，手术时应加以保护。围绕甲根及其两侧的皮肤皱褶为甲廓，常因刺伤感染而形成甲沟炎，若蔓延至甲下，则易形成甲下脓肿。

二 浅筋膜

臂和前臂前面的浅筋膜薄而松弛，手掌中央和手指掌面的浅筋膜细密，内有许多纤维隔连结皮肤和深面的深筋膜。掌横纹和指掌侧横纹直接与掌腱鞘相连。这种结构特点使皮肤不易滑动，有助于握持物体。由于纤维隔的存在，手掌感染化脓时，积脓不易扩散，使局部脓肿压迫神经而引起剧烈疼痛。

掌短肌位于小鱼际浅筋膜内，薄而形成四边形，属于退化肌，可使皮肤皱缩，由尺神经浅支支配。

浅筋膜内有浅静脉、皮神经、淋巴管和淋巴结。

（一）浅静脉

手指的浅静脉较丰富，在各指背面形成两条相互吻合的指背静脉，至指甲附近分别合成三条掌背静脉，在手背中形成手背静脉网（图 7-3）。

1. **头静脉**　起于手背静脉网的桡侧，沿前臂桡侧上升，经肘窝前方，再沿肱二头肌外侧沟向上行，经三角肌与胸大肌间沟行走，于锁骨下方，穿锁胸筋膜注入腋静脉或锁骨下静脉。

2. **贵要静脉**　起于手背静脉网的尺侧，沿前臂尺侧上行，至肘窝内前方，再沿肱二头肌内侧上升，至臂中份稍下方穿深筋膜注入肱静脉，或伴肱静脉上行至大圆肌下缘移行为腋静脉；或与肱静脉合成腋静脉。

3. **肘正中静脉**　较短，形成多种形式，通过在肘窝处连接头静脉和贵要静脉。有时也接受前臂正中静脉，后者有时呈分叉状，分别注入头静脉和贵要静脉，临床上通过这种浅静脉进行穿刺，注射、取血、输液。

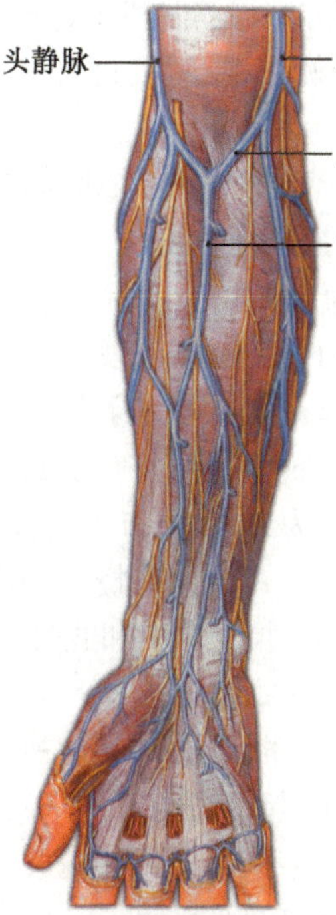

图 7-3　上肢浅静脉

（二）皮神经

上肢的皮神经按一定的节段分布于上肢的各部皮肤，除肩上部是由颈丛分支分布和臂部上段内侧小部分皮肤由肋间臂神经分布外，其余大部分均由臂丛各皮支支配（图 7-4）。

1. **上臂的神经**

（1）臂外侧上皮神经：为腋神经在三角肌的深面

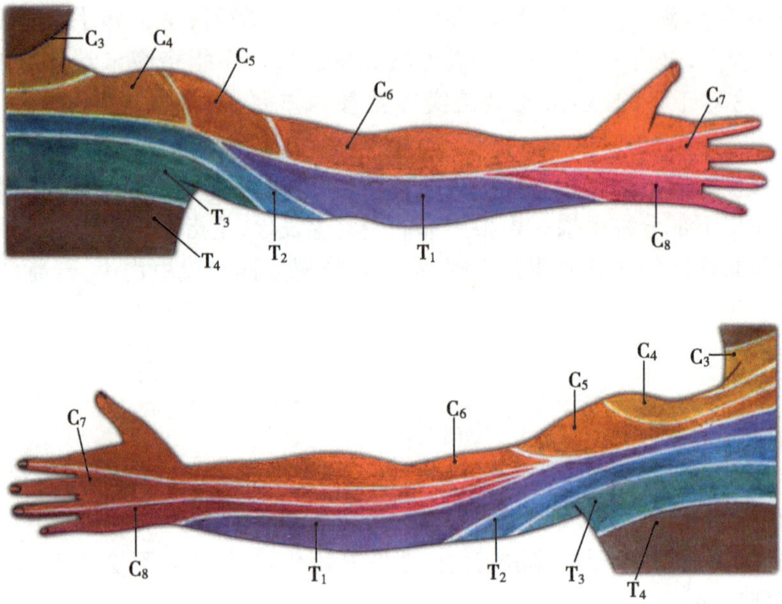

图 7-4 上肢皮神经节段分布

分出的皮支，绕三角肌后缘穿深筋膜浅出，分布于三角肌后下部及被盖肱三头肌附近的皮肤（图 7-5）。

（2）臂外侧下皮神经：在桡神经沟内发自桡神经，自三角肌止点下方浅出，分布于三角肌止点以下外侧的皮肤。

（3）臂后皮神经：在腋窝处发自桡神经，它不伴桡神经入桡神经沟而是绕肱三头肌长头，在腋后皱襞下方穿深筋膜浅出，分布于臂后中部的皮肤，该神经向下可至尺骨鹰嘴处。

（4）臂内侧皮神经：发自臂丛内侧束，在臂内侧中点穿深筋膜浅出，分布于臂下部内侧皮肤。

（5）肋间臂神经：为第二肋间神经的外侧皮支，常跨腋窝与臂内侧皮神经分支合并，分布于腋窝底及臂上部内侧皮肤。

2. 前臂的皮神经

（1）前臂内侧皮神经：发自臂丛内侧束，在腋动脉和腋静脉之间下行，继而在肱动脉内侧下行，于臂中部在贵要静脉穿入处穿出深筋膜浅出，分布于前臂内侧的前、后方的皮肤。

（2）前臂外侧皮神经：它是肌皮神经的终支，在肘窝稍上方，肱二头肌外侧沟穿深筋膜浅出，然后下行分为二支，分布于前臂外侧的前、后方皮肤。

（3）前臂后皮神经：在桡神经沟内发自桡神经，出桡神经沟后，在肱骨外上髁上方，穿臂筋膜浅出向下，经尺骨鹰嘴和肱骨外上髁之间下行，分布于前臂后部皮肤。

3. 手部的皮神经

（1）桡神经的浅支：它为桡神经的终支之一，在桡骨茎突上方约 5cm 处穿深筋膜浅出，转至手背与头静脉起始部伴行，分布于手背桡侧半和桡侧两个半手指指背的皮肤（图 7-5）。

（2）尺神经手背支：约在腕关节上方 5cm 处发自尺神经，向下行经尺侧腕屈肌深面，穿深筋膜浅出，转至腕背及手背，分为 3 条指背神经，分布于手背尺侧半和尺侧两个半手指近侧节指背的皮肤。

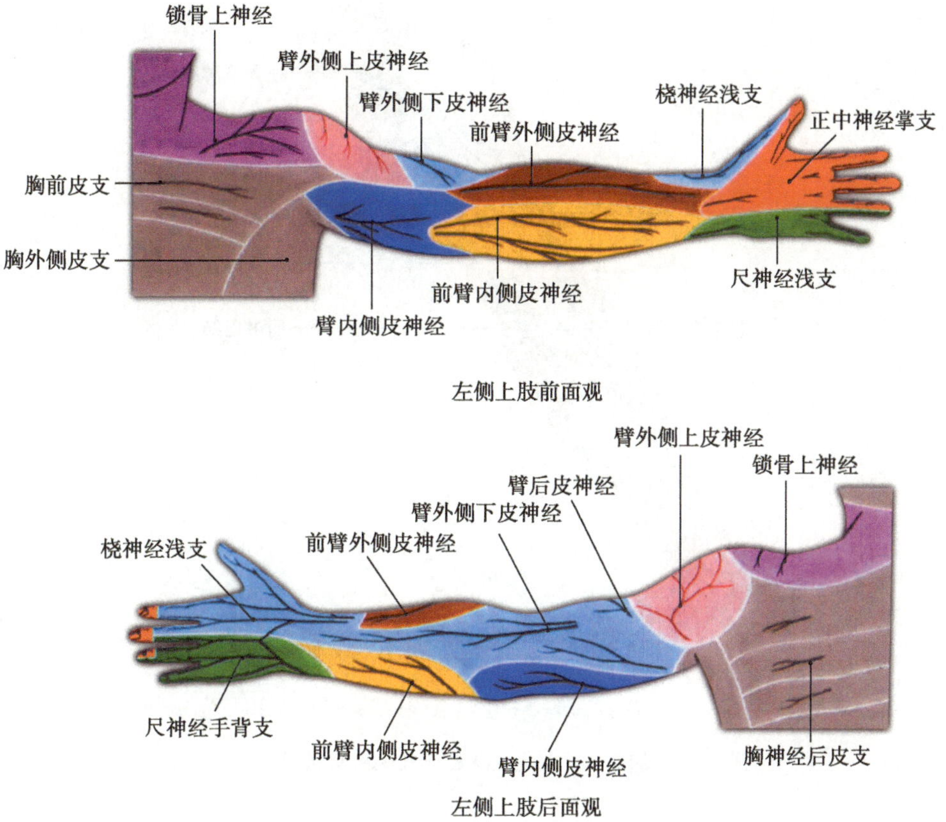

图 7-5　上肢皮神经分布图

(3) 尺神经浅支:经屈肌支持带浅面,在豌豆骨的外侧伴尺动脉下降,分支为指掌侧总神经及指掌侧固有神经,分布于尺侧一个半手指掌侧皮肤。

(4) 指掌侧总神经:为正中神经经屈肌支持带深面入手掌,分为 3 条指掌侧总神经,位于掌腱膜与掌浅弓的深面,指浅屈肌腱表面,向下行至掌指关节附近,分为 2 条指掌侧固有神经,分布至 1 ~4 指的相对缘和拇指的桡侧缘,支配桡侧 3 个半指掌面及中、远节指背皮肤(拇指是远节)。

(5) 正中神经掌支:在屈肌支持带上方分出,分布于手掌心和鱼际皮肤。

(6) 尺神经掌支:于前臂中部发出,在尺动脉表面下降,在腕关节上方穿至皮下,分布于手掌内侧 1/3 皮肤(小鱼际皮肤)。

(三) 浅淋巴管和浅淋巴结

上肢浅淋巴管起自指掌面和指背面,于手掌、手背汇成淋巴管网。手部桡侧淋巴管伴头静脉走行至臂部,大部分转向内侧注入腋窝外侧淋巴结,一部分继续伴头静脉上行注入锁骨下淋巴结,收纳手和前臂桡侧部分淋巴。手部尺侧淋巴管伴贵要静脉上行,注入肱骨内上髁上方的肘淋巴结又名滑车上淋巴结。其输出管伴肱血管上行注入腋窝外侧淋巴结,收纳手和前臂尺侧部分淋巴(图 7-6)。

上臂吸脂术主要涉及浅筋膜,一般很少涉及深筋膜以下的结构,故需注意勿损伤主要的浅血管及皮神经。

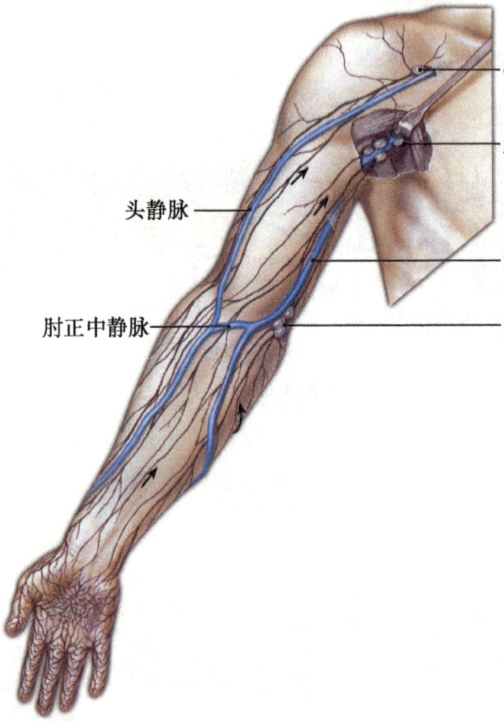

图7-6 上肢浅淋巴管及淋巴引流

第三节 腋　区

腋区位于胸廓与臂上部之间。

一 浅层结构

（一）皮肤

腋窝表面皮肤较薄，成年人生有腋毛，皮肤内含有大量的皮脂腺和汗腺，在少数人可分泌臭味的汗液，称腋臭。

（二）浅筋膜

不明显，与深筋膜紧密相连，有纤维束将其隔为独立的小窝，内含丰富的脂肪组织。

二 深筋膜

又称腋筋膜，它与胸肌筋膜、锁胸筋膜、背阔肌筋膜、前锯肌筋膜以及臂部筋膜相连，腋筋膜与锁胸筋膜相连的部分称腋悬韧带。腋筋膜中央较薄，有许多血管、神经及淋巴管通过而呈筛状。

三 腋窝

腋窝有四壁、一底和一上口。其内容有腋动脉及其分支、腋静脉及其属支、臂丛的一部分及其分支、腋淋巴结群和淋巴管，以及大量的蜂窝脂肪组织。

（一）腋窝的构成

当上肢外展时，腋窝呈四边菱锥形，具有底、尖和四壁（图 7-7）。

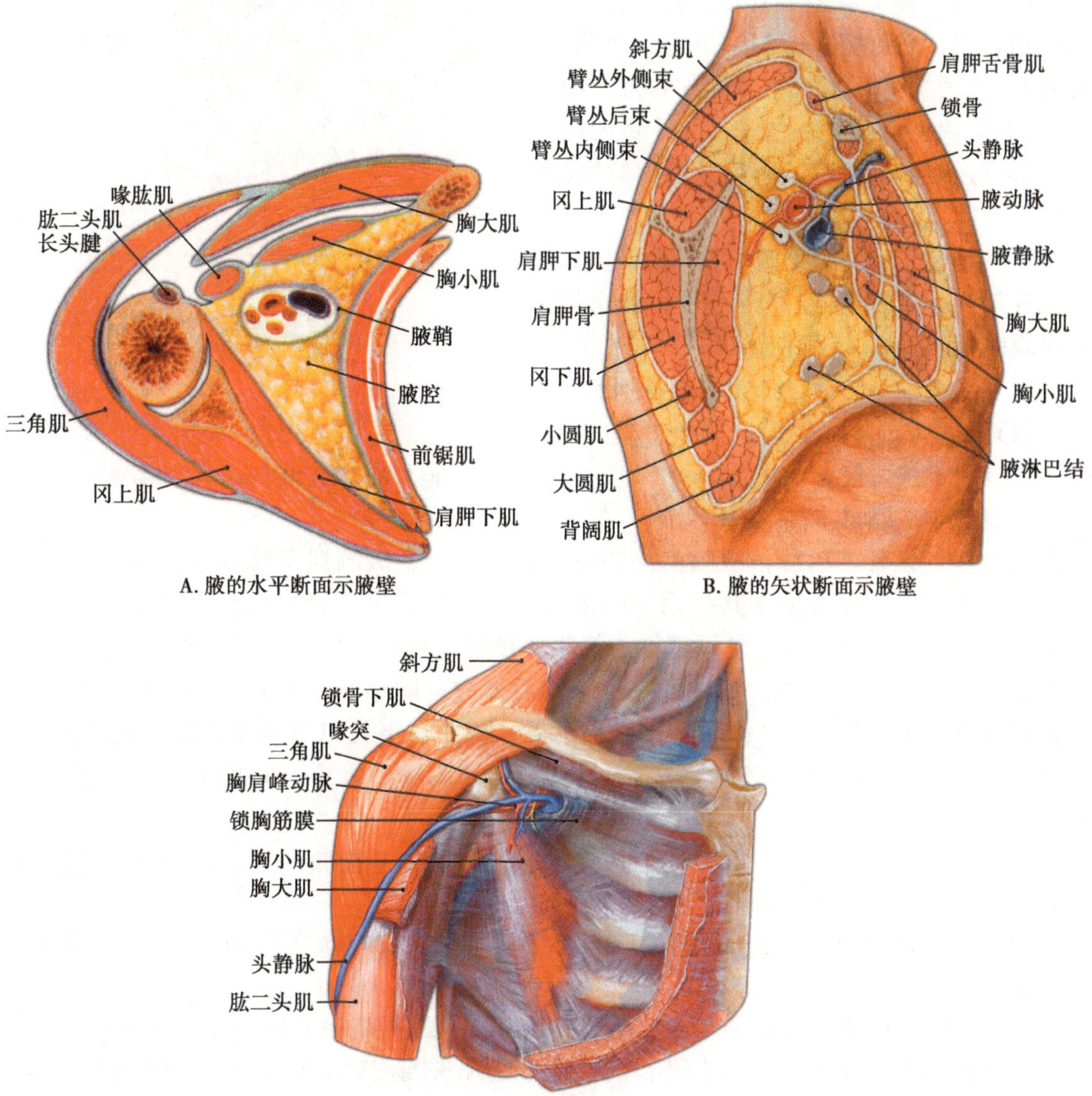

A. 腋的水平断面示腋壁　　B. 腋的矢状断面示腋壁

C. 锁胸筋膜

图 7-7　腋窝结构

1. **底**　朝下外，被腋筋膜和皮肤封闭。
2. **尖**　为腋窝上口，由第一肋骨、锁骨和肩胛骨上缘围成，向上与颈根部相通。
3. **前壁**　由浅入深为皮肤、浅筋膜、胸大肌、胸小肌及锁胸筋膜。该筋膜呈三角形，在喙突与锁骨下肌和胸小肌上缘之间，内有头静脉、胸肩峰动脉、胸肩峰静脉及胸前神经通过。头静脉沿三角肌、胸大肌间沟走行，在锁骨下方穿锁胸筋膜注入腋静脉，在乳腺癌根治手术时，应注意加以保护。

4. 后壁 有肩胛下肌、大圆肌、背阔肌、肩胛骨以及前方的胸背神经和胸背动、静脉。后壁肌肉之间构成两个孔，内侧一个为三边孔，其境界是：上为肩胛下肌和小圆肌；下为大圆肌、背阔肌；外侧为肱三头肌长头，旋肩胛动脉由此通过到达肩胛区。外侧一个为四边孔，其境界是：上为肩胛下肌和小圆肌；下为大圆肌和背阔肌；内侧为肱三头肌长头；外侧为肱骨外科颈，腋神经及旋肱后动、静脉由此通过（图7-8）。

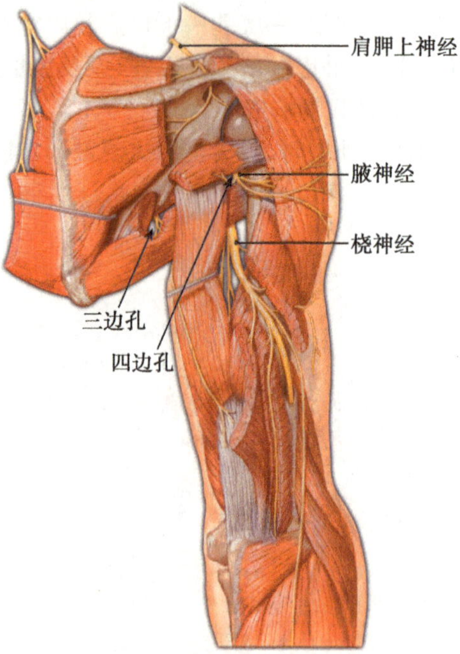

图7-8 三边孔与四边孔（后面观）

5. 内侧壁 有胸廓上四肋及其肋间隙和前锯肌及其浅面的胸长神经和胸外侧血管，分别沿腋中线前、后走行，并支配前锯肌。

6. 外侧壁 有肱骨近侧段，肱二头肌及喙肱肌以及其在后方的腋血管、臂丛的分支。

（二）腋窝的内容

1. 腋动脉 为上肢的主要动脉，在第一肋外缘处续于锁骨下动脉，沿腋窝外侧壁行向外下，至大圆肌下缘处续为肱动脉。在活体腋窝外侧壁下部可扪得其搏动。腋动脉被臂丛及其主要分支包绕，并和内侧的腋静脉共同包在腋鞘内。腋鞘是颈部椎前筋膜的延续。腋动脉以胸小肌为标志分为3段：胸小肌上缘以上为第一段，臂丛各束位于其后外方；胸小肌后方的是第二段，臂丛各束按其名称从内、外、后3个方面围绕腋动脉；胸小肌下缘以下为第三段，此段最长，由臂丛的主要神经围绕。腋动脉的分支供应肩部、胸壁和乳房。它的主要分支有（图7-9）：

（1）胸肩峰动脉：常为一短干，起自腋动脉第二段（有的起自第一段），伴胸外侧神经穿出锁胸筋膜分为数支，分布于胸大、小肌，三角肌和肩峰。

（2）胸外侧动脉：发自腋动脉第二段，沿胸小肌下缘分布至前锯肌及胸大、小肌，并有分支至乳房外侧部。

（3）肩胛下动脉：是腋动脉的最大分支，发自第三段，沿肩胛下肌下缘行向后下，分为：①旋肩胛动脉，向后穿三边孔至冈下窝，供应邻近诸肌，并与附近动脉吻合；②胸背动脉，伴胸背神经下行至背阔肌和前锯肌。

（4）旋肱后动脉：起自腋动脉第三段（有时可发自肩胛下动脉），与腋神经伴行穿四边孔，绕肱骨外科颈的后外侧，分支营养三角肌和肩关节。

2. 腋静脉 位于腋动脉内侧，在大圆肌下缘处由上肢的贵要静脉和肱静脉汇合而成（有时贵要静脉注入肱静脉），至第一肋外缘处延为锁骨下静脉。腋静脉收纳与腋动脉分支伴行的同名静脉，并在锁骨下方接纳头静脉。腋静脉壁薄而无瓣，腔内压力低，若破损，可导致空气

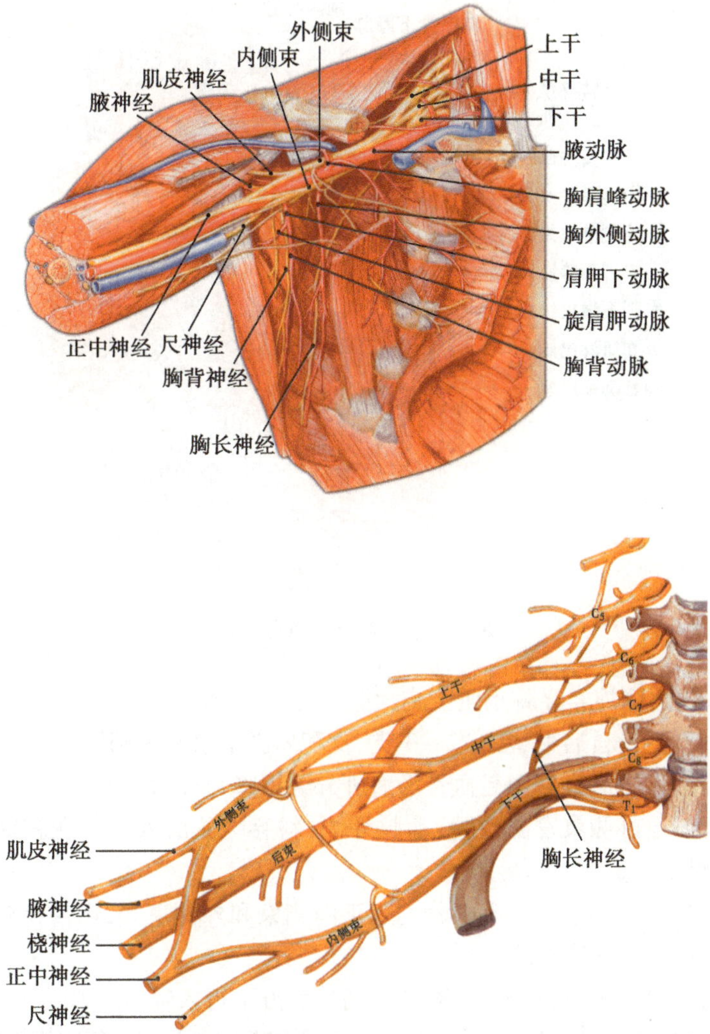

图 7-9 *腋动脉和臂丛*

进入血管形成栓塞(图 7-10)。

3. 臂丛 臂丛成自颈神经 5～8 的前支和第 1 胸神经前支的大部分。组成臂丛的神经根先合成上、中、下 3 个干(详见颈部),每干又分为前、后股,经锁骨后方入腋窝后,上、中干的前股合成外侧束,下干前股自成内侧束,3 干后股汇成后束。三束分别从内、外、后三面包围腋动脉。臂丛在锁骨中点后方集中,位置表浅,临床常在此做臂丛阻滞麻醉。臂丛的分支按其发出部位分为锁骨上部和锁骨下部两类分支(图 7-9)。

锁骨上部分支均较短,发自臂丛的根和干。主要分支有:①胸长神经,起自臂丛根,在臂丛和腋动脉后方入腋窝,沿前锯肌表面下行,支配此肌。损伤此神经引起前锯肌瘫痪,可发生翼状肩胛(肩胛骨内侧缘和下角离开胸廓而耸起)。②肩胛背神经。③肩胛上神经,详见背部浅层和肩胛区。

锁骨下部分支发自 3 个束,分短支、长支两类。短支支配腋窝前、后壁的肌;长支分布于自由上肢的肌和皮肤。有下列主要分支:

(1) 胸内侧神经和胸外侧神经:分别起自内侧束和外侧束。胸外侧神经在锁骨下方穿锁

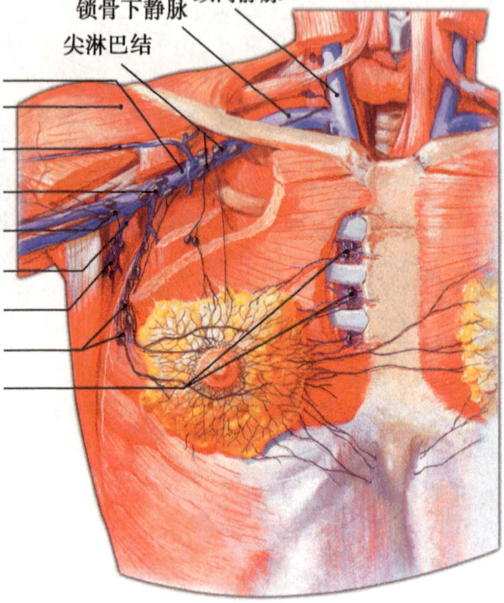

图 7-10 腋静脉和腋淋巴结

胸筋膜入胸大肌;胸内侧神经穿胸小肌至胸大肌,支配该二肌。

(2) 肩胛下神经:发自后束,常有 2~3 支,支配肩胛下肌和大圆肌。

(3) 胸背神经:发自后束伴同名血管沿肩胛外缘下降,支配背阔肌。

(4) 肌皮神经:自外侧束发出,在腋动脉外侧,斜穿喙肱肌入臂。在腋窝,它在穿入喙肱肌之前发一支支配该肌。

(5) 正中神经:以内侧根和外侧根分别起于内侧束和外侧束,二根挟持腋动脉,向下合成正中神经,循腋动脉外侧下降入臂。

(6) 尺神经:发自内侧束,在腋动、静脉之间稍后方下行入臂。

(7) 前臂内侧皮神经:发自内侧束,在腋动、静脉之间下行至前臂内侧皮肤。

(8) 腋神经:发自后束,伴旋肱后动脉穿四边孔向后出腋窝。

(9) 桡神经:是后束的直接延续,在腋动脉后方行向下外入臂(进桡神经沟)。

4. 腋淋巴结 数目较多,约有 15~20 个,均包埋在腋窝的蜂窝脂肪组织中,按其位置可分为 5 群(图 7-10):①外侧淋巴结:位于腋窝外侧壁,沿腋静脉远侧段排列,收纳来自上肢的淋巴管(沿头静脉走行的部分淋巴管除外)。手和前臂的感染首先侵及此群淋巴结。②胸肌淋巴结:在胸小肌下缘,沿胸外侧血管排列,收纳乳房大部、胸前外侧壁和脐平面以上的腹壁淋巴管。乳腺癌转移侵及此淋巴结而肿大时,可在腋前壁深面扪及。③肩胛下淋巴结:位于腋后壁,沿肩胛下血管排列,它收纳背、肩、项部的淋巴管。此群淋巴结肿大时可在腋后壁深面触及。④中央淋巴结:位于腋窝中央的脂肪内,接受上述 3 群淋巴结的输出管。若此群淋巴结肿大,将手指伸入腋窝中央扪摸,可感知其在手指下滑动。⑤尖淋巴结:位于腋窝尖(上口),沿腋静脉近侧段排列,它收纳上述各群淋巴结和锁骨下淋巴结(在胸前区头静脉附近)的输出管,以及乳房上部的淋巴管。其输出管形成锁骨下干,左侧者输入胸导管或左静脉角;右侧者输入右淋巴导管或右静脉角。乳腺癌根治术需要广泛清除腋淋巴结群,手术中应注意勿伤胸长神经和胸背神经。

第四节　三角肌区和肩胛区

三角肌区是指三角肌范围的区域；肩胛区是指位于肩胛骨范围的区域。两区之间有密切的关系（图 7-11）。

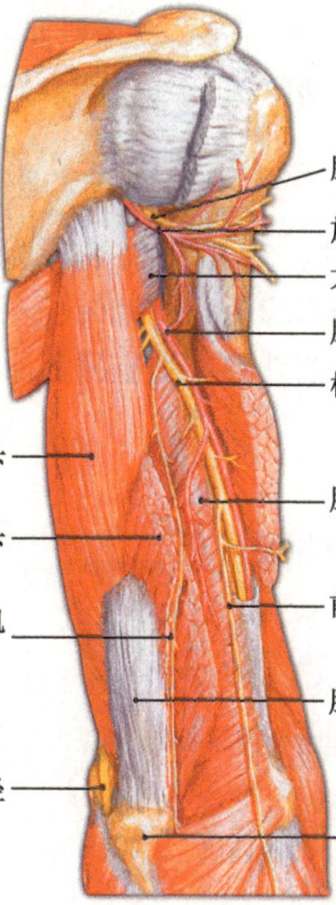

图 7-11　右侧肩胛区和臂后面的血管神经

一　深筋膜

被盖于肩带肌表面，其中包被于三角肌浅、深面者为三角肌筋膜；包被于冈上肌表面者，为增厚的腱性质的冈上筋膜；覆盖在冈下肌和小圆肌表面的增厚的腱质性冈下肌筋膜；覆盖于肩胛下肌表面的薄弱的肩胛下肌筋膜。三角肌筋膜向下延续为臂筋膜。

二　肌层

（一）浅层肌

1. 三角肌　是个底向上而尖向下的三角形肌肉。肩部的膨隆外形即由此肌所形成。位于肩外侧部。起自锁骨外侧 1/3 的前缘、肩峰外侧缘、肩胛冈下唇和冈下筋膜。肌纤维向外下方逐渐集中，止于肱骨体外侧面的三角肌粗隆。该肌的深面，三角肌筋膜深层与肱骨大结节之间，有一恒定的较大的黏液囊，叫三角肌下囊。该囊为胚胎期最早出现的滑液囊，由此囊膨出许多突起，尤其是突入肩峰下面的最明显，因此又称肩峰下滑液囊。该囊约在 40 岁以后容易产生变性、损伤粘连。因而引起肱骨头向上移位固定，产生肱骨上举困难，为临床上常见的一种顽固性疾病。三角肌前部纤维收缩可使肩关节前屈和旋内；后部肌束收缩可使肩关节后伸和旋外。总之，其重要作用是使肩关节外展。三角肌由腋神经支配。

2. 大圆肌 位于冈下肌和小圆肌的下方；其下缘为背阔肌上缘遮盖，整个肌肉呈柱形；比小圆肌强大；起自肩胛骨腋缘下部和下角的背面及冈下筋膜。肌束向上外方集中，经过肱三头肌长头的前面，移行于扁腱，于背阔肌腱的下方，附着于肱骨小结节嵴。大圆肌收缩；使肩关节内收和旋内。受肩胛下神经支配（图 7-12）。

3. 小圆肌 位于冈下肌的下方；大部分被三角肌所遮盖，为圆柱形小肌。起自肩胛骨腋缘的上 2/3 的背面；肌束向外移行于扁腱，止于肱骨大结节的下方和肩关节囊。小圆肌收缩，使肩关节旋外；受腋神经支配。

（二）深层肌

1. 冈上肌 位于肩胛骨冈上窝内、斜方肌的深面，为三角形双羽状肌。起自肩胛骨的冈上窝及冈上筋膜，肌束斜向外上方经肩峰及喙肩韧带的深面，止于肱骨大结节的上部，并和肩关节囊愈着。冈上肌收缩时，使肩关节外展。受肩胛上神经支配（图 7-12）。

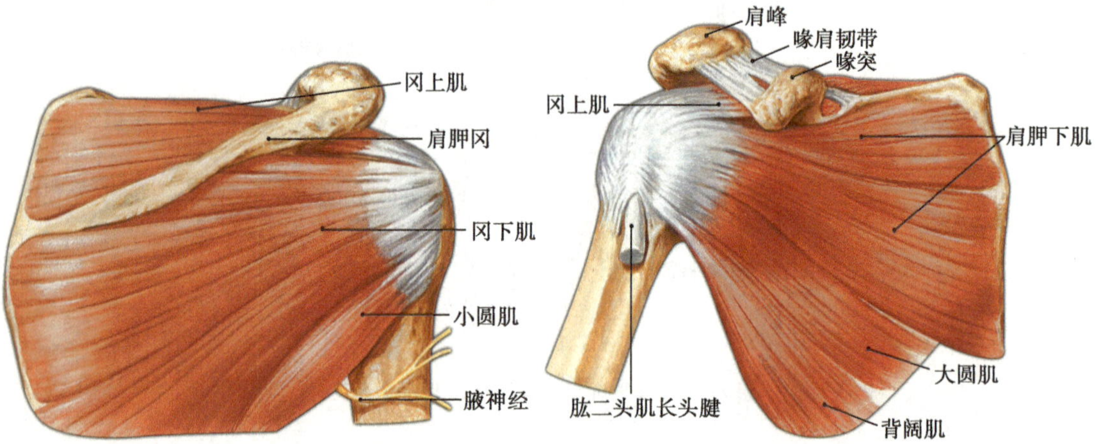

图 7-12 肩（腱）袖

2. 冈下肌 位于肩胛骨背面的冈下窝内，部分被三角肌和斜方肌遮盖，为三角形的扁肌，起自冈下窝及冈下筋膜，肌纤维向外逐渐集中，经肩关节囊的后面，止于肱骨大结节的中部。冈下肌收缩时，使肩关节旋外。冈下肌受肩胛上神经支配。

3. 肩胛下肌 位于肩胛下窝内，前面与前锯肌相贴，为一个三角形的扁肌。起自肩胛下窝和肩胛下筋膜，肌束斜向外上方，经肩关节囊前面，止于肱骨小结节嵴的上部及肩关节前壁。肩胛下肌收缩时，使肩关节内收，旋内。肩胛下肌受肩胛下神经支配。

由于颈椎病变压迫颈神经根，临床上常出现臂丛神经受伤的症状：如第 5～6 颈神经根被压迫时，出现肩关节屈曲、外展及旋外肌群受累的现象，即上臂屈曲，外展，旋外运动受到影响；而对肩关节内收、旋内运动没有影响。故患者上臂呈后伸、内收及内旋状态。

临床上肱骨外科颈骨折时，骨折线经常位于肱骨大、小结节和胸大肌、背阔肌止点之间，骨折近侧端由于冈上肌和小圆肌的作用而呈外展、旋外位置；骨折远侧端由于胸大肌、背阔肌和大圆肌的作用呈内收、内旋位置，结果使二骨折端严重错位。腋神经绕肱骨外科颈后方行走，骨折时可能引起腋神经损伤。

冈上肌、冈下肌、小圆肌和肩胛下肌的腱组成一层厚而彼此相连的腱板，围绕肩关节的上方、后方及前方，并与肩关节囊相愈着，对肩关节起到保护和稳定作用，临床称之为“肩袖”（或腱袖），当肩部受到剧烈的损伤时，由于肌肉的牵拉所致，肱骨大结节骨折或肩袖撕裂。

三 血管与神经

（一）肩胛上动脉

发自甲状颈干，行向外下方，跨过肩胛上横韧带至冈上窝，绕肩胛颈至冈下窝，沿途发出分支，营养冈上肌、冈下肌和肩胛下肌（图7-13）。

（二）肩胛背动脉

发自锁骨下动脉或颈横动脉的降支，经肩胛提肌内侧穿入，沿肩胛骨脊柱缘和大、小菱形肌的深面下行，参与肩胛动脉网，供应邻近肌肉。

（三）肩胛动脉网

位于冈下窝，由肩胛上动脉，肩胛背动脉和旋肩胛动脉等分支吻合而成，在肩胛下动脉起点以上结扎腋动脉时，肩胛动脉网有助于侧副循环的建立。

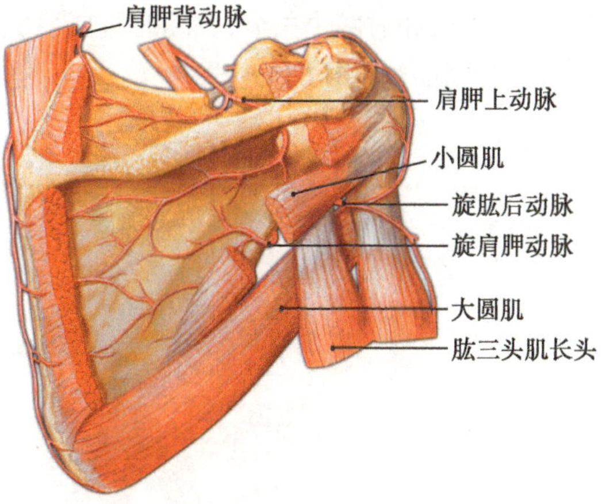

图7-13　肩胛动脉网

（四）肩胛上神经

由颈5、6神经的纤维组成，起于臂丛上干，向下外行，与肩胛骨上缘平行，经斜方肌及肩胛舌骨肌深面，至肩胛切迹处，与肩胛上动脉伴行，经肩胛横韧带下面至冈上窝，支配冈上肌、肩关节及肩锁关节。继而伴肩胛上动脉绕过冈盂切迹至冈下窝，支配冈下肌（图7-8）。

第五节　臂　部

臂部位于肩部的腋区与肘部之间，可分为前、后两区。

一 臂前区

（一）深筋膜

臂部的深筋膜是由大量的横行纤维组成。臂筋膜向上方移行于三角肌筋膜、胸肌筋膜和腋筋膜。向下移行为臂筋膜。臂筋膜的屈侧较薄，覆盖于肱二头肌表面，伸侧较厚，覆盖于肱三头肌，并为该肌所附着。深筋膜还在臂部屈肌和伸肌之间形成内侧肌间隔和外侧肌间隔。肌间隔附着于肱骨。

臂外侧肌间隔上端起于肱骨三角肌止点处，在臂部中份于肱肌和肱三头肌外侧头之间。臂内侧肌间隔上端起自喙肱肌止点处，位于肱肌和肱三头肌内侧头之间。肌间隔连同肱骨和深筋膜将臂部分隔成前、后两个骨筋膜鞘。前者包绕臂部的屈肌群、肱血管、肌皮神经、正中神经、尺神经的一段，后者包绕臂部伸肌群、肱深血管桡神经和尺神经的一段等。

（二）臂肌

前群臂肌为屈肌群，包括浅层的肱二头肌和深层的肱肌及喙肱肌。前群臂肌由肌皮神经支配。

1. 肱二头肌 位于臂前部，小部分被三角肌和胸大肌遮盖。肌腹呈菱形，有长短二头，长头以长腱起于肩胛骨的盂上结节及关节盂的后缘，经肱骨结节间沟的下面穿出肩关节囊。长头肌腱经过结节间沟时，周围包以结节间滑液鞘。此鞘与肩关节囊相通，由肩关节滑膜层突出形成。此腱经常由于损伤，造成与周围组织慢性粘连，导致上肢上举困难，后伸时疼痛。短头与喙肱肌共同起自肩胛骨喙突。长短两头于肱骨中点处互相愈合形成肌腹，向下移行于肌腱和腱膜，止于桡骨粗隆的后部。腱膜离肌腱斜向下方，横架于肘窝前方，移行于前臂深筋膜。肱二头肌跨过肩和肘两个关节，收缩时可屈肩关节和肘关节，在前臂旋前而同时屈肘关节时，此肌有强大的旋后作用（图 7-14）。

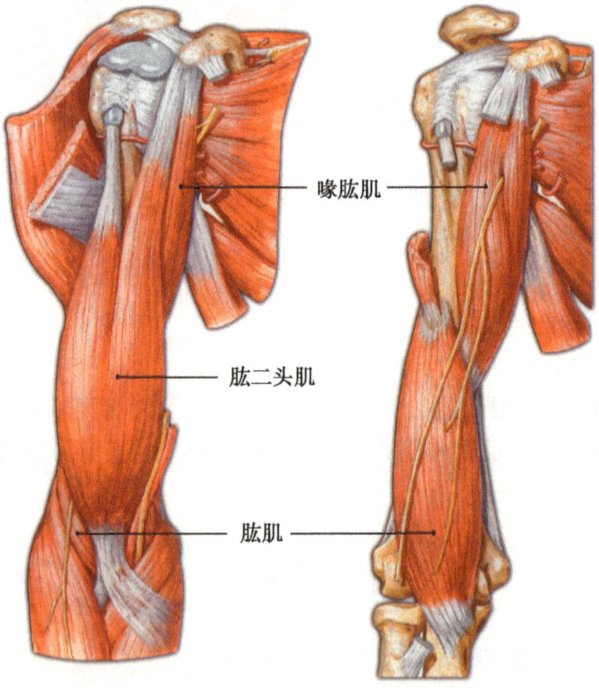

图 7-14 右侧上肢带肌和臂肌前群（浅、深层）

2. 喙肱肌 位于臂上 1/2 的前内侧、肱二头肌短头的深面和内侧，以短的扁腱与肱二头肌短头合并，同起自喙突尖，肌束斜向下方（稍偏外）附着于肱骨中部的内侧、肱骨小结节嵴的下部和内侧肌间隔。收缩时使肩关节前屈和内收。

3. 肱肌 位于肱二头肌下半部的深面，起自肱骨下 1/2 的前面以及内外侧肌间隔。肌纤维向下移行为短腱，经肘关节的前面，穿旋后肌和旋前圆肌之间，止于尺骨粗隆和肘关节囊。收缩时屈肘关节。

（三）神经

1. 肌皮神经 自臂丛外侧束发出，斜穿喙肱肌与肱肌之间下降，发出分支支配肱二头肌、喙肱肌和肱肌。终支在肘关节上方外侧、肱二头肌与肱肌之间，穿深筋膜浅出至皮下组织，延续为前臂外侧皮神经，分布于前臂外侧皮肤（图 7-15）。

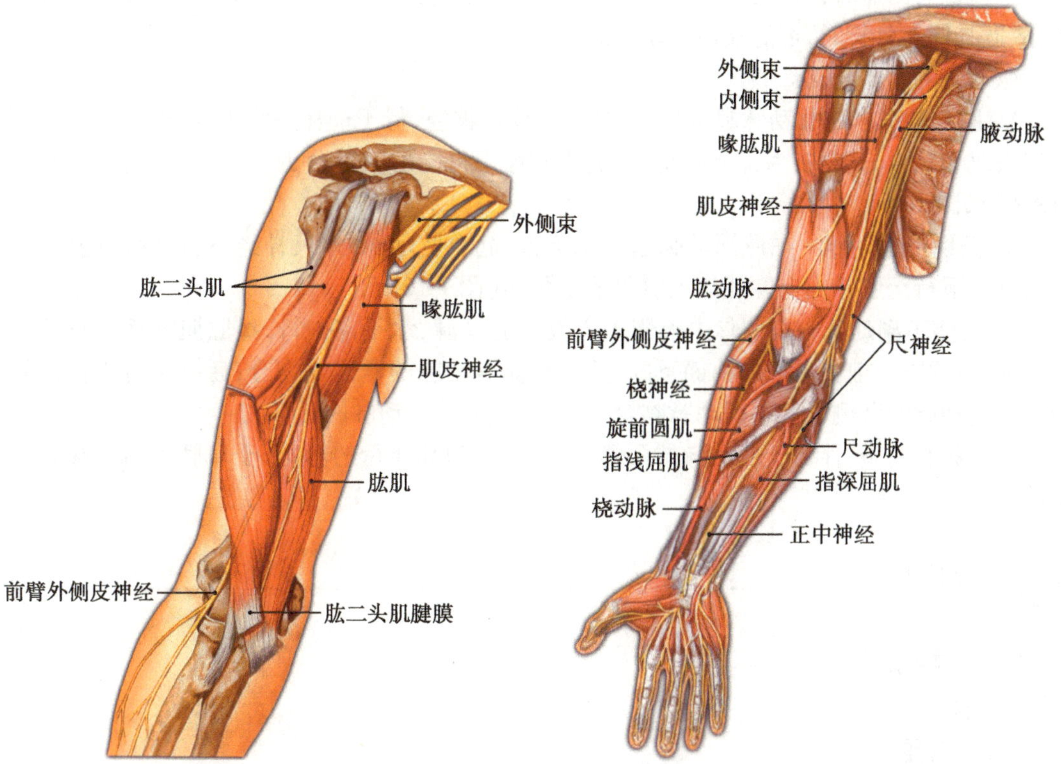

图 7-15 *右侧臂前面的血管神经*

2. **尺神经** 发自臂丛内侧束，沿肱二头肌内侧沟，随肱动脉下行，在臂中部穿内侧肌间隔转向后下，经肱骨内上髁尺神经沟，穿尺侧腕屈肌达前臂，在尺神经沟中，位置最浅，尺神经在臂部无分支。

3. **正中神经**（$C_{5\sim8}$，T_1） 由发自臂丛内侧束和外侧束的内、外侧两个根合成，两根夹持腋动脉，呈锐角汇成，正中神经在臂部肱二头肌内侧沟，先行于肱动脉外侧，后越过肱动脉前面，至其内侧，下行到肘窝，穿旋前圆肌两头之间进入前臂。中正神经在臂部无分支。

（四）血管

肱动脉自大圆肌下缘处续腋动脉，伴正中神经沿肱二头肌腱内侧缘下行至肘窝深部，平桡骨颈高度处，分为桡、尺动脉（图 7-15）。

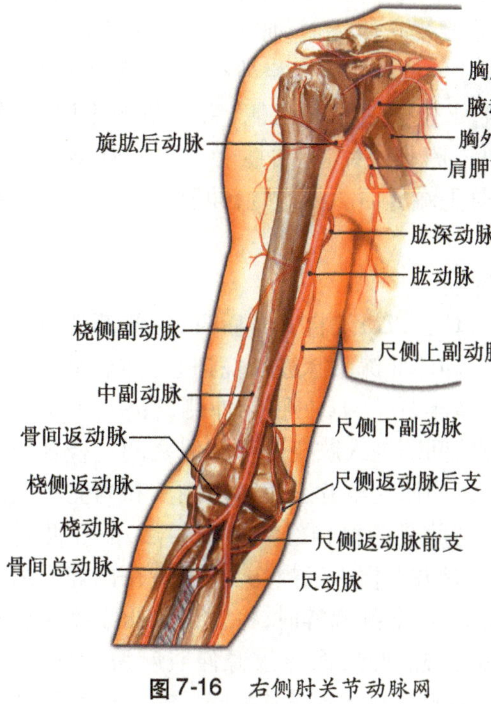

图 7-16 *右侧肘关节动脉网*

在肱二头肌内侧可触及肱动脉的搏动，在肘窝稍上方，肱二头肌腱内侧更明显。此处为测量血压时的听诊部位。当前臂大出血时，可在肱二头肌内侧缘向肱骨压迫止血。肱动脉的下 1/3 段位于肱骨前方，故肱骨髁上骨折时，可能损伤肱动脉。

肱动脉的主要分支：

1. **肱深动脉** 在肱动脉起点稍下方发出，伴桡神经，行于桡神经沟内，沿途发出分支营养肱三头肌和肱骨，其终支为桡侧副动脉，随桡神经下行至肘关节附近，参与构成肘关节动脉网（图 7-11，图 7-16）。

2. **尺侧上副动脉** 在肱深动脉起点稍下方，起自肱动脉，伴尺神经下行，穿内侧肌间隔，至其背面下行至肱骨内上髁处加入肘关节动脉网（图 7-16）。

3. **尺侧下副动脉** 在肱骨内上髁上方发自肱动脉，水平向内行，经肱肌前面，向内下行，分为前、后两支。前支沿肱肌前面下降，并与尺侧返动脉的掌侧支吻合；后支穿臂内侧肌间隔与尺侧返动脉的背侧支和中副动脉吻合，参与构成肘关节动脉网。

肱静脉有两条，伴行于肱动脉的两侧，接受同名动脉伴行的静脉，于肩胛下肌下缘处注入腋静脉。

二 臂后区

（一）深筋膜

包绕肱三头肌。

（二）肌层

1. **肱三头肌** 起端有三个头（长头、内侧头和外侧头）。长头起于肩胛骨的盂下结节；肌束下行，经小圆肌前面，大圆肌后面，然后止于外侧头内侧，并掩盖部分内侧头；外侧头起自肱骨后面上方的外侧（桡神经沟外上方）的骨面；内侧头起自肱骨后面桡神经沟以下的骨面，它们共同合成一个肌腹，于肱骨后面下 1/2 处，移行为扁腱，止于尺骨鹰嘴。收缩时，伸肘关节；长头尚可使肩关节伸和内收。肱三头肌受桡神经支配（图 7-17）。

2. **肘肌** 位于肘关节后侧，为三角形小肌，上缘与肱三头肌内侧头合并，起自肱骨外上髁和桡侧副韧带，止于尺骨上端骨面。收缩时，伸肘关节。肘肌受桡神经支配。

（三）神经

桡神经（$C_{5\sim8}$，T_1）发自臂丛后束，在臂部先行在肱动脉后方，随即伴肱深动脉进入桡神经沟内，紧绕肱骨中段由内后转至外下方，在肱骨外侧，臂中、下 1/3 交界处穿外侧肌间隔进入肱桡肌与肱肌之间。桡神经在桡神经沟中发出肌支至肱三头肌外侧头和内侧头及肘肌。桡神经与肱骨的桡神经沟紧密相贴，故在肱骨终端骨折时，容易并发桡神经损伤。另外，在该处不适当地使用止血带，或全身麻醉时，将臂部紧压于手术台边缘太久，常损伤桡神经，而导致臂伸肌麻痹，引起腕下垂，其支配的皮肤区域出现感觉障碍（图 7-11，图 7-18）。

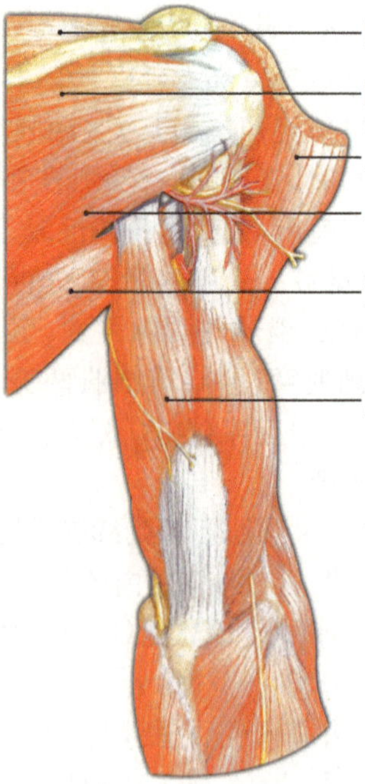

图 7-17 右侧上肢带和臂肌后群

在臂部对桡神经进行阻滞麻醉时，常在肱骨外上髁上方四横指处向肱骨进针。

三 臂部的横断面

断肢再植手术时对多种组织的综合修复，如欲迅速、准确地显露缝接血管、神经及肌腱等，必须熟悉肢体平面的解剖结构关系。

臂部中份横断面（图 7-18）：

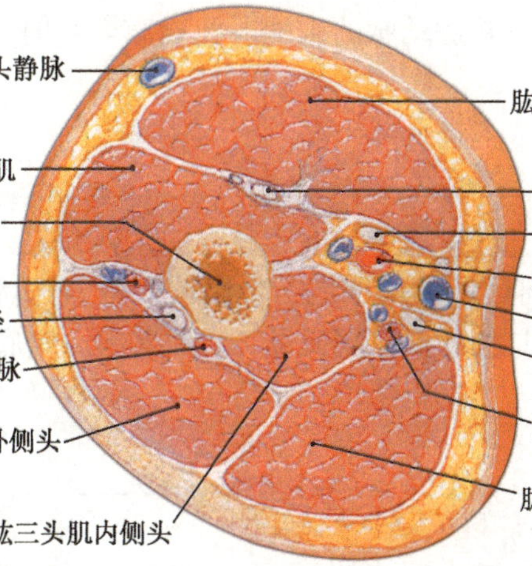

图 7-18　右臂中点稍下方的横断面（下面观）

（一）皮肤

（二）浅筋膜

相当于肱二头肌外侧沟处有头静脉。

（三）深筋膜

包绕臂部诸肌。深筋膜由臂部内、外侧深部发出内、外侧肌间隔连于肱骨骨膜上，将臂中份分为前后两个骨筋膜鞘。

（四）肌肉

前骨筋膜鞘内有肱二头肌、肱肌。肱二头肌在前、肱肌在后，并紧贴肱骨前面。后骨筋膜鞘内有肱三头肌。

（五）血管和神经的位置

在肱骨内侧有一较集中的血管、神经束，外包有一血管鞘，鞘内有肱动脉及伴行的两条肱静脉，在血管前方有正中神经，在肱血管浅层，隔一筋膜鞘有贵要静脉及前臂内侧皮神经、尺神经和尺侧上副动脉。在臂中份穿过内侧肌间隔，行于肱三头肌内侧头与内侧肌间隔之间。在肱二头肌与肱肌之间有肌皮神经。桡神经与肱深血管位于肱骨后外侧与肱三头肌外侧头之间，紧贴骨面。

第六节 肘 窝

一 深筋膜

肘前区的深筋膜，上续臂筋膜，下与前臂筋膜相连。肱二头肌腱膜是从肱二头肌腱内侧，向下内止于前臂筋膜的部分，并有前臂屈肌起于其深面。腱膜弓游离的上缘，是肘前区重要的肌性标志，它与肱二头肌腱交角处，可触及肱动脉搏动是测量血压的听诊部位；该腱膜下缘与肱二头肌腱交角处的深面，标志着肱动脉的末端。此腱膜挛缩时，压迫肱血管与正中神经，可导致缺血性挛缩。

二 肘窝的境界

肘窝是肘前区呈尖端朝向远侧的凹陷。上界为肱骨内、外上髁的连线，下外侧界为肱桡肌、下内侧界为旋前圆肌。窝顶为肘深筋膜及肱二头肌腱膜。窝底由肱肌与旋后肌组成，再后方为肘关节囊（图 7-19）。

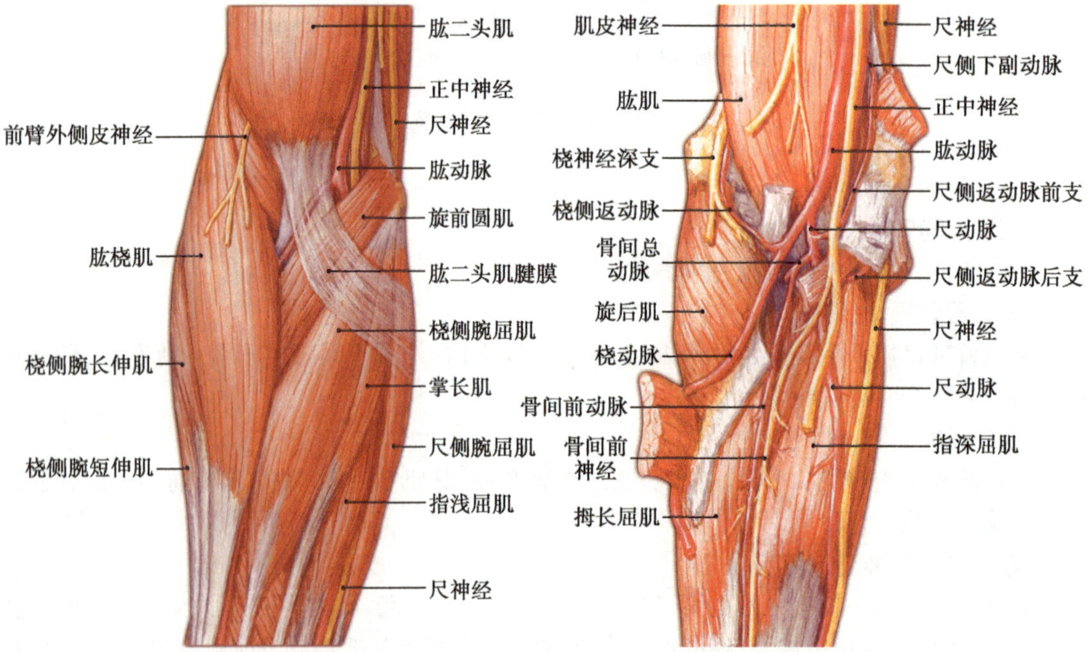

图 7-19 肘前区的结构

三 肘窝的内容

肱二头肌腱是肘窝的中心标志，屈肘时更为明显。腱的内侧有肱动脉及两条同名静脉，再内侧为正中神经。肱动脉于肘窝中点远侧 2cm 处（约平桡骨颈），分为桡、尺动脉。两者在肘窝内均发出返支，参与肘关节动脉网的构成。桡动脉较细，但从方向上是肱动脉的延续，从肘窝尖处进入前臂桡侧。尺动脉较桡动脉粗，经旋前圆肌深面进入前臂尺侧。肘深淋巴结位于肱动脉分叉处。正中神经越过尺动脉前方，然后穿旋前圆肌两头之间进入前臂。此神经在肘以上无分支。

肱二头肌腱的外侧有前臂外侧皮神经穿出深筋膜后与头静脉伴行，分布于前臂外侧皮肤。桡神经与桡动脉伴行，介于肱动脉与肱桡肌之间，平肱骨外上髁处，桡神经分为二支；浅支是感觉支，经肱桡肌深面达前臂桡侧；深支为混合性神经，穿旋后肌至前臂后区，改名为骨间后神经，支配前臂伸肌（图 7-19）。

第七节 前臂前区深层结构

一 深筋膜

前臂前区的深筋膜，近肘部有肱二头肌腱加强；远侧部的环形纤维增厚，包绕屈肌腱形成腕掌侧韧带。筋膜在两侧向深部发出肌间隔，介于屈肌群之间，分别连于桡、尺骨的骨膜；它与两骨和前臂骨间膜共同围成前骨筋膜鞘。在各肌层间形成筋膜隔，并包绕血管神经束，构成筋膜鞘。

二 前臂前区的肌肉

前臂前区的肌肉又分浅深两层：浅层肌有 6 块，由外侧往内侧依次为肱桡肌、旋前圆肌、桡侧腕屈肌、掌长肌、尺侧腕屈肌以及指浅屈肌。但指浅屈肌位置较深，亦可列为中层肌。深层肌有 3 块，即位于桡骨前面的拇长屈肌，位于尺骨前面的指深屈肌和桡尺骨远侧部前面的旋前方肌（图 7-19 ~ 图 7-21）。

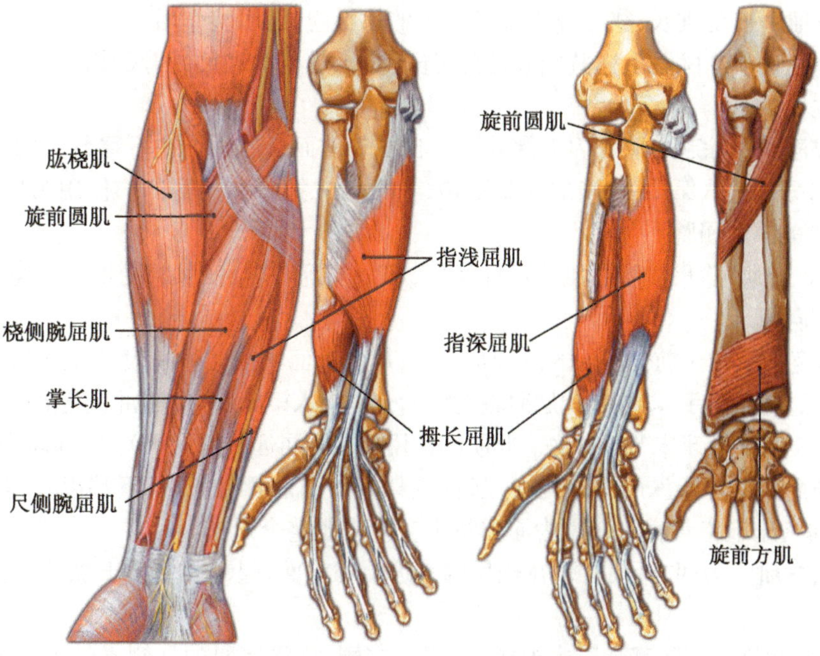

图 7-20 *右侧前臂前面浅深层肌肉*

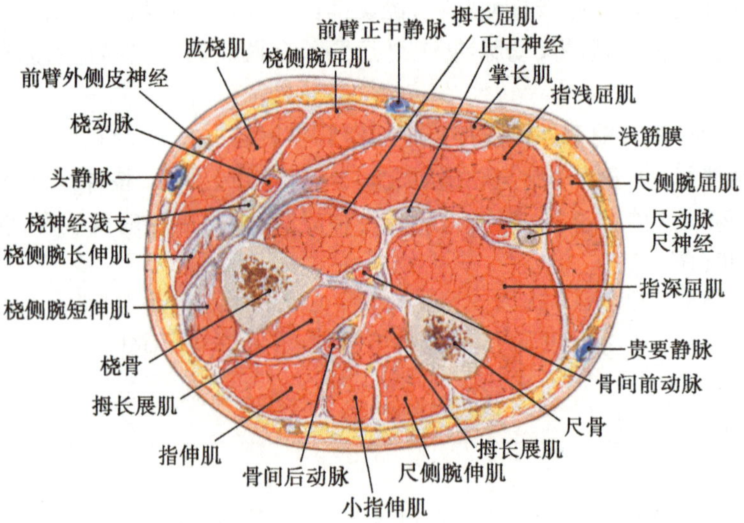

图7-21 前臂1/3横断面

(一) 浅层肌

1. **肱桡肌** 起自肱骨外上髁的上方,肌腹往下移行为腱,止于桡骨茎突。此肌屈肘关节。受桡神经支配。

2. 旋前圆肌、桡侧腕屈肌、掌长肌、尺侧腕屈肌和指浅屈肌共同起端为肱骨内上髁,称为屈肌总腱,并起自前臂深筋膜。

3. **旋前圆肌** 除具上述共同起端外,还起自尺骨冠突,两头之间为正中神经穿过,尺头的深面有尺动脉穿过。止于桡骨外侧面中部。此肌的作用为使前臂旋前。

4. **桡侧腕屈肌** 自起端往下,以长腱止于第二掌骨底,作用为屈腕。

5. **掌长肌** 肌腱细长,往下连于掌部皮下的掌腱膜,有屈腕作用。

6. **尺侧腕屈肌** 除具上述共同起端外,还起自尺骨鹰嘴和尺骨背侧缘,往下止于豌豆骨。作用为屈腕关节。

7. **指浅屈肌** 除起自肱骨内上髁外还起自桡骨前面。肌纤维往下移行为四条肌腱,通过腕管和手掌,分别进入第2~5指的屈肌腱鞘,止于第二指骨体的两侧。作用为屈近侧指骨间关节、屈掌指关节和屈腕。

以上后5个肌,除尺侧腕屈肌受尺神经(C_8,T_1)支配,其余四肌都受正中神经($C_{6、7}$)支配。

(二) 深层肌

1. **指深屈肌** 位于前臂深层的内侧半,起自尺骨前面和前臂骨间膜,肌腹往下逐渐移行为四条肌腱,经过腕管到手掌,在指浅屈肌腱的深面分别进入第2~5指的屈肌腱鞘,在鞘内穿过指浅屈肌腱而到浅面,止于末节指骨底。此肌的作用主要为屈远侧指骨间关节,亦屈全手指和腕。

2. **拇长屈肌** 位于深层的外侧半,起自桡骨前面和前臂骨间膜,下端以长腱通过腕管及手掌,止于拇指末节指骨底。作用为屈拇指末节指骨及整个拇指。

3. **旋前方肌** 为四方形肌,贴在桡尺两骨远端的前面,起自尺骨止于桡骨,其作用使前臂旋前。

拇长屈肌和旋前方肌都受正中神经(C_8、T_1)支配,指深屈肌的外侧半受正中神经支配,内侧半受尺神经支配。

三 前臂前区的血管

（一）前臂前区的动脉

前臂前区的动脉，是由肱动脉下行至桡骨颈处，分为桡动脉和尺动脉（图7-15，图7-16，图7-19）。

1. **桡动脉** 有两条伴行静脉，行于肱桡肌的尺侧缘，此缘是剖露桡动脉的标志。动脉的内侧，上1/3为旋前圆肌，下2/3为桡侧腕屈肌。动脉后方，自上而下依次为旋后肌、指浅屈肌、拇长屈肌及旋前方肌。桡动脉的远侧1/3位于肱桡肌与桡侧腕屈肌之间，位置表浅，是触摸动脉处。

2. **尺动脉** 经旋前圆肌深面，与正中神经隔以旋前圆肌尺（深）头，弯向内下方，共穿指浅屈肌腱弓至前臂前区尺侧；在前臂近侧1/3，位于指浅层肌的深面，斜向下内方，在前臂远侧2/3，位于尺侧腕屈肌与指浅屈肌之间；经腕掌侧韧带的深面，达豌豆骨的桡侧入手掌。于尺动脉上端发出骨间总动脉，然后分为骨间前、后动脉，分别于前臂骨间膜的前、后方下行。

（二）前臂前区的静脉

前臂前区的深静脉，与同名动脉伴行。每条动脉均有两条同名静脉伴行，向上行至肘窝处汇入肱静脉。

四 前臂前区的神经

前臂前区的神经，主要有桡神经浅支、尺神经、正中神经和骨间前神经。

（一）桡神经浅支

是桡神经干的直接延续，沿肱桡肌深面下行于桡血管的外侧；在前臂近侧1/3，两者相距较远，中1/3又逐渐分开走行，在桡腕关节以上约7cm处，经肱桡肌腱深面，转至前臂背侧，分布于腕及手背桡侧半和桡侧两个半指近节指骨背侧（拇指除外）的皮肤（图7-21）。

（二）尺神经

于肘后内侧沟行向远侧，穿尺侧腕屈肌腱弓的深面，进入前臂前区，达豌豆骨的桡侧。在前臂近侧1/3与尺血管相距较远，于远侧2/3伴行尺血管的尺侧；向桡侧发出肌支，支配尺侧腕屈肌，指深屈肌尺侧半；于桡腕关节近侧5cm处分出手背支，经尺侧腕屈肌腱与尺骨之间，转向手背分布于手背尺侧半的皮肤。其尺侧没有分支，是安全侧，指浅屈肌与尺侧腕屈肌肌间隔是尺神经与正中神经的分界线（图7-22）。

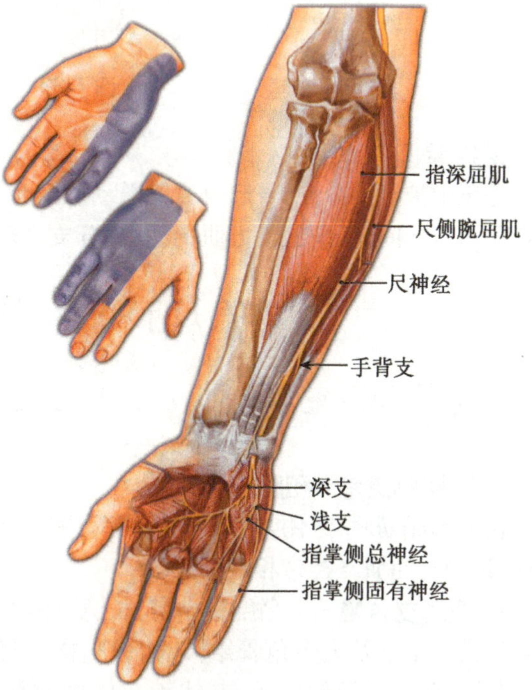

图7-22 尺神经

(三) 正中神经

经尺动脉起端前方时，穿旋前圆肌肱、尺二头之间(占94.2%)，两者被该肌尺头隔开；经指浅屈肌腱弓的深面，至前臂中1/3位于指浅、深屈肌之间，远侧1/3位于桡侧腕屈肌与掌长肌之间。手术中应注意与掌长肌相鉴别。正中神经在前臂向尺侧发出肌支，支配旋前圆肌、桡侧腕屈肌、掌长肌及指浅屈肌，并发出掌支分布于手掌近侧部的皮肤。正中神经的桡侧没有分支，是其安全侧。正中神经伴行动脉，是骨间前动脉的分支正中动脉(图7-23)。

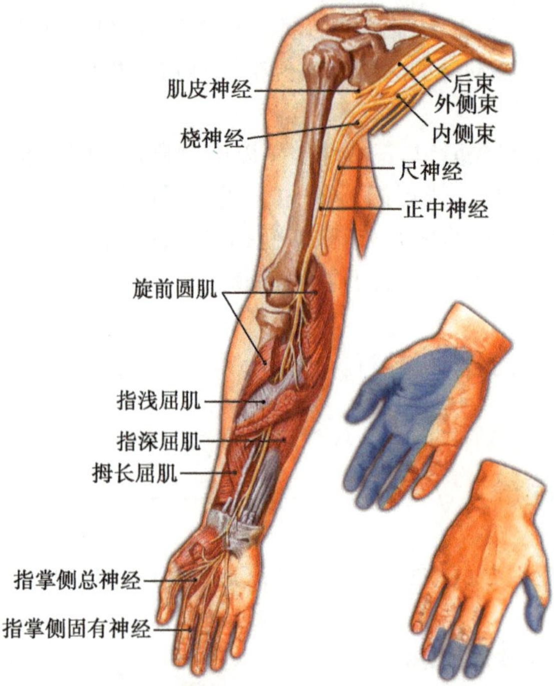

图7-23　正中神经

(四) 骨间前神经

是正中神经的分支，与起自骨间总动脉的骨间前动脉伴行于前臂骨间膜的前方，拇长屈肌和指深屈肌之间，行向旋前方肌的深面；分支支配拇长屈肌、指深屈肌桡侧半和旋前方肌。

第八节　手掌及手指掌面

一　深筋膜及筋膜鞘

(一) 屈肌支持带和腕管

在腕部深筋膜，近侧与前臂筋膜相续，腕前增厚形成腕掌韧带。该韧带两侧与伸肌支持带相连，远侧与屈肌支持带相融合。

1. 屈肌支持带　又名腕横韧带，长、宽各约2.5cm，厚0.1～0.2cm。其桡侧端分为两层，附着于舟骨结节及大多角骨结节，构成腕桡侧管，有桡侧腕屈肌腱通过。屈肌支持带的尺侧端，附着于豌豆骨及钩骨钩，其浅面与腕掌侧韧带围成腕尺侧管有尺神经、血管通过(图7-24)。

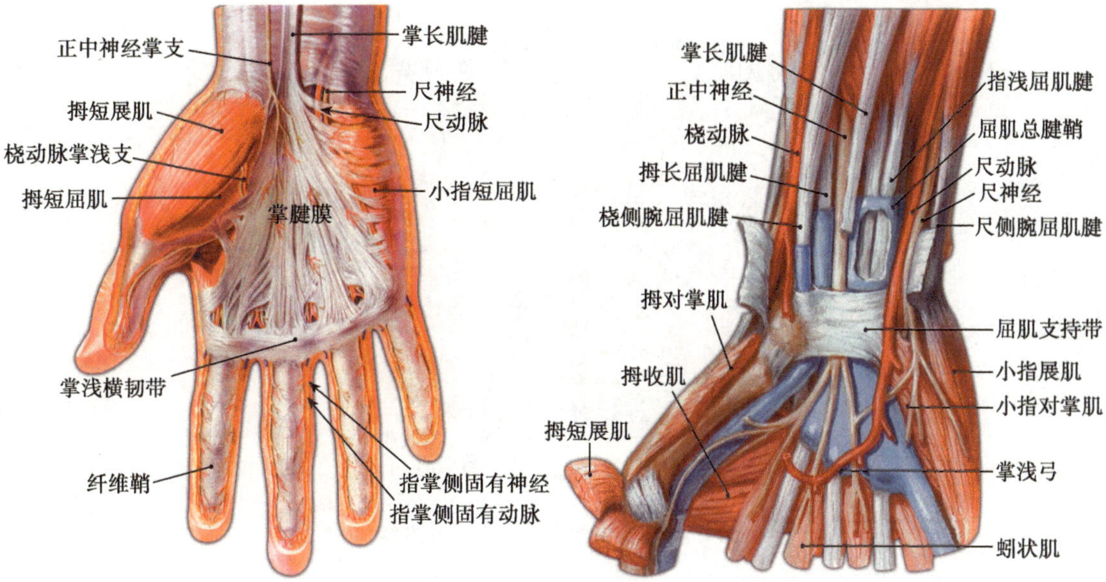

图 7-24 掌腱膜、腕管

2. 腕管 由屈肌支持带与腕骨沟共同围成，管的中部比较狭窄。管内有指浅、深屈肌和拇长屈肌的 9 条肌腱穿过，分别被屈肌总腱鞘(又名尺侧囊)和拇长屈肌腱鞘(又名桡侧囊)包绕，两鞘均超过屈肌支持带近侧和远侧各约 2.5cm，且有正中神经经过两鞘达手掌。腕骨骨折时可压迫正中神经，引起腕骨综合征。

(二) 手掌深筋膜

分浅深两层。浅层分鱼际肌筋膜、掌腱膜、小鱼际肌筋膜三部分，分别被覆于鱼际、小鱼际和掌心部屈指肌腱的前方，深层位于屈指诸肌与骨间肌、掌骨之间，又名骨间掌侧筋膜。

掌腱膜是手掌深筋膜浅层的中央部分。呈尖向近侧的三角形。厚而坚韧，由纵横纤维构成，为腱性组织。其近端经屈肌支持带浅面与掌长肌腱相连，远端展开，纵行纤维居于浅层，分为四束行向第 2~5 指，横行纤维位于深层。在掌骨头处，由位于指蹼深面的掌浅横韧带与腱膜纵、横纤维，围成三个指蹼间隙，又名联合孔，是手指血管、神经等出入的部位，又是手掌、手背与指三者的通道。掌腱膜在外伤和炎症时可引起掌腱膜挛缩，影响手指运动(图 7-24)。

(三) 手掌骨筋膜鞘及其内容

手掌的骨筋膜鞘由深筋膜浅、深层和内、外侧肌间隔围成。分为内侧、外侧和中间鞘。另外，包绕拇收肌者为拇收肌鞘，该肌与骨间掌侧筋膜之间为拇收肌后间隙(图 7-25)。

1. 外侧鞘 又名鱼际鞘，由鱼际筋膜、外侧肌间隔和第 1 掌骨围成。外侧肌间隔是从掌腱膜的桡侧缘发出，附于第 1 掌骨的筋膜隔。此鞘内有鱼际肌(拇收肌除外)、拇长屈肌腱及其腱鞘和拇指的血管、神经等。

2. 内侧鞘 又名小鱼际鞘，由小鱼际筋膜、内侧肌间隔和第 5 掌骨围成。内侧肌间隔是从掌腱膜的尺侧缘发出，附于第 5 掌骨的筋膜隔。此鞘内有小鱼际肌(掌短肌除外)、小指屈肌腱及其腱鞘和小指的血管、神经等。

3. 中间鞘 位于掌腱膜、内侧、外侧肌间隔、骨间掌侧筋膜内侧部与拇收肌筋膜之间。其内容主要有指浅、深屈肌的八条肌腱、四块蚓状肌和屈肌总腱鞘，以及掌浅弓、指血管和神经等。

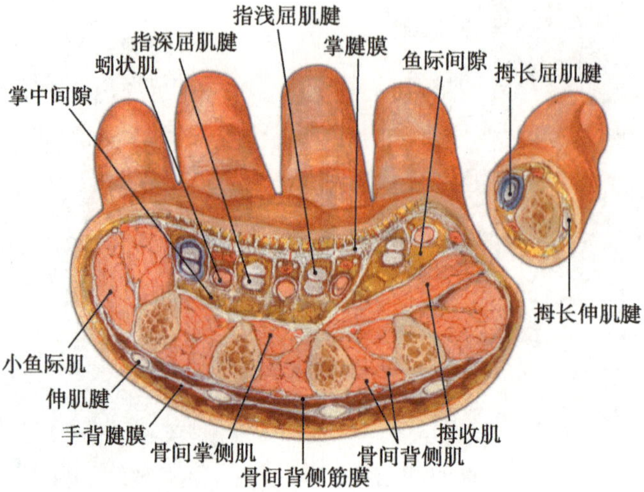

图 7-25　手掌的骨筋膜鞘及其内容

二　手肌

手肌可分为外侧群、中间群和内侧群三部分(图 7-26)。

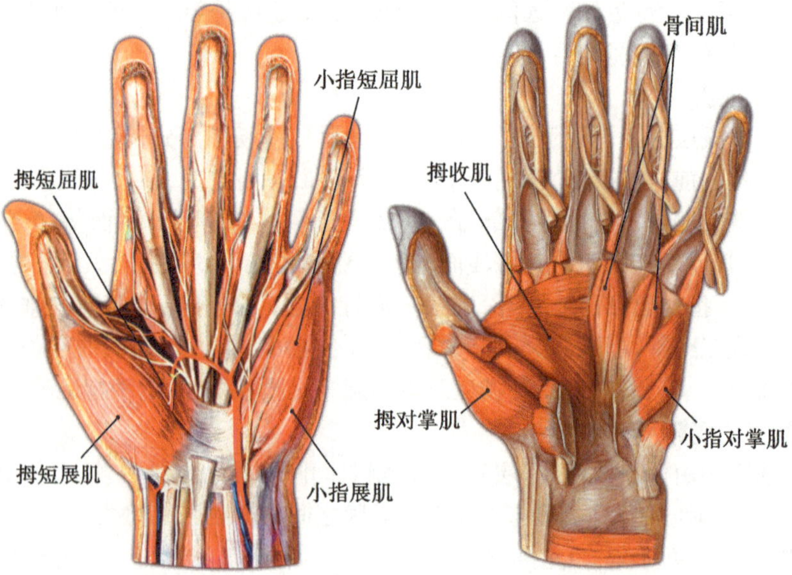

图 7-26　手肌

(一) 外侧群

位于手掌拇指侧,外观丰隆,称为鱼际,共 4 块,分浅、深两层。它们的共同起点在屈肌支持带及其外侧附着点。

1. 浅层　外侧为拇短展肌,内侧为拇短屈肌。均止于拇指近侧指骨底,作用分别为外展和屈拇指。

2. 深层　外侧为拇对掌肌,内侧为拇收肌。

(1) 拇对掌肌:位于拇短展肌的深方,止于第1掌骨外侧半全长,作用为使第1掌骨携带拇指对掌(拇指指腹与其他各指指腹接触)。对掌是人拇指最重要的运动。

(2) 拇收肌:位居深侧拇对掌肌的内侧。其起点有二头:横头起于第3掌骨前面;斜头起于屈肌支持带桡侧,二头合并止于拇指近节指骨底内侧。作用为内收拇指。

除拇收肌由尺神经深支支配外,其余三肌均由正中神经返支支配。

(二) 内侧群

位于手掌小指侧,亦较丰富,称小鱼际,共3块,分浅、深两层。它们共同的起点在屈肌支持带及其内侧附着点。三肌均由尺神经深支支配。

1. 浅层 外侧为小指短屈肌,内侧为小指展肌。均止于小指近节指骨底,作用分别为外展和屈小指。

2. 深层 为小指对掌肌。止于第5掌骨内侧缘全长,作用为牵第5掌骨使小指对掌(小指与拇指相对)。

(三) 中间群

位于掌中间部分,共11块,包括4块蚓状肌、3块骨间掌侧肌、4块骨间背侧肌(图7-26,图7-27)。

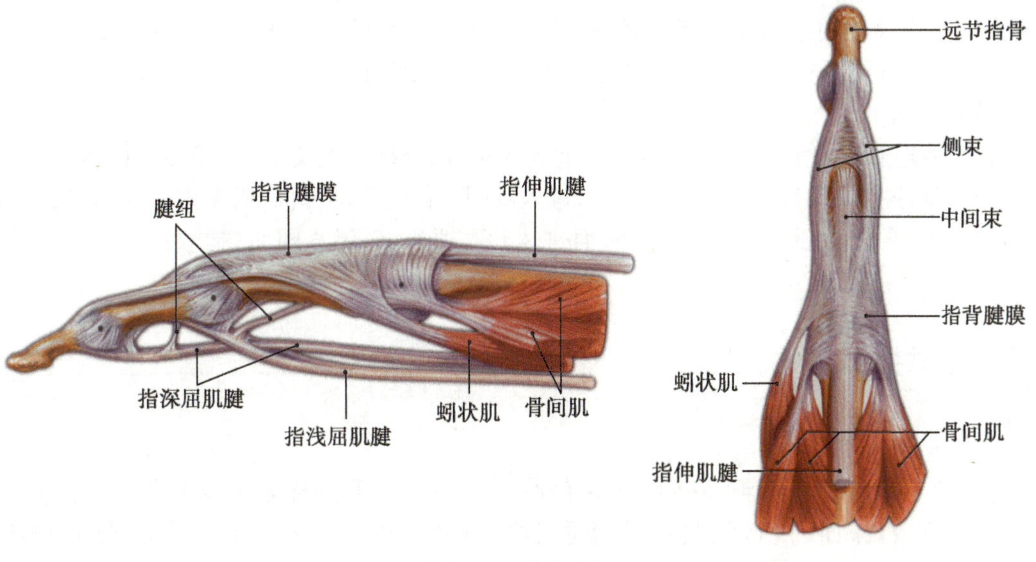

图7-27 手指肌腱

1. 蚓状肌 为细束状小肌,共四块,分别起自4条指深屈肌腱的桡侧,伴行于至手指的血管、神经的深方,向远侧经指蹼间隙,绕第2~5指指根桡侧向后,止于相应指指背腱膜,作用为屈掌指关节并伸指骨间关节。

2. 骨间掌侧肌 位于尺侧3个掌骨间隙内,分别起于第2掌骨的尺侧和第4、5掌骨的桡侧,其细腱分别行经第2指指根的尺侧和第4、5指指根的桡侧,止于相应指指背腱膜和近节指骨底的相应侧。作用为使第2、4、5指向中指靠拢(内收),并能使其屈掌指关节和伸指骨间关节。

3. 骨间背侧肌 共4块,位于4个掌骨间隙背侧部,起自掌骨相对面,其细腱分别经第2、3指指根的桡侧和第3、4指指根的尺侧,止于同指近节指骨底的相应侧和指背腱膜。作用为使2~4指远离中指线(外展),并可使其屈掌指关节和伸指骨间关节。

三 手掌的神经

（一）正中神经

紧贴腕横韧带深面，进入手掌，立即分为两支。

1. **外侧支** 较小，先发一支粗短的返支，钩绕拇短屈肌下缘，至其浅面行向上外方，再穿入拇短展肌深面，分支支配鱼际肌，拇收肌除外。返支的尺侧有桡动脉掌浅支伴行，是识别返支的标志之一。当鱼际近侧部手术时，应注意不要损伤，以免对掌功能丧失，此后，外侧支又分为三支指掌侧固有神经，分布于拇指和示指桡侧的皮肤。至示指桡侧的神经与第1蚓状肌伴行，发1～2支从浅面进入该肌（图7-23，图7-24）。

2. **内侧支** 较大，分为两支指掌侧总神经，分别与同名动脉和第2、3蚓状肌伴行，至掌骨小头处各分为两条指掌侧固有神经，分布于第2、3、4指相邻缘的皮肤。与第2蚓状肌伴行的指掌侧总神经分支，从浅面进入该肌；至第3、4指的指掌侧总神经，发交通支与尺神经分支相连。

（二）尺神经

1. **尺神经浅支** 在尺动脉的尺侧下行，至掌短肌深面，分支支配该肌。然后再分为两支，尺侧支即小指尺侧的指掌侧固有神经；桡侧支为至第4、5指的指掌侧总神经，与同名动脉伴行，至其浅面，分为两支指掌侧固有神经。尺神经浅支，分布于尺侧一个半指掌侧的皮肤（图7-22，图7-24）。

2. **尺神经深支** 平钩骨钩的上内方，起自尺神经，立即分支支配小鱼际诸肌；然后与同名动脉伴行，穿小指展肌与小指短屈肌之间，进入骨间掌侧筋膜的深面，沿掌深弓的凸侧，弯向下外，分支支配第3、4蚓状肌（从肌的深面进入该二肌）、全部骨间肌、拇收肌和拇短屈肌的深头。

四 手掌的动脉

（一）尺动脉和掌浅弓

伴同位于其内侧的尺神经和两条同名静脉，下行至豌豆骨的桡侧，经腕横韧带的浅面至手掌，于掌腱膜的深面，横行经过指浅屈肌腱的浅面，与桡动脉的掌浅支吻合成掌浅弓（43.93%），多数仅由尺动脉构成，不与桡动脉吻合（49.93%）。从掌浅弓发出至小指尺侧的指掌侧固有动脉后，又发出三条指掌侧总动脉，分别沿第2～4蚓状肌浅面行向指蹼间隙，各分为两支指掌侧固有动脉，分布于相邻两指相对缘的皮肤等（图7-28）。

（二）桡动脉和掌深弓

桡动脉和桡神经的浅支及两条伴行静脉下行至桡骨茎突水平时，经桡侧腕屈肌的桡侧进入腕部。在此分出掌浅支，此支越过拇短展肌及腕横韧带浅面，进入掌腱膜深面，与尺动脉汇合成掌浅弓。桡动脉的主干在腕部绕过桡侧副韧带的浅面，于拇长展肌和拇短伸肌腱的深面，穿过鼻烟窝皮下，到达背侧第1掌骨间隙，穿越第1骨间背肌两头之间和拇收肌到达手掌，在指深屈肌腱的深面向尺侧横行，与尺动脉的掌深支汇合成掌深弓（96.2%），并有静脉伴行，恰对第2～4掌骨底远侧。桡动脉在进入手掌尚未穿越拇收肌斜头之前，发出拇主要动脉，供应拇指两侧及示指的桡侧，从弓的远侧缘发出三条掌心动脉，远侧分别与指掌侧总动脉末端汇

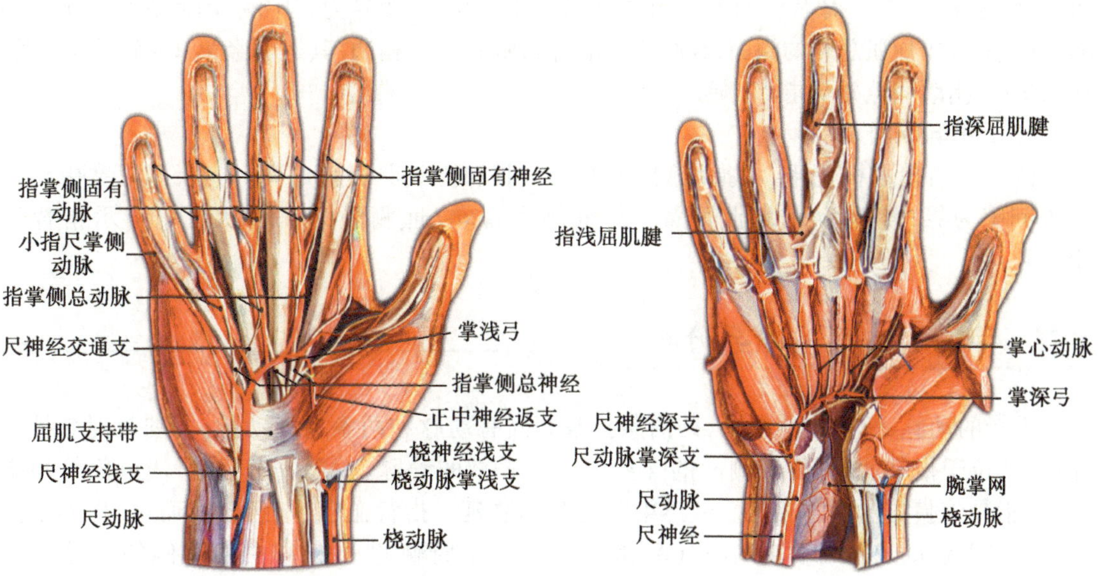

图 7-28 右手掌面的血管神经

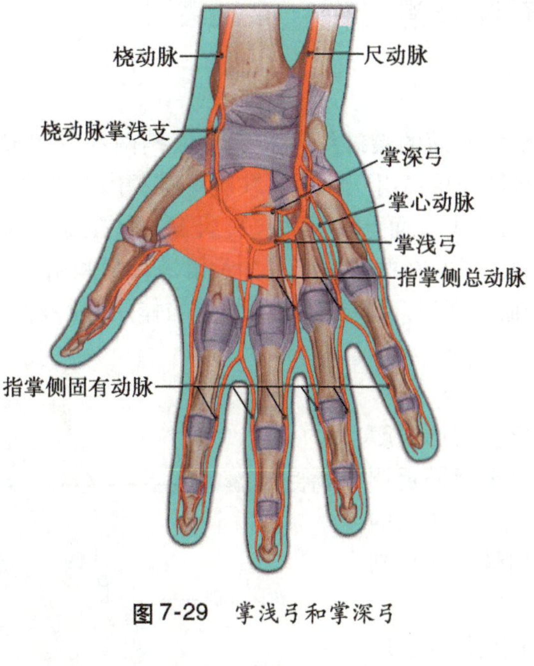

图 7-29 掌浅弓和掌深弓

合。另外,发出返支与穿支,分别与腕掌侧网、背侧网相交通。它们是手部的吻合动脉(图 7-28,图 7-29)。

五 手掌的筋膜间隙

(一) 掌中间隙

位于掌中间鞘的尺侧半,以掌中隔与鱼际间隙分开。该隔起自掌腱膜桡侧缘,包绕示指屈肌腱和第 1 蚓状肌,其深面附于第 3 掌骨。其间隙前界为第 3、4、5 指的屈肌腱及第 2 ~ 4 蚓状肌；后界为第3～5掌骨及骨间肌前面的骨间掌侧筋膜；外侧界为掌中隔；内侧界为内侧肌间隔。近端，位于屈肌总腱的深面，经腕管与前臂屈肌后间隙相通；其远侧经第2～4蚓状肌鞘，达第2～4指蹼间隙并与指背相通。

（二）鱼际间隙

位于中间鞘的桡侧半，示指肌腱、第1蚓状肌和拇收肌筋膜之间。其尺侧以掌中隔与掌中间隙为界，桡侧为外侧肌间隔。其近侧为盲端，远侧经第1蚓状肌鞘与示指背侧相通。

六 手指的血管、神经分布

手指的动脉，每指均有4条，即两条指掌侧固有动脉和两条指背动脉，分别与同名神经伴行，均位于指掌、背侧面与侧面的交界线上。手指的静脉，主要位于背侧，浅淋巴管与指腱鞘、指骨骨膜的淋巴管相通。故感染时可互相蔓延。指背血管、神经较细而短，指的掌侧及末两节背侧的皮肤和深层结构（环指尺侧及小指背侧除外），均由指掌侧的血管神经分布。

七 屈指肌腱腱鞘和腱滑液鞘

（一）屈指肌腱腱鞘

是由包围在屈指肌肌腱外面的腱纤维鞘和腱滑液鞘两部分组成。腱纤维鞘的一半是骨面，一半是膜质，后者由坚韧的结缔组织构成。在腱纤维鞘内有滑膜形成的腱滑液鞘。滑膜由纤维层的内面移行至骨面，并由骨面上转折而包裹肌腱。贴在腱纤维鞘内面的滑膜称壁层，包裹在肌腱外面的滑膜称为脏层。在两层之间有少量滑液。滑膜由骨面转折至肌腱的部分称腱系膜，其中有供应肌腱的血管通过。腱鞘有约束肌腱的作用，滑液便于肌腱在鞘内滑动，减少摩擦（图7-30）。

（二）腱滑液鞘

滑膜围绕各条肌腱返折而形成腱滑液鞘。第2、3、4指的腱滑液鞘近侧端在掌骨头处是闭合的，故为独立的腱滑膜鞘。拇指和小指的腱滑液鞘则伸延至手掌。

拇指的腱滑膜鞘向近侧伸延的部分，包绕拇指长屈肌腱，通过手掌，腕横韧带深面，到达腕横韧带近侧约2.5cm处，称为桡侧囊或拇长屈肌腱鞘。小指的腱滑膜鞘向近侧伸延形成尺侧囊，又称指总屈肌腱鞘。尺侧囊是一个宽大的滑膜囊，在手掌内包绕指浅、深屈肌腱，而且还向近侧伸延，经过腕横韧带深面，到其近侧

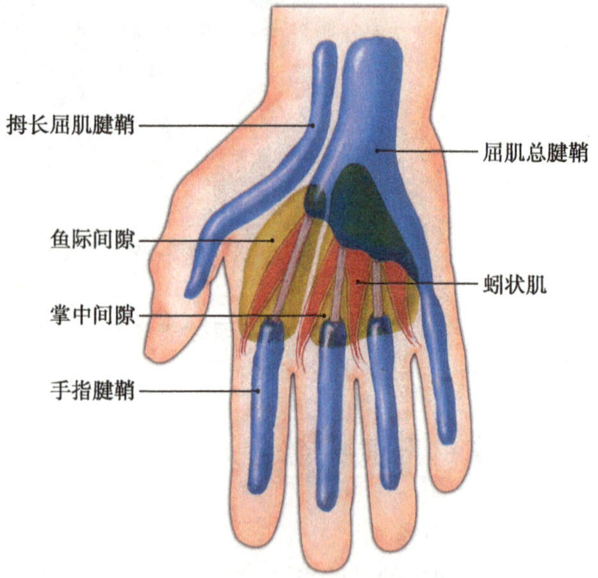

图7-30 手部腱鞘与筋膜间隙

2.5cm 处。约 50% 的人桡、尺侧囊的近侧部分是相通的。这些腱滑液鞘可能直、间接被感染。

第 2、3、4 指腱滑液鞘的感染被局限于相应的手指，但是拇指和小指腱滑液鞘的感染可向近侧蔓延，引起手掌的桡、尺侧囊发炎；还可能通过常存在于两囊之间的交通口，从一个囊蔓延到另一个囊，形成 V 形感染。由于尺侧囊和桡侧囊向近侧延伸到手腕以上，故感染时可能蔓延到前臂（图 7-30）。

第九节　前臂后区深层和手背

一　前臂后区深筋膜

前臂后区的深筋膜厚而坚韧，近侧份为肱三头肌腱膜增强，纵行纤维较为致密，附着于尺骨鹰嘴及尺骨的后缘，并向深部发筋膜隔包绕前臂伸肌，与尺、桡骨骨膜、前臂骨间膜共同围成前臂后骨筋膜鞘，在腕部与伸肌支持带相续。内有前臂肌后群和骨间后血管神经束等。

二　前臂后肌群

共 10 块，分为两层，覆盖尺、桡骨，前臂骨间膜后方及桡骨外侧。浅层 5 块自桡侧向尺侧有桡侧腕长伸肌、桡侧腕短伸肌、指伸肌，小指伸肌及尺侧腕伸肌。深层肌 5 块，旋后肌位于上外侧部，从桡侧向尺侧为拇长展肌、拇短伸肌、拇长伸肌及示指伸肌。由于伸展拇指的 3 块肌肉从深层浅出，经桡侧腕长、短伸肌腱的浅面，分别止于第 1 掌骨及拇指近、远节指骨底；将浅层的 5 块肌肉，又分为两群：①外侧群为桡侧腕长、短伸肌及肱桡肌（后者在位置和功能上列为前区的屈肌群），由桡神经分支支配；②内侧群为指伸肌、小指伸肌和尺侧腕伸肌，由骨间后神经分支支配。两肌群间的缝隙，因无神经跨过，是前臂后区手术入路的安全线。

（一）浅层肌

前臂后群浅层肌以伸肌总腱共同起自肱骨外上髁和邻近的深筋膜（图 7-31）。

1. **桡侧腕长伸肌**　位于肱桡肌的后外侧。肌纤维向下移行于长腱至手背，止于第 2 掌骨底。此肌的作用主要为伸腕并使手稍外展。

2. **桡侧腕短伸肌**　位于长伸肌的后内，与之并行，止于第 3 掌骨底，其作用为伸腕。

3. **指伸肌**　肌腹下端移行为四条肌腱，经手背，分散到第 2～5 指。在手背远侧部四条肌腱之间有腱束相连，称为腱联合。各腱到达指背时移行为扁腱膜，称为指背腱膜，止于第 2 节和第 3 节指骨底。指伸肌的作用为伸指并协调伸腕。

4. **小指伸肌**　肌腹细长，附于指伸肌内侧，到达小指，止于小指第 2 节和第 3 节指骨底背面。作用为伸小指。

5. **尺侧腕伸肌**　位于前臂背侧面尺侧，肌腱下行止于第 5 掌骨底。作用为伸腕并和尺侧腕屈肌一同使腕内收。

（二）深层肌

1. **旋后肌**　位置较深，起自尺骨近侧部，肌纤维斜向下外，并向前包绕桡骨，止于桡骨上

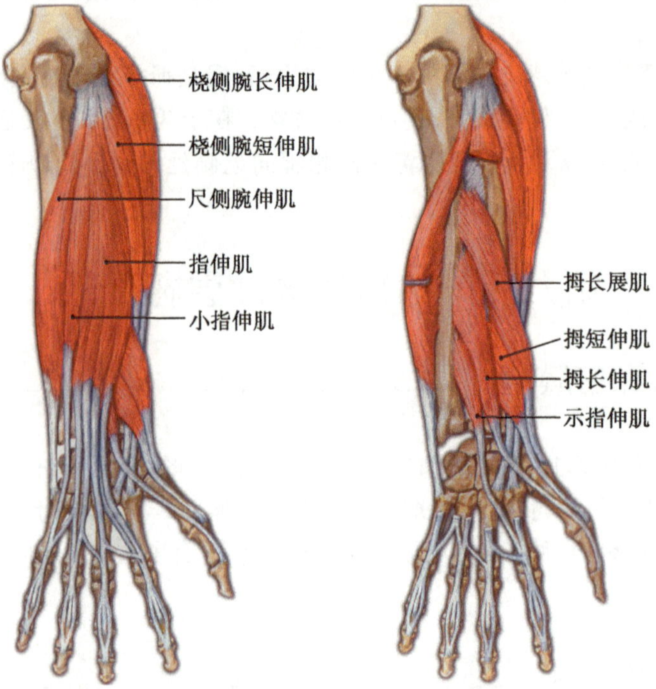

图 7-31 右侧前臂背面浅、深层肌

1/3 的前面。作用为使前臂旋后。

在旋后肌的下方还有四块肌，皆起自桡尺骨和骨间膜的背面，由外向内依次为（图 7-31，图 7-32）：

2. **拇长展肌** 向下止于第 1 掌骨底。
3. **拇短伸肌** 向下止于拇指第 1 节指骨底。
4. **拇长伸肌** 向外止于拇指第 2 节指骨底。
5. **示指伸肌** 止于示指的指背腱膜。

以上各肌，可按其命名，得知其功能。前臂后群肌肉全部由桡神经（$C_{5\sim8}$）支配。

三 前臂后区的血管神经束

由骨间后神经、血管组成。下行于浅、深层伸肌之间。桡神经深支穿旋后肌之前，分支支配该肌与桡侧腕长、短伸肌及肱桡肌，于桡骨头下方 5～7cm 处，穿出旋后肌后改名为骨间后神经。向尺侧分支支配其余诸肌。骨间后动脉起自骨间总动脉，经骨间膜近侧缘进入前臂后区。骨间前动脉的穿支经骨间膜远侧缘进入前臂后区，故前、后区可彼此交通（图 7-32）。

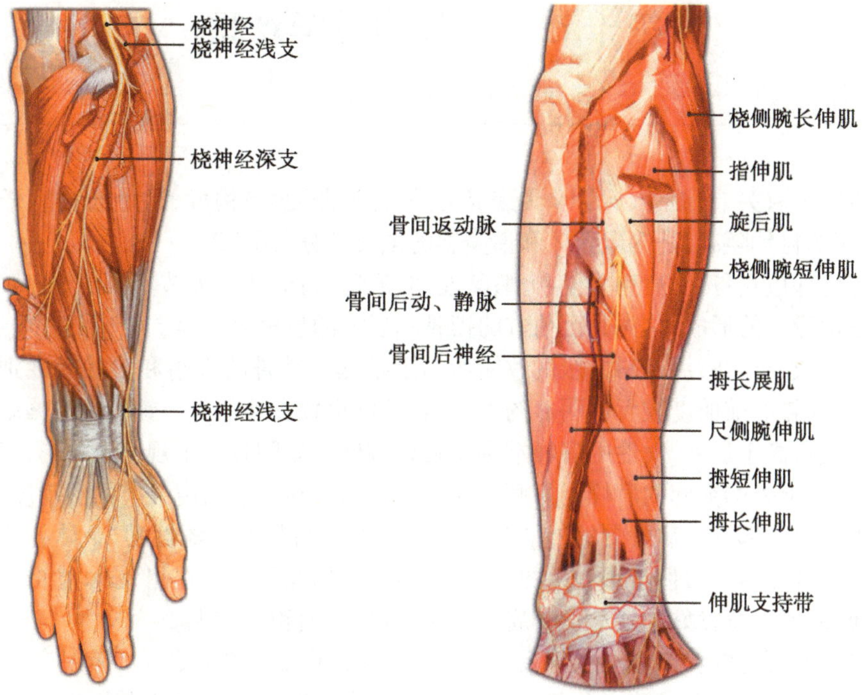

图 7-32 *右侧前臂背面的血管神经*

四 手背的深层结构

（一）伸肌支持带

又名腕背侧韧带，两侧附于桡、尺骨茎突和腕骨，由腕背深筋膜增厚而成。其深面发出 5 个间隔，分别附着于尺、桡骨远侧端的背面，形成 6 个纤维骨性管道，有 9 块前臂伸肌的肌腱及其腱鞘通过。各滑膜鞘均超过伸肌支持带近、远侧缘约 2.5cm。从桡侧至尺侧，穿过 6 个管道的肌腱及腱鞘，依次为：①拇长展肌与拇短伸肌腱；②桡侧腕长、短伸肌；③拇长伸肌腱；④指伸肌与示指伸肌腱；⑤小指伸肌腱；⑥尺侧腕伸肌腱（图 7-32）。

（二）手背筋膜间隙

手背深筋膜分浅、深两层。浅层是伸肌支持带的延续，并与伸指肌腱结合，形成手背腱膜，其两侧分别附着第 2 与第 5 掌骨。第 2～5 指伸肌腱间由斜行腱束相协同动作，彼此牵扯，尤以中、环、小指联合更为明显（图 7-27，图 7-31）。

手背深筋膜深层，又名骨间背侧筋膜，覆盖第 2～5 掌骨及第 2～4 骨间背侧肌表面。它在掌骨近侧端以纤维隔与手背腱膜相结合；远端在指蹼处，两层筋膜彼此结合。因此，手背浅筋膜、手背腱膜和手背深筋膜，三者构成两个筋膜间隙，即手背皮下间隙和腱膜下间隙。两者常彼此交通，当感染时，可扩散，使整个手背肿胀。

第十节　上肢的美学观察

一　肩部

肩部主要由肩关节、锁骨、肩胛骨及其周围所属韧带、肌肉构成，是上肢与躯干间的连接部，其向两侧的自然隆起，是构成整体和谐美感的重要部分(图 7-2)。

健美的肩部应具备：①肩型为健壮型；②左、右肩部对称；③肩关节活动自如。

肩部正常形态的形成，首先是由前方的锁骨和后方的肩胛骨支撑。锁骨的方向近于水平，向外并向后，只在耸肩时由于斜方肌的收缩而向上抬起。锁骨的大小和形状随性别而有所不同，一般男性锁骨的前曲度较女性明显约大 1 倍，长度也较女性的长。锁骨的肩峰端与胸骨端在同一水平或略高于后者，女性的肩峰端则比胸骨端低。肩胛骨呈不规则三角形，背面有肩胛冈，其外侧有向上外端突起的肩峰。肩胛骨在胸壁上的滑动可增大肩关节的活动度，肩峰则是肩穹隆的主要组成部分。肩胛骨的外形及表面所呈现的凹凸不平随性别、个体特征及上肢带肌肉的发育程度而异。习惯于用右手的人，右侧肩胛骨的面积常较左侧大，女性的肩胛骨一般比男性的薄，肌肉发育良好的运动员其肩胛骨显著增厚，面积亦增大。

肩关节由肩胛骨的关节盂与肱骨头构成，是人体最灵活的关节之一。肩关节的韧带装置薄弱，关节囊松弛，对关节的稳定作用小。肩关节的稳定性主要取决于其周围肌肉(冈上肌、冈下肌、小圆肌、肩胛下肌、胸大肌、大圆肌、背阔肌和三角肌)的强度，尤其是三角肌，既是肩外展的主要肌肉，又对维持肩部的外形起着很重要的作用。喙肩弓(由肩胛骨喙突、肩峰及连于两者之间的喙肩韧带共同构成的骨纤维弓)及肩袖(由肩胛下肌、冈上肌、冈下肌和小圆肌的肌腱构成)也对形成和保持肩部的形态美起重要作用。

肩部的外形即肩形，是衡量一个人是否健美的标志之一。常将正常肩分为 4 种类型：

1. **健壮型**　三角肌轮廓清晰可见，当肩关节外展时，轮廓尤为明显。
2. **圆润型**　肌肉及骨的轮廓不明显，肩部圆滑丰满。
3. **平滑型**　骨骼轮廓清晰，肌肉轮廓隐约可见。
4. **瘦弱型**　各骨骼轮廓清晰可见，缺乏皮下脂肪，当肩外展时，肌肉轮廓并不明显。

二　臂部

臂部介于肩部与肘部之间，上界为腋前、后壁外侧端在臂部的连线，下界为通过肱骨内、外上髁近侧两横指处的环形线。借肱骨和内、外侧肌间隔可将臂部分为臂前区和臂后区(图 7-2)。

(一) 臂前区的肌肉

臂前区纵行的肌肉隆起为肱二头肌，其两侧为肱二头肌内、外侧沟。内侧沟浅层有贵要静脉走行，深层有肱动脉及正中神经通过；外侧沟不如内侧沟明显，头静脉沿此沟上行。当屈肘时，肱二头肌收缩后显著隆起，为人体健美的标志之一，对男性健美尤为重要。肱二头肌上部深面有喙肱肌，可使肩关节前屈、内收，肱二头肌下部深面有肱肌，可屈肘关节。此二肌对上臂的健美亦起重要的作用。

(二) 臂后区的肌肉

臂后区的肌肉为肱三头肌，起端三个头(长头、内侧头和外侧头)，三头的肌腹渐合成一个肌腹，止腱为一个扁腱，止于尺骨鹰嘴，主要作用为伸肘关节。肱三头肌收缩时肌腹的隆起远不如肱二头肌肌腹的隆起明显。

上臂对于形体美的作用，最醒目的是肌肉的发达程度，人们常常又以臂部前肌群的形态来衡量和评价臂部的外形美。上臂的形态，可用上臂紧张围和放松围的大小来衡量，两个围度之差越大者肌肉越发达。

上臂部的伸展类型，可根据上肢伸展时的形态特征分为 3 型：

1. **欠伸型** 伸展不足，当手掌向上两臂用力向左右水平伸展时，上臂与前臂不在同一条直线上，前臂稍向上曲。

2. **过伸型** 伸展过度，当手掌向上两臂用力向左右水平伸展时，上臂与前臂不在同一条直线上，前臂稍向下曲。

3. **直伸型** 当手掌向上两臂用力向左右水平伸展时，上臂与前臂在同一条直线上。

上臂的生理变化主要是老化性改变，表现为皮肤松弛，肌肉萎缩，组织弹性降低。肥胖者表现为臂部周径增大，皮肤粗糙干燥。

上臂的浅筋膜结构疏松，随着年龄的增长，皮下浅筋膜增厚且更加松弛，以内侧近腋窝处明显，上肢外展时可见上臂内侧皮肤软组织下垂，在女性此处浅筋膜的增厚及松弛则更明显，常需行吸脂术进行去脂。行吸脂术时必须注意臂部的解剖特征，以免进一步影响上臂的形态美。

三 肘部

正常肘部是否好看，主要取决于肘的类型和肘后三角的形态。

（一）肘型

在标准姿势下，前臂所处的空间位置称肘型，通常根据臂轴与前臂轴所形成的夹角分为 4 种类型：

1. **正常肘** 前臂轴位于臂轴向下延长线的外侧，其间夹角为 10°~15°，通常称为提携角。

2. **直肘** 前臂轴位于臂轴向下延长线的外侧或与臂轴在同一条在线上，即两者之间夹角为 0°~10°。

3. **外翻肘** 前臂轴明显斜向外下，其与臂轴向下的延长线之间的夹角大于 20°。

4. **内翻肘** 前臂轴斜向内下，其与臂轴向下的延长线之间的夹角小于 0°。

由上可知，正常肘为最理想的肘型。

（二）肘后三角

是当屈肘 90°时，肘后部以鹰嘴为顶点与肱骨内、外上髁之间所形成的等腰三角形。当肘部伸直时，上述三点在同一条直线上。这是肘部处于正常生理功能位置的重要标志。

四 前臂

形态结构与生理功能完美地结合，这就是美。前臂在形态结构和生理功能上最显著的特点是：

1. 手的外在肌肉都行经或起于前臂，统称前臂肌。这些肌肉的共同点是肌腹都位于前臂的上部，肌腱都很长，集中于前臂的下部，于是形成了前臂在形态上的上部粗大下部缩细的倒立瓶状结构。这一特点既为手部的活动留下了广阔的空间，又为手的外形变得小巧玲珑而又结构复杂创造了条件，同时也使前臂呈现出流畅的曲线美（图 7-2）。

2. 前臂的重要功能之一是旋前和旋后运动，这为手部全方位的运动创造了有利条件。

五 手

手是人类上肢末端高度进化的产物，且是区别于动物的重要标志之一。手是精细的功能器官，在大脑皮质有较大的感觉和功能投射区，能进行复杂的运动和接受精细的感觉。手既是劳动的工具，也是人体语言重要的表达工具，在人际交流中发挥作用。同时，手也是重要的感觉器官。一个人的手，可向外界提供多种信息，如性别、年龄、健康状况、甚至遗传信息。手也是人们日常装饰和美化的部位，手的动姿和美化，可以部分反映出个人的修养。

（一）手的境界与分部

手的近侧借豌豆骨下缘的水平线与腕部分界，远侧达各指尖。手可分手掌、手背和手指 3 部分。手指除拇指为 2 节外，其余均为 3 节。手掌的近侧部为腕前区，远侧部的中央三角形凹陷处称掌心，其两侧呈鱼腹状隆起，外侧者称鱼际，内侧者称小鱼际（图 7-33）。

手是参与人体运动最多、功能复杂的器官，全部裸露在外，故易发生老化性的改变。表现为手背皮肤松弛，皮纹增多，弹性降低，皮下脂肪减少；手掌角化层增厚，皮肤变硬，皲裂形成；指甲无光泽，关节僵硬。

（二）手的形态与分型

手的形态包括手、手掌和手指的大小以及相互之间的比例关系。正常手从正面观，手指并拢时手掌长宽之比为 4∶3，手指充分展开时手掌长度与宽度相等。手掌的长度与中指长度之比亦为 4∶3，手掌的宽度与中指长度相等。从背面观察，中指最长，拇指与小指等长。拇指的近节和末节分别与示指、中指和环指的近节和中节的长度相等。手外形的性别差异明显，男性手指粗，掌宽厚，指圆而方，由于皮下脂肪少，手背静脉和肌腱轮廓清晰。女性手指娇小，指修长，指头尖，关节灵活，皮下脂肪厚，外形丰满，指背静脉及肌腱显露不明显。

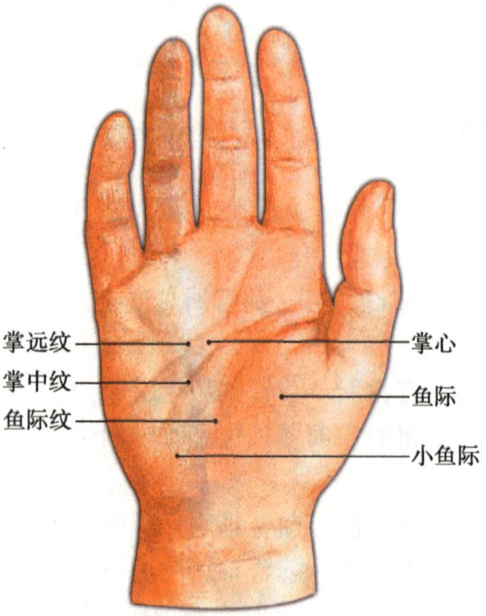

图 7-33　手掌面的体表标志（右）

各指的比例长度为：

Ⅰ拇指：与小指等长或稍长，收指状态时达示指近节的近侧 1/3。

Ⅱ示指：其尖端达中指末节的 1/2 处。

Ⅲ中指：为掌长的 4/5 或掌宽的 7/8。

Ⅳ环指：其尖端略过中指末节的 1/2 处。

Ⅴ小指：其远端达环指远侧指骨间关节处。

1. 手掌的表面解剖

（1）腕横纹：3 条，腕近侧横纹平尺骨头，腕中间横纹约平尺、桡骨茎突，腕远侧横纹相当于腕中关节线，恰平屈肌支持带的近侧缘，其中点正对掌长肌腱隆起，为正中神经入掌处。

（2）腱隆起：用力屈腕时，腕前可见3条纵行肌腱隆起，掌长肌腱居腕前中线，桡侧腕屈肌腱居外侧，尺侧腕屈肌腱居其内侧。

（3）掌纹：有以下3条：

1）鱼际纹：斜行于鱼际尺侧，近侧端与腕远纹中点相交，其深面有正中神经通过，该纹远端弯向桡侧，恰对第2掌指关节的桡侧缘。

2）掌中纹：斜行于掌面，形式不一，其近侧端与鱼际纹重叠，尺侧端止于第4指蹼向近侧的延长线上，该纹与掌中线的交点处是掌浅弓顶点的体表投影。

3）掌远纹：横行，距掌远侧缘2～2.5cm，起于第2指蹼垂线处，向内侧止于第5掌指关节尺侧缘，适对第3～5掌指关节的连线。若掌远纹与掌中纹合二为一，则称通贯手，属异常型。其余常见异常型掌纹见图7-34。

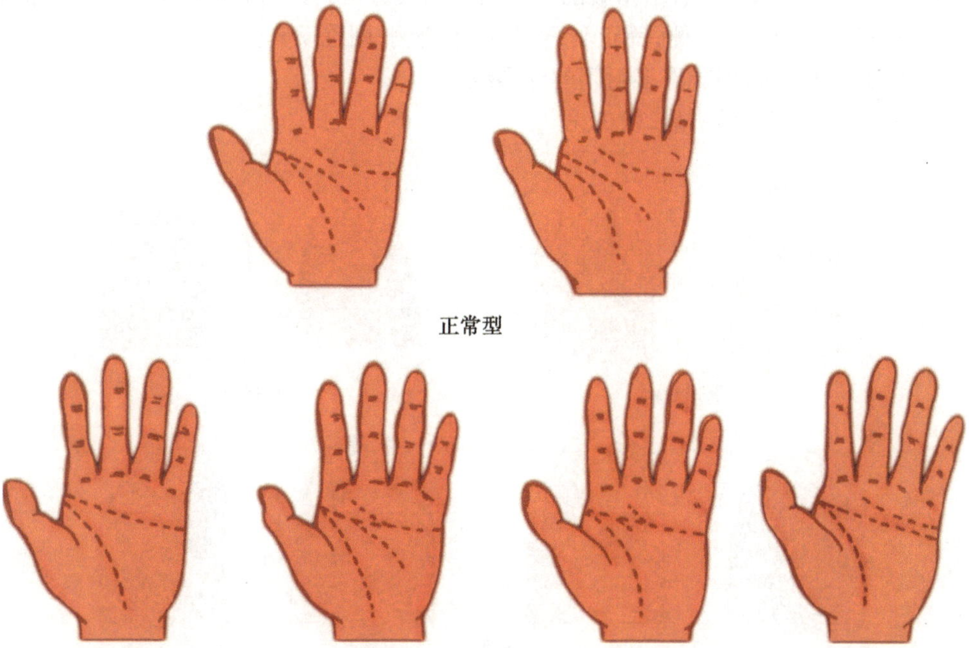

图7-34　各型掌纹

2. 手型　是指手掌和手指整体外形特征的总称。

手型随种族及区域差异较大，也受个体差异影响，故形式各异。通常将手型分为以下几类（图7-35）：

（1）方型：整体呈方形，外观宽阔，手指根部与尖端几乎等粗。

（2）长方型：整体呈长方形，手掌窄长，手指亦较长，手指粗细较一致，外观光滑。此型手女性多见，手部轮廓优雅漂亮。

（3）圆锥型：整体呈圆锥形，各部结构自手掌向远侧逐渐变窄，关节不明显。

（4）竹节型：整体修长，各指关节粗大突出，呈竹节状。

3. 指纹　指人类手指末节指腹的皮肤纹理。对于个人具有高度的特异性，且终生不变，世界上尚未发现两个指纹相同的人。

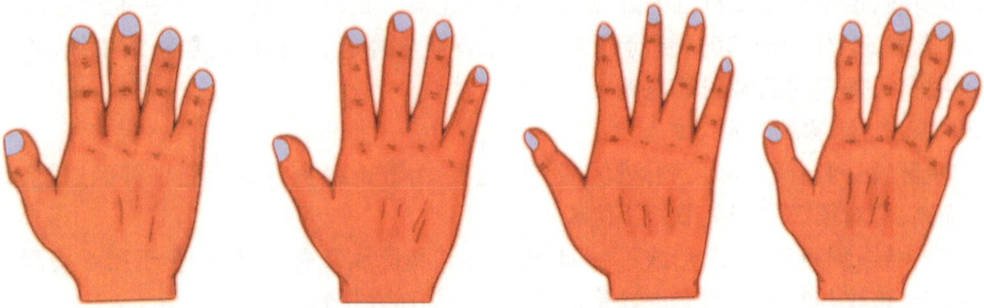

图 7-35　手型

一般将指纹分为 3 型(图 7-36)：

(1) 箕形纹：皮纹呈 U 型，由指腹的一侧斜向指尖方向，行至指腹中部后再折回来伴原皮纹回到一侧，若皮纹开口于尺侧，称正箕，若开口于桡侧，则称反箕。

(2) 斗形纹：皮纹排列成许多封闭的环形线。

(3) 弓形纹：种族差异明显，较少见。

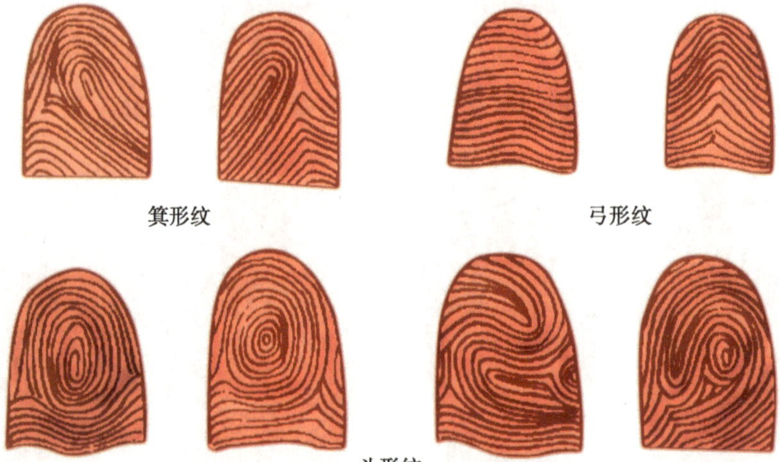

图 7-36　指纹的分型

(三) 手的静态姿势与动态姿势

1. 手的静态姿势　有 2 种，即手的休息位和手的功能位。

(1) 手的休息位：是手休息时所处于自然静止的姿势，犹如握笔姿势，拇指尖靠近示指指骨间关节的外侧，其余各指处于半屈位，越向小指，指尖越向手掌中心。

(2) 手的功能位：腕关节背伸 20°～25°，拇指外展、对掌，其他手指略分开，掌指关节及近侧指骨间关节半屈曲，远侧指骨间关节微屈曲，相当于握小球的体位。手的功能位能根据不同需要迅速地作出不同的动作。手外伤后的功能位固定即以此为标准。

2. 手的动态姿势　也包括两种形式，即用力握物和准确握物。用力握物的目的是达到牢固握持，使物体不致在手中滑动；准确握物的目的是使握物的松紧度合适，使物体在改变运动方向和速度时能准确地制动。手的任何运动都是以上两种握物姿势的配合。手在运动的每一个瞬间都保持着高度的统一和协调。

人类手的运动，以手的对掌运动尤为重要，这是人类手的运动区别于其他灵长类的重要标志。手的对掌运动是指拇指指腹与其余4指指腹相接的运动，是腕掌关节、掌指关节和指骨间关节共同协作下的复合动作，以拇腕掌关节的作用尤为重要。

六 指甲

指甲是指背皮肤的衍生物，由真皮增厚而形成，为指背末端高度角化坚硬的皮肤附属结构。指甲的外露部分称甲体（甲板），其前端游离，后端伸入近端皮肤，称甲根。覆盖甲板周围的皮肤，称甲廓。甲根部的皮肤皱襞称甲皱。甲体下部有一呈乳白色半月形的部分称弧影。甲板下面为甲床，其近端为甲母质，甲母质位于甲根之下，向前延伸至弧影前端边缘，甲板由甲母质形成。甲床不形成甲板，但与甲板紧贴，可能甲床的表皮与生长的甲板一齐向前移动，这个表皮称为甲下皮。正常指甲微向背侧隆起，表面光滑润泽，微见沟纹，甲质坚韧，厚薄均匀，甲皱红润，柔韧整齐。

指甲本身无血运，无痛觉，但具有触觉。其深面的甲床内有丰富的神经和血管，营养指甲并予指甲以灵敏的感觉功能。指甲每周生长约0.5～1.2mm，4个月左右更新一次。夏天比冬天长得快，白天比黑夜长得快，男性比女性长得快，青年较老年长得快。正常指甲约占手指末节远侧的1/2，含有一定的水分及少量脂肪组织。

正常指甲一般呈方型、长方型、圆型及椭圆型（图7-37）。

常见的异常指甲见图7-38。

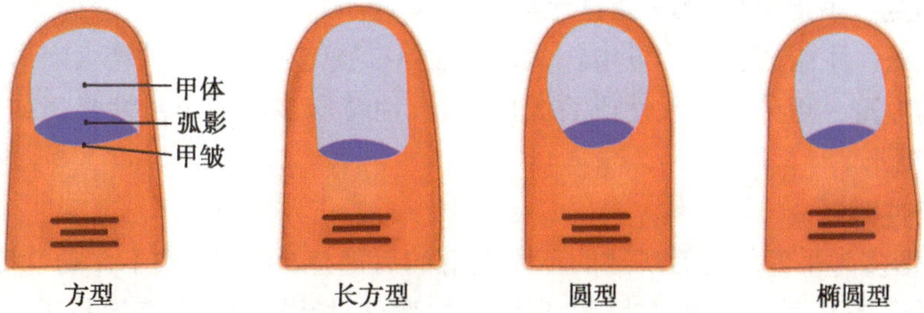

图7-37 正常指甲的分型

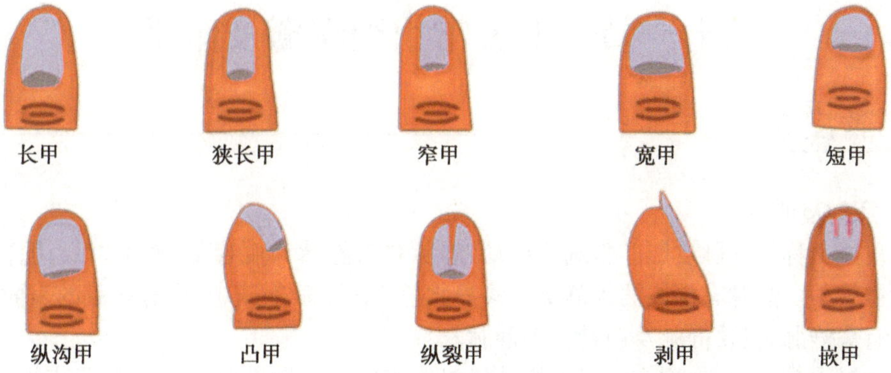

图7-38 常见的异常指甲

七 手部的畸形

手部的畸形较常见,可分为先天性畸形和后天性畸形。先天性畸形多由胚胎发育异常所致,具有一定的遗传倾向;后天性畸形,则多是外伤后遗症造成的。

(一) 先天性畸形

1. 多指畸形 为常见的手指畸形,需行手术进行矫治。

(1) 单纯性多指:为拇指掌骨桡侧的手指样赘生物,或仅以皮肤和软组织与手相连,或与掌骨共干呈分叉状。

(2) 分叉状拇指:轻者仅拇指末节的远端呈分叉状,有共同指甲;重者远侧指骨呈 Y 形,共具指甲。

(3) 并列状拇指:拇指掌骨远端有两个并列的拇指,可能完全相似,主次难分;也可能差异显著。

(4) 一腕双手:在拇指桡侧生出另一只手,其手指、手掌等结构不完整。

(5) 小指多指:为小指尺侧的手指样赘生物,无指骨或指骨不完整,仅由皮肤、皮下组织或软骨和指甲残迹所构成。

2. 并指畸形 常为双侧性,也可见于一侧,以中、环指并在一起最多。轻者仅指蹼略长或两指部分相连,重者两指紧密相连,甚至指甲、指骨和掌骨也连在一起,可共有一条血管、神经和肌腱。并指畸形多需手术治疗,但时间不宜过早,如并指发育及功能良好,可不行治疗。

3. 发育不全 手指短小、无手指甚至无手。

4. 过度生长 手指较正常明显增长、增粗,常伴有肢体其他部位的增大畸形。

5. 指甲的变形 可分为先天性或后天性,后天性畸形多伴随全身性疾病或皮肤疾病,也可以单纯指甲变形。

(二) 后天性畸形

后天性畸形多为手部外伤后所致的不同程度的后遗症,可伴有或不伴功能障碍。常见的后天畸形有:手部条状瘢痕挛缩、掌腱膜挛缩、虎口挛缩、指蹼挛缩等,多需行手术松解或修复。如拇指缺损,需行拇指再造术。

第十一节 上肢常用组织瓣及应用

一 前臂皮瓣

(一) 解剖及血供

前臂皮瓣又称桡动脉皮瓣。常利用桡动、静脉和头静脉为血管蒂,亦可以尺动、静脉及贵要静脉为血管蒂。静脉有深浅两组静脉。浅静脉位于皮下浅筋膜中,固有筋膜的表面,不与动脉伴行。有头静脉、贵要静脉及前臂正中静脉。

前臂皮瓣由前臂内、外侧皮神经和桡神经浅支支配。前臂外侧皮神经是肌皮神经的一个终末支,在肘窝肱二头肌腱外侧穿出深筋膜,位于头静脉深面,可作为感觉皮瓣的吻合神经

(图7-39)。

(二) 应用

前臂皮瓣的血管恒定、蒂长、口径粗、易于吻合,是临床游离移植使用最多的皮瓣之一。由于皮肤色泽好,质地柔软,较适合于面颈部软组织缺损的修复及器官再造。常用于以下治疗:口腔颌面部软组织缺损的修复(颌面部肿瘤切除术后软组织缺损的修复、口底软组织缺损的修复等);器官再造(全鼻再造、阴茎再造、舌再造、眼窝再造等);外伤瘢痕遗留畸形矫正后的创面修复;手部创伤引起的大面积皮肤软组织缺损的修复;拇指再造等。

该皮瓣切取后要牺牲桡动脉主干,对手部血供有一定影响,而且术后供瓣区留下明显的瘢痕,影响美观,尤其对年轻女性,选择时应慎重。

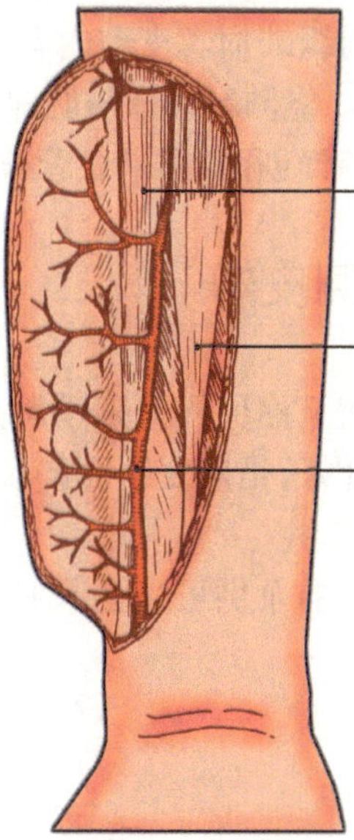

图7-39 前臂皮瓣的动脉

二 上臂外侧皮瓣

(一) 解剖及血供

上臂外侧皮瓣的主要供血动脉为肱深动脉及其终末支桡侧副动脉和桡侧副动脉后支(图7-40)。肱深动脉大都直接起于肱动脉,与桡神经伴行,进入桡神经沟内,通常在桡神经的后外或后内方下行,于三角肌止点处分为中副动脉和桡侧副动脉。桡侧副动脉在三角肌止点下分为前支和后支。前支对皮瓣的血供构成关系不大;后支从桡侧副动脉分出后,沿臂外侧肌间隔后方,在肱桡肌和肱三头肌之间下行,位置逐渐浅出,其终末支进入肱桡肌和桡侧腕长伸肌。

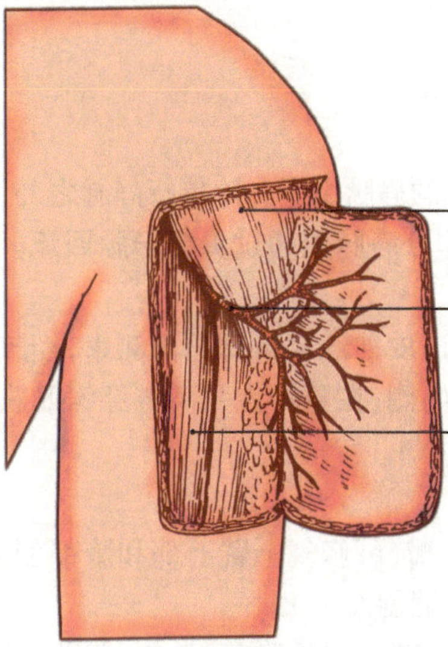

图7-40 上臂外侧皮瓣的主要供血动脉

上臂外侧皮瓣的静脉分浅、深两组。浅静脉是头静脉,位于浅筋膜深面,沿肱二头肌外侧沟上行,进入三角肌、胸大肌沟内,沿途有皮下静脉注入。深静脉为肱深静脉及桡侧副静脉,与同名动脉伴行。皮瓣游离移植时,浅、深两组静脉可依据受区的条件和需要,分别或同时与受区的静脉吻合,以确保静脉血回流通畅。

皮瓣的感觉神经主要是臂外侧皮神经,分布于臂外侧下部皮肤。皮瓣移植时只要吻接臂外侧皮神经即可构成感觉皮瓣。

(二) 应用

1. **游离移植** 该皮瓣血管解剖位

置恒定，极少变异。动脉起始端口径平均为1.1mm，伴行静脉更粗，有利于血管吻合，可游离移植修复四肢软组织缺损。皮瓣内有较粗的臂外侧皮神经，可用于手、足部的感觉功能重建。

2. 岛状转移 桡侧副动脉与肱深动脉相连。如果血管蒂位于近端顺行转移时，皮瓣可以向上修复肩部及上臂创面；如果血管蒂向远端逆行转移时，可修复肘部或前臂上部的创面。

三 上臂内侧皮瓣

上臂内侧皮瓣又称尺侧上副动脉皮瓣，属于多源性供血皮瓣。该皮瓣部位隐蔽，皮瓣较薄，皮肤纹细，质地好，是修复颌面部较为理想的供区，可以谨慎用之。

（一）解剖及血供

上臂内侧皮瓣的血供可来自尺侧上副动脉、肱动脉、肱深动脉、腋动脉及尺侧下副动脉（图7-41）。

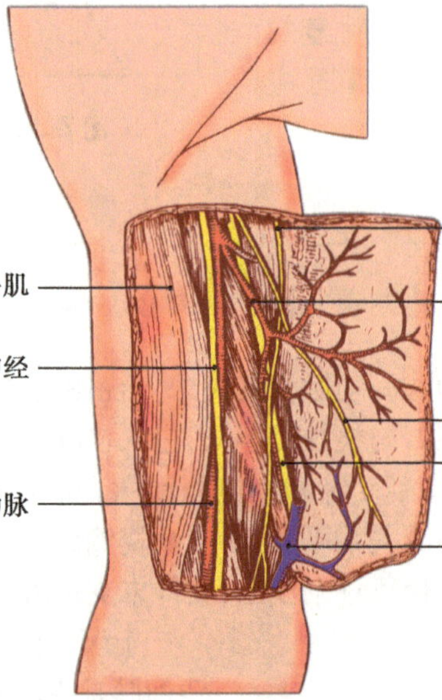

图7-41 上臂内侧皮瓣的血管和神经

上臂内侧皮瓣各供血动脉均有伴行静脉，分别注入相应的静脉主干。除伴行静脉之外，上臂内侧皮瓣的主要浅静脉是贵要静脉及其属支，该皮瓣大部分静脉血通过贵要静脉回流。贵要静脉与头静脉之间还有直接交通支。

上臂内侧皮瓣的神经主要为臂内侧皮神经及其皮支。该皮神经起自臂丛内侧束，经腋动脉之间达臂部，经肱动脉前面转至其内侧，行于贵要静脉的内侧，在臂中点稍下方穿深筋膜进入浅筋膜后一分为二，分别沿贵要静脉两侧下行。

（二）应用

1. 带蒂转移 以尺侧上副动脉为血管蒂的上臂内侧皮瓣，可修复上臂上部和腋部创面；以尺侧下副动脉为蒂的逆行皮瓣，可用于修复肘部及前臂近端创面。

2. 游离移植 因该皮瓣皮下脂肪少，富有弹性，色泽好，部位也较隐蔽，是修复颌面部软组织缺损的理想供区。

四 臂三角皮瓣

臂三角皮瓣位于上臂后外侧三角肌表面，是轴型皮瓣，皮瓣设计及切取方便，皮瓣的血管直径适宜吻合，并有感觉神经进入皮瓣。移植皮瓣的面积较小时，供区可一期缝合闭合。如果面积较大，则需游离植皮修复，但其瘢痕及色素沉着区域易于暴露，有碍美容。

（一）解剖及血供

臂三角皮瓣由旋肱后动脉及其伴行静脉滋养，臂外侧皮神经随血管进入皮瓣。

旋肱后动脉是腋动脉分支。旋肱后动脉和伴行静脉与臂丛神经一起经过肱骨后方，穿过四边孔（上界小圆肌、下界大圆肌、内侧界三头肌长头、外侧界肱骨）行进在三角肌深面，并供养三角肌。神经的肌支支配三角肌、小圆肌等。神经皮支与旋肱后动、静脉皮支一起分布于三角肌表面和上臂后外侧的皮肤及皮下组织（图 7-42）。

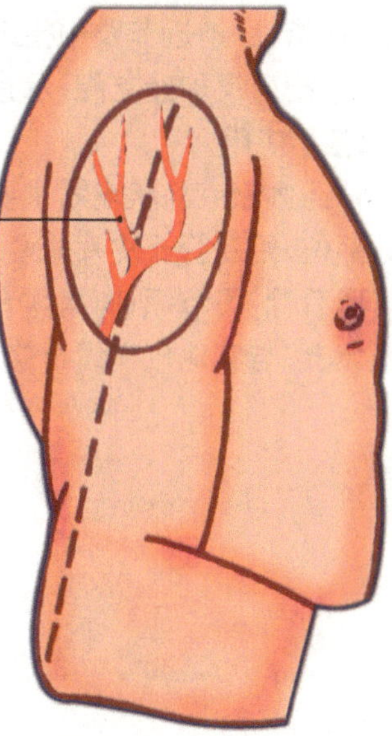

图 7-42 臂三角皮瓣的动脉与设计

（二）应用

三角肌皮瓣可局部转移修复肩、背部有骨或深部血管、神经外露的创面，也可应用单纯的三角肌转移覆盖肩、背部创面，并在肌肉表面游离植皮；臂三角皮瓣也可用于小范围皮肤缺损的修复，该皮瓣是手掌、手背皮肤缺损修复的良好选择，也可用作足背、足底皮肤缺损的修复。

如果要切取较大的臂三角皮瓣移植时，若宽度超过 8cm，可应用组织扩张器先埋在皮瓣下作预扩张，使供区提供较多的移植组织。在切取皮瓣后，供区创面可缝合。

五 示指背侧皮瓣

（一）解剖及血供

示指背侧皮瓣血液供应主要是桡动脉的腕背支分出的第一掌背动脉，在第 2 掌骨背侧该动脉于第 2 指桡侧向前，至近节指间关节背面已成为终末支。依靠指背及手背静脉回流。桡神经浅支在腕部穿过深筋膜，分出 4 ~5 支指背神经，其中第 2 掌骨背侧分支分布于示指桡侧皮肤。

（二）应用

该皮瓣可形成带血管神经蒂的岛状皮瓣，应用该皮瓣修复拇指和虎口缺损均有良好的效果，因其带有感觉神经，故感觉功能恢复比较满意。

六 神经血管束岛状皮瓣

（一）解剖及血供

神经血管束岛状皮瓣血供类型主要为直接皮肤动脉或肌皮动脉，直接皮肤动脉都有两条或一条恒定的静脉伴行，而肌皮动脉直接来源于供应肌肉血供的动脉发出的垂直分支，通过肌间隔或肌肉到达肌肉表面后进入深筋膜。尺动脉的末端和桡动脉的掌浅支吻合形成掌浅弓，从掌浅弓发出的指掌侧总动脉及由正中神经和尺神经所发出的指掌侧总神经，在屈指肌腱的两侧并行，于蚓状肌表面前行，至掌指关节附近，分别接受来自掌深弓的掌心动脉，并各发出一穿支连于掌背动脉，然后再分为两条指掌侧固有动脉，分别至第 2 ~5 指的相对缘。神经位于动脉掌侧，指掌侧固有神经在近侧基部恒定的发出一较大的背侧分支，斜行走向近侧指间关节的背面，供应同侧中及远的指背侧皮肤。手指掌侧面包括指固有神经和指固有动脉。手指背侧面：拇指、示指近节及中指近节桡侧半由桡神经支配；中指近节尺侧半、环指近节及中远节尺侧半、小指由尺神经支配；示指、中指中远节及环指中远节桡侧半由正中神经支配。

（二）应用

神经血管束岛状皮瓣主要用于拇指、示指指腹软组织急性创伤缺损者；拇指、示指等重要感觉部位，用皮管或皮片修复术后需要重建感觉功能者；手指掌侧瘢痕挛缩畸形，切除瘢痕矫正畸形后骨、关节、肌肉暴露者；神经损伤致使手指重要区域感觉缺失者；手指重要感觉区有广泛瘢痕者；与其他皮瓣组合修复拇指脱套伤或拇指再造者。

（陈永春）

第八章 下 肢

第一节 概 述

下肢借下肢带骨与躯干骨相连，其特征是：骨骼粗大，关节面宽，辅助结构多且坚韧，稳定性大于灵活性，下肢各肌肉亦较发达，具有支撑体重及运动的功能。

一 境界与分区

下肢与躯干间的界限为：上界前方以腹股沟和髂嵴前份与腹部分界；外侧和后方以髂嵴后份和髂后上棘至尾骨尖的连线与脊柱区的腰部、骶尾部分界；内侧主要以股沟与会阴分界。

下肢可分为臀部、股部、膝部、小腿部、踝部和足部，各部又分为若干区。

二 表面标志

（一）常用的骨性标志

1. 髂嵴 髋骨的上缘称髂嵴，全长于皮下均可触及。两侧髂嵴最高点的连线正对第四腰椎棘突（图 8-1）。

2. 髂前上棘 髂嵴的前端为髂前上棘。

3. 髂后上棘 为髂嵴的后端。站立时，其在臀上区呈一小凹陷。

4. 髂结节 在髂前上棘后方 50～70mm 处，为髂嵴的向外突出的隆起。

5. 坐骨结节 屈髋时，于臀大肌下缘可清晰地摸到。

6. 股骨大转子 于髂结节下方约 100mm 处可触及。

7. 耻骨联合上缘及耻骨结节 于股前部上方可触及耻骨联合上缘，于耻骨联合上缘外侧约 25mm 处可触及耻骨结节。

8. 髌骨 位于膝前皮下，底、尖及两侧缘均可摸到，常作为测量标志。其内、外侧缘与股骨内、外髁间各有一沟，称髌骨内侧沟和髌骨外侧沟。

9. 股骨髁 位于皮下，外侧髁较内侧髁宽大突出。两髁分别向内侧和外侧最突出的部分称为股骨内上髁和股骨外上髁。内上髁上方还可扪及一不太明显的收肌结节。

10. 胫骨髁 屈膝时，在髌韧带两侧可以摸到。

11. 胫骨粗隆 胫骨前缘上端的骨性隆起，为髌韧带的止点。

12. 腓骨头 位于胫骨外侧髁后外侧，其下方为腓骨颈。

13. **胫骨前缘** 自胫骨粗隆向下全长均可于皮下触及。

14. **内踝和外踝** 分别为胫骨和腓骨的下端，位于踝关节的内侧和外侧。外踝尖约比内踝尖低10mm。

15. **跟结节** 跟骨的后端，为跟腱的附着处。

16. **舟骨粗隆** 位于足内侧缘，为足跟与踇趾连线的中点。

17. **第五跖骨粗隆** 位于足外侧缘，为足跟与小趾连线的中点。

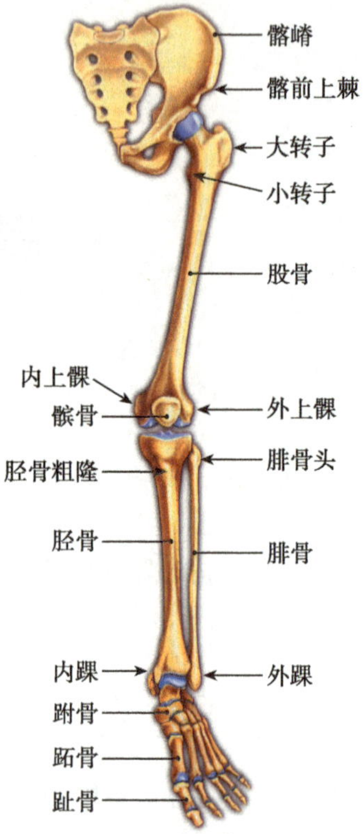

图8-1 下肢骨性标志

（二）常用的肌性标志

1. **臀大肌** 呈不规则四边形，使臀部形成圆隆的外形（图8-2）。

2. **股四头肌** 位于大腿前面，在大腿屈和内收时，可见股直肌在缝匠肌和阔筋膜张肌所形成的夹角内。

3. **缝匠肌** 斜跨大腿的前内侧面，当大腿屈曲、外旋时，可见其轮廓。

4. **半腱肌、半膜肌** 位于股内侧后面，在腘窝的内上界，可摸到它们的肌腱止于胫骨，半腱肌腱较窄，位置表浅且靠外，半膜肌腱粗而圆钝，位置较深且靠内。

5. **股二头肌** 位于股外侧后面，在腘窝的外上界，可摸

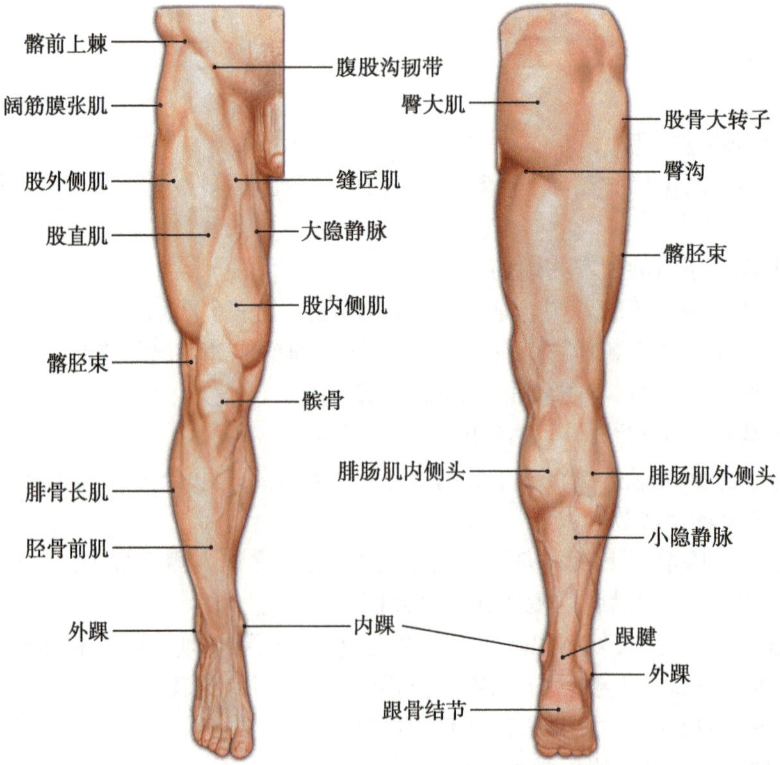

图8-2 下肢肌性标志

到它的肌腱止于腓骨。

6. **踇长伸肌** 当用力伸踇趾时，在踝关节前方和足背可摸到此肌的肌腱。

7. **胫骨前肌** 位于踝关节前方，在踇长伸肌腱的内侧可摸到此肌的肌腱。

8. **趾长伸肌** 当背屈时，在踇长伸肌腱的外侧可摸到此肌的肌腱。在伸趾时，于足背可清晰见到各趾的肌腱。

9. **腓肠肌** 位于小腿后面，其两个头构成腘窝的下角，其肌腹外形形成“小腿肚”。

10. **跟腱** 在踝关节后方，呈粗索状，向下止于跟结节。其内、外侧的深沟分别称为跟腱内侧沟和跟腱外侧沟。

（三）皮肤标志

1. **臀沟** 为一横行的沟，界于臀部与大腿之间。

2. **腘窝横纹** 在腘窝呈横行的纹。

第二节 下肢前部的浅层结构

股部前上方借腹股沟与腹部分界，内侧以股沟与会阴分界，后方以臀沟与臀部分界，股部的下界为经髌骨上缘上方两横指处的环形线与膝分界。沿股骨内、外上髁各作一纵行线，将股部分为股前区和股后区。股部与小腿之间为膝部，通过股骨内、外上髁的纵行线，将膝部分为膝前区和膝后区。小腿部上界为平胫骨粗隆的环形线，下界为平内、外踝基部的环行线，经内、外踝最突出点作的纵行线将小腿分为小腿前区和小腿后区。小腿与足之间为踝部。足部以足的内、外侧缘分为足背区和足底区。

一 皮肤

下肢前面各部的皮肤有差异，各具特点。股前内侧部皮肤较薄，皮脂腺较多，且该部皮肤易于移动，同时该部皮肤位置隐蔽，皮动脉主干较粗而恒定，血供丰富，是皮瓣的良好供区之一。膝前区皮肤薄而松弛，皮下脂肪少，移动性大，其皮下的浅层具有板状筋膜，故该区皮肤具有耐磨性。小腿前区的皮肤较股前内侧部皮肤厚且多毛，血供差，移动性小，损伤后愈合较慢，且易留瘢痕。足背与踝部区的皮肤较薄，色泽好，浅筋膜疏松，缺少脂肪，透过皮肤，浅静脉、肌腱等结构清晰可见。

二 浅筋膜

下肢前面各部的浅筋膜厚薄不一，股前区浅筋膜于腹股沟韧带下方分为两层，即浅层的脂肪层及深部的膜性层，分别与腹壁下部的脂肪层（camper 筋膜）和膜性层（scarpa 筋膜）相延续。小腿前区浅筋膜疏松且脂肪含量少、弹性差，轻度水肿时，于内踝上方指压，易出现压痕。足背的浅筋膜薄而缺少脂肪，下肢水肿时，常以足背显现较早。在各部浅筋膜中，均有浅静脉、浅动脉、皮神经和浅淋巴管穿行其内。

（一）浅静脉

1. **大隐静脉及其属支** 大隐静脉为全身最长的静脉，长约 76cm。在足的内侧缘起自足背静脉弓，经内踝前方，沿小腿内侧上行，再经膝关节内后方渐沿大腿内侧面逐渐上行，继于大腿前面上行达卵圆窝。其在腹股沟韧带中、内 1/3 交点处下方 30mm 处穿过筛筋膜的隐静脉裂孔，汇入股静脉，汇入处称隐股点。多数自股静脉的内侧面注入，少数可自股静脉前面或前内侧注入。大隐静脉在小腿及足的内侧缘与隐神经伴行，在膝部与膝降动脉隐支及隐神经伴行，在股部与股内侧皮神经伴行。

体表投影：自耻骨结节外下 40mm 处至内收肌结节的连线为其体表投影。

大隐静脉在隐静脉裂孔附近有 5 条属支（图 8-3）。

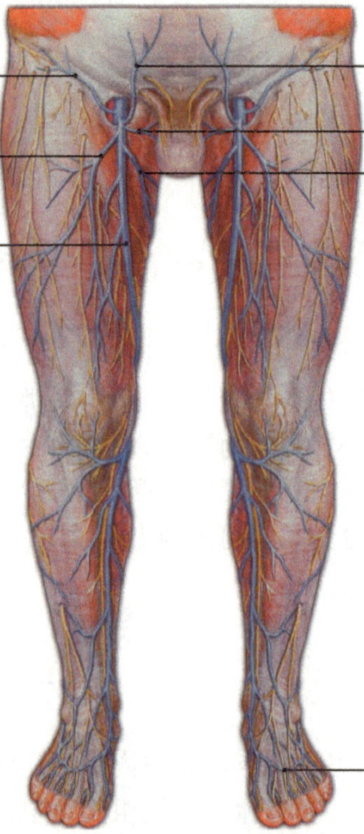

图 8-3 股部的大隐静脉及其属支

（1）旋髂浅静脉：起自髂前上棘附近的小静脉，向下内侧走行，越过腹股沟韧带外侧达卵圆窝，沿途收集腹下部和大腿上部外侧面的静脉，可直接注入大隐静脉，也可与邻近属支共干后注入大隐静脉或股静脉。

（2）腹壁浅静脉：起自脐以下腹壁浅层的小静脉，向下外侧走行，越过腹股沟韧带内侧半至卵圆窝。沿途收集腹壁下部内侧面的静脉，可与邻近属支共干后注入大隐静脉或股静脉，也可直接注入大隐静脉。

（3）阴部外静脉：起自外生殖器浅层的小静脉，也是阴囊或阴唇前静脉的直接延续，该静脉为阴部外动脉的伴行静脉。其向外侧走行，至大腿前面达卵圆窝。接纳外生殖器及腹下部的静脉，在卵圆窝附近注入大隐静脉的内侧面，可与邻近属支共干后注入大隐静脉，偶有直接注入股静脉的。

（4）股内侧浅静脉：起自股内侧浅层的小静脉，开始在大腿后部深筋膜深面向内上行，绕行至大腿内侧缘浅出皮下，继续向内上行至卵圆窝下方，多单独注入大隐静脉，其接纳大腿近侧部内侧和前面的静脉。

（5）股外侧浅静脉：起自股外侧浅层的小静脉，行向内上，于大腿前面上行至卵圆窝处，多单独注入大隐静脉，主要接纳大腿外侧及前面的静脉。

大隐静脉的五条浅静脉在汇入大隐静脉的方式和注入的部位有很大差异。各属支可以单独注入大隐静脉，或与邻近属支共干后注入大隐静脉，也可注入股静脉。各属支之间以及同小隐静脉的属支之间，均有丰富的侧支吻合。若大隐静脉曲张行大隐静脉高位结扎术时，务必分别结扎及切断各属支，否则大隐静脉曲张易复发。大隐静脉借交通支与深静脉相通，交通支常以直角方向由浅静脉至深静脉，这些交通支内有瓣膜，瓣口朝向深静脉，引导浅静脉血流入深静脉，当静脉发生阻塞或手术结扎浅静脉时，深静脉的血流量即增多。另外深筋膜深面及肌间隔内也存在一些交通支，大腿深筋膜深面的交通支甚至可与膝部静脉丛相交通。如手术时仅剥去深筋膜浅面的静脉，而不处理筋膜下的交通支，静脉曲张仍有可能复发及溃疡不愈合。故在手术治疗大隐静脉曲张时，必须检查深静脉功能，以确定深静脉能否代偿结扎之浅静脉的血液回流。大隐静脉在行于内踝前方约 10mm 处的位置最浅表且比较恒定，易于寻找，故多为静脉穿刺及静脉切开的部位（图 8-4）。

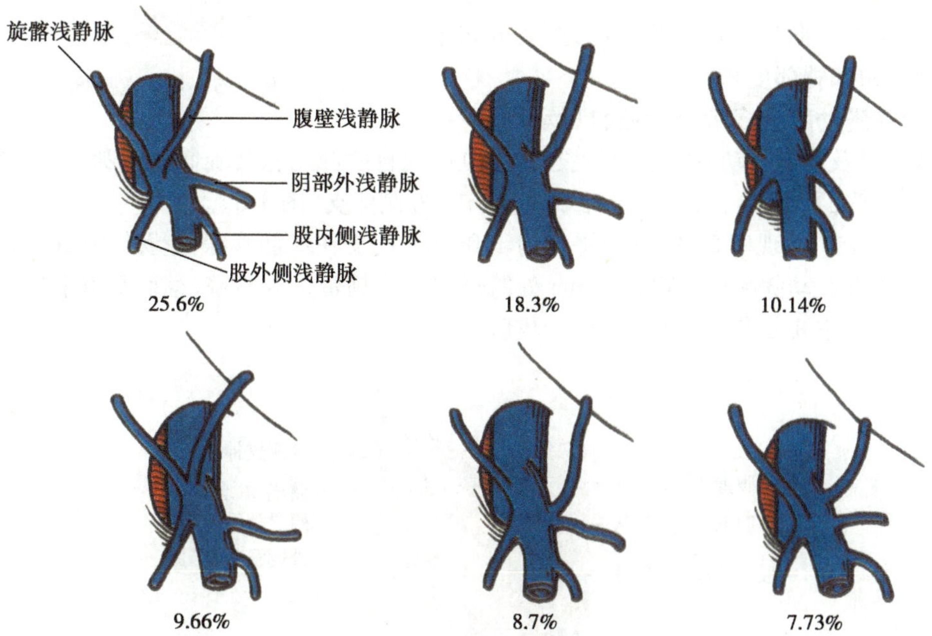

图 8-4 大隐静脉上段属支的类型

大隐静脉管腔内存在有静脉瓣，约 9～10 对，小腿部较大腿部稍多，最上方有两对静脉瓣较恒定，一对位于大隐静脉穿隐静脉裂孔的筛筋膜之前，另一对位于大隐静脉即将注入股静脉之前，此二对瓣膜对防止血液逆流起较重要的作用。

2. 足背浅静脉 足背浅静脉位于足背皮下浅筋膜中，呈网状或弓状。足背静脉于足背内侧缘由各小静脉汇成大隐静脉，于足背外侧汇成小隐静脉，各小静脉于足背远侧形成足背静脉弓，此弓多为单弓型。足背静脉弓的顶端多不超过足背动脉干末端远侧 15mm 处，如需切取足背皮瓣时，远侧界应在足背动脉末端远处 20mm 以上处，以保证不损伤足背静脉弓。有个别足背静脉弓阙如者，在行皮瓣切取时务必考虑，以免造成皮瓣的循环障碍（图 8-5）。

（二）浅动脉

1. 旋髂浅动脉 多自股动脉的前外侧壁发出，也可自股深动脉及旋股内、外侧动脉发出。在腹股沟中点下方20mm处起始后，在阔筋膜深面向外上行，主要分为浅、深两支（图8-6）。

（1）浅支：出现率约53%～86%，外径平均为0.8mm。其在深筋膜深面行约5mm即穿出阔筋膜，行于股动脉起点下方15mm至髂前上棘的连线附近皮下，继与腹股沟韧带略平行走向外上，跨越腹股沟韧带外1/4段进入腹外侧区，主要分布于腹股沟外侧半皮肤。

（2）深支：出现率为100%，外径平均为1.0mm，在阔筋膜深面向外上行于腹股沟韧带下方15mm处并与之平行，在髂前上棘下方20mm处穿出深筋膜，多数转向外下进入臀上部，主要分布于股外侧部上份和臀部皮肤。

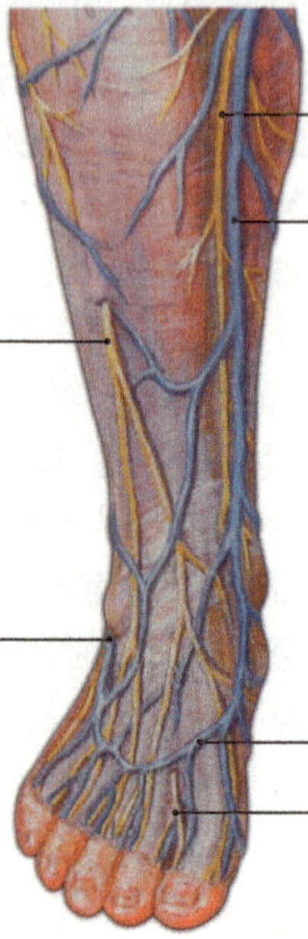

图8-5 足背浅静脉

2. 腹壁浅动脉 多数直接起自股动脉，少数与旋髂浅动脉及阴部外动脉共干起自股动脉，也可起自股深动脉及旋髂深动脉。该动脉发出后，在阔筋膜深面向上内行约10mm后，即分为内、外侧两支（图8-6）。

（1）内侧支：出现率68%，外径平均为1.0mm。此支在深筋膜深面行约10mm后穿深筋膜至浅层，多在股动脉起点内侧约10mm处跨过腹股沟韧带进入腹壁，继而垂直上行，最远可达脐平面以上，主要分布于腹下部内侧半皮肤。

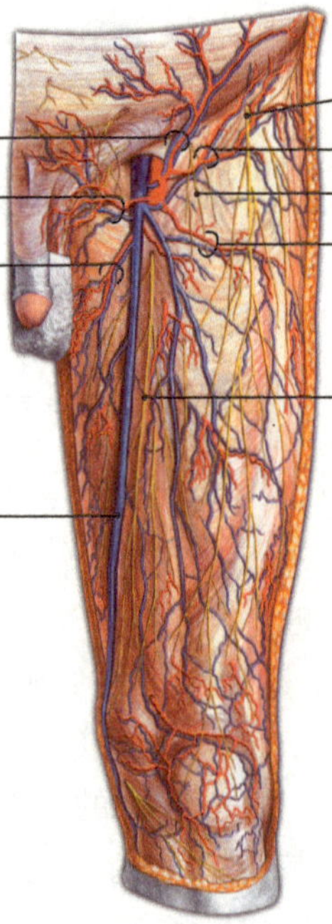

图8-6 腹股沟浅动脉及其分支

（2）外侧支：出现率66%，外径平均0.8～0.9mm。其主干发出后在深筋膜深面行约5mm后，穿阔筋膜进入浅层，多在股动脉起点外侧约10mm处跨过腹股沟韧带进入腹壁，也几乎垂直上升，最远可超过脐平面，主要分布于腹下部外侧半皮肤。

3. 阴部外动脉 多数起自股动脉，可单独或与腹壁浅动脉共干发自股动脉。其主干在腹股沟韧带下方30mm处起始后，于阔筋膜深面行于耻骨肌和长收肌的表面，在大隐静脉附近分为上、下两支（图8-6）。

（1）上支：出现率87%～88%，外径平均为1.0mm。自主干发出后行向上内，自股动脉的起点以下50mm处至耻骨结节的连线为其主行径，在耻骨结节附近多数跨过腹股沟韧带，主要分布于腹股沟区内侧份、耻骨上区和外阴部皮肤。

（2）下支：出现率80%～94%，外径平均为1.1mm。其自主干发出后，几乎呈水平向内行，进入耻骨区，由股动脉起点下50mm处所作与耻骨嵴的平行线为其主行径，主要分布于股内侧部上份，还分布于阴囊或阴唇。

4. 股内侧浅动脉 出现率100%，起自股动脉，位置可高可低，每侧有1～3支，外径平均为1.3mm。该动脉发出后，沿股动脉内侧下行，在缝匠肌深面斜向下内，在缝匠肌内侧缘穿出阔筋膜分布于股内侧皮肤，缝匠肌内侧缘是寻找股内侧浅动脉的重要标志。该动脉常可作为股内侧皮瓣的血管蒂。此动脉通常有两种类型（图8-6）：

（1）直接皮动脉型：约62%，外径平均为1.3mm，长度平均20.8mm，其自股动脉发出后，直接分布于股内侧皮肤。

（2）混合动脉型：约38%，外径平均为1.5mm，长度平均为43.7mm，其由股动脉发出后，即分为肌支和皮支。皮支较粗且多，分布于股内侧皮肤；肌支较细且少，多数分布于缝匠肌和股薄肌。混合动脉的管径一般比直接皮肤动脉的管壁粗，长度也长，是以皮动脉为主的动脉。

5. 股外侧浅动脉 出现率100%，外径平均为0.6mm。该动脉于股外侧肌与股直肌之间由旋股外侧动脉降支发出，每侧为2～3支，多数为肌皮动脉穿支。穿股外侧肌浅出皮下，分布于股外侧部皮肤。其中以第1肌皮动脉穿支较粗大，是皮瓣血供的主要动脉，其浅出部位多在髂前上棘至髌骨中点连线的中点外侧，浅出后分为数支，分布于股前外侧部皮肤。少数为肌间隙皮支，穿阔筋膜浅出后，分布于股外侧部皮肤（图8-6）。

另有自旋股外侧动脉降支和股外侧肌肌支发出的一些肌皮动脉穿支，于大腿外侧穿过髂胫束至皮肤，统称这些动脉为束皮动脉，其出现率为33%，外径平均1.0mm，在阔筋膜张肌与髂胫束移行处穿髂胫束达浅层，分布于髂胫束范围内的皮肤。

6. 隐动脉 出现率100%，外径平均为1.5mm。该动脉发自膝降动脉或股动脉，斜向内下行，在股中下部穿过收肌腱板，与隐静脉伴行于股薄肌与缝匠肌之间，继于两肌腱间穿

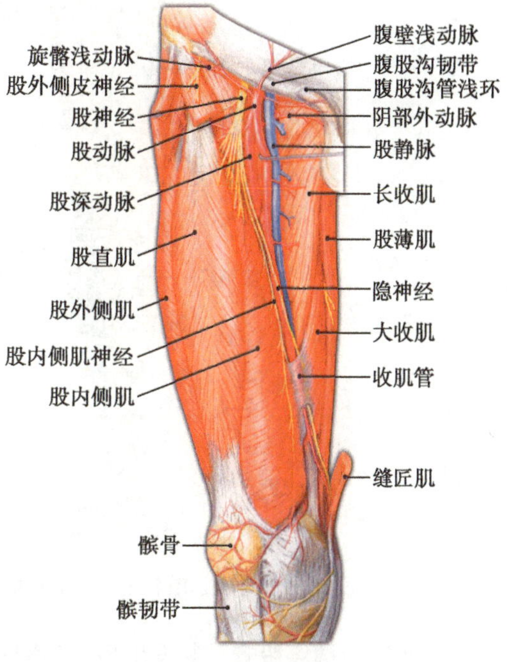

图8-7 股部浅动脉

深筋膜浅出皮下，跨过膝关节内侧下行，在胫骨粗隆平面行于隐神经与大隐静脉之间，向下可达小腿中、上2/3处，分布于小腿前面和后内侧皮肤（图8-7）。

7. 胫后动脉内侧皮支 为皮动脉，约2～7支，外径约0.5～2.0mm，自胫后动脉内侧发出，行于趾长屈肌与比目鱼肌的肌间隙，穿小腿深筋膜浅出后，分布于小腿内侧中下部皮肤。

8. 胫前动脉的内侧皮支 自胫前动脉主干发出的直接皮动脉，有3～4支，行于胫骨前肌和胫骨外侧面之间，浅出后越过胫骨前缘分布于小腿内侧中、下段的前部皮肤。

9. 胫前动脉皮支 自胫前动脉发出的皮支，多为1～5支，起始处平均外径约1.2mm，其在上部经趾长伸肌与腓骨长肌之间下行，下部经胫骨前肌与趾长伸肌之间下行且浅出深筋膜后达皮下和皮肤，主要分布于小腿中、上1/3段的前外侧部。

10. 足背皮肤的浅动脉 主要为发自足背动脉及其分支的皮支，在皮下吻合成网，主要供应足背的皮肤。

（三）皮神经

1. 髂腹股沟神经皮支 自髂腹股沟神经发出后，沿髂肌的前面前行，于髂前上棘下侧稍前方穿腹内斜肌，进入腹股沟管，在精索的外下侧下降，穿出皮下环后至浅筋膜，分布于大腿上部内侧的皮肤。另有分支称阴囊前神经或阴唇前神经，分布于阴茎根部或阴唇的皮肤（图8-8）。

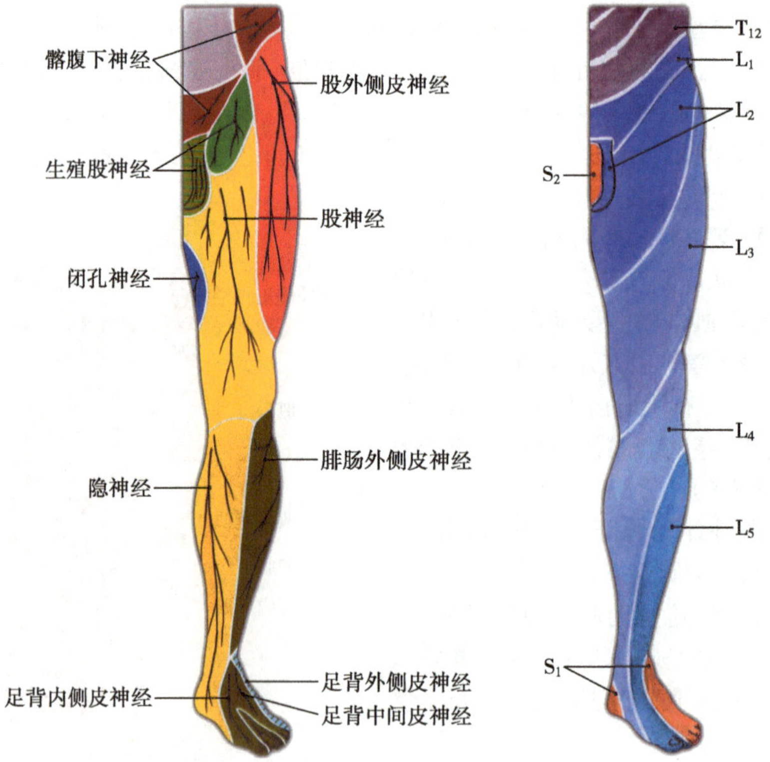

图8-8 下肢前面皮神经及节段分布（右侧）

2. 生殖股神经股支 其发出后，沿髂外动脉下降，经腹股沟韧带深侧，在股血管鞘内，沿股动脉外侧至股部，在腹股沟韧带稍下侧，穿股血管鞘前壁及阔筋膜，或自卵圆窝穿出，成为皮神经，分布于股三角区的皮肤。有时在腹股沟下方，其发分支与股外侧皮神经的前支和股神经的皮支相交通（图 8-9）。

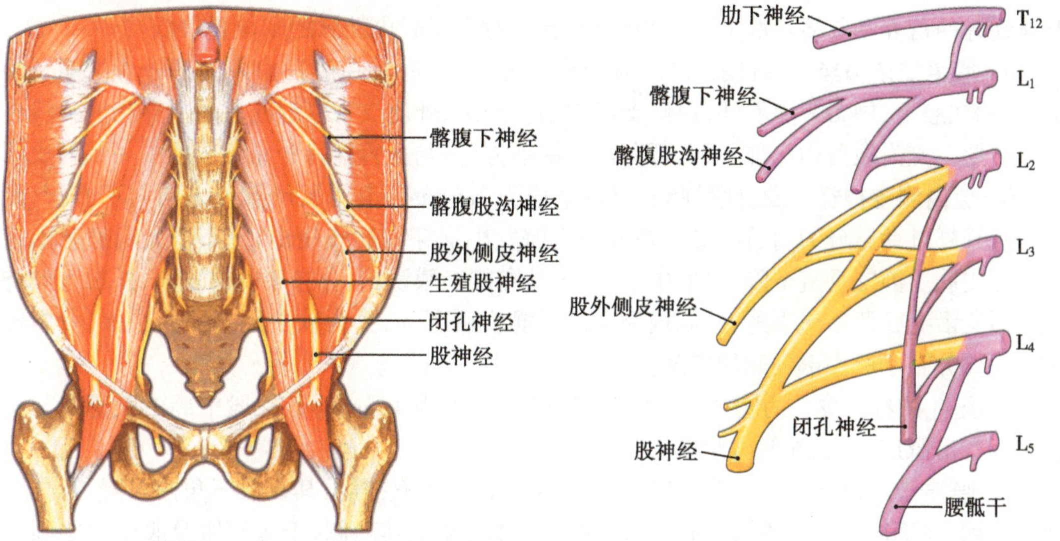

图 8-9 腰丛及其分支

3. 股外侧皮神经 由第 2、3 腰神经前支的后股组成，于腰大肌外侧缘穿出后，斜向外下行，经髂肌前面，在髂前上棘内侧穿腹股沟韧带深侧至股部。在股部可分为两种形式，即主干型（占 42.5%）及无主干型（占 57.5%）。主干型以一粗大主干越过腹股沟韧带至腹部，分为前、后两支（占 25%）或前、中、后 3 支（占 17.5%）；无主干型在股部直接分支，以前、后支（占 35%）或前、中、后支（占 22.5%）两种形式出现。

（1）主干：出现率 42.5%，横径平均 4.4mm，前后径平均 0.9mm，在大腿的长度平均为 18mm。主干在距髂前上棘 10mm 处经腹股沟韧带深面进入股部，经缝匠肌的前面或后面穿过该肌上部，行于阔筋膜两层之间，多数在穿入浅筋膜以前分为两支或三支，少数以主干的形式穿出深筋膜。

（2）前支：于距髂前上棘 70mm 处穿阔筋膜浅出皮下，出现率 100%，横径平均为 2.5mm，前后径平均为 0.8mm，平均长度 85mm。其位置恒定，主要在髂前上棘与髂骨外侧缘连线的上 1/3 内侧 10mm 范围内下行，分布于大腿前外侧皮肤。

（3）后支：出现率 100%，横径平均为 2.4mm，前后径平均为 0.7mm，在大腿的长度平均为 30mm，位置较恒定。在髂前上棘与髂骨外侧缘连线的内、外侧各约 4mm 的范围内穿深筋膜至皮下，分布于大腿前外侧部皮肤。

（4）中间支：出现率 40%，横径平均为 1.8mm，前、后径平均为 0.7mm，在大腿的长度平均为 93mm。其在距髂前上棘 63.1mm 处，在髂前上棘与髂骨外侧缘连线的内、外侧各约 4mm 范围内穿深筋膜浅出至皮下，分布于大腿前外侧部皮肤。

在选用股外侧皮神经作为神经移植体时，宜首先考虑选用其前支，因此支出现较恒定，位置表浅，且具有一定的长度，易于寻找，切取后对股部的感觉影响不大，且留下的瘢痕隐蔽，是理想的神经移植体。股外侧皮神经的主干短，出现不恒定；后支虽恒定，但长度短且很细；中间支虽有一定的长度，但出现率低，故在选用神经移植体时，不宜首先考虑。可在髂前上棘下

7.5～10mm 处，髂髌线内 10mm 的范围内寻找股外侧皮神经的前支。

(5) 股外侧皮神经的血液供应：其营养动脉大多来自旋髂浅动脉和股直肌肌皮动脉，少数可来自旋髂深动脉等，选择血管蒂时，若取营养动脉有困难，可考虑选取其来源动脉，起自旋髂浅动脉的营养动脉多从股上部入神经干，起自股直肌肌皮动脉的则位置较低。

4. 股中间皮神经 发自股神经，横径平均为 1.6mm，其在股三角内侧部分为内侧及外侧两支，约在股上、中 1/3 交界处，内侧支穿阔筋膜浅出，外侧支常穿缝匠肌后再穿深筋膜浅出至皮下。此二支沿股前内侧部下行，行向内上髁前方，多与血管伴行分布于股前中间部的皮肤。

5. 股内侧皮神经 发自股神经，横径平均为 1.6mm。其沿股动脉外侧向内下方行，经股三角尖部越过动脉分为前后两支。在分支之前发小支穿阔筋膜浅出，分布于大隐静脉附近的股内侧皮肤。前支垂直下降，在股中、下 1/3 处穿阔筋膜浅出，分布于膝前皮肤，并加入髌神经丛。后支沿缝匠肌后缘下降，至膝内侧穿出阔筋膜后下降，分为数支至小腿的中部，股内侧皮神经主要分布于股中部内侧的皮肤。

6. 闭孔神经皮支 为闭孔神经的分支，横径平均为 1.4mm，其在股中部由股薄肌与长收肌之间浅出至皮下，支配股内侧部皮肤。

7. 隐神经 为股神经的终末支，也是股神经最长的皮神经，其自股三角内下降，初位于股动脉外侧，伴随股动脉入内收肌管下行，继而绕过动脉至其内侧，于缝匠肌及股薄肌之间穿出固有筋膜后继续下行，伴大隐静脉下降至小腿的内侧，沿胫骨内侧缘下降，至小腿的下 1/3 处，分为二支。一支沿胫骨内侧缘下降于内踝；另一支经内踝前面，下降至足的内侧缘。隐神经沿途分布于髌下、小腿内侧面及足内侧缘皮肤(图 8-10)。

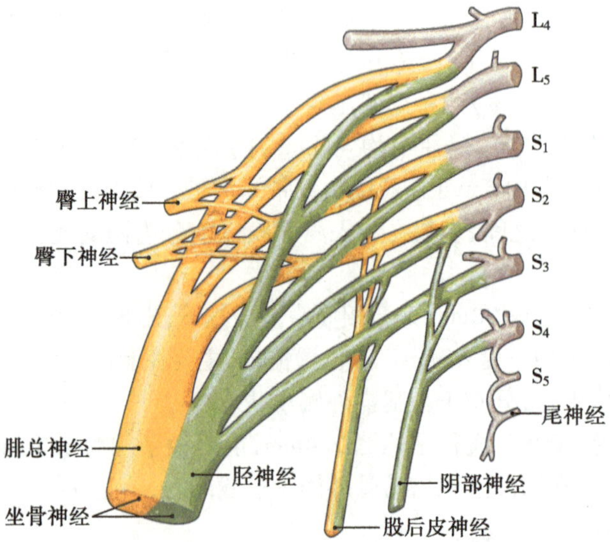

图 8-10 骶丛及其分支

8. 腓浅神经 为腓总神经的分支，其自腓总神经发出后，初在腓骨长肌深面下降，继在腓骨长、短肌与趾长伸肌之间下行。在小腿中、下 1/3 交界处穿深筋膜至浅筋膜层内下降，分为足背内侧皮神经与足背中间皮神经两支。

(1) 足背内侧皮神经：发出后向下内侧行，越过小腿的伸肌下支持带的深面，分为两支，内侧支分布于踇趾内侧及足内侧的皮肤，外侧支又分为 2 支，分布于第 2、3 趾背的相对缘。

（2）足背中间皮神经：发出后经伸肌下支持带的表面，至足背外侧部分为2支，内侧支分布于第3、4趾的相对缘，外侧支分布于第4、5趾的相对缘。

9. 腓深神经 在腓骨颈处从腓总神经分出后，沿小腿骨间膜前面下行，至踝关节前侧分为2终支：内侧支沿足背动脉外侧至第1跖骨间隙，分布于第1、2趾相对缘的皮肤，并与腓浅神经的内侧支相交通；外侧支行于趾短伸肌的深面，分布于踇短伸肌、趾短伸肌以及跗骨关节、跖趾关节和邻近的骨间隙。

10. 足背外侧皮神经 为腓肠神经的终末支，沿跟腱外侧缘下降，经外踝与跟骨间在外踝的下侧转向前行，沿足及小趾的外侧缘达小趾末节的基底部，分布于足及小趾的外侧缘皮肤，并与腓浅神经的足背中间皮神经有交通支。

（四）腹股沟浅淋巴结

腹股沟浅淋巴结沿腹股沟韧带下缘及大隐静脉末端排列，位于浅筋膜的深层中，根据其位置，可分为上、下两群，每群可分为内侧组和外侧组（图8-11）。

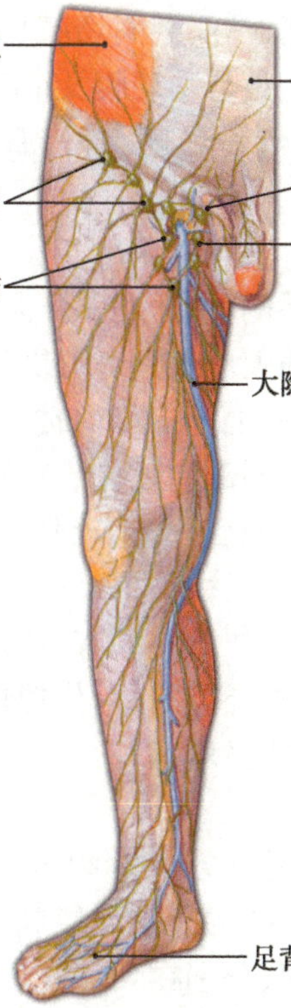

图8-11 腹股沟浅淋巴结和浅淋巴管

1. 上群 又称近侧群，约有2～6个淋巴结，位于腹股沟韧带下方，沿腹股沟韧带平行排列。以隐股点向上所做的垂线为界，可将上群分为上内侧组和上外侧组：上内侧组主要引流来自腹前外侧壁下部和臀部内侧1/3的淋巴管；上外侧组主要引流来自腹后壁下部及臀部外侧1/3的淋巴管。外阴部（阴囊、阴茎及大、小阴唇和阴蒂）、会阴区以及肛管皮肤和子宫底部的部分淋巴管注入上内侧组；部分肛管皮肤的淋巴管注入上外侧组。上群的输出管穿过筛筋膜注入髂外淋巴结。

2. 下群 又称远侧群，约有2～3个淋巴结，位于大隐静脉上端附近与大隐静脉平行呈纵向排列。以大隐静脉为界，将其分为下内侧组和下外侧组。下外侧组主要引流来自下肢浅层的大部分淋巴管；来自下肢浅层的部分淋巴管注入下内侧组，部分会阴部和外生殖器的淋巴管也注入下内侧组。下群的输出管可注入腹股沟深淋巴结和髂外淋巴结。

腹股沟浅淋巴结位置表浅，容易准确穿刺，注入染料后，轻柔按摩淋巴结，可迅速使输出淋巴管着色，故在行淋巴管静脉吻合术时常用此法显示此部淋巴管。下肢淋巴水肿需行淋巴管—静脉吻合术时，常用下部淋巴管与股静脉或大隐静脉相吻合。

第三节　股前内侧区深层结构

一　深筋膜

阔筋膜为股部的固有筋膜，是全身筋膜中最厚的部分，其范围宽阔，致密而坚厚，包裹整个大腿。阔筋膜上方附着于髂嵴外唇、髂前上棘、腹股沟韧带、耻骨结节、耻骨联合、耻骨弓、坐骨结节、骶结节韧带和骶正中棘，并与臀筋膜及会阴筋膜相续；下方止于胫骨内外侧踝、胫骨粗隆、腓骨头及膝关节周围的韧带和肌腱，且与腘筋膜及小腿深筋膜相连。阔筋膜在大腿的各部厚薄不一，在大腿的内侧较薄，而其外侧份最厚且坚韧，其纵行纤维显著增厚呈带状，称髂胫束。

（一）髂胫束

其上端借臀筋膜连于髂嵴前份的外侧唇，其上部分为浅、深两层，由较薄的环行纤维构成，分别包裹阔筋膜张肌，称肌质部，与阔筋膜愈着紧密不易分离；下部为上述两层愈合而成，整体向下以纵行纤维附着于胫骨外侧髁，为一上宽下窄的腱性结构，称腱质部，其内有一层坚韧的纵行纤维，它可作为修补体壁的缺损、薄弱部和膝关节交叉韧带重建的材料。

髂胫束向下的纤维除止于胫骨外侧髁后，尚止于腓骨小头及膝关节囊。如果髂胫束上部过于挛缩或有附着于髌骨外方止点异常时，往往是髌骨向外脱位的原因，将其切断后可减少一部分向外的牵引力，是治疗髌骨习惯性脱位的一种有效方法。髂胫束挛缩还可导致髋关节屈曲、外展、外旋及膝关节屈曲、外翻和小腿外旋畸形，代偿性马蹄内翻畸形，骨盆倾斜及代偿性脊柱侧凸，双侧髂胫束挛缩可引起腰曲明显增大。

（二）隐静脉裂孔

又称卵圆窝，为阔筋膜在耻骨结节外下方 30～40mm 处形成的一个卵圆形薄弱区，其表面覆盖一层多孔的疏松筋膜称筛筋膜。裂孔的外侧缘锐利而明显称镰缘，位于股鞘之前。镰缘的上、下缘呈弓状弯向内形成上、下两角，分别在大隐静脉末端的前后，上角向内延伸附着于耻骨结节，与腹股沟韧带及陷窝韧带相接；下角向内延伸与耻骨肌筋膜相续，大隐静脉跨过下角，穿筛筋膜注入股静脉（图 8-12）。

（三）肌间隔

阔筋膜向深面分别发出三个肌间隔，即股内侧肌间隔、股外侧肌间隔和股后肌间隔，此三个肌间隔伸入肌群间，附着于股骨粗线，形成三个骨筋膜室，即前、内侧、后骨筋膜室，容纳相应的肌群、血管和神经等，如骨筋膜室内组织压急剧上升，可引起微循环障碍，导致肌肉缺血性坏死，即骨筋膜室综合征。外侧肌间隔分隔大腿屈、伸肌群；内侧肌间隔分隔大腿屈肌群与内收肌群，后肌间隔分隔大腿内收肌群与伸肌群。在特定的肌间隔内，有肌间隔血管穿行，这种血管容易分离，有较长的血管蒂，是很好的皮瓣动脉。

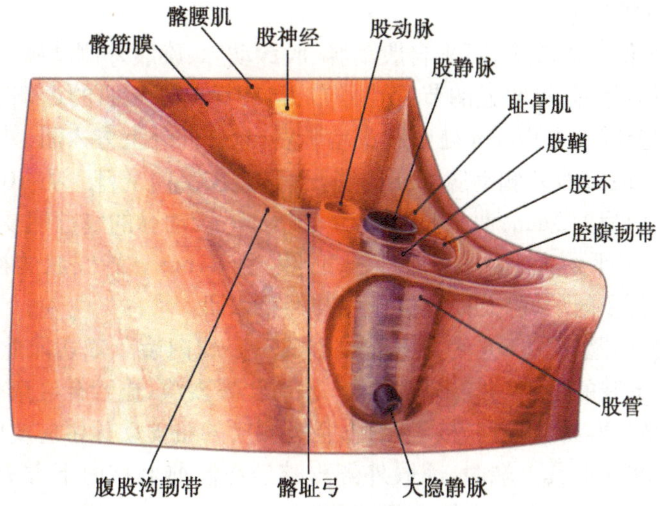

图 8-12 隐静脉裂孔

二 股前区和股内侧区的肌肉

(一) 股前区的肌肉

股前区的肌肉有髂腰肌、阔筋膜张肌、缝匠肌和股四头肌(图 8-13)。

1. **髂腰肌** 为髂肌和腰大肌的总称,由髂窝和腹后壁下行,经腹股沟韧带深面,其联合腱止于股骨小转子。腰大肌脓肿时,脓液沿脊柱两侧及髂骨筋膜的深面,在髂腰肌的骨性纤维鞘内下降,继而经腹股沟韧带深面在股血管的外侧到达大腿,并可至臀部;如股鞘被脓液侵蚀,脓液可沿股动脉下降,经长收肌深面至大腿内侧;髂腰肌与髋关节囊间有一很大的滑膜囊,多与髋关节相通,当髋关节感染时,其脓液可流入此囊。髂腰肌由腰丛分支支配,当腹后壁或髂窝淋巴结发炎时,因腰大肌受刺激,患者的下肢往往呈屈曲姿势。

2. **阔筋膜张肌** 位于大腿上部前外侧,起自髂前上棘,肌腹呈扁平带状,包于阔筋膜浅、深两层之间,向下渐变薄移行于髂胫束。其动脉供应来自旋股外侧动脉的升支,神经支配为臀上神经的下支,其作用为紧张阔筋膜并屈髋。

3. **缝匠肌** 为全身最长的肌肉,斜跨股前内侧面。起自髂前上棘前面及其下方的骨面,在阔筋膜的深面斜向内下行,并跨过膝部后方且转向前,形成一扁平薄腱,此腱大部分在股薄肌和半腱肌的上方和前方,共同形成鹅足止于胫骨粗隆的内缘及胫骨前缘上端的内侧,部分肌腱移行于膝

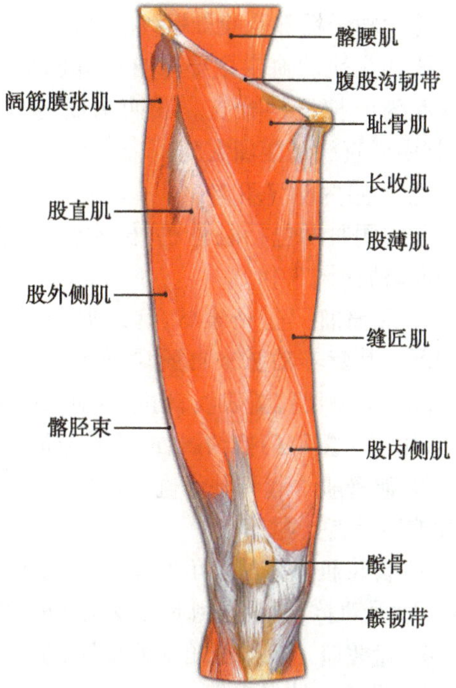

图 8-13 股前区的肌肉

关节囊及小腿内侧深筋膜。

营养缝匠肌的血供来源较多，可来自股动脉、股深动脉、旋股外侧动脉及其降支、旋髂浅动脉、膝最上动脉及腘动脉等，呈明显的节段性分布，且有规律地在肌的内侧缘入肌。股深动脉的缝匠肌支，在髂前上棘下方98mm处由股深动脉发出，斜向外上方入肌，外径平均为1.3mm，肌外长度平均为18mm；旋股外侧动脉降支的缝匠肌支，在髂前上棘下方102mm处发出，向外下方行入肌，外径平均为1.3mm，肌外长度平均为18mm；股动脉的缝匠肌支，在髂前上棘下方约179mm处发出，外径平均为1.3mm，肌外长度平均为21mm。缝匠肌的神经支配由股神经分支支配，有1~5支，多与动、静共同形成血管神经束入肌。

缝匠肌的作用为屈髋、屈膝，并使大腿外展，外旋，小腿内旋。如切取此肌后，因有髋肌和股后部肌的代偿，对下肢的运动功能影响不大。该肌位置表浅，血管神经束有规律地从肌内侧缘入肌，标志明显，显露容易，与皮肤接触面宽，且有相应的肌皮动脉供应皮肤，可制成较长、较宽的肌瓣或肌皮瓣，在切取其上端时，因股外侧皮神经在髂前上棘内下方7mm处由内向外越过缝匠肌，应特别留意，以免引起损伤；切取下端时，要注意在髌尖平面行于缝匠肌与股薄肌之间的隐神经，以免损伤该神经。

4. 股四头肌 为全身最粗大的肌肉，由股内侧肌、股外侧肌、股中间肌和股直肌四部分组成。各肌均有其单独的起点，在下部互相融合成一坚强的股四头肌腱，包绕髌骨后，此腱即称为髌韧带，止于胫骨粗隆。股直肌起自髂前下棘及髋臼上方的沟内；股内侧肌起自股骨转子间线下部及股骨粗线内侧；股中间肌起于股骨前面及外侧面上2/3；股外侧肌起自股骨大转子根部及股骨粗线的外侧。

股四头肌的血供主要来自股动脉的分支，其神经支配为股神经的分支。股四头肌的作用为伸小腿，其中股直肌还能屈大腿。

（二）股内侧区肌肉

股内侧肌群包括耻骨肌、长收肌、短收肌、大收肌和股薄肌（图8-14）。

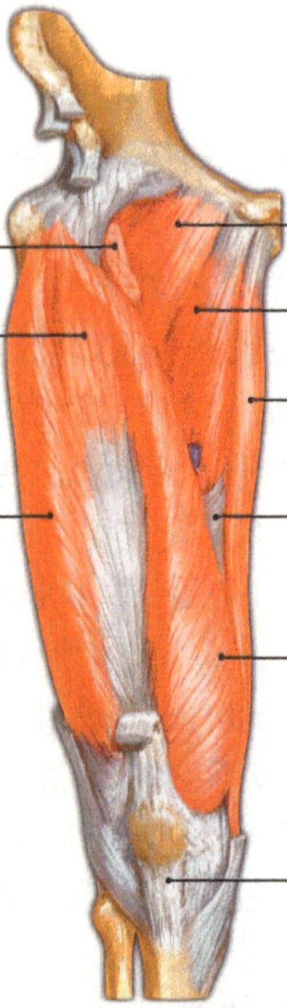

图8-14 股内侧区的肌肉

1. 股薄肌 呈条索状，起于耻骨弓，止于胫骨内侧髁。其营养动脉来自股深动脉，受闭孔神经前支支配。股薄肌位置表浅，切除后对内收大腿的作用影响不大，临床上常用其作为移植肌瓣的供体，用以修复肛门括约肌，或肌袢成形术治疗下肢深静脉功能不全。

2. 耻骨肌 起于耻骨梳及耻骨上支，止于股骨体上部，营养动脉来自股动脉及闭孔动脉，受股神经分支支配。

3. 长收肌 为长三角形扁肌，起于耻骨体及耻骨上支，止于股骨粗线。营养动脉来自股动脉、股深动脉、旋股内侧动脉及阴部外动脉，受闭孔神经分支支配。

4. 短收肌 近似三角形的扁肌，位于耻骨肌和长收肌的深面，营养动脉来自股动脉及闭孔动脉，受闭孔神经支配。

5. 大收肌 位于上述诸肌深面，营养动脉来自闭孔动脉、股动脉、股深动脉及旋股内侧动脉等，受闭孔神经及坐骨神经分支支配。

股内侧区肌肉的主要作用为使大腿内收，同时可使大腿屈曲、外旋。

三 肌腔隙及血管腔隙

（一）肌腔隙

前界为腹股沟韧带，后外侧界为髂骨，内侧界为髂耻弓，此弓系髂筋膜增厚所形成。肌腔隙内有髂腰肌及股神经通过，尚有股外侧皮神经由此间隙进入股部。髂腰肌与髂耻隆起间有一滑液囊称髂耻囊，此囊多与髋关节相通。当腰椎结核形成寒性脓肿时，脓液可沿腰大肌与其筋膜流至大腿根部，并可刺激股神经，引起相应的股神经痛的症状（图 8-15）。

（二）血管腔隙

前界为腹股沟韧带，后界为耻骨梳韧带，内侧界为陷窝韧带，外侧界为髂耻弓（图 8-15）。此腔隙内有股鞘、股动静脉、股管及生殖股神经及淋巴管通过。

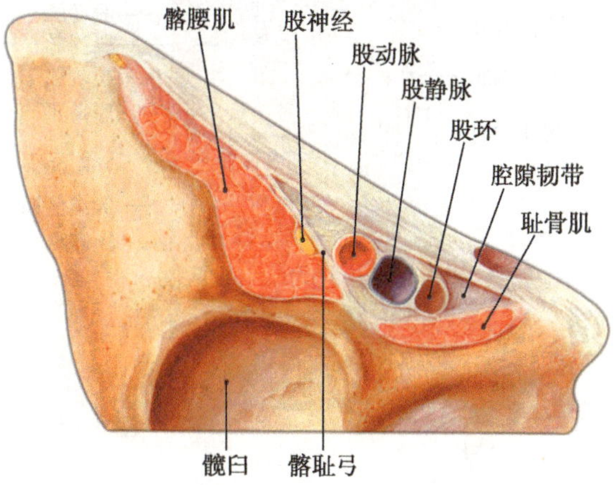

图 8-15　肌腔隙和血管腔隙

四 股三角

位于股前上部，是一个底朝上、尖朝下的三角区（图 8-16）。

（一）境界

上界为腹股沟韧带，外侧界为缝匠肌内侧缘，内侧界为长收肌内侧缘；股三角的前壁为阔筋膜，后壁凹陷，由髂腰肌、耻骨肌和长收肌及其筋膜组成。

（二）内容

其内容由外侧向内侧依次为股神经、股动脉和股静脉及它们的属支，还有股静脉周围的腹股沟深淋巴结和脂肪组织等。因股动脉居中，故这些结构以股动脉为标志。

（三）股鞘和股管

1. 股鞘　为腹横筋膜与髂筋膜向下延伸并包绕股动、静脉上段周围的筋膜鞘，整体呈漏斗形，长约 30～40mm，股鞘前壁为腹横筋膜的延伸部，后壁由髂筋膜构成，股鞘在腹股沟韧带之后，其下端与血管壁外层相融合，延伸为血管鞘。股鞘由两个纵向纤维隔将鞘分为外、中、内三部分：外侧部容纳股动脉，中间部容纳股静脉，内侧部亦称股管（图 8-10）。

2. 股管　为股鞘内侧的一个潜在性间隙，长约 10～15mm，是腹横筋膜向下突出的漏斗型盲囊。其前界为腹股沟韧带及镰缘上角和筛筋膜；后界为耻骨梳韧带、耻骨肌及其筋膜；内侧界为腔隙韧带及股鞘内侧壁；外侧界为股静脉内侧的纤维隔。其上口即股环，呈卵圆形，由腹股沟韧带、腔隙韧带、耻骨梳韧带及股静脉内侧的纤维隔所围成，其上面覆盖有薄层疏松结缔组织称股环隔，股环隔上面衬有腹膜，呈一小凹，称为股凹；股管的前壁为阔筋膜覆盖，后壁大部贴于耻骨肌筋膜；股管下端为一盲端，称股管下角，由股管内侧壁与外侧壁愈合而成，其恰对

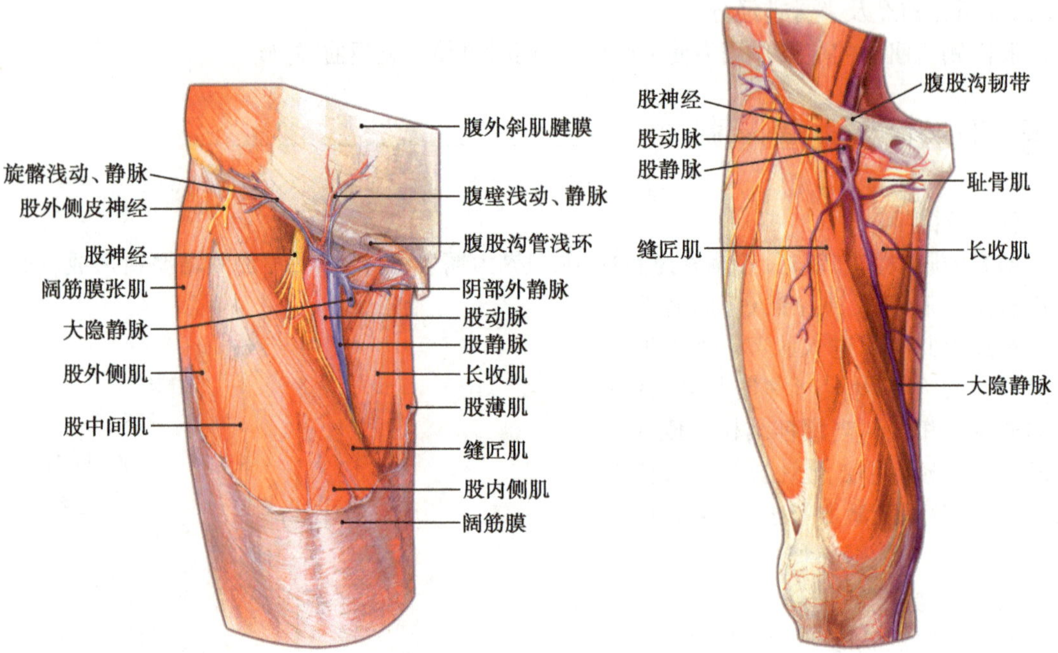

图 8-16 股三角

隐静脉裂孔的镰缘上角处。股管内有腹股沟深淋巴结及脂肪组织，当腹压增高时，腹、盆腔脏器可被推向股凹，经腹环至股管，于卵圆窝处突出而形成股疝，以老年女性多见。由于股环前、内、后三面均为韧带，不易延伸，故股疝易发生嵌顿、绞窄。来自腹壁下动脉的闭孔支或变异的闭孔动脉走行于腔隙韧带上方或后方，故在行股疝修补术时，应仔细辨认勿损伤此动脉（图 8-10）。

五 收肌管及内容

收肌管位于股前区中 1/3 段，缝匠肌的深面，长约 150mm，呈三角形间隙。其前内侧壁为缝匠肌及大收肌腱板，前外侧壁为股内侧肌，后壁为长收肌及大收肌；管的上口接股三角尖，下口为收腱裂孔，通向腘窝。收肌管内通过的结构，由前向后为隐神经、股动脉和股静脉。在平收肌管下端，隐神经及膝最上动脉穿收肌腱板出管。股三角与腘窝内的疏松结缔组织，通过收肌管相互联系，所以此二处的炎症、脓肿可相互蔓延、扩散（图 8-7）。

六 股前内侧区的血管、神经和淋巴

（一）股动脉

位于股鞘的外侧，为髂外动脉的延续，于腹股沟韧带稍下方，其位置最表浅且恒定，易触及其搏动，是股动脉穿刺的部位，当下肢大出血时，可在此处将股动脉压向耻骨支进行压迫止血。股动脉自腹股沟韧带深面穿出后，发出三条浅支，即腹壁浅动脉、旋髂浅动脉及阴部外动脉，股动脉最主要的分支为股深动脉（图 8-10）。

体表投影：屈髋并外展、外旋时，由腹股沟韧带中点至收肌结节连线的上 2/3，即为股动脉的体表投影。

股深动脉及其分支：为股动脉最大的分支，在腹股沟韧带下方30～50mm处起自股动脉的外侧壁或后壁，自此先向后外继而向内下弯行，越过髂腰肌与耻骨肌的表面，经股内侧肌与内收肌群之间向下，最后穿大收肌至股后部。沿途发出旋股内侧动脉、旋股外侧动脉及3～4支穿动脉（图8-17）。

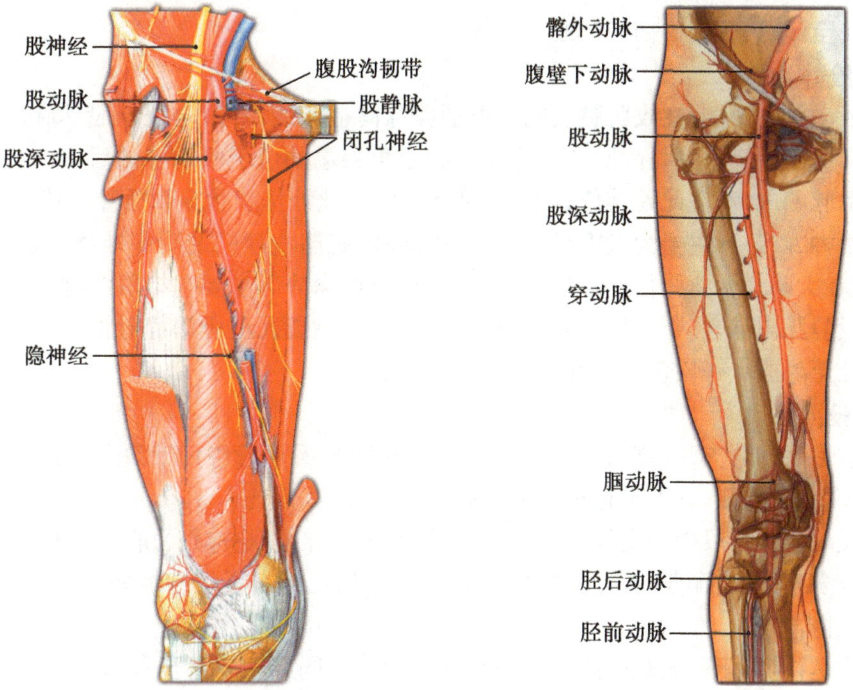

图8-17 股深动脉及其分支

1. 旋股外侧动脉 多起于股深动脉的外侧壁，其向外穿过股神经分支间，经缝匠肌、股直肌后面与髂腰肌之间下行且分为升、降两支。

（1）升支：在股直肌后面上行，布于臀肌及阔筋膜张肌，同时发出较粗大的分支布于股中间肌及股直肌等。在升支发出部位发出横支，绕股骨外侧至股后部与臀下动脉、旋股内侧动脉及第一穿动脉相互吻合。

（2）降支：于股直肌与股中间肌之间下行，穿股外侧肌向下至膝部，布于股四头肌末端及膝关节附近。沿途另发支营养股直肌、股中间肌、股内侧肌及股外侧肌。

2. 旋股内侧动脉 多数起自股深动脉上端的后内侧壁，发出后向内横过股动、静脉后方，进入髂腰肌与耻骨肌之间，再经闭孔外肌与短收肌之间向后至臀部。在髂腰肌与耻骨肌之间，旋股内侧动脉分为浅、深两支。

（1）浅支：经耻骨肌与长收肌后面，至耻骨肌及内收肌群诸肌上部。

（2）深支：较粗大，经髂腰肌与耻骨肌之间向后行，经股方肌与大收肌之间至股后部，沿途发出分支至髋臼及邻近各肌肉。

3. 穿动脉 多为3～4支，第1穿动脉自股深动脉发出后，于耻骨肌与短收肌之间穿过大收肌至股后部；第2穿动脉在短收肌前面，穿过大收肌行于大收肌腱与股骨之间至股后部；第3穿动脉多在短收肌下方穿过大收肌入股后；第4穿动脉常为股深动脉的终支，也在短收肌下穿过大收肌至股后；各穿动脉沿途发支营养邻近的肌肉和股后部皮肤，各穿动脉由于紧贴股骨干，故当股骨干骨折时，穿动脉易损伤，但由于各穿动脉间吻合支较多且粗大，故不致引起所供的肌发生缺血坏死。

（二）闭孔动脉

闭孔动脉是髂内动脉的分支，起始于脐动脉的稍下方，沿骨盆侧壁前行，穿闭膜管入股后，即分为前、后二终支，绕闭孔形成动脉环。前支营养闭孔外肌、耻骨肌、内收肌及股薄肌等，后支发出分支至髋臼、股骨头韧带及股方肌等。

（三）股静脉

位于股动脉的内侧，在收肌腱裂孔处由腘静脉向上延续而成，全程与股动脉伴行，向上经腹股沟韧带深面后续为髂外静脉。股静脉在股三角尖端处位于股动脉的后方，向上至股三角底渐至股动脉的内侧，在此处其位置恒定，临床上常在此处作静脉穿刺插管。其属支有浅静脉及深静脉两种，浅静脉主要为大隐静脉，腹壁浅静脉、旋髂浅静脉及阴部外静脉也可直接汇入股静脉，这在大隐静脉曲张行手术治疗时应予以注意；深静脉主要包括股深静脉及旋股内、外侧静脉。股静脉内有 3 ~4 个静脉瓣，主要集中于收肌腱裂孔至股深静脉汇入处一段，自股深静脉汇入处至隐股点一段多无静脉瓣。

（四）股神经

为腰丛最大的分支，在髂筋膜深面沿髂肌前面下降，经腹股沟韧带深面的肌腔隙进入股三角，位于股动脉的外侧，其本干行极短距离后，即分为许多分支。

股神经的皮支有股中间皮神经、股内侧皮神经及隐神经，隐神经为股神经的终末支。股神经的肌支较多，主要支配股前群肌，耻骨肌虽属股内收肌，但其受股神经分支支配。

（五）闭孔神经

起自腰丛，先行于腰大肌内侧缘，与闭孔动、静脉共同穿闭膜管至股部。在闭膜管内分为前、后两支。前支下行，于短收肌之前，支配股薄肌、长收肌、短收肌；后支行于短收肌后，分支支配闭孔外肌及大收肌；闭孔神经的皮支自前支发出，支配股内侧区的皮肤，闭孔神经尚发出关节支至髋、膝关节，故临床上髋关节结核的患者，常有膝关节的牵涉痛。

（六）深淋巴结和深淋巴管

大腿前面的深淋巴结主要包括腹股沟深淋巴结及股淋巴结（图 8-18）。

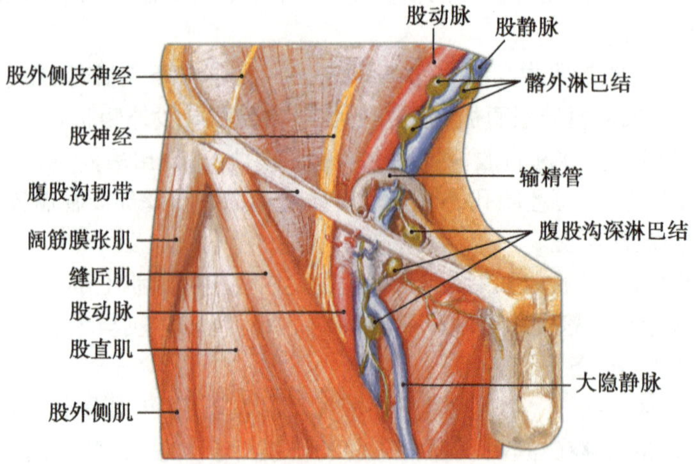

图 8-18　腹股沟深淋巴结和深淋巴管

1. 腹股沟深淋巴结 位于阔筋膜深面，股静脉上段周围。位于股静脉内、外侧者分别称为腹股沟深淋巴结内侧结及外侧结；位于股管内的淋巴结称股管淋巴结；位于股动、静脉前面的叫腹股沟深淋巴结前结。腹股沟深淋巴结接纳下肢深部以及外阴深层的淋巴和腹股沟浅淋巴结大部分输出管的淋巴，其输出管注入髂外淋巴结。此群淋巴结的每个淋巴结有多条淋巴管相连，其中有一条较粗大的淋巴管，在淋巴静脉吻合术中可供选用。

2. 股淋巴结 沿股动脉干排列，位于长收肌前面和收肌管内。股淋巴结接纳小腿和大腿沿股动脉干上行的深淋巴管，其输出管向上注入腹股沟深淋巴结或髂外淋巴结。

3. 深淋巴管 大腿前面的深淋巴管比浅淋巴管少。大腿前群肌的淋巴管主要汇入股淋巴管、旋股外侧淋巴管，经股深淋巴结或直接注入腹股沟深淋巴结；大腿内侧群肌的淋巴管沿旋股内侧淋巴管、股深淋巴管及股淋巴管，经股淋巴结或直接注入腹股沟深淋巴结。下肢深淋巴管瓣膜在管径粗者少，管径细者多。下肢深淋巴管管径较粗，最粗者外径可达3mm，其行程具有明显规律性，并与主要血管神经束伴行，各瓣膜间距较大，加上下肢的主要血管鞘内均有较细小的、数量较多的静脉支，为施行深淋巴管与静脉吻合术提供了良好的条件。

第四节 小腿前外侧区深层结构

一 小腿深筋膜及伸肌上、下支持带，腓骨肌上、下支持带

（一）小腿深筋膜

小腿前区的深筋膜很致密，其与大腿的阔筋膜及踝部筋膜相延续。在胫侧，小腿深筋膜与胫骨内侧面的骨膜相融合；在腓侧其发出前、后两个肌间隔，附着于腓骨前、后缘的骨膜。小腿的前、后肌间隔，与胫、腓骨及其间的骨间膜、小腿的深筋膜，共同围成外侧骨筋膜室和前骨筋膜室。外侧骨筋膜室容纳有小腿外侧肌群及腓浅神经等，前骨筋膜室容纳有小腿前肌群、胫前动、静脉及腓深神经等。小腿深筋膜其上端附着于膝关节周围的骨性突起及韧带，包绕整个小腿的深层结构，深筋膜的纤维多与肢体纵轴相一致，其下端近踝关节处纤维逐渐呈环形增厚，形成肌的支持带（图8-19）。

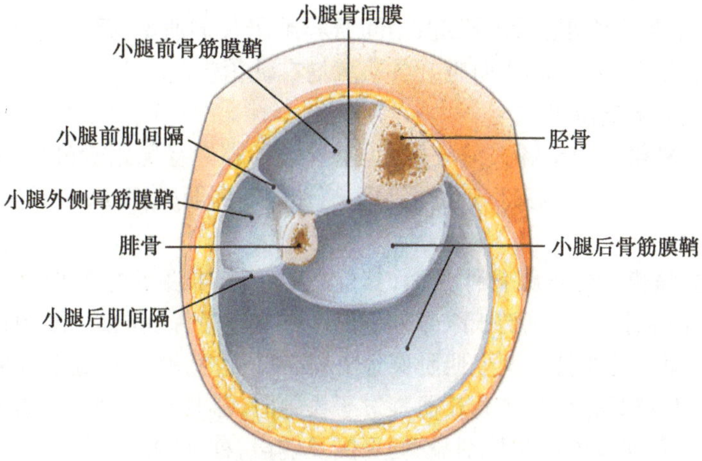

图8-19 小腿骨筋膜鞘

（二）伸肌上、下支持带

1. 伸肌上支持带 又称小腿横韧带，位于踝关节稍上方，由小腿下部的深筋膜增厚而成的一较宽的筋膜带，横向附着于胫、腓骨的前缘。深面有两个间隙，内侧间隙内有胫骨前肌及其深面的胫前动、静脉与腓深神经；外侧间隙内有踇长伸肌、趾长伸肌与第3腓骨肌肌腱（图8-20）。

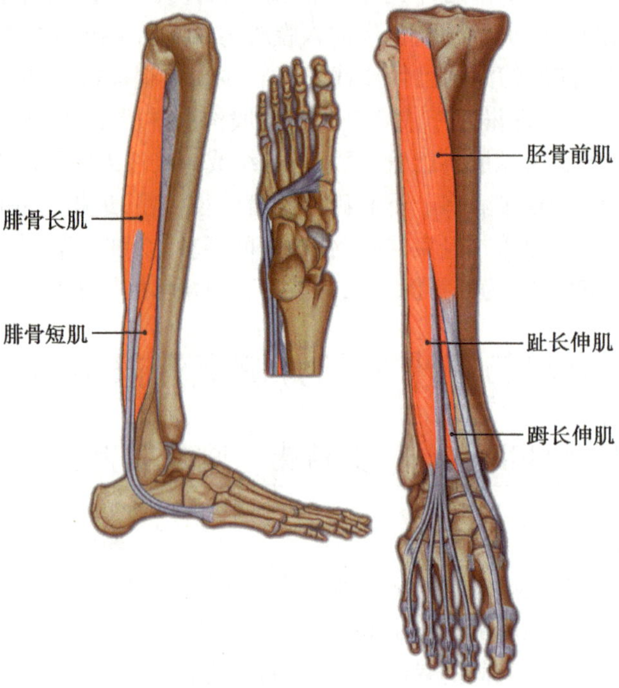

图8-20 踝与足背外侧面

2. 伸肌下支持带 又称小腿十字韧带，位于踝关节前面伸肌上支持带远侧的足背区，有的呈横置的Y形，也有呈X形的。其外侧附着于跟骨外侧面的前份；内侧分为远、近两束，近侧束附着于内踝，远侧束向内下方与足底腱膜相续。伸肌下支持带向深面发出两个纤维隔，形成三个骨纤维管，内侧管容纳胫骨前肌腱；中间管容纳踇长伸肌腱，足背动、静脉及腓深神经；外侧管容纳趾长伸肌腱及第3腓骨肌腱。各肌腱均有腱鞘包绕。

（三）腓骨肌上、下支持带

1. 腓骨肌上支持带 位于踝关节外侧面，附着于外踝后缘与跟骨外侧面之间，其约束腓骨长、短肌腱于外踝后下方。该支持带向上与小腿外侧的深筋膜相续，向下移行于腓骨肌下支持带。

2. 腓骨肌下支持带 位于跟骨外侧面，其前上方续于伸肌下支持带，后下方附着于跟骨外侧面的前部，约束腓骨长、短肌腱于跟骨外侧面。下支持带深面向跟骨外侧的滑车发出一纤维隔，分隔腓骨长、短肌的肌腱。两个肌腱穿经支持带深面时，有一总腱鞘包绕。当腓骨肌上、下支持带松弛、破裂或踝沟过浅，腓骨长肌腱过于松弛时，腓骨长、短肌二肌腱可向前滑脱至外踝的前部，在足过度背伸及外翻时特别显著，可闻及响声，称弹响踝关节。

二 小腿前肌群及腱滑膜鞘

（一）胫骨前肌

起于胫骨外侧面的上1/3、胫骨外侧髁下面、邻近骨间膜及深筋膜的深面，其肌腹在小腿下1/3处移行为肌腱，经小腿伸肌上、下支持带的最内侧滑液鞘越过踝关节前方及足背内侧，止于第1楔骨与第1跖骨底的内侧。其可使踝关节背屈及使足内翻，血供来自胫前动脉，受腓深神经支配（图8-20，图8-21）。

（二）趾长伸肌

起于胫骨和邻近骨膜、胫骨外侧髁外侧及前肌间隔，肌腹于小腿中、下1/3交界处移行为肌腱，穿过小腿伸肌上、下支持带的深面的最外侧的滑液鞘至足背后，分为4支，分别止于第2～5趾的趾背腱膜。趾长伸肌下外侧部的肌纤维在移行为腱膜时另形成一分离的腱，此部分肌质和腱称为第3腓骨肌，此肌仅见于人类，是新发生的肌，止于第5跖骨底背面，可使足外翻。趾长伸肌的作用为伸第2～5趾、背屈踝关节，血供来自胫前动脉，受腓深神经支配。

（三）拇长伸肌

起于腓骨内侧面下2/3及邻近骨间膜，介于胫骨前肌与趾长伸肌之间。其肌腹呈单羽状，肌腱位于肌的内侧缘，肌腱行于小腿上、下支持带深面的中间滑液鞘，止于拇趾末节趾骨底的背面，作用为伸拇趾及使足背屈。拇长伸肌的血供来自胫前动脉，受腓深神经支配（图8-20，图8-21）。

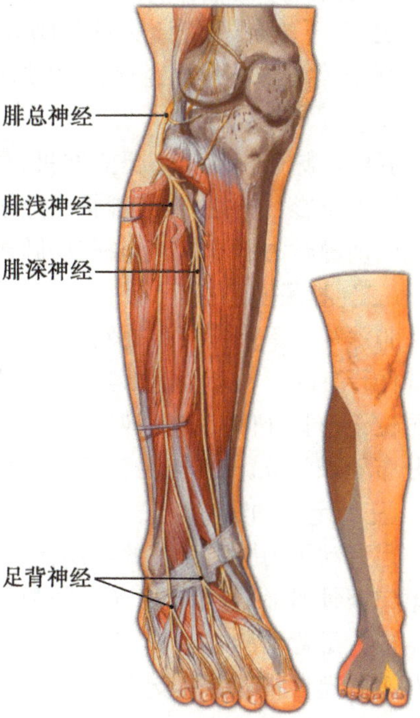

图8-21 小腿前外侧神经

三 小腿外侧肌群及腱滑膜鞘

（一）腓骨长肌

腓骨长肌起于腓骨头的外侧、腓骨外侧面上2/3及小腿深筋膜，腓骨头起始部与腓骨体的起始部不连续，在腓骨颈外侧形成一腱弓，有腓总神经通过。腓骨长肌的肌腹在小腿下1/3处渐移行为一扁腱行于腓骨短肌表面，通过腓骨肌支持带深面的滑液鞘，绕过外踝后方由足的外侧缘进入足底，止于第1跖骨底的外侧及第1楔骨的内侧。作用为屈踝关节及使足外翻，血供来自胫前动脉，受腓浅神经支配（图8-20，图8-21）。

（二）腓骨短肌

腓骨短肌起自腓骨外侧面下2/3及前、后肌间隔，上部肌束被腓骨长肌遮盖，肌腱与腓骨长肌腱伴行，通过腓骨肌支持带深面的滑液鞘，绕过外踝后方，止于第5跖骨粗隆。作用为使足外翻、跖屈，血供来自胫前动脉和腓动脉，受腓浅神经支配（图8-20，图8-21）。

四 小腿前区和足背的血管及神经

（一）胫前血管

胫前动脉为腘动脉的终支之一，在腘肌下缘处分出，向前经胫骨前肌及小腿骨间膜上端的裂孔进入小腿前区，沿骨间膜前面下降。其上段在小腿的上 1/3 行于胫骨前肌与趾长伸肌之间，下段行于胫骨前肌与踇长伸肌之间，至伸肌上支持带的下缘处，延续为足背动脉。其全程均与腓深神经伴行，先居腓深神经内侧，渐至神经后面，至小腿下段则位于神经的外侧。

胫前动脉分支营养小腿前群肌、胫骨外侧面和腓骨前面的骨膜、小腿骨间膜及膝关节等。

体表投影：胫骨粗隆与腓骨头连线的中点至两踝中间的连线，即为胫动脉的体表投影。

胫前静脉为深静脉，与胫前动脉伴行。

（二）腓深神经

腓深神经于绕腓骨颈处发自腓总神经，向前下穿过腓骨前肌间隔进入小腿前区，即与胫前血管伴行下降。在小腿上部其位于动脉外侧，在伸肌支持带上方位于动脉的前方，在支持带以下再位于动脉外侧。腓深神经的肌支支配胫骨前肌、趾长伸肌、踇长伸肌及第 3 腓骨肌，关节支分布于踝关节，皮支与足背动脉伴行分布于第 1、2 趾相对缘皮肤。

（三）足背动脉

足背动脉为胫前动脉的延续，经踇长伸肌腱和趾长伸肌腱之间前行，向前下经距骨、舟骨和第二楔骨的上面，至第 1 跖骨间隙分为第 1 跖背动脉和足底深支（图 8-22）。

成人足背动脉主干长 65 ~ 80mm，外径 2.0 ~ 3.5mm。足背动脉起自腓动脉穿支者占 3%，以两根分别起自胫前动脉和腓动脉穿支者占 2%。此二类型的腓动脉穿支较粗大，其起始部被趾长伸肌遮盖，在胫腓韧带联合的前方，向下达足背，其远侧段的位置与正常的足背动脉的行径一致。

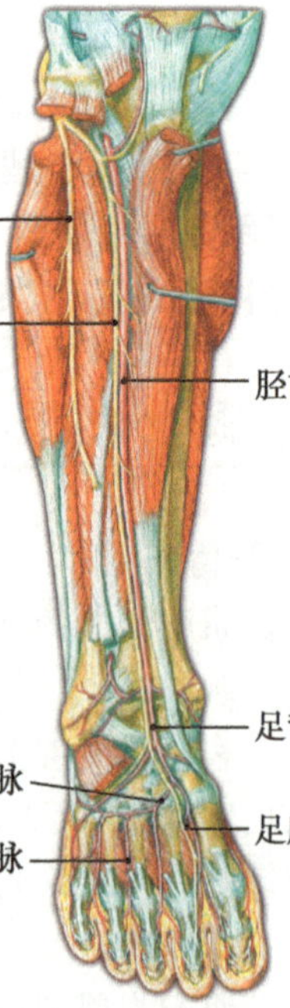

图 8-22 足背动脉

体表投影：自内、外踝间的中点至第一跖骨间隙基底间的连线，即为足背动脉的体表投影，其搏动可在踇长伸肌腱的外侧触及。

足背动脉的主要分支有：

1. **跗内侧动脉** 在距骨附近发出，经踇长伸肌腱的深侧至足的内侧缘，营养踇趾侧诸肌及附近足骨。手术治疗舟骨陈旧性骨折时，该动脉可作为血管束植入的供体。

2. **跗外侧动脉** 是足背动脉的较大的分支，在距骨颈附近发出，以 1 ~ 2 支为最多，第 2 ~ 4 跖背动脉多自其发出。跗外侧动脉经趾短伸肌的深面向前方斜行，穿腓骨短肌腱和跟骨之间到足底，沿途发支到跖骨间隙，其末端一般不达足外侧缘，于第 5 跖骨底其与弓形动脉吻合。当第 1 跖背动脉变异时，跗外侧动脉可作为第 2 趾移植再造踇指的血管蒂，也可作为向距骨植入血管束的供体。

3. 弓形动脉 在跖骨底处发自足背动脉，经趾短伸肌深面外行，与跗外侧动脉吻合形成动脉弓。自动脉弓向近侧发出一些小支参加足背动脉网，向远侧发出3条跖背动脉，沿第2～4跖骨间隙至趾端与对侧同名动脉吻合。

4. 第一跖背动脉 为足背动脉的终支之一，在第一跖骨间隙的近侧端发出后，行于第1骨间背侧肌表面，与同名静脉及腓深神经伴行，至第一节趾骨基底处分为三条趾背动脉，外侧的二支至第1、2趾的相对缘，内侧支经踇长伸肌腱的深侧至踇趾的内侧缘。

5. 足底深支 也是足背动脉终支之一，于第一跖骨间隙近端发出，穿第1跖骨间隙背侧肌至足底，与足底外侧动脉吻合成足底动脉弓。

6. 皮支 足背动脉发出许多皮支，除主干发出皮支外，各分支也发出较细的皮支，互相吻合成足背皮肤动脉网，网的两侧达足背内、外侧缘，上方达踝关节水平线，下方达足背动脉末端远侧20～30mm处。

第五节 下肢后部深层结构

一 皮肤

下肢后部各区的皮肤厚薄不一，臀部皮肤较厚，皮脂腺和汗腺较丰富，易患疖。股后区的皮肤较臀区的皮肤薄，皮脂腺较多，腘窝的皮肤较薄，小腿后区的皮肤较大腿后区的皮肤稍厚且多毛。

二 浅筋膜与浅层结构

臀区的浅筋膜很发达，在臀后下部形成软垫，承受坐位时的压力。臀部浅筋膜为富有纤维的脂肪组织，有许多纤维束连接皮肤和深筋膜，其厚度个体差异很大，在女性特别显著。一般在髂嵴处和臀下部浅筋膜较厚，中间区较薄。臀区浅筋膜上方与腰背部浅筋膜相续，下部及外侧部移行为股部的浅筋膜。内侧在骶骨后方及髂后上棘附近很薄，甚至缺乏脂肪，长期受压易形成压疮。股后区的浅筋膜较臀区的浅筋膜薄，其上部较厚，下部稍薄。腘窝及小腿后区的浅筋膜较股后区的浅筋膜薄。在各部的浅筋膜内均有皮神经、浅动脉、浅静脉及浅淋巴结、淋巴管。

（一）皮神经

臀部的皮神经有臀上、中、下皮神经和髂腹下神经的外侧支。股后区的皮神经为股后皮神经及臀下内皮神经。小腿后区的皮神经有腓肠内、外侧皮神经及腓肠神经（图8-23）。

1. 臀上皮神经 大都来自第1～3腰神经后外侧皮支，大约在竖棘肌外缘与髂嵴的交点或其稍内侧为臀上皮神经穿出腰背筋膜后层的部位，其越过髂嵴进入臀部时，被坚强的竖棘肌与腰背筋膜在髂嵴附着处形成的扁圆形骨纤维管所固定，故当此管变形、缩窄时神经受压引起相应临床症状。臀上皮神经主要分布于臀区上部的皮肤。

2. 臀中皮神经 来自第1～3骶神经后支，在髂后上棘至尾骨尖连线的中1/3段，穿出臀筋膜，布于臀区内侧部和骶骨后面的皮肤。

3. 臀下皮神经 在臀大肌下缘处自股后皮神经发出，绕过臀大肌下缘返向上，布于臀区下部的皮肤。

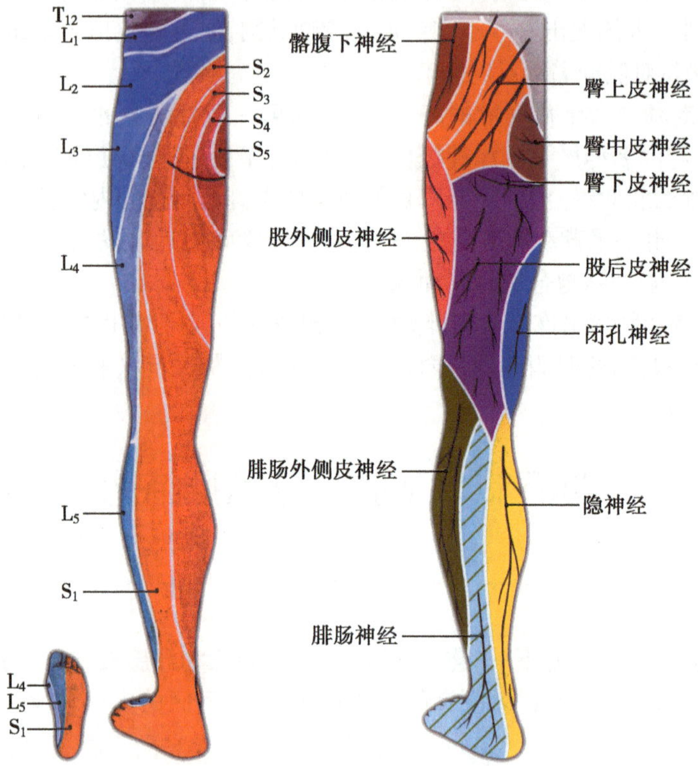

图 8-23 下肢后面皮神经及节段分布(右侧)

4. 髂腹下神经的外侧皮支 为髂腹下神经的一个分支,在髂嵴前、中 1/3 交点处的上侧穿腹内斜肌及腹外斜肌后,在浅筋膜层下降,布于臀前部皮肤。

5. 股后皮神经 发自骶丛,主干经梨状肌下孔,随坐骨神经及臀下动脉出盆,于臀大肌下缘中点进入股部,在股后部中线行于股二头肌长头的浅面及股后的固有筋膜深面达腘窝。在膝关节后,穿出固有筋膜,终末支与小隐静脉伴行下降,达小腿后面中部,沿途发出分支至股后区、腘窝、小腿后面中部,及会阴部的皮肤。

6. 腓肠外侧皮神经 发自腓总神经,在小腿固有筋膜与腓肠肌外侧头之间下行,至小腿中部穿出固有筋膜,布于小腿外侧和后面的皮肤。腓肠外侧皮神经另发出交通支,斜跨过腓肠肌外侧头的浅面,在小腿中点处与腓肠内侧皮神经汇合形成腓肠神经。

7. 腓肠内侧皮神经 于腘窝下部发自胫神经,与小隐静脉伴行于小腿固有膜的深面,在腓肠肌两头之间的沟内行于小腿后正中线,约在小腿中点处穿出固有筋膜,与腓肠外侧皮神经的交通支汇合为腓肠神经。腓肠内侧皮神经布于小腿后面的下部皮肤。

8. 腓肠神经 腓肠神经由腓肠内侧皮神经与腓肠外侧皮神经的交通支汇合而成,沿跟腱外缘下降,经外踝与跟骨间,在外踝的下侧转向前行,改称足背外侧皮神经,沿足及小趾的外侧缘,达小趾末节的基底部。腓肠神经支配小腿后面下部的皮肤。

(二)小隐静脉

小隐静脉起自足背静脉弓的外侧份,经足外侧缘绕外踝后方上行至小腿后面,在小腿下部的中线上与腓肠神经伴行,至腘窝下角处穿深筋膜入腘窝,沿腓肠肌内、外侧头之间上行,于膝关节平面以上注入腘静脉(图 8-24)。

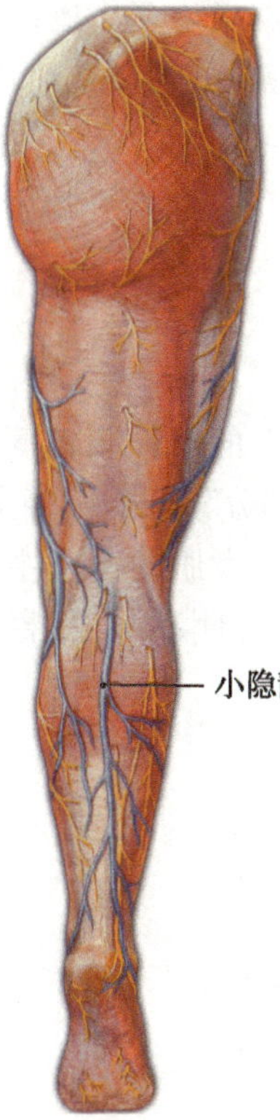

图 8-24　小隐静脉

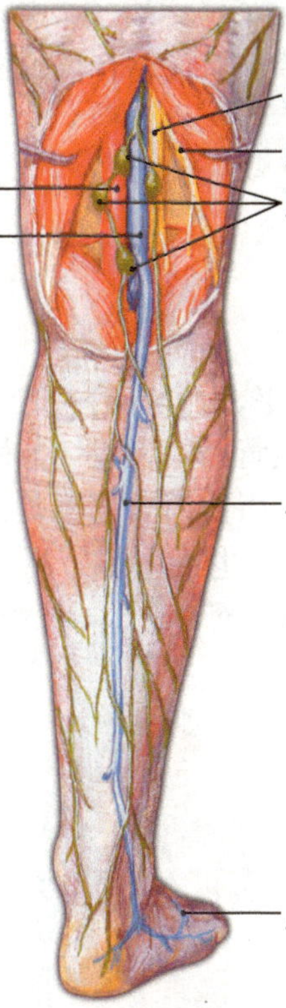

图 8-25　腘浅淋巴结

小隐静脉有 7～8 对静脉瓣，其中之一位于其注入腘静脉的末端处。小隐静脉与大隐静脉之间除有交通支外，尚有穿静脉与深静脉相通。穿静脉以直角方向，由浅静脉通向深静脉。穿静脉也有静脉瓣，瓣口开向深静脉，能阻止血液反流至浅静脉。小腿的穿静脉多于大腿的穿静脉，当静脉管壁薄弱、静脉瓣发育不良及静脉血流受阻时，可使静脉过度扩张，导致静脉瓣功能不全、血液逆流淤积而致下肢静脉曲张，小腿静脉曲张的机会多于大腿，以小腿内侧及踝部明显。

（三）浅淋巴结

腘浅淋巴结位于小隐静脉注入腘静脉的附近，收集小隐静脉及其属支分布区的淋巴管，其输出管注入腘深淋巴结（图 8-25）。

第六节　臀区和股后区的深层结构

臀部为髋骨后外侧面近似方形的区域，其上界为髂嵴，下界为臀沟，内侧界为骶、尾骨的外侧缘，外侧界为髂前上棘与股骨大转子之间的连线。

一　臀区的深筋膜

臀区的深筋膜称臀筋膜，上方紧密附着于髂嵴，向下续于阔筋膜，覆盖于臀中肌的筋膜尤为坚厚。其内侧与骶骨背面愈合，外侧移行于大腿阔筋膜，并参与髂胫束的形成。其在臀大肌上缘分为浅、深两层，包绕臀大肌，由筋膜的深面向臀大肌的肌束间发出许多小的纤维隔分隔各个肌束，所以筋膜与肌肉结合很致密。臀筋膜损伤时，可引起腰腿痛，是腰腿痛病因之一，称臀筋膜综合征。

二 臀肌

（一）臀大肌

位于臀区的浅层，为全身最大的一块扁肌，肌肉呈菱形，覆盖其上的深筋膜较薄。起于髂骨、骶尾骨背面及腰背筋膜和骶结节韧带，肌纤维集中向外下行，大部分移行于髂胫束深面，小部分止于臀肌粗隆，臀大肌大部覆盖其他臀部肌肉及血管神经等。臀大肌的血供主要来源于臀上、下动脉的浅支，也可来源于第一穿动脉、旋股内侧动脉及旋股外侧动脉，受臀下神经支配，作用为伸髋关节，尚可使大腿外旋（图 8-26）。

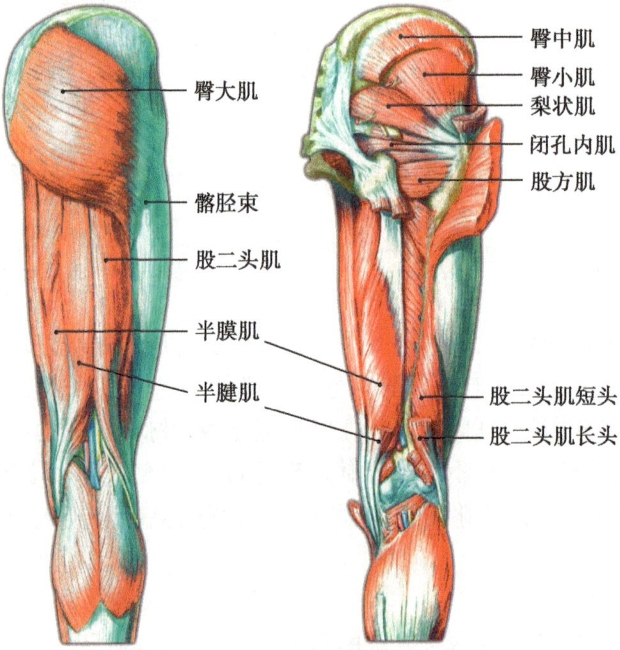

图 8-26 臀肌

臀大肌连同其表面的皮肤，常作为肌皮瓣游离移植或移位，可行乳房再造、修补压疮等。

（二）臀中肌

位于臀大肌深面，起自髂骨背面、髂嵴外缘及阔筋膜，肌束集中向外下，止于股骨大转子尖及外侧面。其前部被阔筋膜张肌所覆盖，后部为臀大肌遮盖。其血供主要来自于臀上、下动脉及旋股外侧动脉，受臀上神经支配，作用为外展髋关节，其前部纤维可使髋内旋，后部纤维可使髋外旋。

（三）臀小肌

位于臀中肌深面，起自髂骨背面，肌纤维渐成一扁腱，其止点、作用、血供及神经支配同臀中肌。

(四) 梨状肌

位于小骨盆后壁,呈三角形,起自骶骨前面,肌纤维集中向外穿过坐骨大孔,且横过髋关节后面,止于股骨大转子尖。该肌在穿坐骨大孔时,与坐骨大孔互相围成梨状肌上、下孔,二孔中均有重要的血管神经通过。其血供来源于臀上、下动脉,受骶丛所发出的短小肌支支配,作用为外展、外旋髋关节。

(五) 股方肌

起自坐骨结节的外侧,向外止于股骨转子间嵴。股方肌的血供主要来源于旋股内侧动脉的升支,少数可来自臀下动脉、第一穿动脉及阴部内动脉等,受坐骨神经的肌支支配,作用为使髋关节外旋。股方肌的供血动脉于肌的前面和后面形成动脉弓,在使用股方肌骨瓣治疗股骨颈骨折时,要注意保留这些血管。

三 臀区的血管和神经

(一) 臀上动脉、静脉

臀上动脉起自髂内动脉后干,穿梨状肌上孔出盆,与臀上神经伴行,分为浅深两支(图8-27)。

1. 臀上动脉浅支 出梨状肌上孔后,行于臀大肌和臀中肌之间,其主干长约9mm,外径约3mm,浅出后至臀大肌深面的间隙分为上、中、下三支。①上支位于臀大肌与臀中肌之间,行向前上方,分支供应臀大肌上份及相应的皮肤;②中支分出后向前下行,进入臀大肌起始部的肌质和腱质内,分支供应臀大肌起始部、髂嵴后部和邻近肌及皮肤;③下支发出后,行向后下,分支进入臀大肌,并与臀下动脉的深支相吻合(图8-28)。

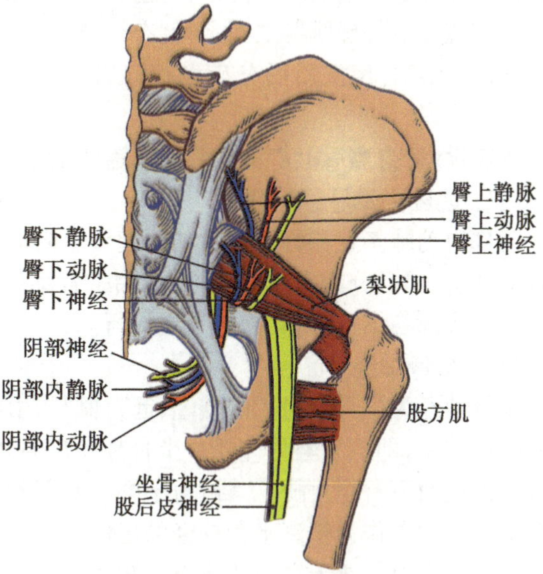

图8-27 臀区的血管和神经

2. 臀上动脉深支 其主干长约13mm,出梨状肌的上孔后,行于臀中肌深面,分为上、下2支,与臀上神经的上、下2支伴行。

(1) 上支:沿臀中肌与臀小肌之间前行,紧贴髂骨臀面,呈凸向前上方的弓形,行于髂前上棘的外缘,几乎全程行于髂后上棘与髂前上棘连线的上方,并与旋髂深动脉和旋股外侧动脉升支相吻合,上支主要分布于髂嵴的前4/5。臀上动脉深上支走行较恒定,且外径较粗,同时具有一定的长度,常可以其为血管蒂切除髂骨进行移植。

(2) 下支:发出后,向外行于臀中肌与臀小肌之间,分支供应臀中肌、臀小肌及髂骨后部和髋关节,至转子窝附近的分支与臀下动脉及旋股内侧动脉的深支吻合。

臀上静脉及其属支,与臀上动脉的分支伴行,一条动脉可为一条或两条静脉伴行。

体表投影:自髂后上棘至股骨大转子顶端连线的上、中1/3交界处,即为臀上动、静脉的出盆投影点。

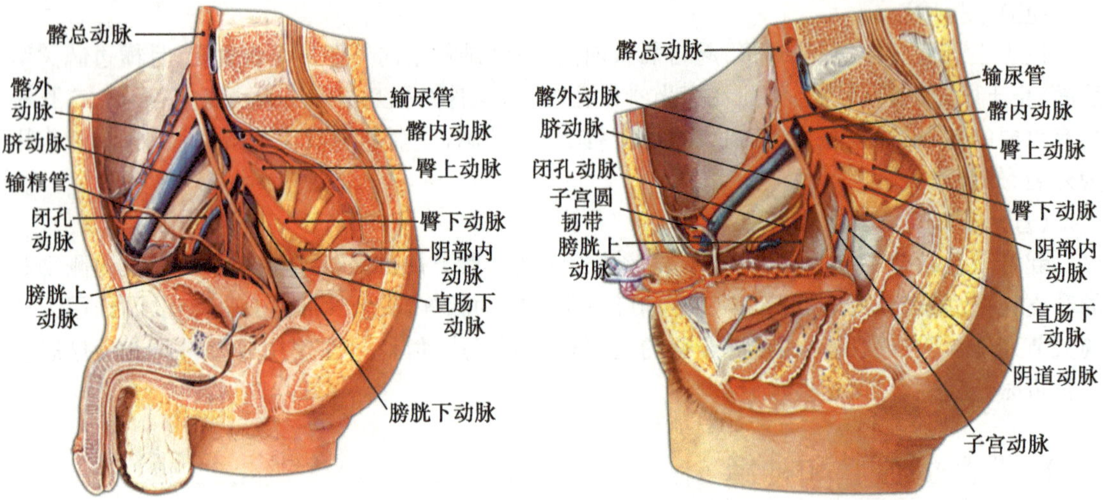

图 8-28　臀上、下动脉及其分支

（二）臀下动脉、静脉

臀下动脉发自髂内动脉前干，与坐骨神经及阴部内动脉相偕自梨状肌下孔出盆，其皮支在臀大肌与髋关节外旋肌群之间走行，布于臀下、中部的皮肤；臀下动脉另发出一支坐骨神经营养动脉，穿入该神经实质后分支营养该神经。臀下静脉与动脉伴行，静脉多为 1 条，少数为 2 条。

体表投影：自髂后上棘至坐骨结节连线的中点，即为臀下动、静脉的出盆投影点。

（三）阴部内动脉、静脉

阴部内动脉多数与臀下动脉共干起自髂内动脉前干，经梨状肌下孔出盆，绕过坐骨棘再经坐骨小孔至会阴，分为阴茎背动脉（或阴蒂背动脉）及阴茎深动脉（或阴蒂深动脉）二终支，分支布于会阴部各结构等，其静脉与之伴行。

（四）坐骨神经

坐骨神经为全身最粗大的神经，起自骶丛，由腓总神经和胫神经组成，此两部合并，包于一个总的纤维鞘，即成为坐骨神经。坐骨神经自梨状肌下孔出盆，位于臀大肌深面、闭孔内肌和股方肌的浅面下行至大腿。其被盖于臀大肌深侧，约在坐骨结节与大转子之间的中点处下降，临床上常用此点作为检测坐骨神经的压痛点。

坐骨神经以一总干经梨状肌下孔出盆者为常见型，占 66.3%；如坐骨神在盆内已分为两支，则为变异型，胫神经出梨状肌下孔，而腓总神经穿梨状肌者较多见，占 27.3%，其他类型较为少见，占 6.4%。

梨状肌为外旋肌，当下肢外旋时其即变得紧张，正常情况下，当梨状肌收缩时，对坐骨神经并无影响。但因坐骨神经与梨状肌的关系密切，如腓总神经的高位分支，或坐骨神经自梨状肌穿出，当梨状肌收缩时，形成对坐骨神经的压迫，即出现梨状肌综合征，在诊断坐骨神经痛时应予考虑；而梨状肌损伤、出血、肿胀等，容易压迫坐骨神经，引起腰腿痛，称梨状肌损伤综合征。

坐骨神经的血供主要来源于臀上、下动脉及阴部内动脉的分支，在臀部可分为根部滋养血管和干部滋养血管。根部滋养血管主要来自臀上、下动脉，由坐骨神经起始段的前上方进入；干部滋养血管主要来自臀下动脉及阴部内动脉，多自干的后内侧进入，少数可自干的后部或前部进入。

(五) 臀上神经

为骶丛的分支，与臀上动、静脉伴行，自梨状肌上孔出盆分为上、下两支。上支与臀上动脉深支的上支伴行，沿臀小肌上缘布于臀中肌；下支较上支大，与臀上动脉深支的下支伴行，行于臀中、小肌之间，并发支至该二肌，其终支至阔筋膜张肌。

(六) 臀下神经

起自骶丛，自梨状肌下孔出盆，与臀下动、静脉伴行，在臀大肌深面进入该肌，并发出皮支至臀下部和股后上部皮肤。

(七) 阴部神经

起自骶丛，经梨状肌下孔出盆，与阴部内动脉伴行，行于其内侧，支配会阴部各结构，主要分支有肛门神经、会阴神经及阴茎背神经(或阴蒂背神经)(图 8-29)。

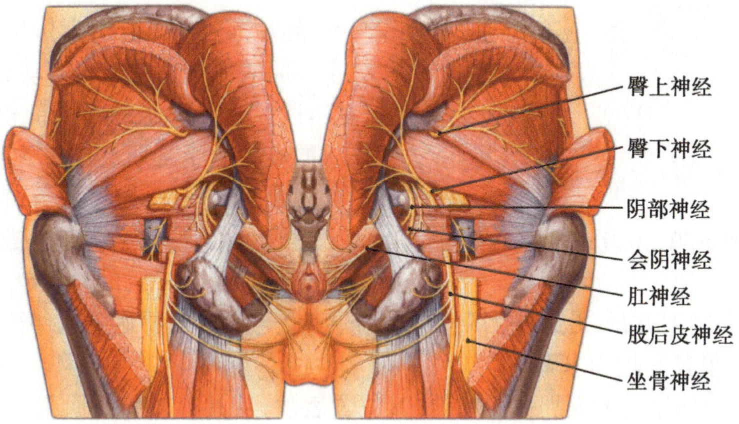

图 8-29　阴部神经

(八) 股后皮神经

起自骶丛，经梨状肌下孔，与坐骨神经伴行至臀部，其初位于坐骨神经的内侧，后渐至其后面，由臀大肌下缘至股后下行，行于阔筋膜深面，沿大腿后部正中下降，主干终末部达腘窝。主要分布于股后部、腘窝、小腿上面后部及会阴部的皮肤。

四　股后区的深层结构

(一) 股后肌群

股后肌群包括股二头肌、半腱肌及半膜肌(图 8-30)。

1. 股二头肌　有长短两个头，长头起自坐骨结节及骶结节韧带下份，短头起自股骨粗线，两头在腓骨头上方汇合后，以一扁腱止于腓骨头。

股二头肌的血供主要来自穿动脉，也有旋股内侧动脉、臀下动脉、股动脉及腘动脉的分支供应。股二头肌长头平均有 3 条动脉，呈节段性分布于股二头肌长头的不同部位。各条动脉在肌内有丰富的吻合，静脉多为 2 条，与动脉伴行。

股二头肌由坐骨神经发支支配，至长头的神经可分为上、下两支，上支绝大多数与半腱肌的上支共干，肌外神经长度平均为 44.4mm，横径平均为 1.2mm；下支发出后，斜向外下行，肌

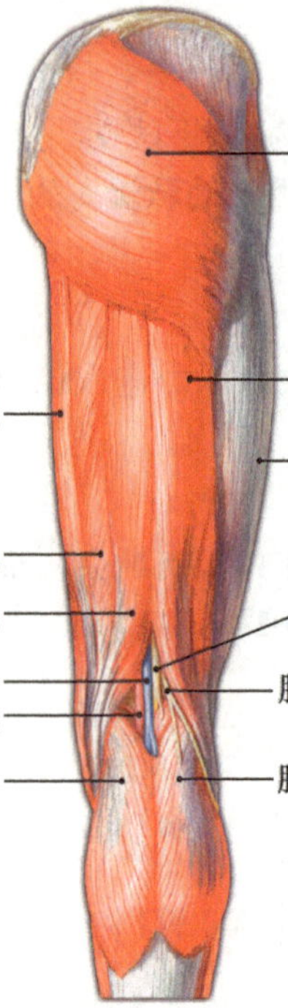

图 8-30　股后区

外神经长度平均为 83mm，横径平均为 1.2mm。

股二头肌的作用为屈小腿，其长头尚可伸髋关节和外旋大腿。股二头肌位置表浅，易切取，常可作为肌瓣或肌皮瓣的供体，其切取后，伸髋和外旋大腿的功能不致丧失，可由臀大肌和髋部肌代偿其功能。在分离神经上支时，勿损伤与其共干的半腱肌的上支。

2. 半腱肌　位于股后内侧，肌腱细长，几乎占肌的一半。起自坐骨结节和骶结节下部，肌腹略呈梭形，肌腱呈索状向下止于胫骨上端的内侧上份。肌腹长度平均为 289mm，中部宽平均为 14.1mm，厚平均为 23.5mm。肌腱长度平均为 123mm，起始部宽和厚分别为 6.6mm 和 2.6mm。

半腱肌的血供主要来自穿动脉和旋股内侧动脉，呈节段性分布于肌的不同部位，在肌的中、下部入肌的血管是半腱肌的主要血管，各动脉在肌内形成吻合网，静脉一般为两条，与动脉伴行。

半腱肌受坐骨神经分支支配，分为上、下两支。上支常与股二头肌的神经支共干，下支是肌的主要神经，斜向内下方行，沿肌外侧面和前缘下降，并与肌的主要血管束伴行，肌外神经长度平均为 62.5mm，横径平均为 1.2mm。

半腱肌的主要作用为伸大腿和屈小腿，其位置表浅，且具有较长的肌腱，是肌瓣或肌皮瓣的良好供体，其肌腱转移多用于前交叉韧带断裂的重建。切除此肌后，其功能可由半膜肌、股二头肌、臀大肌和腓肠肌来代偿。

3. 半膜肌　位于半腱肌的深面，起部为扁薄的腱膜，腱膜几乎占肌的一半，自上而下逐渐增宽，与肌腹的外上缘呈斜行交替，其止腱呈索状，止于胫骨内侧髁的后面。

营养半膜肌的血管主要来自股深动脉的大收肌支和穿动脉，呈节段性分布于肌的不同部位，各动脉在肌内都有丰富的吻合，伴行静脉多为两条。

支配半膜肌的神经来自坐骨神经的分支，分上、下两支。上支发出后斜向内下，下支较长，发出后斜向外下方，与血管束伴行，分别于半膜肌的上、下段入肌。

半膜肌的功能同半腱肌，其位置表浅，有较长的腱膜可供选用，是肌瓣和肌皮瓣的良好供体，切取后其功能由其他肌代偿。

(二) 神经

股后的神经主要为坐骨神经(图 8-31)。

坐骨神经自梨状肌下孔出盆后，于臀大肌下缘穿出进入股部，行于大收肌与股二头肌之间，至腘窝上角，分为胫神经和腓总神经二终支。在股上部，坐骨神经发出肌支至大收肌、半腱肌、半膜肌和股二头肌，各肌支多发自坐骨神经内侧，仅股二头肌短头的肌支发自坐骨神经的外侧，至半腱肌、半膜肌的肌支多起于一干。组成坐骨神经的胫神经及腓总神经，一直是分包在较厚的结缔组织中，在显微外科领域的应用中，可将坐骨神经的胫神经及腓总神经作为两个完全分开的、相互独立的神经看待。

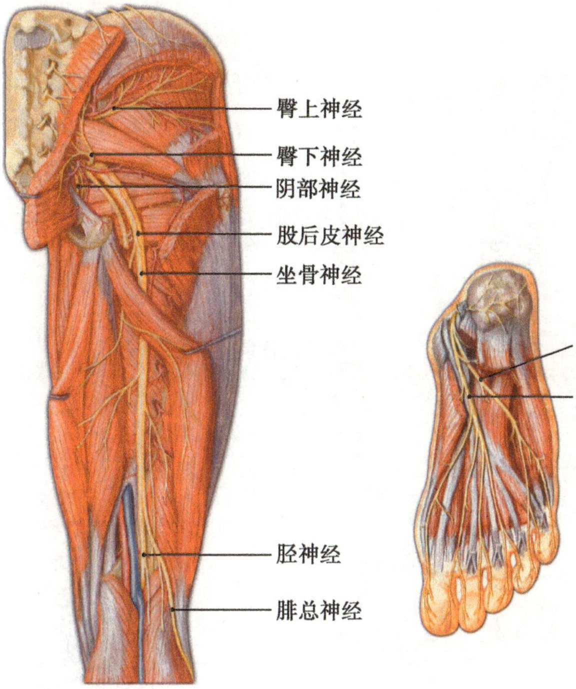

图 8-31　坐骨神经

体表投影：髂后上棘与坐骨结节连线的上、中 1/3 交界处，坐骨结节与股骨大转子连线的中点，股骨两髁之间的中点，此三点的连线即为坐骨神经在臀区和股后区行经的投影。

（三）血管

股后区的血管主要为穿切脉（见本章第二节）。

第七节　腘窝和小腿后区的深层结构

一　深筋膜

腘窝的顶部为一层薄而强大的深筋膜，称腘筋膜，为大腿阔筋膜的延续，非常致密，向下移行为小腿深筋膜，其中央有小隐静脉、股后皮神经及淋巴管通过。腘筋膜向股骨发出纤维隔，附着于股骨，形成股后肌群各肌腱部分的鞘及腘血管、神经的鞘，腘筋膜与这些鞘紧密相连，故当腘窝有脓肿时，因腔隙不能扩大，腔隙内压力明显增高，压迫其内的神经，极为疼痛。

二　腘窝的境界及内容

（一）腘窝的境界

腘窝呈菱形，位于膝的后部，由顶、底及四壁构成。窝的上外侧壁为股二头肌长、短头，上内侧壁为半腱肌和半膜肌，下外侧壁及下内侧壁分别为腓肠肌的外侧头和内侧头；顶为腘筋膜；底的上份为股骨腘面，中份为膝关节囊后部及腘斜韧带，下份为腘肌及其筋膜（图 8-32）。

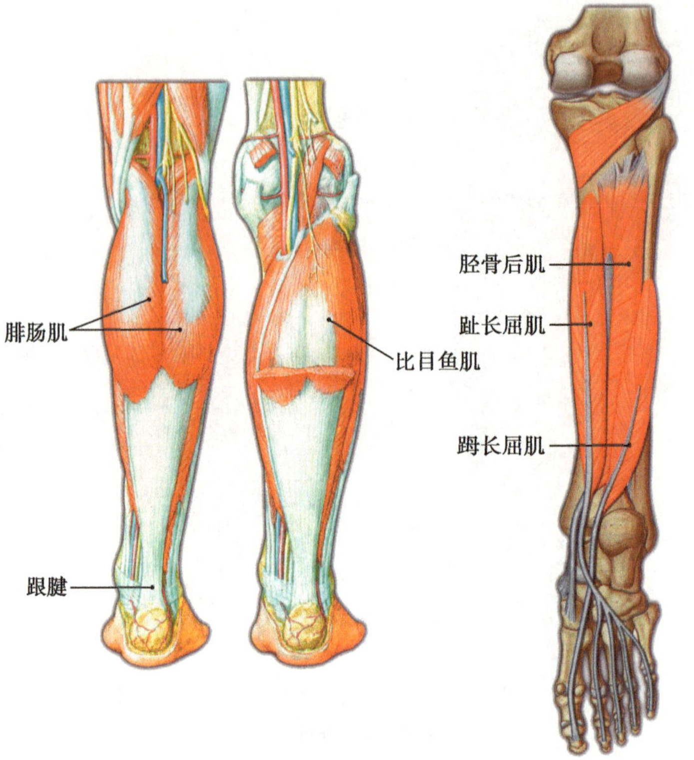

图 8-32 腘窝

（二）腘窝的内容

腘窝的内容物由浅入深分别为：胫神经、腘静脉、腘动脉以及窝上外缘的腓总神经。因腘动脉自上内斜向下外走行，故胫神经上段位于腘动脉的外侧，中段在腘动脉浅面，下段位于腘动脉的内侧。腘静脉居于腘动脉与胫神经之间，血管周围有腘深淋巴结。窝内除上述主要结构外，还有滑液囊及脂肪和疏松结缔组织（图 8-33）。

1. 胫神经 为坐骨神经的粗大分支，居腘窝最浅面，沿腘窝中线下行，至腘肌下缘处穿比目鱼肌腱弓深面进入小腿后区。胫神经的皮支即腓肠内侧皮神经；关节支有膝上内、膝中及膝下内三支，布于膝关节；肌支支配腓肠肌、跖肌、比目鱼肌及腘肌。

2. 腓总神经 发出后在腘窝上外侧缘沿股二头肌腱的内缘下行，位于股二头肌腱和腓肠肌腱性部分外侧缘之间的凹陷中，在此处直接与膝关节囊的纤维层相贴，行至腓骨头后面并绕过腓骨颈外侧，与此处骨膜紧密相贴，向前穿腓骨长肌起始部，即分为腓浅神经及腓深神经两终支。腓总神经于腓骨颈外侧绕过时，其位置表浅，又与骨面紧贴，故易受损伤，如腓骨颈骨折、外固定过紧，甚至盘腿久坐均可引起该神经损伤，致小腿伸肌瘫痪而致足下垂。

3. 腘动脉 位置较深，为股动脉的延续，上段邻近股骨腘面，下段紧贴膝关节囊后壁及腘肌筋膜的后面，沿半腱肌深面向外斜行，至腘窝中部则垂直下行，在比目鱼肌上缘分为胫前、胫后动脉二支。胫前动脉经骨间膜上缘进入小腿前区，胫后动脉经比目鱼肌腱弓深面至小腿后区。腘动脉除发出肌支布于邻近诸肌外，尚发出五条关节支，即：①膝上内动脉；②膝上外动脉；③膝下内动脉；④膝下外动脉；⑤膝中动脉，均参加构成膝关节动脉网（图 8-17）。

腘动脉的上段与股骨腘面紧贴，故当股骨下段骨折向后移位时，可伤及腘动脉。

体表投影：自腘窝上角内侧一横指处到腘窝下角的连线，即为腘动脉的体表投影。

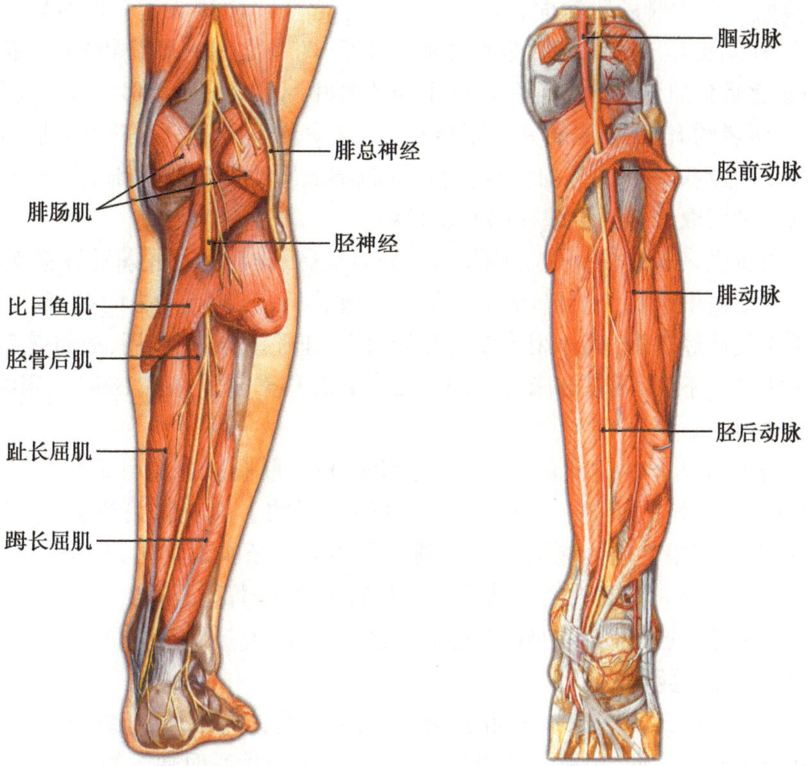

图 8-33　腘窝内容

4. 腘静脉　由胫前、后静脉合成，与腘动脉伴行，两者共同包于一个血管鞘中，故当腘动、静脉同时损伤时，极易发生动静脉瘘。腘静脉居于胫神经深面，于腘窝下角处接纳小隐静脉后向上行，穿过内收肌管的腱裂孔移行为股静脉。当行小隐静脉高位结扎时，应注意勿伤及浅面的胫神经。

5. 腘深淋巴结　位于腘动、静脉周围，沿血管排列，输入管接纳足外侧部、足底深层及腓肠部的淋巴管，同时接受腘浅淋巴结的输出淋巴管，腘深淋巴结的输出管上行，注入腹股沟深淋巴结。

三　小腿后区的肌肉

（一）小腿后区浅层肌

1. 腓肠肌　为小腿三头肌的浅部，当足尖站立时可在小腿后面看到其隆起的肌腹轮廓。有两个起头，内侧头起自股骨内侧髁腘面的上方，外侧头起自股骨外侧髁，两个起头的深面各有一滑液囊，内侧头深面的滑液囊常与膝关节滑液囊相交通，故膝关节内的积液可进入此囊。腓肠肌内侧头肌腹略大于外侧头，两头的肌纤维在小腿中线腓骨头平面下 20～30mm 处靠近，向下则相互愈着，继而移行为肌腱。腓肠肌两个头虽然在腘窝下角即会合，但实际仍互相分开，直至小腿后部中点始相连为一扁宽的腱膜，该肌腱再与比目鱼肌腱愈着形成粗大的跟腱，止于跟骨结节（图 8-32）。

腓肠肌的血供直接来源于腘动脉，受胫神经支配，其作用为屈膝关节和踝关节。

2. 比目鱼肌 位于腓肠肌深面，有内、外侧两个起头。内侧头起自胫骨的比目鱼肌线和内侧缘的上部，外侧头起于腓骨头和腓骨体的上1/3，两头之间有腱纤维加强，横架于小腿的骨间隙上，构成比目鱼肌腱弓。比目鱼肌向下至小腿中部以下，逐渐移行为一扁腱，并与腓肠肌腱相互平行，两者约有111mm的一段平行位，相互愈着成跟腱。这两部分腱纤维可一起分离到跟部，两部纤维约有90°的外向扭转，而腓肠肌腱的纤维止于外侧部，由于这种扭转，跟腱的前半和内侧半可切取作为肌腱缺损的修复材料。

比目鱼肌的血供来源较多，可来自腘动脉、胫后动脉、腓动脉及胫前动脉穿支等，其中胫后动脉分支为其主要血供来源，比目鱼肌的静脉与动脉伴行，其特点是去向多，数量大且较短。

比目鱼肌受胫神经支配，其作用为使足跖屈，因有腓肠肌协同作用，故将该肌部分或大部分转移后对功能影响不大，所以临床上常用比目鱼肌转移瓣修复充填小腿后、跟腱及胫骨前面中1/3的组织缺损。

3. 跖肌 跖肌系人体中退化的肌肉，有时阙如，位于腓肠肌与比目鱼肌之间，肌腹呈细小梭形，向下移行为一细长的肌腱。该肌起于股骨外上髁的下部及膝关节囊，肌腹一般不超过70～100mm，肌腱止于跟骨的内侧面或与跟腱完全融合。跖肌因其肌力有限，作用不大，仅有协助小腿三头肌的作用。其细长的肌腱为一很好的肌腱取材部位。

跖肌的血供来源于胫后动脉的分支，受胫神经分支支配。

（二）小腿后区深层肌

1. 腘肌 为一扁三角形肌，以一圆腱起自股骨外侧髁的外侧面，肌纤维斜向内下方，经腓侧副韧带和外侧半月板之间，由膝关节囊后部穿出，止于胫骨后面腘线的上方（图8-33）。

腘肌的血供来源于腘动脉，受胫神经支配，其作用为屈膝及使小腿内旋。其重要作用是当肢体负重时作用于股骨，屈曲作用是在动作的早期先使股骨和外侧半月板外旋，当屈膝站立时，还可防止股骨和半月板向前脱位。

2. 踇长屈肌 位于小腿三头肌的深面，内侧为胫骨后肌，外侧为腓骨肌。起自腓骨后面下2/3及邻近的小腿骨间膜，肌纤维向下斜行，在肌的中间形成一条贯穿肌腹后面全长的肌腱，至屈肌支持带平面完全形成肌腱，该腱行于踝管的四个骨纤维管中最后一个，止于踇趾末节趾骨底。

踇长屈肌起点在腓骨之后，止于足的内侧，而趾长屈肌起点在胫骨之后，止点在足的外侧，即在足底，踇长屈肌与趾长屈肌形成一次交叉，踇长屈肌行于趾长屈肌的深面，如此相互交错，可以增加肌肉的力量。

踇长屈肌的血供来源于胫后动脉，受胫神经支配，其作用为屈踇趾并使足跖屈、内翻。

3. 趾长屈肌 起自胫骨后面中3/5及小腿深筋膜、腘肌之下，位于胫骨后肌和踇长屈肌的内侧，小腿三头肌的深面。肌束向下渐移行为肌腱，在胫骨下端的后面从浅面与胫骨后肌腱形成交叉，在分裂韧带深面行于踝管的第2个骨纤维管中，进入足底后于踇长屈肌腱上面与之交叉，交叉后以4条腱，止于第2～5趾末节趾骨底。

趾长屈肌的血供来自于胫后动脉，受胫神经支配，其作用为屈外侧4个趾，同时使足内翻、内收和跖屈。

4. 胫骨后肌 为小腿后群深层肌中最深的一块，起自胫、腓骨及小腿骨间膜的后面，其部分肌腹被浅面的踇长屈肌和趾长屈肌所遮盖，在分裂韧带的深面下行，行于踝管的第1个骨纤维管中，止于舟骨粗隆和3块楔骨的跖面。

胫骨后肌的血供来自胫后动脉，受胫神经分支支配，作用为使足跖屈和内翻。

四 小腿后面的血管和神经

（一）胫后动脉、静脉

胫后动脉为腘动脉二终支中较大者，其于腘肌下缘处自腘动脉发出后，与胫神经伴行，在比目鱼肌两头之间穿过小腿深横筋膜进入小腿后区的深面，起始部位于比目鱼肌腱弓、小腿骨间膜及趾长屈肌、胫骨后肌重叠围成的孔隙中，沿小腿后侧浅、深屈肌群之间下降，胫神经开始位于其内侧，在胫后动脉分出腓动脉后，神经即居其外侧，在小腿下 1/3 处，胫后动脉位于小腿三头肌腱的内侧，继而经内踝后方、分裂韧带深面的第 3 个骨纤维管至足底。于踇展肌起端的深侧，分成足底内侧动脉和足底外侧动脉（图 8-33）。

胫后动脉的主要分支为腓动脉，另发分支至邻近诸肌。

体表投影：自腘窝中点至内踝与跟腱内缘之间中点的连线，即为胫后动脉的体表投影。

胫后静脉由足底内、外侧静脉合成后，至小腿与同名动脉伴行，向上于腘肌下缘处与胫前静脉汇合成腘静脉，其接受的最大静脉属支为腓静脉。

（二）腓动脉、静脉

腓动脉自腓骨小头下 64mm 处由胫后动脉发出，先向外下斜过胫骨后肌上部的后面逐渐靠近腓骨内侧，再向下行于腓骨后面、胫骨后肌前面和踇长屈肌外侧面共同围成的间隙内，沿途发出以下诸支：

1. **肌支** 发出多条肌支至比目鱼肌、踇长屈肌、胫骨后肌和腓骨长、短肌等。

2. **腓骨滋养动脉** 该动脉多数于腓骨的中 1/3 后面发自腓动脉，穿腓骨滋养孔入骨内。

3. **弓形动脉** 弓形动脉沿腓骨呈节段性排列，约为 1～5 支，各支之间距离约为 30～40mm，其走向在近侧较水平，远侧较倾斜。弓形动脉第 1 支的高度在腓骨头尖平面以下 58mm，最后 1 支在此平面以下 150mm。其发出后的行径多贴腓骨骨膜，也有先穿行一小段肌纤维再到达腓骨骨膜表面。除分布到腓骨骨膜及骨皮质外，另发出肌支和皮支。

腓动脉有时阙如，可出现异常胫后动脉，其行程与正常腓动脉基本相同，在外踝以上发出粗大的穿支，穿小腿骨间膜至小腿前面，其本干在小腿下端弯向内踝背侧，下行至足底，构成足底动脉；当胫后动脉阙如时，则由腓动脉代替胫后动脉。所以，当进行带血管蒂游离移植腓骨时，应对上述二种变异高度警惕，在术前应检查足背动脉或行多普勒超声检查、血管造影等，否则切除腓动脉后将危及小腿血供。

腓动脉两侧各有一条腓静脉伴行，两条静脉有时先合成一干，然后汇入胫后静脉，有时胫前、后静脉和腓静脉在腘肌下缘共同汇合成腘静脉。

（三）胫神经

胫神经自坐骨神经分出后，经腘窝中线垂直下降，初位于腘动脉的外侧；至腘窝中点，跨过动脉背面至其内侧；至腘肌下缘与腘动脉共同穿过比目鱼肌腱弓深侧至小腿后面。胫神经在小腿后侧上部，行于深、浅层屈肌之间，至小腿后侧下 1/3 处，该神经仅被皮肤及固有筋膜覆盖，其位于跟腱的前内侧。在内踝后侧，胫神经与胫后动、静脉伴行，一同通过分裂韧带深面进入足底后分为两终支，即足底内侧神经和足底外侧神经。

胫神经在小腿的主要分支有：

1. **胫神经皮支** 即胫神经在腘窝发出的腓肠内侧皮神经。

2. **肌支** 在腓肠肌两头之间发出多个肌支，至腓肠肌、跖肌、比目鱼肌及腘肌。另有支配胫骨后肌、踇长屈肌和趾长屈肌的肌支。

3. 关节支 一般有3支，支配膝关节，即膝上内关节支、膝下内关节支和膝中关节支，与同名动脉伴行，穿膝关节韧带进入关节内。其下部另分出踝关节支，支配踝关节。

胫神经在小腿的分支尚有腓骨神经及骨间膜神经，前者几乎支配腓骨的全长，后者支配胫骨的上、下骨骺及腓骨骨干。

（四）腓总神经

腓总神经在腘窝上角自坐骨神经分出后，斜向外下侧行，沿腘窝上角外侧缘，股二头肌的内侧下降，达股二头肌腱与腓肠肌外侧头之间，经腓骨长肌的深面绕腓骨颈，分为腓深神经和腓浅神经。

腓总神经的分支有：

1. 皮神经 即腓肠外侧皮神经。

2. 肌支 发出多个肌支，至腓骨长肌、腓骨短肌、胫骨前肌、趾长伸肌及踇长伸肌。

3. 关节支 有3支，即上关节支、下关节支及关节返支，上关节支与膝上外动脉伴行，下关节支与膝下外动脉伴行，关节返支与胫前返动脉伴行，三关节支均进入膝关节内。

五 踝管及其内容

内踝后下方与跟骨内侧面之间的深筋膜增厚，形成屈肌支持带，又称分裂韧带。分裂韧带与内踝、跟骨内侧面之间共同构成踝管。屈肌支持带向深部发出三个纤维隔，将踝管分隔成四个骨纤维收管，骨纤维管容纳的结构由前向后依次有：①胫骨后肌腱；②趾长屈肌腱；③胫后动、静脉及神经；④踇长屈肌腱。上述各肌腱均被有腱鞘，起到灵活滑车的作用。踝管内充填有疏松结缔组织，是小腿后区通向足底的重要路径。当小腿或足底感染时，可经踝管相互蔓延。踝后区的外伤性出血或肿胀，可致管内容积变小，压迫踝管的内容物，引起踝管综合征（图8-34）。

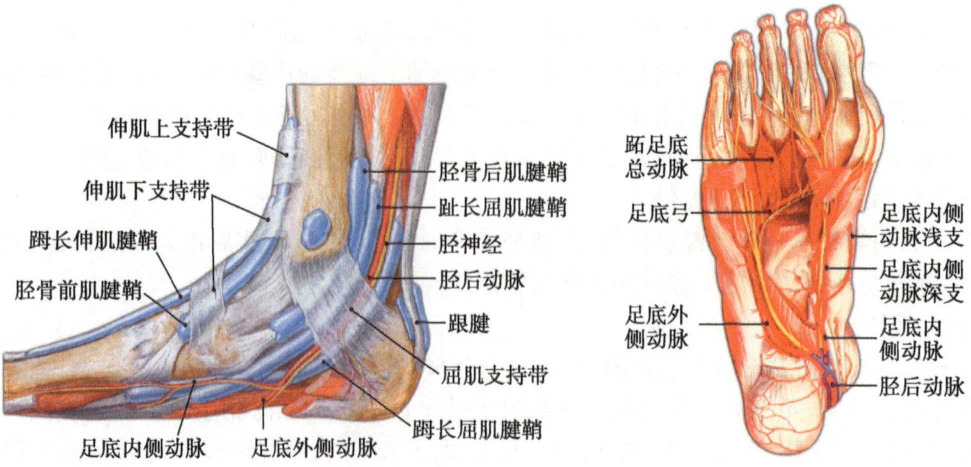

图8-34 踝后区内侧面和足底

第八节 足 底

足底的外观呈前宽后窄的梯形，内侧缘穹起，外侧缘、足跟及第一跖骨头着地。其界限前至趾底跟部，后为足跟后缘，两侧为足内、外侧缘，可将足分为足背、足底和足趾三部。

一 皮肤和筋膜

足底的皮肤坚厚致密，移动性差，足底皮肤由于各部负重和承受压力的不同，其结构也不同。在承受重力支持点的足跟、第一跖骨头及足外侧缘的皮肤特别增厚，表皮明显角化，有时角化层形成胼胝；其他部位的皮肤相对薄，富于汗腺，且感觉灵敏。其浅筋膜内有许多致密的纤维束将皮肤与足底深筋膜紧密相连，故很致密，移动性也差。纤维隔与隔之间形成密闭的小房，小房内含脂肪。在足跟部浅筋膜特别肥厚，且内含弹性脂肪，称为跟垫。跟垫是负重的重要结构，也可对外力起到缓冲作用。当足跟皮肤损伤时，常影响足跟负重。

二 深筋膜

足底的深筋膜分浅、深两层，浅层覆盖在足底肌的表面，中间部增厚称足底腱膜，两侧的较薄；深层覆盖在骨间肌的趾侧，与跖骨骨膜相愈合，深层又称骨间趾侧筋膜，其与趾骨共同围成4个趾骨间隙。

足底腱膜呈三角形，前部宽且较薄，后面窄且较厚，内含纵行纤维较多，其尖端向后附着于跟结节。前部于趾骨头处分成5个束，分别伸向1～5趾，平跖趾关节处，各束又分浅、深两层，浅层止于皮肤；深层又分为两束，分别包绕各趾的屈肌腱，并移行于各趾的腱鞘。足底腱膜具有保护足底血管、神经的作用，也是维持足弓的重要结构，同时也可保护足底的关节和维持深部肌肉正常活动。足底腱膜如短缩，可使足弓弧度增大呈弓形足，可切断足底腱膜使之放松加以矫正（图8-32）。

深筋膜浅层的外侧部覆盖于小趾展肌的浅面，近侧较厚，远侧较薄。其内侧部最薄，覆盖于踇展肌的表面，近侧与屈肌支持带相续，内侧连于足背筋膜，外侧接足底腱膜。

深筋膜的浅层向深面发出两个肌间隔，其起始处正相当于足底内、外侧沟处，内侧隔附于跟骨、舟骨、内侧楔骨和第一跖骨，外侧隔附于第5跖骨和腓骨长肌腱鞘，由此将足底分为三个骨筋膜鞘。内侧骨筋膜鞘容纳踇展肌、踇短屈肌、踇长屈肌腱以及相应的血管、神经；中间骨筋膜鞘容纳趾短屈肌、足底方肌、踇收肌、趾长屈肌腱、蚓状肌以及足底动脉弓、足底外侧神经的深支等；外侧骨筋膜鞘容纳小趾展肌，小趾短屈肌以及相应的血管，神经等。骨筋膜鞘对感染有一定的限制作用，但中部的疏松组织与小腿后面的疏松组织相续，故中间鞘内感染时，可沿此鞘向小腿蔓延。

三 足底肌

足底肌可分为内侧、中间、外侧群（图8-35）。

（一）内侧群

1. 踇展肌　位于足底内侧皮下，起自跟骨结节的内侧、舟骨粗隆和分裂韧带，肌束向前移行为肌腱，与踇短屈肌同止于踇趾近节趾骨底，腱内带有一籽骨，该肌收缩时，可使踇趾外展，由足底内侧神经支配（图8-35）。

2. 踇短屈肌　位于踇展肌的外侧和深面，起自骰骨和内侧楔骨跖面，肌束分为内侧和外

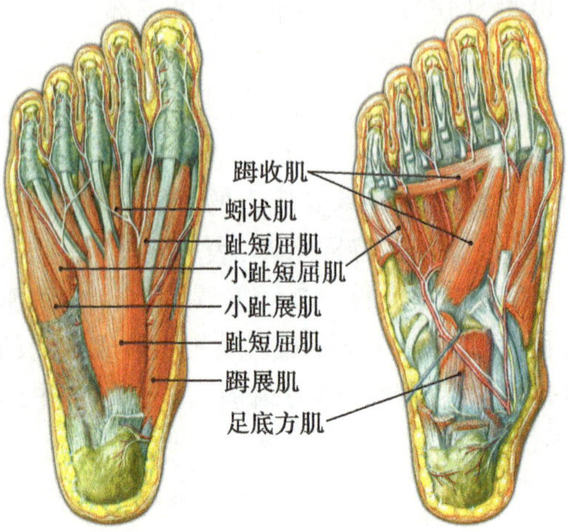

图 8-35 足底肌

侧两个肌腹，内侧肌腹与踇展肌相连，外侧肌腹与踇收肌斜头相连，分别止于踇趾近节趾骨底的内、外侧。两肌腱止端之下各有一籽骨，位于踇趾近节趾骨底的跖面，此二籽骨间借纤维软骨相连。该肌收缩时屈踇趾，且有维持足弓的作用，由足底内侧神经支配。

3. 踇收肌 位于足底深层，有斜头及横头两个起头。斜头呈纺锤形，起自跖长韧带、腓骨长肌腱、外侧楔骨及第 2、3 跖骨底的跖面，肌纤维集中斜向前内侧行，与踇短屈肌腱合成一腱，止于踇趾近节跖骨底的外侧；横头起于第 3 ~5 趾跖趾关节囊，肌纤维横向内侧，至踇趾近节趾骨处移行于斜头肌腱，由足底外侧神经支配。

（二）中间群

1. 趾短屈肌 位于足底中间浅层，为足底腱膜中间部所覆盖，起于跟骨结节及足底腱膜，肌纤维向前行，至足底中央分为四腱，前行进入屈肌腱纤维鞘，至第 2 ~5 趾，各腱至近节趾骨后部分成两束，止于第 2 ~5 趾中节趾骨的两侧。其作用为屈第 2 ~5 趾，由足底内侧神经支配（图 8-34）。

2. 足底方肌 位于趾短屈肌深面。有二头，内侧头宽，起于跟骨内侧面；外侧头稍窄，起于跟骨跖侧面的外侧缘，二肌腹汇合后在足底的中部前行，止于趾长屈肌腱。该肌的作用为增强至第 3、4 趾的趾长屈肌腱的作用，其受足底外侧神经支配。

3. 蚓状肌 4 条，起于趾长屈肌腱，前行绕过第 2 ~5 趾的近节趾骨底内侧，移行为各趾的趾背腱膜。其作用为屈跖趾关节，伸趾间关节。第 1、2 蚓状肌受足底内侧神经支配，第 3、4 蚓状肌则由足底外侧神经支配。

4. 骨间足底肌 3 条，起于第 3、4、5 跖骨近侧端的内侧面，止于各趾近节趾骨底及其趾背腱膜。其作用为内收第 3 ~5 趾，受足底外侧神经支配。

5. 骨间背侧肌 4 条，起自毗邻二跖骨的对面，止于第 2 ~4 趾近节趾骨底及其趾背腱膜，第 2 趾骨有两条肌腱终止，其作用为外展第 2 ~4 趾，受足底外侧神经深支支配。

（三）外侧群

1. 小趾展肌 位于足的外侧缘皮下，起于跟骨结节的跖侧，肌腱分两部分，一部止于小趾近节趾骨底，另一部止于第 5 跖骨粗隆。其作用为屈和外展小趾，受足底外侧神经支配（图 8-34）。

2. 小趾短屈肌 起于第 5 跖骨底及跖长韧带，止于小趾近节趾骨底。其作用为屈小趾，受足底外侧神经支配。

四 足底的血管和神经

至足底的血管和神经为胫后动、静脉及胫神经的分支。胫后动脉在分裂韧带的深面分为足底内、外侧动脉，足底外侧动脉略粗于足底内侧动脉，各动脉均有同名静脉伴行。胫神经进入足底后分为足底内侧神经与足底外侧神经，分别与同名动脉伴行。

（一）足底内侧动、静脉及神经

1. 足底内侧动脉 自胫后动脉分出后前行，其主干开始位于踇展肌深面，在分裂韧带下方约23mm处分为浅、深两支。①浅支沿足内侧缘行于浅筋膜深面，布于足内侧缘皮肤。②深支在踇展肌深面前行，在该肌的近、中1/3处由肌内缘浅出，沿踇长展肌腱下缘前行。其末端在第1、2、3趾间隙与第1～3跖底动脉相吻合，有时与足底外侧动脉相吻合，形成足底浅动脉弓。深支除发皮支至皮肤外，还发肌支至踇展肌等（图8-34）。

足底内侧静脉多为一条，与动脉伴行，外径较动脉的稍粗。静脉的远端与足底静脉弓间有较粗大的吻合支，近端汇入胫后静脉。

2. 足底内侧神经 自胫神经分出后，即与足底内侧动、静脉伴行，神经大多位于血管的内侧，少数可位于血管外侧或深面，足底内侧神经沿途发出多个肌支及皮支。肌支支配踇展肌、趾短屈肌、踇短屈肌及第1、2蚓状肌，皮支布于足底内侧半及内侧三个半足趾底面的皮肤。

足底内侧血管束的显露，应首先在内踝后下方，沿胫后血管走行方向切开皮肤，显露胫后血管神经束后，向下分离可见胫后血管神经位于踇展肌起点的深面，切断该肌后即可显露足底内侧血管神经束，由此向前，足底内侧血管神经束位于踇展肌与趾短屈肌之间，易于寻找。血管神经束的皮支均由足底腱膜的内侧缘穿出，在深筋膜内横向分布，当切取皮瓣时，应注意保护这些皮支，否则将影响皮瓣的成活。

（二）足底外侧动、静脉和神经

足底外侧动脉较粗大，自胫后动脉分出后，自踇展肌深面入足底，斜向外侧行，于趾短屈肌深面，至第5跖骨底的前外侧，在第5跖骨粗隆前发出小趾固有趾底动脉后，转向内侧前行，至第1跖骨间隙处与足背动脉的足底深支吻合构成足底弓。小趾趾底固有动脉前行至小趾趾底外侧；皮支从足底腱膜外侧缘浅出，布于足底外侧皮肤；肌支布于邻近的肌肉及关节（图8-34）。

足底弓的凸面朝向前外，位于足底外侧神经深支的后方，自此弓向前发出4支跖足底总动脉，跖足底总动脉向前行于跖骨间隙内，至跖趾关节附近，各分为2支趾足底固有动脉，至第1～5趾的相对缘，跖足底总动脉还接受趾背动脉的穿支。

1. 第1跖底动脉 多起自足底弓，少数可与其他支共干或直接起自足底内、外侧动脉。第一跖底动脉走行恒定，可分近、远侧两段。近侧段位置较深，在踇收肌深面贴第一跖骨的跖面前行，通过踇短屈肌内、外侧两头之间，于踇长屈肌腱外侧浅出，移行为远侧段，远侧段在第一跖骨间隙内前行至趾蹼。第一跖底动脉于第一跖骨头籽骨后面形成一弯弓，并与足底内侧动脉形成十字吻合。十字吻合位于籽骨后面，其近侧两支为第一跖底动脉近侧段与足底内侧动脉的吻合支，远侧支为第一跖底动脉的远侧段及其向内侧发出的踇趾内侧趾底动脉。

临床在行第二足趾移植再造踇指时，如遇有足背动脉或第一跖背动脉变异、细小时，可改选第一跖底动脉为蒂。此时手术应首先紧贴外侧切断跖骨头横韧带，从而扩大跖骨间隙，以防损伤动脉。找到该动脉后，切断踇短屈肌外侧头及踇收肌附着部后，可取得更长的血管蒂。第一跖底动脉紧贴第一跖骨跖面前行，其并不在跖骨间隙中央，手术时务必小心，需紧贴跖骨骨面分离，以免损伤血管。

足底外侧静脉与动脉伴行，二条静脉者居多。足底外侧静脉近端与足底内侧静脉在内踝后下方汇合后注入胫后静脉。足底静脉弓有二条，分别位于足底动脉弓的远侧和近侧，近侧者较远侧者粗大。弓的外侧端移行于足底外侧静脉，内侧端与足背静脉的深支相续，两者相接处约在第一跖骨间隙内，静脉内有一坚强的静脉瓣，开口朝向足背，可保证足底静脉流向足背。

2. 足底外侧神经 自胫神经分出后，与足底外侧动、静脉伴行，经踇展肌深面，斜向前外侧，行于趾长屈肌腱与足底方肌的浅面，至足底外侧沟处继续前行，至第5跖骨底处分为浅、深两支。足底外侧神经的主干发肌支至足底方肌及小趾展肌，发皮支穿深筋膜至足底皮肤，发关节支至跟骰关节。其浅支分出两支趾底总神经，外侧一支布于小趾的外侧缘，内侧一支又分两条趾底固有神经，布于4、5趾相对缘，另发肌支至小趾短屈肌、第三骨间足底肌及第四骨间背侧肌；其深支与足底弓伴行，神经位于动脉弓的近侧，肌支支配第3、4蚓状肌、踇收肌、内侧三个跖骨间隙的骨间肌，关节支至跗骨间关节、跗跖关节及跖趾关节。足底外侧神经在足底支配的范围较足底内侧神经支配的范围大，故该神经损伤后，对足的影响较大。

足底手术如需显露足底外侧血管神经束时，因其在近侧段位置较深，需切断足底腱膜和趾短屈肌才能显露；远侧段位于中间群和外侧群肌肉之间，且越向远侧位置越浅，易于显露。

第九节 下肢的美学观察

一 臀部

（一）浅层结构

臀部因经常承受体重的压力，皮肤厚而坚韧，富于皮脂腺和汗腺，易患疖、痈，皮肤破溃后常遗留形成瘢痕，影响外观。臀部的浅筋膜很发达，有许多纤维束连接皮肤与深筋膜，其间充满丰富的皮下脂肪，形成软垫，承受坐位时的压力，其厚度个体差异很大。女性的臀部浅筋膜非常显著，一般在髂嵴处和臀下部浅筋膜较厚，中间区较薄。骶骨后方和髂后上棘较薄，长期受压时易形成压疮。当髋关节运动时，臀部的皮肤及浅筋膜移动性较大。

1. 臀区的浅筋膜 内含有4组皮神经（图8-23）：

（1）臀上皮神经：由第1～3腰神经后支的外侧支组成，由竖脊肌外侧缘穿出，越过髂嵴分布于臀上区皮肤。

（2）臀中皮神经：由第1～3骶神经的后支组成，在髂后上棘至尾骨尖的中1/3段穿出臀筋膜，分布于臀部内侧区皮肤。

（3）臀下皮神经：于臀大肌深面穿出，发自股后皮神经，经臀大肌下缘穿臀筋膜浅出，分布于臀部下区皮肤。

（4）髂腹下神经的外侧皮支：该皮支发于髂腹下神经，穿腹内、外斜肌后，行于浅筋膜内，分布于臀前部皮肤。

臀部行吸脂术时，勿损伤这些神经，以免影响正常感觉。

2. 臀部的深筋膜 称臀筋膜，上方附于髂嵴，向下续于阔筋膜。臀筋膜在臀大肌上缘分为两层包绕臀大肌，由筋膜的深面向臀大肌的肌束发出许多小的纤维隔，分隔各个肌束，故臀筋膜与肌肉结合紧密，其内侧与骶骨背面愈着，外侧移行于阔筋膜，并参与髂胫束的形成。如臀筋膜的完整性受到破坏，将导致臀部外形的改变。

3. 臀大肌 位于臀的浅层，较厚，呈不规则的四边形，几乎覆盖整个臀区。臀大肌对臀部外形起着很显著的作用，该肌与皮下组织共同形成臀部隆凸的外形。臀大肌起于髂骨、骶骨、尾骨背面及胸腰筋膜和骶结节韧带，止于臀肌粗隆和髂胫束，主要作用为伸髋关节。其血供来源主要为臀下动脉、臀上动脉、第一穿动脉、旋股内、外侧动脉，受臀下神经支配。臀大肌连同其表面皮肤及筋膜可作为带蒂肌皮瓣或游离肌皮瓣，进行乳房再造及修复压疮等。

（二）女性臀部的分型

臀部的外形为近似圆形的隆起，由于男、女性骨盆在外形上有明显差异，再加上皮下脂肪堆积的程度不同，使得臀部在外形上的性别差异很大。男性显得细窄而紧凑，而女性则显得宽大而厚实。女性臀部的皮下脂肪较男性的厚，臀肌肌腹短，臀部外凸明显，臀下皱襞和臀沟较深。

健美的臀部是个体美的重要标志之一，臀围是显示人体曲线美的重要三围之一，尤其于女性美显得更为重要。

根据女性臀部的形态，体积和皮肤的弹性，分为 4 型（图 8-36）：

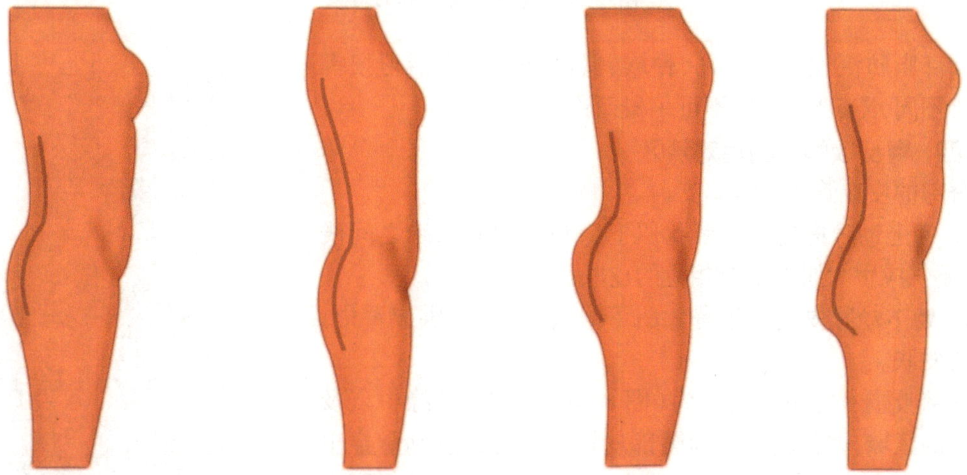

图 8-36 女性臀部分型

1. **标准型** 臀部宽大而浑圆，不向后上翘。
2. **扁平型** 脂肪含量少，肌肉不发达，臀围小。
3. **上翘型** 臀部宽大而浑圆，向后上微翘。
4. **下垂型** 脂肪含量多，皮肤松弛，臀部软组织下垂。

女性臀部以上翘型为美。

（三）臀部脂肪沉积的类型

臀部是较易发生脂肪异常堆积的部位之一。从美学角度来看，臀部的形态与髂嵴的突出程度、前倾程度及大转子的位置有关，并因皮下脂肪沉着程度的不同而呈现各种各样的形态。过多的脂肪沉积，使臀部过度下垂，不但有损形体美，还影响服饰的选择及行走等。臀部也因经常摩擦，皮肤容易破损，大腿内侧与会阴皮肤紧贴而易患湿疹等。

臀部脂肪沉积的类型分为 3 类（图 8-37）：

1. **臀上型** 脂肪集中于髂嵴周围。
2. **臀侧型** 脂肪集中于大转子附近。
3. **臀后型** 脂肪堆积于臀裂两侧。

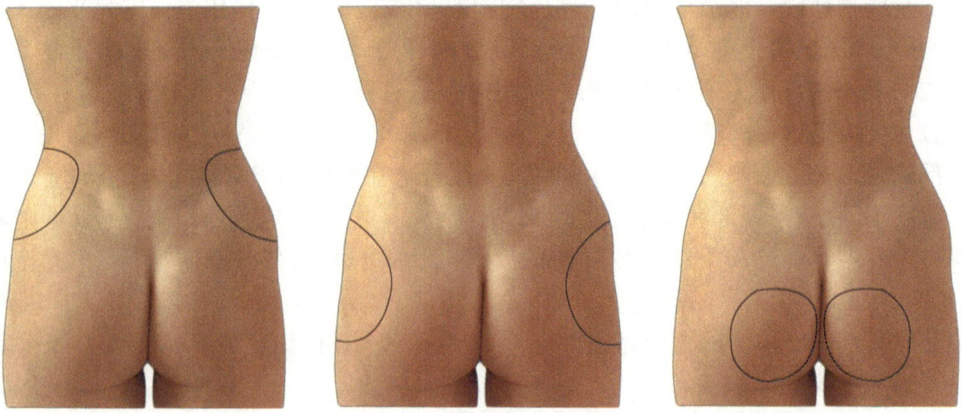

图 8-37 臀部脂肪沉积的类型

臀部脂肪沉积可因性别、种族、遗传、地域、生活习惯等而有所不同，需区别对待，不可一概而论。

(四) 臀部吸脂术的相对禁区

臀部的皮血管主要有 2 支。

1. 臀上动脉皮支 从梨状肌上缘和臀中肌后缘之间浅出，主要供应臀大肌上部及相应的皮肤。

2. 臀下动脉皮支 于臀大肌下缘浅出，主要供应臀中、下部的皮肤。

臀部吸脂术的相对禁区为(图 8-38)：臀上、下缘中点及其周围的区域，因为此区域为臀部皮神经及臀部皮动脉穿出的部位。为避免损伤这些神经和血管，在此区域进行吸脂术时应相对小心仔细，轻柔操作。

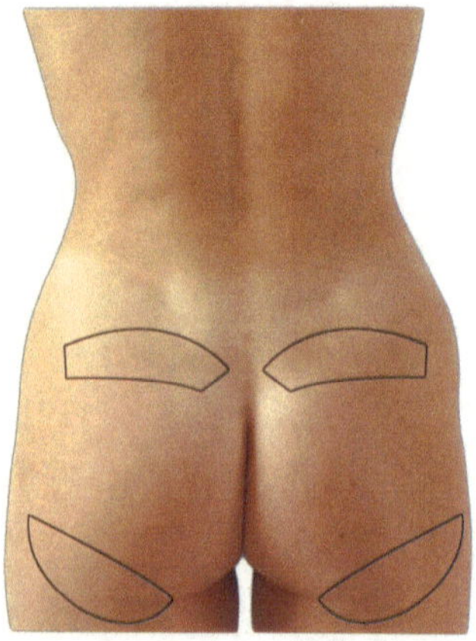
图 8-38 臀部吸脂术的相对禁区

二 大腿

大腿即股部，是易形成脂肪异常堆积的常见部位之一。大腿前面的浅筋膜内含有髂腹股沟神经、生殖股神经股支、股外侧皮神经、股中间皮神经、股内侧皮神经、隐神经以及闭孔神经。还包括阴部外动脉、旋髂浅动脉及大隐静脉及其属支。故在行大腿吸脂术时，应避免损伤上述各结构。

健美的大腿是构成人体美的重要因素之一，股部的各肌群，皮下脂肪和皮肤是构成大腿健美的重要结构，而又以股四头肌显得尤为重要。股四头肌的健壮轮廓，直接影响大腿的外观。

健美的大腿的皮肤应是色泽红润，光滑而富有弹性，应具有清晰的肌轮廓。正常股部的上股围应大于下股围。男性的大腿比女性的粗，而女性大腿的脂肪厚度大于男性，大腿太粗、太细，均给人以一种不和谐、不协调的感觉。

三 膝部

膝介于股部与小腿之间，膑骨位于膝前正中，对于膝部的外观起着显著的作用。当下肢伸直时，从髂前上棘与足1、2趾蹼间的连线，正好通过膑骨中点，此型腿为正常腿型，称直型腿。若膑骨中点落于此线以内则为X型腿，而落于此线以外，则称O型腿（图8-39）。

较严重的X型腿及O型腿明显影响下肢美，多需手术矫正。

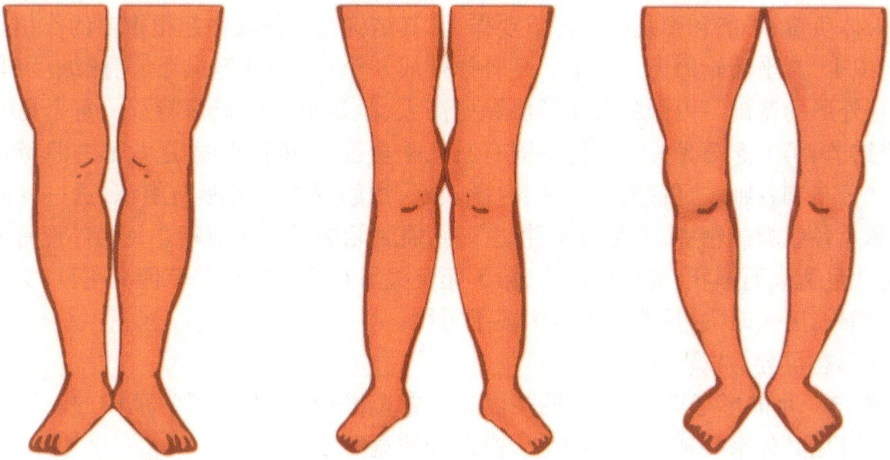

图8-39 膝部类型

四 小腿

从胫骨粗隆平面到内、外踝中点的距离为小腿的长度。小腿的形体美，决定于小腿的长度及小腿的周径。而小腿的周径取决于小腿的皮肤、皮下脂肪和小腿各肌群，而尤以小腿三头肌显得尤为重要。小腿的最大周径称小腿肚，小腿三头肌肌腹的过宽或过长，都对小腿的形体美有影响。从美学观点看，当双小腿并拢时，双小腿肚最宽处应等于本人一个头的宽度，即一个头宽。

小腿也是脂肪异常堆积的常见部位之一，以内、后侧多见，可行吸脂术去除沉积的脂肪。

小腿按形态分为4型（图8-40）：

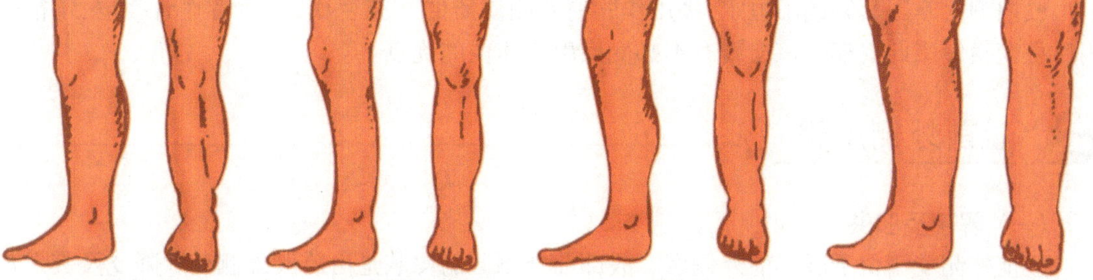

图8-40 小腿的分型

1. **球状型** 肌肉发达，小腿肚明显隆起。
2. **长梭型** 肌肉不发达，小腿肚不明显。
3. **短梭型** 小腿上部肌肉较发达，下部肌肉稍差，小腿肚明显。

4. **臃肿型** 整个小腿呈肥胖、臃肿状,多为病态。

五 足

足在人体负重、平衡和弹跳中发挥重要作用,其结构在人体美中起很重要的作用。足的骨骼多,软组织少,其平面轮廓为六边形。足骨排列成3个弓,即外侧纵弓、内侧纵弓和横弓,它们构成了足外形的基础。内侧纵弓比外侧纵弓高大,是足形体的显著特征。每个足有3个负重点,即跟结节、第1、5跖骨头。足部的固有肌几乎全部分布于足底,足背部的肌腱从踝关节处呈放射状分布到各趾。足背皮肤较薄,色泽较好,浅筋膜中缺乏脂肪组织,透过皮肤可见足背的浅静脉及各肌腱的轮廓,当足做各种动作时,肌腱轮廓显示更清晰。足的外形有明显的性别差异,男性足宽大而厚壮,足趾粗而方,第1跖趾关节和第5跖趾关节侧突明显;女性足狭小而薄,足趾细长,趾头略尖,足背皮下组织多于男性。

足跟据形态可分为以下3型:

1. **正常足** 足的形态正常,足弓的高度在正常范围内,一般以正常范围的高值为美。足底印迹检查可见其最窄处宽与相应的足印空白处的宽度之比为1∶2。

2. **扁平足** 足弓高度低于正常范围,足底印迹检查可见最窄处的宽度增大,与相应的足印空白处的宽度之比为1~2∶1或更大。

3. **高弓足** 足弓高度超过正常范围,足印最窄处的宽度很小或为零。

足的畸形也较常见,有马蹄内、外翻足,内、外旋足,仰趾足等,多需手术矫正。

第十节 下肢常用组织瓣及应用

一 股内侧皮瓣

(一) 解剖及血供

股内侧皮瓣其血管蒂直接发自股动脉,在大腿中下段,于缝匠肌的后缘或前缘穿出供应皮瓣。伴行静脉的口径与动脉相似。股前皮神经可取作股内侧皮瓣的神经蒂。

(二) 应用

股内侧皮瓣因其解剖不恒定,多用作股前外侧皮瓣的补充替代,在后者血管蒂弱,不能使用时可变换使用此皮瓣。该皮瓣有不必变换患者体位的优点。

二 股前外侧皮瓣

(一) 解剖及血供

股前外侧皮瓣位于股部前外侧区。股部前外侧区的皮肤是由旋股外侧动脉降支及其发出的股外侧肌皮动脉穿支和肌间隙皮支供养的。旋股外侧动脉发自股深动脉或股动脉,分为升支、横支和降支,其中降支走行于股外侧肌与股直肌之间,行向外下方,并分为内侧支和外侧支。内侧支主要供养邻近肌肉;外侧支发出肌支供养股外侧肌及股前外侧部皮肤。降支对股前外侧皮肤的血供主要以肌皮动脉穿支和肌间隙皮支为主。肌皮动脉穿支是从降支发出小分支血管,穿过股外侧肌实质后至皮肤;而肌间隙皮支是降支发出小分支,从股直肌与股外侧肌间隙浅出，直接穿筋膜至皮肤。

所有肌皮动脉穿支都有伴行的静脉，多数为一条；旋股外侧动脉降支则多数为两条伴行静脉。皮瓣区浅层，相当于旋股外侧动脉降支附近，还有股外侧浅静脉干(图8-41)。

股外侧皮神经是该皮瓣的感觉神经，它从腰丛发出后，穿过腹股沟韧带，分为前支和后支。前支在缝匠肌与阔筋膜张肌之间的浅沟内下行，继而穿过深浅两层阔筋膜之间，在髂前上棘的前下方穿出深筋膜。后支在髂-髌连线内外1cm范围下行，进入股前外侧皮肤。

(二) 应用

股前外侧皮瓣适合于较大创面的修复，如较大的创伤、瘢痕挛缩等，亦适合于较深层的组织缺损。因为大腿皮下脂肪厚，又可带上深筋膜以及部分的肌组织，所构成的皮瓣有时可达1.5~2cm厚，所以对大型凹陷性缺损，及需大量组织充填的部位较合适。特别是对头颅修复，强厚而结实的阔筋膜可以修复帽状腱膜。足踝部伴肌腱、韧带的损伤，可利用阔筋膜重建足踝部的韧带和肌腱。利用阔筋膜增厚的髂胫束部分，可以代替跟腱、重建踇指或趾的屈腱和伸腱，也可以用作足底腱膜的修复。

适合于需要薄型皮瓣修复者。由于穿支比较恒定、粗大，容易游离，以穿支为中心，把穿支3cm以外的筋膜、皮下脂肪完全修薄，只保留真皮下血管网层，则构成带轴型血管的超薄皮瓣，可用于修复颜面、颈肩、手背、足背等部位的缺损。

取皮瓣时，同时切取股外侧皮神经，可以构成带感觉神经的皮瓣，用以修复足底、足跟、手掌等感觉恢复要求较高部位的缺损，使皮瓣能负重、耐磨，减少过冷、过热的损伤。

三 小腿内侧皮瓣

(一) 解剖及血供

胫后动脉干是小腿内侧皮瓣的主要供养动脉，从动脉发出后沿比目鱼肌与趾长屈肌间下行。胫后动脉在下行中发出若干皮支和肌支，分别行向胫侧、腓侧、前方和后方。这些皮动脉与隐动脉，小腿前侧、腓侧皮动脉，及小腿后部腘窝内、中、外侧皮动脉间均有广泛的吻合，并参与皮下血管网的形成。有些皮动脉属于肌皮动脉，穿过趾长屈肌或比目鱼肌后再到达深筋膜而至皮下。

皮瓣的静脉，一般只需胫后动脉的伴行静脉，以及其皮支的伴行静脉。胫后静脉多数有两条，部分段落有3条，走行在胫后动脉的两侧。大、小隐静脉均可作为皮瓣的引流静脉。在踝部，大、小隐静脉与胫后静脉间有丰富的交通支，这些交通支在作逆转皮瓣时，对静脉回流起重要作用。

分布于小腿内侧的皮神经为隐神经，在股骨内侧髁后方、缝匠肌后缘发出后沿大隐静脉前方下降，除分出髌下支外，向大隐静脉前、后方发出若干皮支至小腿内侧皮肤，最后在小腿下方分为两个终支，分布至内踝及足内侧缘皮肤。隐神经在下行过程中有隐动脉及隐静脉与其伴行，并为隐神经的主要血供来源。

(二) 应用

顺行的带蒂皮瓣转移，可修复小腿前侧、膝关节、腘窝附近的软组织缺损。特别是胫骨的缺损、骨不连接或感染需要软组织覆盖时，可用小腿内侧皮瓣覆盖，或皮瓣加上比目鱼肌、趾长屈肌作肌皮瓣的充填修复，甚或可以带上部分胫骨片，作骨肌皮瓣移植。

逆行的带胫后动脉的皮瓣或筋膜皮瓣，适合于修复下肢远段、足踝部、足跟以至足部的缺损。如能带上腓肠神经，转移到足跟负重部(腓肠神经与受区的感觉神经吻接)，可望足跟很快恢复感觉，而成为能负重、耐磨的带感觉皮瓣。

小腿内侧中、上部的皮瓣，特别适合于作交腿皮瓣，修复对侧下肢踝部、足跟、足底等部位的缺损。

皮瓣游离移植可转移至全身任何部位，包括头颈、上肢及躯干部，特别适合于范围中等、需要皮瓣较薄的部位，如面颊部、手背等。移植中可以利用胫后动脉远侧断端，或近侧断端与受区动脉吻接，灵活方便；也可用近侧断端与受区血管吻接，远侧断端另外吻接一块皮瓣而组成串联皮瓣，扩大修复的范围。

四 小腿后部皮瓣

小腿后部皮瓣最大的优点是皮肤质量好、柔软、较薄，供皮面积大，血供丰富，有多支皮动脉可以选择，而部位又比较隐蔽。但由于血管蒂较短、口径较细，特别是在小腿后部，切取时体位不方便，故未能被广泛应用。

（一）解剖及血供

小腿后部皮瓣的动脉主要来自腘动脉，从腘窝穿肌腔隙而发出腘窝外侧皮动脉、腘窝中间皮动脉和腘窝内侧皮动脉。3 支皮动脉的分支，在小腿后部、在深筋膜的浅面，以及在深面都有互相吻合，构成丰富的血管网。

小腿后部皮瓣的静脉有皮动脉的伴行静脉和小隐静脉。每一支皮动脉都有伴行静脉，多数为一支，少数为两支，两支者到汇合处也多合干为一支。皮静脉直接汇合入深静脉。

小隐静脉出现率为 100%，沿小腿后正中线呈 S 形上行。其在下端位于中线外侧，中段与后正中线平行，上端则位于后正中线内侧，到腘窝部注入腘静脉，但有部分汇入到股静脉的分支上，并有少数直接汇入大隐静脉。

小腿后部皮肤的皮神经有腓肠外侧皮神经、腓肠内侧皮神经及腓肠后神经 3 支。为小腿后部皮瓣建立感觉功能，以腓肠外侧皮神经最为常用。

（二）应用

小腿后部皮瓣最适合于作带蒂皮瓣修复膝关节周围、膝下及胫前的软组织缺损，或作交腿移植，修复对侧的足底、足跟缺损。

五 隐动脉皮瓣

（一）解剖及血供

隐动脉皮瓣是由隐动脉供应的，位于膝内侧的皮瓣供区（图 8-41）。隐动脉是膝降动脉的分支，供养膝部内侧大范围皮肤。隐动脉在股管下 3/4 段穿过缝匠肌深面的内收肌腱板伴随隐神经下行，沿途发出皮支供应膝上股内侧下端，膝关节内侧皮肤，从缝匠肌肌腱板穿出后，至皮下筋膜深面，其远端下行分布于小腿内侧上半部皮肤。

隐动脉有两条伴行静脉，大隐静脉行经膝内侧，参与皮瓣的静脉回流。

膝以上股内侧下 1/3 的皮肤感觉，主要由股内侧皮神经支配，膝以下小腿内侧的皮肤感觉由隐神经支配。

（二）应用

该皮瓣可用于修复同侧膝关节及腘窝缺损，包括骨外露，或对侧小腿特别是胫前较深的缺

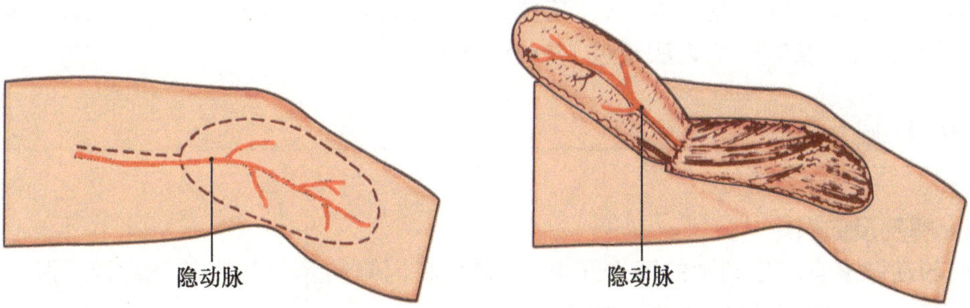

图 8-41 隐动脉皮瓣的动脉与设计

损及骨不连，踝关节及足底缺损的修复等。

六 足背皮瓣

（一）解剖及血供

足背皮瓣的血供主要来自足背动脉和大、小隐静脉。足背动脉是胫前动脉的延续，从踝关节前方经伸肌支持带深面到达足背，贴附于趾骨头、舟骨、中间楔骨及其韧带的背面前行，内侧有拇长伸肌腱，外侧为趾长伸肌腱及趾短伸肌，表面为足背深筋膜所覆盖。足背动脉及其分支都发出一些细支穿出深筋膜，分布于足背皮肤及皮下组织，这是足背皮瓣的主要血供来源。此外，来自足底内侧动脉和足底外侧动脉的分支也分布到足背皮下。

足背浅静脉大致可分为浅、深两层。浅层形成一个接近真皮的静脉网，这些静脉起始于足背的内、外侧缘及组织背面，逐步汇集成一些较细的静脉干，越过足背静脉弓向内上方行走，最后成为几支较粗的足背浅静脉，在小腿中部注入大隐静脉。大、小隐静脉和足背静脉弓位置较深，可视作为足背浅静脉的深层。在所有足背静脉中，以大隐静脉的口径为最大，位置恒定，故可作为进行足背皮瓣游离移植时静脉吻合的首选。小隐静脉沿足背外侧缘上行，位置较深，一般在外踝后方接受跟外侧支静脉，以及由内侧经外踝而来的小隐静脉属支后，沿外踝后缘上行。足背深静脉有两条，它们是足背动脉的伴行静脉，主要接受足背深部的静脉属支。其表面为足背深筋膜所覆盖。

分布足背皮肤组织的感觉神经来自腓总神经深支，称腓深神经。它伴随足背动脉下行，向前分布于第 1 趾蹼间的皮肤组织及第 1、2 跖趾关节。其来自腓浅神经的分支。它们从外侧方向内侧下行，在浅筋膜上行走，分布于足背的大部分区域，直到拇趾近侧部位的背面。虽然在一般皮瓣移植后，其皮肤感觉均可望在 3～6 个月后逐渐恢复，但如能同时吻接一条感觉神经，则感觉的恢复将更加迅速而完善（图 8-42）。

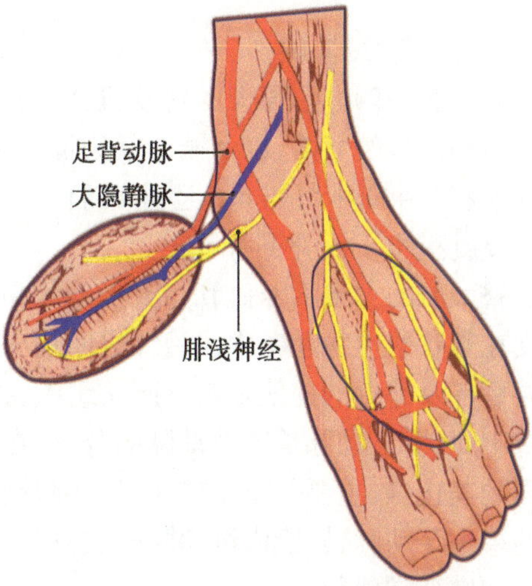

图 8-42 足背皮瓣的动脉和神经

（二）应用

足背皮瓣的适应证与一般皮瓣移植的适应证大致相同，可用于修复足跟、踝关节处及小腿处的缺损，亦可交叉转移修复对侧下肢的缺损，包括足部远端残端的覆盖。但足背皮瓣的面积被足背范围所限制，长宽一般无法超过15cm×10cm。

七 跖内侧皮瓣

（一）解剖及血供

足底的动脉来自胫后动脉的两个终末支，即足底内侧动脉和足底外侧动脉。胫后动脉至内踝与跟骨结节之间，穿踇展肌起点的深面，分为足底内侧动脉及足底外侧动脉。足底内侧动脉深支发出的皮支是足底非负重区皮瓣的主要血供来源(图8-43)。

足底内侧伴行静脉，多数为两条，少数为一条，汇入胫后静脉。皮瓣的静脉回流以深静脉为主，必要时亦可选用大隐静脉及其属支作吻接静脉，供皮瓣静脉回流。

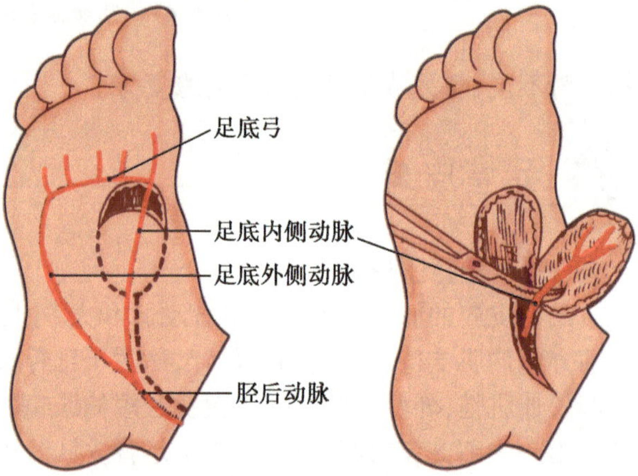

图8-43 跖内侧皮瓣的动脉与设计

足底内侧神经及足底外侧神经是来自胫神经的两终末支，与同名血管伴行，关系恒定，行程中发出皮支。因足底内、外侧神经在远端形成跖底总神经，故在切取皮瓣时不宜将足底内、外侧支主干切断，而是应将支配皮瓣的皮神经束分出供吻合，否则足底前部及足趾会出现感觉障碍。

（二）应用

跖内侧皮瓣主要用于修复足跟溃疡或软组织缺损。

八 臀大肌肌皮瓣

（一）解剖及血供

臀大肌为四方形强大的扁厚肌，内侧缘以较宽的短腱起自髂骨臀后线及其骨面、骶骨下部的后面和尾骨的背面，以及骶结节韧带和腰背筋膜等处。肌纤维向外下方斜行，分为上半部肌纤维束和下半部肌纤维束。上半部肌纤维束越过大转子，以腱膜连续于髂胫束，下半部肌纤维束以厚腱板止于股骨臀肌粗隆。

臀大肌的主要滋养血管为臀上动脉和臀下动脉。臀上动脉出梨状肌上孔分成深、浅两支，浅支在梨状肌上缘和臀中肌后缘之间浅出，在臀大肌深面分支入肌，主要供养中上部臀大肌、髂嵴后部及邻近的皮肤及皮下脂肪组织，并有分支与臀下动脉吻合；深支在臀中肌深面分支供养臀中肌；臀下动脉是髂内动脉的分支，在骶结节韧带的外侧从梨状肌下缘出来，穿过臀大肌深面到其止点，主要分布于臀大肌下部及股后部，此外，臀大肌远侧部分尚有来自旋股外侧动脉的第一穿动脉，旋股内侧动脉横支及旋股外返动脉横支的吻合支供养。臀上、下动脉及分支均有相应静脉伴行。

臀大肌受臀下神经支配，臀下神经在臀下动脉内侧出坐骨大孔，后与臀下动脉伴行，经梨状肌下孔伴行血管入肌。

（二）应用

臀大肌肌皮瓣带蒂转移可用于修复邻近部位皮肤肌肉软组织缺损，及治疗骶尾部、坐骨结节、股骨大转子区压疮；双侧臀大肌肌瓣带蒂转移可用于肛门括约功能的重建。吻合血管肌皮瓣游离移植可用于乳腺癌切除术后乳房再造。

（高洪泉）